BKK Gesundheitsreport 2024

Anne-Kathrin Klemm | Franz Knieps | Holger Pfaff (Hrsg.)

Spurwechsel Prävention

Medizinisch Wissenschaftliche Verlagsgesellschaft

BKK Gesundheitsreport 2024

Anne-Kathrin Klemm | Franz Knieps | Holger Pfaff (Hrsg.)

Spurwechsel Prävention

mit Gastbeiträgen aus
Wissenschaft, Politik und Praxis von

I. Bauer | A. Gürpinar | M. Herberz | M. Jaworski | K. Kappert-Gonther | P. Kasparak
A.-K. Klemm | K. Kliner | M. König | T. Krull | S. Lawrenz | D. Monstadt | A. Mortsiefer
C. Mühle | K. Otto | H. Pfaff | J. Reichardt | D. Rennert | M. Richter
D. Rüffert | F. Santl | D. Schmidt | J. Schröder | U. Tegtbur | J. Teutrine
K. van den Brekel-Dijkstra | M. Wagner | M. Wanninger | C. Wöhler

 Medizinisch Wissenschaftliche Verlagsgesellschaft

Der BKK Gesundheitsreport 2024 und die damit verbundenen Auswertungen wurden durch den BKK Dachverband erstellt.

Herausgeberschaft:	BKK Dachverband e.V., Mauerstraße 85, 10117 Berlin
Redaktion:	Karin Kliner, Dirk Rennert, Matthias Richter, Florian Sado
Datenmanagement und Empirie:	Karin Kliner, Dirk Rennert, Matthias Richter

BKK Dachverband e.V.
Mauerstraße 85
10117 Berlin
www.bkk-dv.de
info@bkk-dv.de

MWV Medizinisch Wissenschaftliche Verlagsgesellschaft mbH & Co. KG
Unterbaumstraße 4
10117 Berlin
www.mwv-berlin.de
lektorat@mwv-berlin.de

ISBN 978-3-95466-904-2
ISSN 2199-6814

Bibliografische Information der Deutschen Nationalbibliothek
Die Deutsche Nationalbibliothek verzeichnet diese Publikation in der Deutschen Nationalbibliografie; detaillierte bibliografische Informationen sind im Internet über http://dnb.d-nb.de abrufbar.

Zitation:
Klemm A-K, Knieps F, Pfaff H (Hrsg.) BKK Gesundheitsreport 2024. Spurwechsel Prävention.
MWV Medizinisch Wissenschaftliche Verlagsgesellschaft, Berlin, 2024

© MWV Medizinisch Wissenschaftliche Verlagsgesellschaft Berlin, Dezember 2024

Dieses Werk ist einschließlich aller seiner Teile urheberrechtlich geschützt. Die dadurch begründeten Rechte, insbesondere die der Übersetzung, des Nachdrucks, des Vortrags, der Entnahme von Abbildungen und Tabellen, der Funksendung, der Mikroverfilmung oder der Vervielfältigung auf anderen Wegen und der Speicherung in Datenverarbeitungsanlagen, bleiben, auch bei nur auszugsweiser Verwertung, vorbehalten.

Die Wiedergabe von Gebrauchsnamen, Handelsnamen, Warenbezeichnungen usw. in diesem Werk berechtigt auch ohne besondere Kennzeichnung nicht zu der Annahme, dass solche Namen im Sinne der Warenzeichen- und Markenschutz-Gesetzgebung als frei zu betrachten wären und daher von jedermann benutzt werden dürften.

Die Verfasser haben große Mühe darauf verwandt, die fachlichen Inhalte auf den Stand der Wissenschaft bei Drucklegung zu bringen. Dennoch sind Irrtümer oder Druckfehler nie auszuschließen. Daher kann der Verlag für Angaben zum diagnostischen oder therapeutischen Vorgehen (zum Beispiel Dosierungsanweisungen oder Applikationsformen) keine Gewähr übernehmen. Derartige Angaben müssen vom Leser im Einzelfall anhand der Produktinformation der jeweiligen Hersteller und anderer Literaturstellen auf ihre Richtigkeit überprüft werden. Eventuelle Errata zum Download finden Sie jederzeit aktuell auf der Verlags-Website.

Produkt- /Projektmanagement: Anna-Lena Spies, Susann Weber, Berlin
Copy-Editing: Monika Laut-Zimmermann, Berlin
Layout & Satz: zweiband.media, Agentur für Mediengestaltung und -produktion GmbH, Berlin
Druck: Beltz Grafische Betriebe GmbH, Bad Langensalza
Coverbild: © Worawut/Adobe Stock

Das Herausgeber-Team

Anne-Kathrin Klemm
BKK Dachverband e.V.
Berlin

Franz Knieps
BKK Dachverband e.V.
Berlin

Univ.-Prof. Dr. Holger Pfaff
Institut für Medizinsoziologie,
Versorgungsforschung und
Rehabilitationswissenschaft (IMVR)
Universität zu Köln

Die Autorinnen und Autoren

Ines Bauer
BKK Landesverband Bayern
München

Ates Gürpinar, MdB
Deutscher Bundestag
Berlin

Michael Herberz
Universität zu Köln
Institut für Medizinsoziologie, Versorgungsforschung und
Rehabilitationswissenschaft
(IMVR)

Dr. Matthias Jaworski
BKK Dachverband e.V.
Berlin

Dr. Kirsten Kappert-Gonther, MdB
Deutscher Bundestag
Berlin

Patrik Kasparak
bkk melitta hmr
Herford

Anne-Kathrin Klemm
BKK Dachverband e.V.
Berlin

Karin Kliner
BKK Dachverband e.V.
Berlin

Martin König
BKK Dachverband e.V.
Berlin

Thomas Krull
Mobil Krankenkasse
Hannover

Simone Lawrenz
Diakonie Stiftung Salem gGmbH
Minden

Dietrich Monstadt, MdB
Deutscher Bundestag
Berlin

Univ.-Prof. Dr. med. Achim Mortsiefer
Universität Witten/Herdecke
Institut für Allgemeinmedizin und ambulante
Gesundheitsversorgung (iamag)

Carolin Mühle
Help Tech GmbH & Co. KG
Horb

Prof. Dr. Kathleen Otto
Philipps-Universität Marburg
Arbeits- und Organisationspsychologie

Univ.-Prof. Dr. Holger Pfaff
Universität zu Köln
Institut für Medizinsoziologie, Versorgungsforschung und
Rehabilitationswissenschaft
(IMVR)

Julia Reichardt
BKK Dachverband e.V.
Berlin

Dirk Rennert
BKK Dachverband e.V.
Berlin

Dr. Matthias Richter
BKK Dachverband e.V.
Berlin

Danny Rüffert
TU Chemnitz
Arbeitswissenschaft und Innovationsmanagement

Die Autorinnen und Autoren

Florian Santl, LL.B.
Audi BKK
Ingolstadt

Dagmar Schmidt, MdB
Deutscher Bundestag
Berlin

Dr. Julia Schröder
BKK Dachverband e.V.
Berlin

Prof. Dr. med. Uwe Tegtbur
Medizinische Hochschule Hannover
Klinik für Rehabilitations- und Sportmedizin

Jens Teutrine, MdB
Deutscher Bundestag
Berlin

Karolien van den Brekel-Dijkstra, MD, PhD
Positive Health International
Utrecht

Michael Wagner
BKK Landesverband Süd
Kornwestheim

Maximilian Wanninger
BMW BKK
München

Carsten Wöhler
Diakonie Stiftung Salem gGmbH
Minden

Vorwort

"Vorsorge ist besser als Nachsorge" klingt zwar wie eine Plattitüde, allerdings steckt in ihr viel Wahrheit und vor allem viel bisher ungenutztes Potenzial besonders im Kontext von Gesundheit. Bereits seit Langem gibt es Erkenntnisse darüber, dass regelmäßige moderate Bewegung sowie ausgewogene Ernährung einen positiven Einfluss auf die persönliche Gesundheit ausüben. Die Betriebskrankenkassen unterstützen ihre Versicherten hierbei, indem sie, je nach deren individuellen Bedürfnissen, zahlreiche zielgruppenspezifische und geprüfte Angebote zur Verfügung stellen. Aus der Forschung ist allerdings bekannt, dass Appelle an gesundheitsförderliches Verhalten bzw. die Inanspruchnahme entsprechender Angebote vor allem bei Bevölkerungsgruppen mit einem höheren Bildungsniveau und entsprechendem Einkommen auf hohe Resonanz stoßen. Die relevanteren Zielgruppen mit einem niedrigeren Sozialstatus und einem meist damit zusammenhängenden schlechteren Gesundheitszustand erreicht man hingegen mit solchen Angeboten kaum. Dieser als Präventionsdilemma bekannte Effekt bedarf eines Setting-Ansatzes, der vor allem diese schwerer erreichbaren Zielgruppen anspricht und aktiviert. Mindestens genauso wichtig sind aber auch Maßnahmen zur Verhältnisprävention, um gesundes Verhalten zu ermöglichen. Als erfolgreiches Beispiel sei an dieser Stelle das Nichtraucherschutzgesetz genannt, das nicht nur die Zahl der Raucher deutlich gesenkt hat, sondern vor allem auch umfänglich vor dem gesundheitsschädlichen Passivrauchen schützt.

Spurwechsel Prävention

Nicht nur im Zuge des demografischen Wandels und des damit perspektivisch zunehmenden Fachkräftemangels ist es für Unternehmen wichtiger denn je, dass Beschäftigte möglichst lang und vor allem gesund arbeiten können. Im Rahmen der arbeitsweltlichen Routinedatenanalysen werden hierbei konkrete Ansatzpunkte sichtbar: Die unterschiedlichen Beanspruchungen und Belastungen in den verschiedenen Branchen und Berufen spiegeln sich sichtbar in den entsprechenden Gesundheitskennzahlen wider. Daraus lassen sich wiederum spezifische Bedarfe und entsprechende Maßnahmen ableiten, die bspw. im Rahmen eines ganzheitlichen Betrieblichen Gesundheitsmanagements geplant und umgesetzt werden können. Wie zudem die diesjährige Beschäftigtenbefragung zeigt, sind Angebote zur Gesundheitsförderung nicht in allen Unternehmen vorhanden. Insbesondere kleine und mittlere Unternehmen (KMU), zu denen mehr als 99 Prozent aller Betriebe in Deutschland zählen, sind oft strukturell benachteiligt. Anders als in großen Unternehmen gibt es häufig keine verantwortliche Person, die sich explizit um die Gesundheit der Beschäftigten kümmert. Im Sinne der Verhältnisprävention benötigen KMU also besondere Unterstützung, bspw. durch Unternehmensnetzwerke, durch externe Dienstleister und nicht zuletzt auch durch die Krankenkassen. Die Betriebskrankenkassen mit ihrer Nähe zu den Unternehmen als Markenkern und ihrer langjährigen Erfahrung in Prävention und Gesundheitsförderung können dabei besonders gut unterstützen.

Der BKK Gesundheitsreport 2024

Unser besonderer Dank gilt den diesjährigen Gastautorinnen und Gastautoren, deren Beiträge spannende und neue Einblicke in verschiedene Aspekte der Prävention bieten. Zudem bedanken wir uns bei allen weiteren Beteiligten, die zum Gelingen des diesjährigen BKK Gesundheitsreports beigetragen haben, vor allem beim Mitherausgeber Prof. Dr. Holger Pfaff, sowie dem Team der Gesundheitsberichterstattung Karin Kliner, Dr. Matthias Richter, Dirk Rennert und Florian Sado. Der Medizinisch Wissenschaftlichen Verlagsgesellschaft, insbesondere Anna-Lena Spies und Susann Weber, danken wir für die hervorragende verlegerische Betreuung und Zusamenarbeit.

Wir wünschen Ihnen eine anregende Lektüre!

Franz Knieps	Anne-Kathrin Klemm
Vorstandsvorsitzender	*Vorständin*
des BKK Dachverbandes e.V.	*des BKK Dachverbandes e.V.*

Inhalt

Vorwort	vii
Tabellenverzeichnis	1
Diagrammverzeichnis	5
Methodische Hinweise	10
Das Wichtigste im Überblick	16
Spurwechsel Prävention: das Triple-Aim-Konzept als Orientierungsrahmen	22
Michael Herberz und Holger Pfaff	

Spurwechsel Prävention – Ergebnisse der Beschäftigtenbefragung 2024 — 35
Dirk Rennert, Matthias Richter und Karin Kliner

Stichprobenbeschreibung	37
Spurwechsel Prävention – Fokus Betriebsärztin/-arzt	39
Spurwechsel Prävention – Fokus Betriebliche Gesundheitsförderung (BGF)	46
Fazit und Ausblick	56

1 Arbeitsunfähigkeit — 59
Dirk Rennert, Karin Kliner und Matthias Richter

1.1 AU-Geschehen im Überblick	61
1.1.1 Allgemeine AU-Kennzahlen und Langzeittrends	61
1.1.2 Aktuelle Entwicklungen im Jahr 2024	64
1.2 AU-Geschehen nach Krankheitsarten	67
1.2.1 Diagnosehauptgruppen im Überblick	67
1.2.2 Die wichtigsten Diagnosehauptgruppen und Diagnosen im Detail	71
1.3 AU-Geschehen nach soziodemografischen Merkmalen	77
1.3.1 AU-Geschehen nach Alter und Geschlecht	77
1.3.2 AU-Geschehen nach Versichertengruppen	81
1.3.3 AU-Geschehen nach weiteren soziodemografischen Merkmalen	84
1.4 AU-Geschehen in Regionen	86
1.5 AU-Geschehen in der Arbeitswelt	90
1.5.1 Auswertungen nach Wirtschaftsgruppen	90
1.5.2 Auswertungen nach Berufsgruppen	100
1.5.3 Auswertungen nach weiteren arbeitsweltlichen Merkmalen	110
1.6 Zusammenfassung und Ausblick	113

2 Ambulante Versorgung — 115
Matthias Richter, Karin Kliner und Dirk Rennert

2.1 Ambulante Versorgung im Überblick	117
2.2 Ambulante Versorgung nach Krankheitsarten	119
2.2.1 Diagnosehauptgruppen im Überblick	119
2.2.2 Die wichtigsten Diagnosehauptgruppen und Diagnosen im Detail	120

2.3 Ambulante Versorgung nach soziodemografischen Merkmalen ... 128
    2.3.1 Ambulante Versorgung nach Alter und Geschlecht ... 128
    2.3.2 Ambulante Versorgung nach Versichertengruppen ... 134
    2.3.3 Ambulante Versorgung nach weiteren soziodemografischen Merkmalen ... 140
2.4 Ambulante Versorgung in Regionen ... 142
2.5 Ambulante Versorgung in der Arbeitswelt ... 148
    2.5.1 Auswertungen nach Wirtschaftsgruppen ... 148
    2.5.2 Auswertungen nach Berufsgruppen ... 153
    2.5.3 Auswertungen nach weiteren arbeitsweltlichen Merkmalen ... 157
2.6 Zusammenfassung und Ausblick ... 160

Schwerpunkt Wissenschaft ... 163

Gesundes Arbeiten: Sollte Prävention Kernstrategie von Unternehmen sein? ... 164
Kathleen Otto

Positive Health: ein neues Konzept aus den Niederlanden für
die Gesundheitsförderung und Prävention ... 172
Achim Mortsiefer und Karolien van den Brekel-Dijkstra

Erfolgsfaktoren von bewegungsbasierter Prävention ... 179
Uwe Tegtbur

3 Stationäre Versorgung ... 187
Matthias Richter, Karin Kliner und Dirk Rennert

3.1 Stationäre Versorgung im Überblick ... 189
3.2 Stationäre Versorgung nach Krankheitsarten ... 192
    3.2.1 Diagnosehauptgruppen im Überblick ... 192
    3.2.2 Die wichtigsten Diagnosehauptgruppen und Diagnosen im Detail ... 195
3.3 Stationäre Versorgung nach soziodemografischen Merkmalen ... 202
    3.3.1 Stationäre Versorgung nach Alter und Geschlecht ... 202
    3.3.2 Stationäre Versorgung nach Versichertengruppen ... 207
    3.3.3 Stationäre Versorgung nach weiteren soziodemografischen Merkmalen ... 212
3.4 Stationäre Versorgung in Regionen ... 215
3.5 Stationäre Versorgung in der Arbeitswelt ... 220
    3.5.1 Auswertungen nach Wirtschaftsgruppen ... 220
    3.5.2 Auswertungen nach Berufsgruppen ... 224
    3.5.3 Auswertungen nach weiteren arbeitsweltlichen Merkmalen ... 228
3.6 Zusammenfassung und Ausblick ... 231

Schwerpunkt Politik 233
Interview mit Dagmar Schmidt 234
Interview mit Jens Teutrine 236
Interview mit Kirsten Kappert-Gonther 238
Interview mit Ates Gürpinar 240
Interview mit Dietrich Monstadt 242
Transformation durch Prävention – wie wir wirklich von einem Reparatur-
zu einem Gesundheitssystem kommen 244
Anne-Kathrin Klemm

4 Arzneimittelverordnungen 251
Dirk Rennert, Karin Kliner und Matthias Richter

4.1 Arzneimittelverordnungen im Überblick 253
4.2 Die wichtigsten Verordnungshauptgruppen 255
4.3 Arzneimittelverordnungen nach soziodemografischen Merkmalen 258
    4.3.1 Arzneimittelverordnungen nach Alter und Geschlecht 258
    4.3.2 Arzneimittelverordnungen nach Versichertengruppen 262
    4.3.3 Arzneimittelverordnungen nach weiteren soziodemografischen Merkmalen 265
4.4 Arzneimittelverordnungen in Regionen 267
4.5 Arzneimittelverordnungen in der Arbeitswelt 272
    4.5.1 Auswertungen nach Wirtschaftsgruppen 273
    4.5.2 Auswertungen nach Berufsgruppen 277
    4.5.3 Auswertungen nach weiteren arbeitsweltlichen Merkmalen 281
4.6 Zusammenfassung und Ausblick 284

Schwerpunkt Praxis 287
Personalisierte Prävention durch zielgruppenspezifische digitale Inhalte in der Arbeitswelt ... 288
Julia Reichardt und Matthias Jaworski
Die Verflechtung gesunder Ernährung und Nachhaltigkeit in der Praxis der Präventionsarbeit .. 295
Martin König und Julia Schröder
Prävention neu gedacht! Das Premium-Gesundheitsprogramm der Betriebskrankenkassen für
Kinder und Jugendliche 301
Ines Bauer, Florian Santl, Thomas Krull, Maximilian Wanninger und Michael Wagner
Das Exoskelett in der stationären Pflege: ein Feldversuch zeigt Potenziale in der Praxis auf ... 309
Danny Rüffert, Carolin Mühle, Simone Lawrenz, Carsten Wöhler und Patrik Kasparak

5 Prävention am Arbeitsplatz wird zum Wettbewerbsfaktor 317
Anne-Kathrin Klemm

Tabellenverzeichnis

Spurwechsel Prävention – Ergebnisse der Beschäftigtenbefragung 2024

Tabelle 1 Beschäftigtenbefragung 2024 – Vergleich der Umfrageteilnehmenden mit allen Beschäftigten in Deutschland nach ausgewählten soziodemografischen Merkmalen 38

1 Arbeitsunfähigkeit

1.2 AU-Geschehen nach Krankheitsarten

Tabelle 1.2.1 Arbeitsunfähigkeit – AU-Quoten der beschäftigten Mitglieder nach ausgewählten Diagnosehauptgruppen (Berichtsjahr 2023) 70

Tabelle 1.2.2 Arbeitsunfähigkeit – AU-Kennzahlen der beschäftigten Mitglieder für die zehn wichtigsten Diagnosen (Berichtsjahr 2023) 71

Tabelle 1.2.3 Arbeitsunfähigkeit – AU-Kennzahlen der beschäftigten Mitglieder nach ausgewählten COVID-19-Diagnosen (U07.1 und/oder U07.2) und Geschlecht (Berichtsjahr 2023) 75

1.3 AU-Geschehen nach soziodemografischen Merkmalen

Tabelle 1.3.1 Arbeitsunfähigkeit – AU-Quoten der beschäftigten Mitglieder nach Altersgruppen und Geschlecht (Berichtsjahr 2023) 78

Tabelle 1.3.2 Arbeitsunfähigkeit – AU-Kennzahlen nach ausgewählten Versichertengruppen und Geschlecht (Berichtsjahr 2023) 82

Tabelle 1.3.3 Arbeitsunfähigkeit – AU-Kennzahlen und Durchschnittsalter der beschäftigten Mitglieder nach höchstem Schul- und Berufsabschluss und Geschlecht (Berichtsjahr 2023) 84

1.4 AU-Geschehen in Regionen

Tabelle 1.4.1 Arbeitsunfähigkeit – AU-Kennzahlen der beschäftigten Mitglieder nach Bundesländern (Wohnort) (Berichtsjahr 2023) 87

1.5 AU-Geschehen in der Arbeitswelt

Tabelle 1.5.1 Arbeitsunfähigkeit – AU-Kennzahlen der beschäftigten Mitglieder für die zehn Wirtschaftsabteilungen mit den meisten/wenigsten AU-Tagen insgesamt (Berichtsjahr 2023) 95

Tabelle 1.5.2 Arbeitsunfähigkeit – AU-Kennzahlen der beschäftigten Mitglieder für die zehn Wirtschaftsabteilungen mit den meisten/wenigsten AU-Tagen aufgrund von Krankheiten des Muskel-Skelett-Systems (Berichtsjahr 2023) 96

Tabelle 1.5.3 Arbeitsunfähigkeit – AU-Kennzahlen der beschäftigten Mitglieder für die zehn Wirtschaftsabteilungen mit den meisten/wenigsten AU-Tagen aufgrund Psychischer Störungen (Berichtsjahr 2023) 97

Tabelle 1.5.4 Arbeitsunfähigkeit – AU-Kennzahlen der beschäftigten Mitglieder für die zehn Wirtschaftsabteilungen mit den meisten/wenigsten AU-Tagen aufgrund von Krankheiten des Atmungssystems (Berichtsjahr 2023) 98

Tabelle 1.5.5 Arbeitsunfähigkeit – AU-Kennzahlen der beschäftigten Mitglieder für die zehn Berufsgruppen mit den meisten/wenigsten AU-Tagen insgesamt (Berichtsjahr 2023) 105

Tabelle 1.5.6 Arbeitsunfähigkeit – AU-Kennzahlen der beschäftigten Mitglieder für die zehn Berufsgruppen mit den meisten/wenigsten AU-Tagen aufgrund von Krankheiten des Muskel-Skelett-Systems (Berichtsjahr 2023) 106

Tabelle 1.5.7 Arbeitsunfähigkeit – AU-Kennzahlen der beschäftigten Mitglieder für die zehn Berufsgruppen mit den meisten/wenigsten AU-Tagen aufgrund Psychischer Störungen (Berichtsjahr 2023) 107

Tabelle 1.5.8 Arbeitsunfähigkeit – AU-Kennzahlen der beschäftigten Mitglieder für die zehn Berufsgruppen mit den meisten/wenigsten AU-Tagen aufgrund von Krankheiten des Atmungssystems (Berichtsjahr 2023) 108

Tabelle 1.5.9 Arbeitsunfähigkeit – AU-Kennzahlen und Durchschnittsalter der beschäftigten Mitglieder nach Anforderungsniveau der beruflichen Tätigkeit, Aufsichts- und Führungsverantwortung und Geschlecht (Berichtsjahr 2023) 110

Tabelle 1.5.10 Arbeitsunfähigkeit – AU-Kennzahlen und Durchschnittsalter der beschäftigten Mitglieder nach Vertragsformen, Arbeitnehmerüberlassung und Geschlecht (Berichtsjahr 2023) 111

Tabellenverzeichnis

2 Ambulante Versorgung

2.1 Ambulante Versorgung im Überblick

Tabelle 2.1.1 Ambulante Versorgung – Anteile der BKK Versicherten mit Diagnose nach Versichertengruppen (Berichtsjahr 2023) ___ 117

2.2 Ambulante Versorgung nach Krankheitsarten

Tabelle 2.2.1 Ambulante Versorgung – Anteile der BKK Versicherten mit Diagnose für die zehn wichtigsten Diagnosen der Faktoren der Inanspruchnahme nach Geschlecht (Berichtsjahr 2023) _____ 122

Tabelle 2.2.2 Ambulante Versorgung – Anteile der BKK Versicherten mit Diagnose im Zusammenhang mit COVID-19 (U07.1 und/oder U07.2) nach Geschlecht im Zeitverlauf (2020–2023) _____ 126

2.3 Ambulante Versorgung nach soziodemografischen Merkmalen

Tabelle 2.3.1 Ambulante Versorgung – Anteile der BKK Versicherten mit Diagnose nach Versichertengruppen und Geschlecht (Berichtsjahr 2023) _____ 135

Tabelle 2.3.2 Ambulante Versorgung – Anteile der BKK Versicherten mit Diagnose nach Versichertengruppen und Diagnosehauptgruppen (Berichtsjahr 2023) _____ 136

Tabelle 2.3.3 Ambulante Versorgung – Anteile der beschäftigten Mitglieder mit Diagnose für die zehn wichtigsten Diagnosen nach Geschlecht (Berichtsjahr 2023) _____ 139

Tabelle 2.3.4 Ambulante Versorgung – Anteile mit Diagnose und Durchschnittsalter der beschäftigten Mitglieder nach höchstem Schul- und Berufsabschluss und Geschlecht (Berichtsjahr 2023) _____ 140

2.4 Ambulante Versorgung in Regionen

Tabelle 2.4.1 Ambulante Versorgung – Anteile der BKK Versicherten mit Diagnose nach ausgewählten Diagnosehauptgruppen und Bundesländern (Wohnort) (Berichtsjahr 2023) _____ 143

2.5 Ambulante Versorgung in der Arbeitswelt

Tabelle 2.5.1 Ambulante Versorgung – Anteile der beschäftigten Mitglieder mit Diagnose für die zehn Wirtschaftsabteilungen mit den größten/geringsten Anteilen (Berichtsjahr 2023) _____ 152

Tabelle 2.5.2 Ambulante Versorgung – Anteile der beschäftigten Mitglieder mit Diagnose für die zehn Berufsgruppen mit den größten/geringsten Anteilen (Berichtsjahr 2023) _____ 156

Tabelle 2.5.3 Ambulante Versorgung – Anteile mit Diagnose und Durchschnittsalter der beschäftigten Mitglieder nach Anforderungsniveau der beruflichen Tätigkeit, Aufsichts- und Führungsverantwortung und Geschlecht (Berichtsjahr 2023) _____ 157

Tabelle 2.5.4 Ambulante Versorgung – Anteile mit Diagnose und Durchschnittsalter der beschäftigten Mitglieder nach Vertragsformen, Arbeitnehmerüberlassung und Geschlecht (Berichtsjahr 2023) _____ 158

3 Stationäre Versorgung

3.1 Stationäre Versorgung im Überblick

Tabelle 3.1.1 Stationäre Versorgung – KH-Quoten der BKK Versicherten (Berichtsjahr 2023) _____ 190

3.2 Stationäre Versorgung nach Krankheitsarten

Tabelle 3.2.1 Stationäre Versorgung – KH-Quoten der BKK Versicherten nach ausgewählten Diagnosehauptgruppen (Berichtsjahr 2023) _____ 195

Tabelle 3.2.2 Stationäre Versorgung – KH-Kennzahlen der BKK Versicherten für die zehn wichtigsten Diagnosen (Berichtsjahr 2023) _____ 196

Tabellenverzeichnis

Tabelle 3.2.3	Stationäre Versorgung – KH-Kennzahlen der BKK Versicherten für die zehn wichtigsten Diagnosen der Psychischen Störungen nach Geschlecht (Berichtsjahr 2023)	197
Tabelle 3.2.4	Stationäre Versorgung – KH-Kennzahlen der BKK Versicherten für die zehn wichtigsten Diagnosen des Herz-Kreislauf-Systems nach Geschlecht (Berichtsjahr 2023)	198
Tabelle 3.2.5	Stationäre Versorgung – KH-Kennzahlen der BKK Versicherten für die zehn wichtigsten Diagnosen der Neubildungen nach Geschlecht (Berichtsjahr 2023)	200
Tabelle 3.2.6	Stationäre Versorgung – Kennzahlen der BKK Versicherten im Zusammenhang mit einer COVID-19-Diagnose (U07.1 oder U07.2) nach Geschlecht im Zeitverlauf (2020–2023)	201

3.3 Stationäre Versorgung nach soziodemografischen Merkmalen

Tabelle 3.3.1	Stationäre Versorgung – KH-Quoten der BKK Versicherten nach Altersgruppen und Geschlecht (Berichtsjahr 2023)	203
Tabelle 3.3.2	Stationäre Versorgung – KH-Kennzahlen der BKK Versicherten nach Versichertengruppen und Geschlecht (Berichtsjahr 2023)	208
Tabelle 3.3.3	Stationäre Versorgung – KH-Kennzahlen der beschäftigten Mitglieder für die zehn wichtigsten Diagnosen (Berichtsjahr 2023)	212
Tabelle 3.3.4	Stationäre Versorgung – KH-Kennzahlen und Durchschnittsalter der beschäftigten Mitglieder nach höchstem Schul- und Berufsabschluss und Geschlecht (Berichtsjahr 2023)	213

3.4 Stationäre Versorgung in Regionen

Tabelle 3.4.1	Stationäre Versorgung – KH-Kennzahlen der BKK Versicherten nach Bundesländern (Wohnort) (Berichtsjahr 2023)	216

3.5 Stationäre Versorgung in der Arbeitswelt

Tabelle 3.5.1	Stationäre Versorgung – KH-Kennzahlen der beschäftigten Mitglieder – die zehn Wirtschaftsabteilungen mit den meisten/wenigsten KH-Tagen insgesamt (Berichtsjahr 2023)	224
Tabelle 3.5.2	Stationäre Versorgung – KH-Kennzahlen der beschäftigten Mitglieder – die zehn Berufsgruppen mit den meisten/wenigsten KH-Tagen insgesamt (Berichtsjahr 2023)	227
Tabelle 3.5.3	Stationäre Versorgung – KH-Kennzahlen und Durchschnittsalter der beschäftigten Mitglieder nach Anforderungsniveau der beruflichen Tätigkeit, Aufsichts- und Führungsverantwortung und Geschlecht (Berichtsjahr 2023)	229
Tabelle 3.5.4	Stationäre Versorgung – KH-Kennzahlen und Durchschnittsalter der beschäftigten BKK Mitglieder nach Vertragsformen, Arbeitnehmerüberlassung und Geschlecht (Berichtsjahr 2023)	230

4 Arzneimittelverordnungen

4.1 Arzneimittelverordnungen im Überblick

Tabelle 4.1.1	Arzneimittelverordnungen – Kennzahlen der BKK Versicherten nach Versichertengruppen (Berichtsjahr 2023)	253
Tabelle 4.1.2	Arzneimittelverordnungen – Kennzahlen der BKK Versicherten im Zeitverlauf (2013–2023)	254

4.3 Arzneimittelverordnungen nach soziodemografischen Merkmalen

Tabelle 4.3.1	Arzneimittelverordnungen – Kennzahlen der BKK Versicherten nach Versichertengruppen und Geschlecht (Berichtsjahr 2023)	263
Tabelle 4.3.2	Arzneimittelverordnungen – Kennzahlen und Durchschnittsalter der beschäftigten BKK Mitglieder nach höchstem Schul- und Berufsabschluss und Geschlecht (Berichtsjahr 2023)	265

4.4 Arzneimittelverordnungen in Regionen

Tabelle 4.4.1	Arzneimittelverordnungen – Kennzahlen der BKK Versicherten nach Bundesländern (Wohnort) (Berichtsjahr 2023)	268

4.5 Arzneimittelverordnungen in der Arbeitswelt

Tabelle 4.5.1	Arzneimittelverordnungen – Kennzahlen der beschäftigten Mitglieder nach ausgewählten Verordnungshauptgruppen und Geschlecht (Berichtsjahr 2023)	273
Tabelle 4.5.2	Arzneimittelverordnungen – Kennzahlen der beschäftigten Mitglieder für die zehn Wirtschaftsabteilungen mit den meisten/wenigsten DDD insgesamt (Berichtsjahr 2023)	277
Tabelle 4.5.3	Arzneimittelverordnungen – Kennzahlen der beschäftigten Mitglieder für die zehn Berufshauptgruppen mit den meisten/wenigsten DDD insgesamt (Berichtsjahr 2023)	280
Tabelle 4.5.4	Arzneimittelverordnungen – Kennzahlen und Durchschnittsalter der beschäftigten Mitglieder nach Anforderungsniveau der beruflichen Tätigkeit, Aufsichts- und Führungsverantwortung und Geschlecht (Berichtsjahr 2023)	282
Tabelle 4.5.5	Arzneimittelverordnungen – Kennzahlen und Durchschnittsalter der beschäftigten Mitglieder nach Vertragsformen, Arbeitnehmerüberlassung und Geschlecht (Berichtsjahr 2023)	283

Diagrammverzeichnis

Spurwechsel Prävention – Ergebnisse der Beschäftigtenbefragung 2024

Diagramm 1	Beschäftigtenbefragung 2024 – Verfügbarkeit und Inanspruchnahme einer Betriebsärztin/eines Betriebsarztes	39
Diagramm 2	Beschäftigtenbefragung 2024 – Vorhandensein einer Betriebsärztin/eines Betriebsarztes nach Betriebsgröße	40
Diagramm 3	Beschäftigtenbefragung 2024 – Untersuchungen bei der Betriebsärztin/dem Betriebsarzt (insofern verfügbar bzw. vorhanden) nach Betriebsgröße	41
Diagramm 4	Beschäftigtenbefragung 2024 – Bewertung der Wichtigkeit der Betriebsärztin/des Betriebsarztes für die eigene Gesundheit nach Betriebsgröße	42
Diagramm 5	Beschäftigtenbefragung 2024 – Vorhandensein einer Betriebsärztin/eines Betriebsarztes nach Wirtschaftsgruppe	43
Diagramm 6	Beschäftigtenbefragung 2024 – Untersuchungen bei der Betriebsärztin/dem Betriebsarzt (insofern verfügbar bzw. vorhanden) nach Wirtschaftsgruppe	44
Diagramm 7	Beschäftigtenbefragung 2024 – Bewertung der Wichtigkeit der Betriebsärztin/des Betriebsarztes für die eigene Gesundheit nach Wirtschaftsgruppe	45
Diagramm 8	Beschäftigtenbefragung 2024 – Verfügbarkeit und Inanspruchnahme von Betrieblicher Gesundheitsförderung (BGF)	47
Diagramm 9	Beschäftigtenbefragung 2024 – Vorhandensein einer verantwortlichen Person für Betriebliche Gesundheitsförderung (BGF) nach Betriebsgröße	48
Diagramm 10	Beschäftigtenbefragung 2024 – Vorhandensein eines BGF-Angebots nach Betriebsgröße	48
Diagramm 11	Beschäftigtenbefragung 2024 – Inanspruchnahme eines BGF-Angebots (insofern verfügbar bzw. vorhanden) nach Betriebsgröße	49
Diagramm 12	Beschäftigtenbefragung 2024 – Bewertung der Wichtigkeit von BGF für die eigene Gesundheit nach Betriebsgröße	50
Diagramm 13	Beschäftigtenbefragung 2024 – Vorhandensein einer verantwortlichen Person für Betriebliche Gesundheitsförderung (BGF) nach Wirtschaftsgruppe	51
Diagramm 14	Beschäftigtenbefragung 2024 – Vorhandensein eines BGF-Angebots nach Wirtschaftsgruppe	52
Diagramm 15	Beschäftigtenbefragung 2024 – Inanspruchnahme eines BGF-Angebots (insofern vorhanden bzw. verfügbar) nach Wirtschaftsgruppe	53
Diagramm 16	Beschäftigtenbefragung 2024 – Bewertung der Wichtigkeit von BGF für die eigene Gesundheit nach Wirtschaftsgruppe	54
Diagramm 17	Beschäftigtenbefragung 2024 – Wünsche der Beschäftigten für zusätzliche BGF-Angebote im Unternehmen	55

1 Arbeitsunfähigkeit

1.1 AU-Geschehen im Überblick

Diagramm 1.1.1	Arbeitsunfähigkeit – AU-Kennzahlen der beschäftigten Mitglieder im Zeitverlauf (2013–2023)	61
Diagramm 1.1.2	Arbeitsunfähigkeit – AU-Quoten der beschäftigten Mitglieder im Zeitverlauf (2013–2023)	62
Diagramm 1.1.3	Arbeitsunfähigkeit – AU-Kennzahlen der beschäftigten Mitglieder – Verteilung nach Dauerklassen im Zeitverlauf (2019–2023)	63
Diagramm 1.1.4	Arbeitsunfähigkeit – Monatlicher Krankenstand der beschäftigten Mitglieder nach ausgewählten Diagnosehauptgruppen im Zeitverlauf (Januar 2022 – Juni 2024)	65

1.2 AU-Geschehen nach Krankheitsarten

Diagramm 1.2.1	Arbeitsunfähigkeit – AU-Kennzahlen der beschäftigten Mitglieder – Verteilung der wichtigsten Diagnosehauptgruppen (Berichtsjahr 2023)	67
Diagramm 1.2.2	Arbeitsunfähigkeit – AU-Fälle der beschäftigten Mitglieder nach ausgewählten Diagnosehauptgruppen im Zeitverlauf (2013–2023)	68

Diagrammverzeichnis

Diagramm 1.2.3	Arbeitsunfähigkeit – AU-Tage der beschäftigten Mitglieder nach ausgewählten Diagnosehauptgruppen im Zeitverlauf (2013–2023)	69
Diagramm 1.2.4	Arbeitsunfähigkeit – AU-Tage je Fall der beschäftigten Mitglieder nach ausgewählten Diagnosehauptgruppen im Zeitverlauf (Berichtsjahr 2013–2023)	70
Diagramm 1.2.5	Arbeitsunfähigkeit – AU-Kennzahlen der beschäftigten Mitglieder für Krankheiten des Muskel-Skelett-Systems nach Geschlecht im Zeitverlauf (2013–2023)	72
Diagramm 1.2.6	Arbeitsunfähigkeit – AU-Kennzahlen der beschäftigten Mitglieder für Psychische Störungen nach Geschlecht im Zeitverlauf (2013–2023)	73
Diagramm 1.2.7	Arbeitsunfähigkeit – AU-Kennzahlen der beschäftigten Mitglieder für Krankheiten des Atmungssystems nach Geschlecht im Zeitverlauf (2013–2023)	74

1.3 AU-Geschehen nach soziodemografischen Merkmalen

Diagramm 1.3.1	Arbeitsunfähigkeit – AU-Kennzahlen der beschäftigten Mitglieder nach Altersgruppen und Geschlecht (Berichtsjahr 2023)	78
Diagramm 1.3.2	Arbeitsunfähigkeit – AU-Kennzahlen der beschäftigten Mitglieder nach Diagnosehauptgruppen und Geschlecht (Berichtsjahr 2023)	79
Diagramm 1.3.3	Arbeitsunfähigkeit – AU-Fälle der beschäftigten Mitglieder nach ausgewählten Diagnosehauptgruppen, Altersgruppen und Geschlecht (Berichtsjahr 2023)	80
Diagramm 1.3.4	Arbeitsunfähigkeit – AU-Tage der beschäftigten Mitglieder nach ausgewählten Diagnosehauptgruppen, Altersgruppen und Geschlecht (Berichtsjahr 2023)	80
Diagramm 1.3.5	Arbeitsunfähigkeit – AU-Tage nach ausgewählten Versichertengruppen und Diagnosehauptgruppen (Berichtsjahr 2023)	83

1.4 AU-Geschehen in Regionen

Diagramm 1.4.1	Arbeitsunfähigkeit – AU-Tage der beschäftigten Mitglieder nach Landkreisen (Wohnort) mit prozentualen Abweichungen vom Bundesdurchschnitt (Berichtsjahr 2023)	88
Diagramm 1.4.2	Arbeitsunfähigkeit – AU-Tage der beschäftigten Mitglieder nach Bundesländern (Wohnort) und ausgewählten Diagnosehauptgruppen (Berichtsjahr 2023)	89

1.5 AU-Geschehen in der Arbeitswelt

Diagramm 1.5.1	Arbeitsunfähigkeit – AU-Kennzahlen der beschäftigten Mitglieder nach Wirtschaftsabschnitten und Geschlecht (Berichtsjahr 2023)	91
Diagramm 1.5.2	Arbeitsunfähigkeit – Anteile der Langzeit-AU-Fälle bzw. -Tage an allen AU-Fällen/-Tagen der beschäftigten Mitglieder nach Wirtschaftsabschnitten und Geschlecht (Berichtsjahr 2023)	92
Diagramm 1.5.3	Arbeitsunfähigkeit – AU-Tage der beschäftigten Mitglieder nach Wirtschaftsabschnitten und ausgewählten Diagnosehauptgruppen (Berichtsjahr 2023)	93
Diagramm 1.5.4	Arbeitsunfähigkeit – AU-Tage der beschäftigten Mitglieder für Arbeitsunfälle nach Wirtschaftsabschnitten und Geschlecht (Berichtsjahr 2023)	99
Diagramm 1.5.5	Arbeitsunfähigkeit – AU-Kennzahlen der beschäftigten Mitglieder nach Berufssegmenten und Geschlecht (Berichtsjahr 2023)	101
Diagramm 1.5.6	Arbeitsunfähigkeit – Anteile der Langzeit-AU-Fälle bzw. -Tage an allen AU-Fällen/-Tagen der beschäftigten Mitglieder nach Berufssegmenten und Geschlecht (Berichtsjahr 2023)	102
Diagramm 1.5.7	Arbeitsunfähigkeit – AU-Tage der beschäftigten Mitglieder nach Berufssegmenten und ausgewählten Diagnosehauptgruppen (Berichtsjahr 2023)	104
Diagramm 1.5.8	Arbeitsunfähigkeit – AU-Tage der beschäftigten Mitglieder für Arbeitsunfälle nach Berufssegmenten und Geschlecht (Berichtsjahr 2023)	109

Diagrammverzeichnis

2 Ambulante Versorgung

2.1 Ambulante Versorgung im Überblick

Diagramm 2.1.1 Ambulante Versorgung – Behandlungsfälle und Anteile der BKK Versicherten mit Diagnose im Zeitverlauf (2013–2023) 118

2.2 Ambulante Versorgung nach Krankheitsarten

Diagramm 2.2.1 Ambulante Versorgung – Anteile der BKK Versicherten mit Diagnose nach ausgewählten Diagnosehauptgruppen im Zeitverlauf (2013–2023) 120

Diagramm 2.2.2 Ambulante Versorgung – Anteile der BKK Versicherten mit Diagnose für die zehn häufigsten Diagnosen im Zeitverlauf (2013–2023) 121

Diagramm 2.2.3 Ambulante Versorgung – Anteile der BKK Versicherten mit Diagnose für die fünf wichtigsten Diagnosen der Krankheiten des Muskel-Skelett-Systems im Fünf- und Zehnjahresvergleich (2013, 2018, 2023) 123

Diagramm 2.2.4 Ambulante Versorgung – Anteile der BKK Versicherten mit Diagnose für die fünf wichtigsten Diagnosen der Krankheiten des Atmungssystems im Fünf- und Zehnjahresvergleich (2013, 2018, 2023) 124

Diagramm 2.2.5 Ambulante Versorgung – Anteile der BKK Versicherten mit Diagnose für die fünf wichtigsten Diagnosen der Krankheiten des Herz-Kreislauf-Systems im Fünf- und Zehnjahresvergleich (2013, 2018, 2023) 125

Diagramm 2.2.6 Ambulante Versorgung – Anteile der BKK Versicherten mit Diagnose für die fünf wichtigsten Diagnosen der Psychischen Störungen im Fünf- und Zehnjahresvergleich (2013, 2018, 2023) 125

2.3 Ambulante Versorgung nach soziodemografischen Merkmalen

Diagramm 2.3.1 Ambulante Versorgung – Anteile der BKK Versicherten mit Diagnose nach Altersgruppen und Geschlecht (Berichtsjahr 2023) 128

Diagramm 2.3.2 Ambulante Versorgung – Anteile der BKK Versicherten mit Diagnose nach ausgewählten Diagnosehauptgruppen und Geschlecht (Berichtsjahr 2023) 129

Diagramm 2.3.3 Ambulante Versorgung – Anteile der BKK Versicherten mit Diagnose für ausgewählte Diagnosehauptgruppen nach Altersgruppen und Geschlecht (Berichtsjahr 2023) – Teil 1 131

Diagramm 2.3.4 Ambulante Versorgung – Anteile der BKK Versicherten mit Diagnose für ausgewählte Diagnosehauptgruppen nach Altersgruppen und Geschlecht (Berichtsjahr 2023) – Teil 2 132

Diagramm 2.3.5 Ambulante Versorgung – Anteile der BKK Versicherten mit Diagnose für ausgewählte Diagnosehauptgruppen nach Altersgruppen und Geschlecht (Berichtsjahr 2023) – Teil 3 133

Diagramm 2.3.6 Ambulante Versorgung – Anteile der beschäftigten Mitglieder mit Diagnose nach ausgewählten Diagnosehauptgruppen und Altersgruppen (Berichtsjahr 2023) 138

2.4 Ambulante Versorgung in Regionen

Diagramm 2.4.1 Ambulante Versorgung – Anteile der BKK Versicherten mit Diagnose für Krankheiten des Atmungssystems nach Landkreisen (Wohnort) – mit prozentualen Abweichungen vom Bundesdurchschnitt (Berichtsjahr 2023) 145

Diagramm 2.4.2 Ambulante Versorgung – Anteile der BKK Versicherten mit Diagnose für Krankheiten des Kreislaufsystems nach Landkreisen (Wohnort) mit prozentualen Abweichungen vom Bundesdurchschnitt (Berichtsjahr 2023) 146

2.5 Ambulante Versorgung in der Arbeitswelt

Diagramm 2.5.1 Ambulante Versorgung – Anteile der beschäftigten Mitglieder mit Diagnose nach Wirtschaftsabschnitten und Geschlecht (Berichtsjahr 2023) 149

Diagramm 2.5.2 Ambulante Versorgung – Anteile der beschäftigten Mitglieder mit Diagnose nach Wirtschaftsabschnitten und ausgewählten Diagnosehauptgruppen (Berichtsjahr 2023) 151

Diagrammverzeichnis

Diagramm 2.5.3	Ambulante Versorgung – Anteile der beschäftigten Mitglieder mit Diagnose nach Berufssegmenten und Geschlecht (Berichtsjahr 2023)	153
Diagramm 2.5.4	Ambulante Versorgung – Anteile der beschäftigten Mitglieder mit Diagnose nach Berufssegmenten und ausgewählten Diagnosehauptgruppen (Berichtsjahr 2023)	155

3 Stationäre Versorgung

3.1 Stationäre Versorgung im Überblick

Diagramm 3.1.1	Stationäre Versorgung – KH-Kennzahlen der BKK Versicherten im Zeitverlauf (2005–2023)	189
Diagramm 3.1.2	Stationäre Versorgung – KH-Kennzahlen der BKK Versicherten – Verteilung nach Dauerklassen (Berichtsjahr 2023)	191

3.2 Stationäre Versorgung nach Krankheitsarten

Diagramm 3.2.1	Stationäre Versorgung – KH-Kennzahlen der BKK Versicherten – Verteilung der wichtigsten Diagnosehauptgruppen (Berichtsjahr 2023)	192
Diagramm 3.2.2	Stationäre Versorgung – KH-Fälle der BKK Versicherten nach ausgewählten Diagnosehauptgruppen im Zeitverlauf (2014–2023)	193
Diagramm 3.2.3	Stationäre Versorgung – KH-Tage der BKK Versicherten nach ausgewählten Diagnosehauptgruppen im Zeitverlauf (2014–2023)	194

3.3 Stationäre Versorgung nach soziodemografischen Merkmalen

Diagramm 3.3.1	Stationäre Versorgung – KH-Kennzahlen der BKK Versicherten nach Altersgruppen und Geschlecht (Berichtsjahr 2023)	203
Diagramm 3.3.2	Stationäre Versorgung – KH-Kennzahlen der BKK Versicherten nach ausgewählten Diagnosehauptgruppen und Geschlecht (Berichtsjahr 2023)	204
Diagramm 3.3.3	Stationäre Versorgung – KH-Fälle der BKK Versicherten nach ausgewählten Diagnosehauptgruppen und Altersgruppen (Berichtsjahr 2023)	205
Diagramm 3.3.4	Stationäre Versorgung – KH-Tage der BKK Versicherten nach ausgewählten Diagnosehauptgruppen und Altersgruppen (Berichtsjahr 2023)	206
Diagramm 3.3.5	Stationäre Versorgung – KH-Tage der BKK Versicherten nach Versichertengruppen und ausgewählten Diagnosehauptgruppen (Berichtsjahr 2023)	209
Diagramm 3.3.6	Stationäre Versorgung – KH-Fälle der beschäftigten Mitglieder nach ausgewählten Diagnosehauptgruppen und Altersgruppen (Berichtsjahr 2023)	210
Diagramm 3.3.7	Stationäre Versorgung – KH–Tage der beschäftigten Mitglieder nach ausgewählten Diagnosehauptgruppen und Altersgruppen (Berichtsjahr 2023)	211

3.4 Stationäre Versorgung in Regionen

Diagramm 3.4.1	Stationäre Versorgung – KH-Tage der BKK Versicherten nach Landkreisen (Wohnort) mit prozentualen Abweichungen vom Bundesdurchschnitt (Berichtsjahr 2023)	217
Diagramm 3.4.2	Stationäre Versorgung – KH-Tage der BKK Versicherten nach Bundesländern (Wohnort) und ausgewählten Diagnosehauptgruppen (Berichtsjahr 2023)	218

3.5 Stationäre Versorgung in der Arbeitswelt

Diagramm 3.5.1	Stationäre Versorgung – KH-Kennzahlen der beschäftigten Mitglieder nach Wirtschaftsabschnitten und Geschlecht (Berichtsjahr 2023)	221
Diagramm 3.5.2	Stationäre Versorgung – KH-Tage der beschäftigten Mitglieder nach Wirtschaftsabschnitten und ausgewählten Diagnosehauptgruppen (Berichtsjahr 2023)	222

Diagrammverzeichnis

Diagramm 3.5.3	Stationäre Versorgung – KH-Kennzahlen der beschäftigten Mitglieder nach Berufssegmenten und Geschlecht (Berichtsjahr 2023)	225
Diagramm 3.5.4	Stationäre Versorgung – KH-Tage der beschäftigten Mitglieder nach Berufssegmenten und ausgewählten Diagnosehauptgruppen (Berichtsjahr 2023)	226

4   Arzneimittelverordnungen

4.2   Die wichtigsten Verordnungshauptgruppen

Diagramm 4.2.1	Arzneimittelverordnungen – EVO und DDD der BKK Versicherten nach Verordnungshauptgruppen (Berichtsjahr 2023)	255
Diagramm 4.2.2	Arzneimittelverordnungen – Anteile der BKK Versicherten mit Verordnung nach ausgewählten Verordnungshauptgruppen im Zeitverlauf (2013–2023)	256
Diagramm 4.2.3	Arzneimittelverordnungen – DDD der BKK Versicherten nach ausgewählten Verordnungshauptgruppen im Zeitverlauf (2013–2023)	257

4.3   Arzneimittelverordnungen nach soziodemografischen Merkmalen

Diagramm 4.3.1	Arzneimittelverordnungen – Anteile der BKK Versicherten mit Verordnung nach Altersgruppen und Geschlecht (Berichtsjahr 2023)	259
Diagramm 4.3.2	Arzneimittelverordnungen – EVO und DDD der BKK Versicherten nach Altersgruppen und Geschlecht (Berichtsjahr 2023)	260
Diagramm 4.3.3	Arzneimittelverordnungen – Anteile der BKK Versicherten mit Verordnung für ausgewählte Verordnungshauptgruppen nach Altersgruppen und Geschlecht (Berichtsjahr 2023)	261
Diagramm 4.3.4	Arzneimittelverordnungen – DDD der BKK Versicherten für ausgewählte Verordnungshauptgruppen nach Altersgruppen und Geschlecht (Berichtsjahr 2023)	262
Diagramm 4.3.5	Arzneimittelverordnungen – DDD der BKK Versicherten nach Versichertengruppen und ausgewählten Verordnungshauptgruppen (Berichtsjahr 2023)	264

4.4   Arzneimittelverordnungen in Regionen

Diagramm 4.4.1	Arzneimittelverordnungen – DDD der BKK Versicherten nach Landkreisen (Wohnort) mit Abweichungen vom Bundesdurchschnitt (Berichtsjahr 2023)	269
Diagramm 4.4.2	Arzneimittelverordnungen – DDD der BKK Versicherten nach Bundesländern (Wohnort) und ausgewählten Verordnungshauptgruppen (Berichtsjahr 2023)	270

4.5   Arzneimittelverordnungen in der Arbeitswelt

Diagramm 4.5.1	Arzneimittelverordnungen – Kennzahlen der beschäftigten Mitglieder nach Wirtschaftsabschnitten und Geschlecht (Berichtsjahr 2023)	274
Diagramm 4.5.2	Arzneimittelverordnungen – DDD der beschäftigten Mitglieder nach Wirtschaftsabschnitten und ausgewählten Verordnungshauptgruppen (Berichtsjahr 2023)	275
Diagramm 4.5.3	Arzneimittelverordnungen – Kennzahlen der beschäftigten Mitglieder nach Berufssegmenten und Geschlecht (Berichtsjahr 2023)	278
Diagramm 4.5.4	Arzneimittelverordnungen – DDD der beschäftigten Mitglieder nach Berufssegmenten und ausgewählten Verordnungshauptgruppen (Berichtsjahr 2023)	279

Methodische Hinweise

In den einzelnen Kapiteln des BKK Gesundheitsreports werden unterschiedliche Versichertengruppen zur Auswertung zugrunde gelegt. Welche Gruppen jeweils betrachtet werden, ist in den entsprechenden Kapiteln bzw. Abschnitten des Gesundheitsreports beschrieben. In der überwiegenden Mehrzahl der Fälle handelt es sich dabei um die Gruppe der BKK Versicherten insgesamt bzw. der beschäftigten Mitglieder insgesamt. In))) Abbildung 1 sind diese und weitere Versichertengruppen, deren jeweilige Anzahl, sowie deren Beziehungen zueinander im Überblick dargestellt.

Soziodemografische Merkmale der BKK Versicherten

Den Analysen im vorliegenden BKK Gesundheitsreport liegen die Versorgungs- und Verordnungsdaten von insgesamt 9,69 Millionen BKK Versicherten zugrunde. Diese sind im Jahr 2023 im Durchschnitt 43,4 Jahre alt und weisen einen Frauenanteil von 50,0% auf. Bei etwa jedem zweiten (49,4%) BKK Versicherten handelt es sich um ein beschäftigtes Mitglied, wobei in dieser Gruppe das Durchschnittsalter bei 43,3 Jahren und der Frauenanteil bei 46,2% liegt. Da die beschäftigten Mitglie-

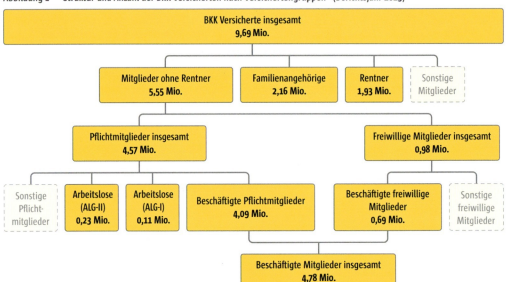

Abbildung 1 Struktur und Anzahl der BKK Versicherten nach Versichertengruppen* (Berichtsjahr 2023)

* Zu den gestrichelt dargestellten sonstigen Mitgliedergruppen zählen z.B. Jugendliche, Menschen mit Behinderungen sowie Studenten oder Rehabilitanden, die aufgrund von geringen Mitgliederzahlen und fehlender Arbeitsunfähigkeitsrelevanz nicht gesondert betrachtet werden.

Qualitätssicherung

Bevor die Daten für Auswertungen verwendet werden können, durchlaufen sie zahlreiche Vollständigkeits- und Plausibilisierungsprüfungen, u.a. für:
- **Datenumfang/Vollständigkeit**: Liegen die Daten nicht im erwarteten Umfang/in erwarteter Anzahl – gemessen am Vorjahr bzw. an amtlichen Statistiken – vor, so werden ggf. Nach- bzw. Neulieferungen veranlasst.
- **Doppelsätze**: Die Daten werden auf Doppelsätze geprüft und entsprechend bereinigt.
- **Kodierung**: Die für die einzelnen Leistungsbereiche vergebenen Kodierungen nach den verschiedenen Klassifikationssystemen müssen denen der amtlichen Verzeichnisse entsprechen, um für die Auswertungen berücksichtigt zu werden.
- **Falldauer**: Arbeitsunfähigkeitsfälle (AU-Fälle) mit einer Falldauer von mehr als 600 Kalendertagen bzw. Krankenhausfälle (KH-Fälle) mit einer Dauer von mehr als 365 bzw. 366 Kalendertagen werden aus den Auswertungen ausgeschlossen.

Versichertenstammdaten

Die für den Report verwendeten Versichertendaten stammen aus dem sogenannten Versichertenkurzsatz, der quartalsweise von den Kassen übermittelt wird und neben den notwendigen Versichertenmerkmalen auch die zugehörigen Versichertenzeiten abbildet. Folgende Merkmale werden daraus für den Report verwendet:
- Versicherungszeitraum,
- Alter,
- Geschlecht,
- Versichertengruppe,
- Wohnort,
- berufliche Tätigkeit und
- Wirtschaftsgruppe des Arbeitgebers.

Alle genannten Merkmale gehen anhand der jeweils gemeldeten Versichertenzeiten in die entsprechenden Auswertungen ein.

>>> Ein Beispiel für die Zuordnung zu Versichertengruppen bzw. die Berücksichtigung von Versichertenzeiten: Ist ein Versicherter 6 Monate berufstätig und weitere 6 Monate arbeitslos, so wird dieser mit 0,5 Versichertenjahren als Beschäftigter und mit weiter 0,5 Versichertenjahren als Arbeitsloser im entsprechenden Berichtszeitraum in die Auswertungen einbezogen.

Arbeitsunfähigkeitsdaten

Jahresdaten

Die für den Report verwendeten Arbeitsunfähigkeitsdaten basieren hauptsächlich auf den quartalsweisen Datenlieferungen der BKK im Rahmen der Erstellung der amtlichen Leistungsstatistiken (KG2 und KG5: Leistungsfälle und -tage; KG8: Krankheitsartenstatistik). Dabei werden in der Regel alle im benannten Berichtsjahr abgeschlossenen Leistungsfälle in die Auswertung aufgenommen. Die Auswertungen orientieren sich dabei weitestgehend an den inhaltlichen Bestimmungen der benannten amtlichen Statistiken, z.B. wird die Falldauer als Differenz zwischen Beginn und Ende des AU-Falls in Kalendertagen ermittelt. Die Falldauer enthält dabei sowohl Zeiten mit Entgeltfortzahlung als auch solche mit Krankengeldbezug. Zudem werden auch Arbeitsunfähigkeitszeiten in den Auswertungen berücksichtigt, die im Rahmen von Wege- und Arbeitsunfällen sowie während einer medizinischen Rehabilitation anfallen. Jedem AU-Fall wird eine Haupt- oder erstgenannte Diagnose entsprechend der dokumentierten AU-Bescheinigung zugeordnet. Nicht in den AU-Daten enthalten sind die Ausnahmetatbestände, wie sie in § 3 der Arbeitsunfähigkeits-Richtlinie des G-BA (z.B. Betreuung bzw. Pflege eines erkrankten Kindes) definiert sind, sowie auch sogenannte Karenztage, die der Arbeitgeber dem Arbeitnehmer nach § 5 Abs. 1 Entgeltfortzahlungsgesetz ohne AU-Bescheinigung zubilligen kann.

>>> Für die Berechnung der Jahresdaten werden alle AU-Fälle einbezogen, deren Ende im jeweils aktuellen Berichtsjahr liegt. Beginnt ein AU-Fall bspw. am 1. Oktober 2022 und endet am 31. Januar 2023, so wird die komplette AU-Dauer von 123 Kalendertagen in die Berechnung der Jahresdaten 2023 einbezogen.

Methodische Hinweise

Monatsdaten

Neben den Ergebnissen des zurückliegenden Berichtsjahres werden zusätzlich die aktuellen Entwicklungen im AU-Geschehen anhand einer speziellen BKK Monatsstatistik der beschäftigten BKK Mitglieder für die ersten beiden Quartale des aktuellen Berichtsjahres dargestellt. Diese geben, aufgrund ihrer Aktualität, erste Hinweise auf derzeitige und zukünftige Trends im AU-Geschehen, die u.a. für den Report des Folgejahres von Bedeutung sind. Die BKK Monatsstatistik weicht aufgrund ihrer Erhebungs- und Auswertungsmethodik von der Jahresstatistik ab. Ein Vergleich der Monatsdaten mit den Jahresdaten, die diesem Report zugrunde liegen, ist deshalb nur eingeschränkt möglich. Im Unterschied zur amtlichen Monatsstatistik (KM1-Statistik), die stichtagsbezogen am jeweils ersten Kalendertag eines Monats ermittelt wird, basiert die Monatsstatistik der Betriebskrankenkassen auf den AU-Meldungen des gesamten Berichtsmonats. Da jährlich ein erheblicher Teil der o.g. Stichtage ein gesetzlicher Feiertag bzw. ein Wochenende ist und gleichzeitig nur ein geringer Teil der AU-Zeiten auf solche Tage fällt, unterschätzt die KM1-Statistik systematisch das Ausmaß des AU-Geschehens.

Krankenhausdaten

Die im Report verwendeten Krankenhausdaten basieren, genau wie die Arbeitsunfähigkeitsdaten, auf den Datenlieferungen der BKK im Rahmen der Erstellung der amtlichen Leistungsstatistiken KG2 und KG5, wobei auch hier alle im Berichtsjahr abgeschlossenen Leistungsfälle in die Auswertung aufgenommen werden und die Falldauer kalendertäglich ermittelt wird. Zusätzlich ist hier zu beachten, dass nur die stationären bzw. teilstationären KH-Fälle berücksichtigt werden. KH-Tage werden bei den vorliegenden Auswertungen stets inklusive der Aufnahme- und Entlassungstage gezählt. Für die Zuordnung der KH-Fälle zu den Diagnosen wird die pro Fall dokumentierte Entlassungsdiagnose verwendet.

Daten der ambulanten Versorgung

Die Daten der ambulanten Versorgung basieren auf den Vereinbarungen zum Datenaustausch mit den Leistungserbringern (DALE). Die entsprechenden Quartalslieferungen erfolgen durch die Kassenärztlichen Vereinigungen. Bei den ambulanten Diagnosen fließen alle Einzelfallnachweise aus dem Berichtsjahr mit einer gültigen Diagnose in die Auswertungen ein. Dabei werden nur gesicherte Diagnosen in die Analyse aufgenommen. Im Unterschied zu den Arbeitsunfähigkeit- bzw. Krankenhausdaten, wo nur die jeweilige Haupt- bzw. Entlassungsdiagnose für die Auswertung verwendet wird, werden hier alle gesicherten Diagnosen pro Versicherten und Berichtsjahr berücksichtigt. In diesem Leistungsbereich wird als Kennzahl der Anteil Betroffener mit entsprechender Diagnose in Prozent berichtet.

> Der Anteil Betroffener in der ambulanten Versorgung wird anhand des Vorkommens **mindestens einer Diagnose** ermittelt. Hat ein Versicherter beispielsweise im Laufe des Jahres zunächst eine akute Atemwegserkrankung (J06) und später eine akute Bronchitis (J20) diagnostiziert bekommen, so wird er für jede Diagnose separat als Betroffener gezählt. Auf Ebene der Atemwegserkrankungen (J00-J99) allgemein geht der Betroffene trotz beider Diagnosen nur einfach in die Zählung ein. Deshalb verhalten sich die Angaben in diesem Leistungsbereich nicht kumulativ zueinander.

Arzneimittelverordnungsdaten

Die Arzneimittelverordnungsdaten basieren ebenfalls auf den Vereinbarungen zum Datenaustausch mit den Leistungserbringern (DALE) und werden quartalsweise durch die Apothekenabrechnungszentren übermittelt. Bei den Arzneimitteldaten werden alle erstattungsfähigen Einzelverordnungen (EVO) von apothekenpflichtigen Arzneimitteln berücksichtigt, deren Verordnungsdatum im für diesen Report relevanten Berichtsjahr liegen. Hiervon ausgenommen sind Hilfsmittel und Zahnarztverordnungen. Die hier berichteten Kennzahlen basieren ausschließlich auf Verordnungen aus dem ambulanten Sektor. Daten zu Arzneimittelverordnungen für den stationären Sektor liegen aufgrund der Besonderheiten der DRG-Systematik nicht vor. Für den BKK Gesundheitsreport werden vorrangig die Einzelverordnungen (EVO), die definierten Tagesdosen (DDD) sowie der Anteil der Versicherten mit mindestens einer Verordnung in Prozent als Kennzahlen verwendet. Für den Anteil der Versicherten mit mindestens einer Verordnung gilt die gleiche Methodik, wie bei der Berechnung der Anteile in der ambulanten Versorgung.

Methodische Hinweise

Verwendete Kennzahlen

Im Folgenden werden noch einmal die wichtigsten verwendeten Kennzahlen aus den einzelnen Leistungsbereichen optional mit Berechnungsvorschrift aufgezählt:

- **AU-Fälle**: Das ist die Anzahl der Fälle, die mit einer Arbeitsunfähigkeit verbunden sind. In der Regel werden die Angaben zur Vergleichbarkeit mit Mitgliederjahren ins Verhältnis gesetzt (AU-Fälle je Mitglied).
- **AU-Tage**: Das ist die Anzahl der Kalendertage, die mit einer Arbeitsunfähigkeit verbunden sind. In der Regel werden die Angaben zur Vergleichbarkeit mit Mitgliederjahren ins Verhältnis gesetzt (AU-Tage je Mitglied).
- **AU-Tage je Fall**: Diese Kennzahl gibt die durchschnittliche Dauer der Arbeitsunfähigkeit pro AU-Fall wieder (AU-Dauer = AU-Tage : AU-Fälle).
- **AU-Quote**: Diese Kennzahl stellt den Prozentanteil derjenigen Mitglieder dar, die im jeweiligen Berichtsjahr gar keinen bzw. einen, zwei oder drei und mehr AU-Fälle hatten.
- **Krankenstand**: Das ist der Prozentanteil der Kalendertage, die jeder Beschäftigte durchschnittlich pro Kalenderjahr arbeitsunfähig ist (Krankenstand = AU-Tage : Mitgliederjahre : Kalendertage pro Jahr x 100).
- **KG-Fälle**: Diese Kennzahl gibt die Anzahl der AU-Fälle die mit einer Krankengeldzahlung in Verbindung stehen an. In der Regel werden die Angaben zur Vergleichbarkeit mit Mitgliederjahren ins Verhältnis gesetzt (KG-Fälle je Mitglied).
- **KG-Tage**: Diese Kennzahl gibt die Anzahl der AU-Tage die mit einer Krankengeldzahlung in Verbindung stehen an. In der Regel werden die Angaben zur Vergleichbarkeit mit Mitgliederjahren ins Verhältnis gesetzt (KG-Fälle je Mitglied).
- **KH-Fälle**: Das ist die Anzahl der Fälle, die mit einem Krankenhausaufenthalt verbunden sind. In der Regel werden die Angaben zur Vergleichbarkeit mit Versichertenjahren ins Verhältnis gesetzt (KH-Fälle je Versicherten).
- **KH-Tage**: Das ist die Anzahl der Kalendertage, die durch einen Krankenhausaufenthalt verursacht werden. In der Regel werden die Angaben zur Vergleichbarkeit mit Versichertenjahren ins Verhältnis gesetzt (KH-Tage je Versicherten).
- **KH-Tage je Fall**: Diese Kennzahl gibt die durchschnittliche Dauer des Krankenhausaufenthalts pro KH-Fall wieder (KH-Dauer = KH-Tage : KH-Fälle).
- **KH-Quote**: Diese Kennzahl stellt den Prozentanteil derjenigen Versicherten dar, die im jeweiligen Berichtsjahr gar keinen bzw. einen, zwei oder drei und mehr KH-Fälle hatten.
- **Anteil Versicherter mit Diagnose in Prozent**: Diese Kennzahl gibt den Anteil derjenigen Versicherten wieder, die mindestens eine bestimmte Diagnose in der ambulanten Versorgung erhalten haben.
- **Anteil Versicherter mit Arzneimittelverordnung in Prozent**: Diese Kennzahl gibt den Prozentanteil derjenigen Versicherten wieder, die mindestens ein erstattungsfähiges Arzneimittel verordnet bekommen haben.
- **Einzelverordnungen (EVO)**: Diese Kennzahl gibt die Anzahl der Verordnungen wieder. In der Regel werden diese Angaben zur Vergleichbarkeit mit Versichertenjahren ins Verhältnis gesetzt (EVO je Versicherten).
- **Definierte Tagesdosen (DDD)**: Diese Kennzahl ist ein Maß für die verordnete Arzneimittelmenge, die typischerweise pro Kalendertag angewendet werden soll. In der Regel werden diese Angaben zur Vergleichbarkeit mit Versichertenjahren ins Verhältnis gesetzt (DDD je Versicherten).

> **Rundungsfehler**: Die verwendeten Kennzahlen werden auf mehrere Kommastellen genau berechnet, für den Report selbst allerdings mit maximal zwei Nachkommastellen dargestellt. Hierdurch kann es vereinzelt zu minimalen Abweichungen bei den Summenergebnissen aufgrund von Rundungsfehlern kommen. Die genauen Kennzahlen sind in den jeweiligen Excel-Dateien der zugehörigen Tabellen und Diagramme auf der Internetseite des BKK Dachverbands zu finden.

Zusätzliche Anmerkungen zu den ermittelten Kenngrößen

Besonderheiten in den Arbeitsunfähigkeitsdaten
- Bei den im Gesundheitsreport berichteten Arbeitsunfähigkeitstagen handelt es sich stets um Kalendertage und nicht um Arbeitstage. Aus Analysen der AU-Daten geht hervor, dass etwa ein Viertel aller AU-Tage auf einen Samstag oder Sonntag fallen.
- Beim Krankenstand handelt es sich um eine Kenngröße, die den Prozentanteil der Kalendertage angibt, die ein Beschäftigter durchschnitt-

Methodische Hinweise

lich pro Kalenderjahr arbeitsunfähig ist. Insofern kann diese Kennzahl auch bei der Betrachtung betrieblicher Ausfalltage verwendet werden.

- Ab dem Berichtsjahr 2016 gelten für die AU-Daten einige Veränderungen und Modifikationen. Zum einen sind Arbeitsunfähigkeitszeiten, die mit einem Arbeitsunfall verbunden sind und deshalb in der Regel nicht unter Kostenträgerschaft der GKV abgerechnet bzw. dokumentiert werden, ab diesem Zeitpunkt vollständig (zuvor nur teilweise) enthalten. Zum anderen werden Arbeitsunfähigkeitszeiten, die während eines Heilverfahrens bzw. einer Anschlussheilbehandlung (medizinische Rehabilitation) entstehen, ebenfalls erstmals ab diesem Zeitpunkt vollständig (zuvor nicht enthalten) in den AU-Daten abgebildet. Somit kann – insbesondere im Vergleich zu den AU-Kennzahlen aus den Vorjahren – ein vermeintlicher Anstieg sichtbar werden, der aber vor allem durch die beschriebene Änderung der Auswertungsmethodik bedingt ist.
- Ab dem Berichtsjahr 2020 liegen aufgrund von Änderungen in der Datenerfassungs- und -übermittlungsverordnung (DEÜV) Angaben zur Anzahl von Beschäftigten in Unternehmen nur noch in 2 Größenklassen (weniger bzw. 31 und mehr Beschäftigte) vor. Differenzierte Auswertungen der gesundheitlichen Lage von Beschäftigten im Zusammenhang mit der Betriebsgröße sind somit nicht mehr möglich.

Zusatzinformationen in der Klassifikation der Berufe (KldB 2010)

Die Auswertung der Berufe erfolgt seit dem Berichtsjahr 2015 anhand der Klassifikation der Berufe (KldB 2010) nach Berufssektoren, Berufssegmenten und Berufshauptgruppen. Neben der ausgeübten Tätigkeit des Beschäftigten, enthält die KldB 2010 noch weitere relevante Information, z.B. zum höchsten schulischen bzw. beruflichen Abschluss, zum Anforderungsniveau der Tätigkeit, zur Anstellung über eine Arbeitnehmerüberlassung und zur Vertragsform. Für eine kleine Gruppe (ca. 1%) der beschäftigten BKK Mitglieder liegen keine validen Angaben zum Tätigkeitsschlüssel vor. In den arbeitsweltlichen Analysen wird diese Gruppe deshalb nicht separat betrachtet, sie geht aber grundsätzlich in die Berechnungen zu den jeweiligen Gesamtwerten der Beschäftigten ein.

Standardisierung

In einzelnen Kapiteln des BKK Gesundheitsreports werden aus Vergleichsgründen auch alters- und geschlechtsstandardisierte Kenngrößen berechnet. Die Standardisierung dient dazu, dass Krankheitsgeschehen unabhängig von den jeweils unterschiedlichen Alters- und Geschlechtsverteilungen der BKK Versicherten abbilden zu können. Hierbei wird das Verfahren der direkten Standardisierung angewendet und die Gesamtheit der gesetzlich Krankenversicherten (GKV-Versicherte) bzw. für arbeitsweltbezogene Auswertungen die sozialversicherungspflichtig Beschäftigten in Deutschland als Standardpopulation genutzt. Die entsprechenden Kenngrößen werden also so berechnet, als entspräche die Alters- und Geschlechtsverteilung der BKK Mitglieder der Verteilung bei den GKV-Versicherten bzw. den sozialversicherungspflichtig Beschäftigten in Deutschland insgesamt. Die Standardisierung ermöglicht zudem einen Vergleich der BKK Daten mit den Angaben anderer Krankenkassen, insofern die gleiche Methode der Standardisierung Anwendung findet.

Datenschutz und Fallzahlgrenzen

Sowohl aus statistischen (Minimierung von Ergebnisverzerrungen durch Ausreißer) als auch aus Datenschutzgründen (Anonymität der BKK Versicherten) werden für die Analysen der Leistungsdaten der BKK Versicherten verschiedene Grenzwerte zugrunde gelegt. Gruppen mit weniger als 50 Mitgliedern werden nicht geschlechtsspezifisch, sondern nur mit ihrem Gesamtwert bzw. bei weniger als 5 Fällen bzw. Verordnungen gar nicht separat dargestellt. Wirtschaftszweige (WZ 2008) bzw. Berufsgruppen (KldB 2010) mit weniger als 500 beschäftigten BKK Mitgliedern werden in den entsprechenden Auswertungen der verschiedenen Leistungsbereiche ebenfalls nicht separat dargestellt. Für alle genannten Einschränkungen gilt, dass die nicht dargestellten Kennzahlen wiederum in den jeweils übergeordneten Aggregaten der Gesamt- oder Summenwerte enthalten sind. Eine Ausnahme bildet die Gruppe der diversen Personen, die weder dem weiblichen noch dem männlichen Geschlecht zugeordnet sind: Aufgrund Ihrer geringen Anzahl (< 100) sowie den entsprechend geringen Leistungsfällen in den verschiedenen Versorgungsbereichen wird diese Gruppe aus Datenschutzgründen für die Analysen nicht berücksichtigt.

Externe Datenquellen und verwendete Klassifikationen

Folgende (externe) Datenquellen werden im Zusammenhang mit den Auswertungen der o.g. Leistungsdaten verwendet:

Methodische Hinweise

- Amtliche Daten und Klassifikationen des Statistischen Bundesamtes (DESTATIS)
- Amtliche Statistiken für die gesetzliche Krankenversicherung (GKV) des Bundesministeriums für Gesundheit (BMG)
- Amtliche Daten und Klassifikationen der Bundesagentur für Arbeit (BA)
- Klassifikationen des Bundesinstituts für Arzneimittel und Medizinprodukte (BfArM)

Dabei handelt es sich im Einzelnen um folgende Klassifikationen bzw. Statistiken:

- Internationale statistische Klassifikation der Krankheiten und verwandter Gesundheitsprobleme, 10. Revision, German Modification (ICD-10-GM Version 2023) [1]
- Anatomisch-Therapeutisch-Chemische Klassifikation (ATC-Klassifikation Version 2023) [2]
- Klassifikation der Wirtschaftszweige Ausgabe 2008 (WZ 2008) [3]
- Klassifikation der Berufe 2010 (KldB 2010) [4]
- Amtlicher Gemeindeschlüssel des Statistischen Bundesamtes (AGS) [5]
- Zahlen und Fakten zur Krankenversicherung – Mitglieder und Versicherte (GKV Statistik – KM1/KM6) [6]
- Zahlen und Fakten zur Krankenversicherung – Geschäftsergebnisse (GKV Statistik – KG2/KG5/KG8) [7]
- Sozialversicherungspflichtig Beschäftigte am Arbeitsort nach Altersgruppen für Männer, Frauen und insgesamt – Beschäftigungsstatistik der Bundesagentur für Arbeit (BA) [8]

Quellennachweise

[1] Bundesinstitut für Arzneimittel und Medizinprodukte (Hrsg.) Internationale statistische Klassifikation der Krankheiten und verwandter Gesundheitsprobleme 10. Revision German Modification Version 2023 https://klassifikationen.bfarm.de/icd-10-gm/kode-suche/htmlgm2023/index.htm

[2] Bundesinstitut für Arzneimittel und Medizinprodukte (Hrsg.) Anatomisch-therapeutisch-chemische Klassifikation 2023 https://www.bfarm.de/DE/Kodiersysteme/Klassifikationen/ATC/Downloads/_node.html

[3] Statistisches Bundesamt (Hrsg.) Klassifikation der Wirtschaftszweige, Ausgabe 2008 (WZ 2008) https://www.klassifikationsserver.de/klassService/thyme/variant/wz2008

[4] Bundesagentur für Arbeit (Hrsg.) Klassifikation der Berufe 2010 (KldB 2010), Nürnberg https://www.klassifikationsserver.de/klassService/thyme/variant/kldb2010v2020

[5] Statistisches Bundesamt (Hrsg.) Kreisfreie Städte und Landkreise nach Fläche, Bevölkerung und Bevölkerungsdichte. Gebietsstand: 31.12.2022 https://www.destatis.de/DE/Themen/Laender-Regionen/Regionales/Gemeindeverzeichnis/Administrativ/04-kreise.html

[6] Bundesministerium für Gesundheit (Hrsg.) Mitglieder und Versicherte der gesetzlichen Krankenversicherung (GKV) https://www.bundesgesundheitsministerium.de/themen/krankenversicherung/zahlen-und-fakten-zur-krankenversicherung/mitglieder-und-versicherte.html

[7] Bundesministerium für Gesundheit (Hrsg.) Geschäftsergebnisse https://www.bundesgesundheitsministerium.de/themen/krankenversicherung/zahlen-und-fakten-zur-krankenversicherung/geschaeftsergebnisse.html

[8] Statistisches Bundesamt (Hrsg.) Sozialversicherungspflichtig Beschäftigte am Arbeitsort nach Altersgruppen für Männer, Frauen und insgesamt https://www.destatis.de/DE/Themen/Arbeit/Arbeitsmarkt/Erwerbstaetigkeit/Tabellen/altersgruppen.html

Abkürzungsverzeichnis

Abschließend werden die im BKK Gesundheitsreport am häufigsten verwendeten fachlichen Abkürzungen alphabetisch aufgelistet. Nähere Erläuterungen sind in diesem Abschnitt unter anderem im Punkt verwendete Kennzahlen bzw. an den jeweils einschlägigen Stellen in den folgenden Kapiteln zu finden.

- ATC — Anatomisch-Therapeutisch-Chemische Klassifikation
- AU — Arbeitsunfähigkeit
- BKK — Betriebskrankenkasse(n)
- DDD — Defined Daily Doses (definierte Tagesdosen)
- EVO — Einzelverordnungen
- GKV — Gesetzliche Krankenversicherung
- ICD-10 GM — International Statistical Classification of Diseases and Related Health Problems – German Modifikation (Internationale statistische Klassifikation der Krankheiten und verwandter Gesundheitsprobleme – deutsche Fassung)
- KH — Krankenhaus
- KldB 2010 — Klassifikation der Berufe Ausgabe 2010
- WZ 2008 — Klassifikation der Wirtschaftszweige Ausgabe 2008

Das Wichtigste im Überblick

Spurwechsel Prävention – Ergebnisse der Beschäftigtenbefragung 2024

- Im Auftrag des BKK Dachverbands wurden im Juni 2024 insgesamt 3.060 sozialversicherungspflichtig Beschäftigte im Rahmen einer Online-Umfrage zu verschiedenen Aspekten ihrer Gesundheit und Arbeit befragt.

Spurwechsel Prävention – Fokus Betriebsärztin/-arzt

- Etwas mehr als die Hälfte (52,2%) der Befragten gibt an, dass in ihren Unternehmen eine Betriebsärztin/ein Betriebsarzt vorhanden ist bzw. bei Bedarf angefordert werden kann.
- Weniger als ein Drittel aller Beschäftigten (31,6%) wurde schon mindestens einmal während der aktuellen Tätigkeit betriebsärztlich untersucht.
- Am häufigsten fallen Vorsorge- und Einstellungs- sowie Eignungs- und Tauglichkeitsuntersuchungen darunter.
- Je mehr Mitarbeitende ein Unternehmen hat, desto höher ist die Wahrscheinlichkeit, dass dort eine Betriebsärztin/ein Betriebsarzt vorhanden bzw. bei Bedarf abrufbar ist.
- Ist eine Betriebsärztin/ein Betriebsarzt im Unternehmen vorhanden, so unterscheiden sich die Anteile derer, die mindestens einmal betriebsärztlich untersucht wurden, zwischen den Betriebsgrößen nur in geringem Maß.
- Die Relevanz der Betriebsärztin/des Betriebsarztes für die eigene Gesundheit wird sowohl insgesamt als auch in den einzelnen Betriebsgrößen überwiegend als ambivalent bis (eher) unwichtig bewertet.
- Das Vorhandensein einer Betriebsärztin/eines Betriebsarztes ist in den einzelnen Wirtschaftsgruppen sehr unterschiedlich ausgeprägt: 73,0% der Beschäftigten sind es im verarbeitenden Gewerbe, hingegen nur 31,5% der Beschäftigten in den sonstigen wirtschaftlichen Dienstleistungen.
- Gibt es betriebsärztliche Angebote im Unternehmen, so schwanken die Anteile derer, die eine entsprechende Untersuchung in Anspruch nehmen, erheblich zwischen den Branchen, mit dem niedrigsten Anteil im Groß- und Einzelhandel (33,3%) und dem höchsten im Gesundheits- und Sozialwesen (75,0%).
- Der mit 50,6% größte Anteil der Beschäftigten im Bereich Information und Kommunikation gibt an, dass eine betriebsärztliche Untersuchung (sehr) wichtig für die eigene Gesundheit ist, im Groß- und Einzelhandel beträgt dieser Anteil hingegen nur 25,8%.

Spurwechsel Prävention – Fokus Betriebliche Gesundheitsförderung (BGF)

- Etwas mehr als jede(r) zweite Befragte (55,5%) gibt an, dass es in ihrem/seinem Unternehmen mindestens ein BGF-Angebot gibt.
- Ein Drittel aller Beschäftigten (34,7%) hat schon mindestens einmal ein solches Angebot genutzt.
- Am häufigsten werden BGF-Angebote zur Bewegung und Ernährung sowie zur Stressbewältigung in Anspruch genommen.
- In Unternehmen mit vielen Mitarbeitenden gibt es im Vergleich zu solchen mit wenigen Beschäftigten nicht nur deutlich häufiger eine BGF-Ansprechperson, sondern auch wesentlich häufiger BGF-Angebote.
- Sind BGF-Angebote vorhanden, so werden diese allerdings tendenziell häufiger in kleinen und mittleren Unternehmen von den dort Beschäftigten genutzt.
- Die Mehrheit aller Beschäftigten bewertet Betriebliche Gesundheitsförderung als (sehr) wichtig für die eigene Gesundheit, wobei dieser Anteil mit der Betriebsgröße zunimmt.
- Ob eine BGF-Ansprechperson bzw. BGF-Angebote in Unternehmen vorhanden sind, ist maßgeblich von der Branche in welcher die/der Beschäftigte tätig ist, abhängig.

Das Wichtigste im Überblick

- Große Unterschiede gibt es bei der Nutzung von BGF-Angeboten, wobei mit 47,0% der Groß- und Einzelhandel den niedrigsten und mit 80,2% der Bereich Information und Kommunikation den höchsten Anteil aufweist.
- In allen Branchen bewertet die überwiegende Mehrheit der dort Beschäftigten BGF-Angebote für die eigene Gesundheit als (sehr) wichtig.
- Am häufigsten wünschen sich Beschäftigte zusätzliche BGF-Angebote für die Bereiche Bewegung, Ernährung und Stressbewältigung.
- Es zeigt sich eine hohe Übereinstimmung mit den bereits vorhandenen BGF-Angeboten, bei denen ebenfalls Bewegung, Ernährung und Stressbewältigung am häufigsten vorhanden sind bzw. genutzt werden.

Allgemeine Kennzahlen

Arbeitsunfähigkeitsgeschehen

Das Geschehen im Überblick
- Mit 22,4 AU-Tagen je Beschäftigten liegen die krankheitsbedingten Fehlzeiten im Jahr 2023 nur minimal unter dem Höchstwert des Vorjahres.
- Dagegen wird mit 1,95 AU-Fällen je Beschäftigten im aktuellen Jahr ein neuer Höchstwert bei den Fallzahlen in der letzten Dekade erreicht.
- Die Falldauer hat dagegen mit 11,5 AU-Tagen je Fall den niedrigsten Wert in den letzten Jahren erreicht, was mit den weiterhin überproportional häufig auftretenden Kurzzeit-AU-Fällen zusammenhängt.
- Der Krankenstand liegt im ersten Halbjahr des Jahres 2024 etwa auf dem gleichen hohen Niveau, wie es bereits in den letzten beiden Jahren zu beobachten war.
- Hauptursache sind die weiterhin überdurchschnittlich hohen Krankenstände im Zusammenhang mit Atemwegserkrankungen, verursacht durch parallele Infektionswellen mit unterschiedlichen viralen Erregern.
- Im II. Quartal 2024 zeichnet sich eine allmähliche Normalisierung des Krankenstands ab, allerdings liegen die Werte weiterhin über dem vorpandemischen Niveau.

Krankheitsarten
- Mehr als ein Drittel (35,4%) aller AU-Fälle geht im Jahr 2023 auf Atemwegserkrankungen zurück.
- Jeweils etwa jeder fünfte AU-Tag wird im aktuellen Berichtsjahr durch Muskel-Skelett-Erkrankungen (20,1%) bzw. Atemwegserkrankungen (19,9%) verursacht.
- Im Zeitraum zwischen 2016 und 2023 ist der Anstieg bei den AU-Tagen v.a. auf Atemwegserkrankungen und psychische Störungen zurückzuführen.
- Mit 39,4% liegt der Anteil der Beschäftigten, die im Jahr 2023 mindestens einmal aufgrund einer Atemwegserkrankung krankgeschrieben waren, nur knapp unter dem Höchstwert von 40,0% des Jahres 2022.
- Seit 2013 haben sich die krankheitsspezifischen Falldauern nur wenig verändert. Jeweils rund ein Kalendertag beträgt die Zunahme der Falldauer bei den Verletzungen und Vergiftungen bzw. die Abnahme bei den Muskel-Skelett-Erkrankungen.
- Insgesamt vier der zehn nach AU-Tagen häufigsten Diagnosen stehen im Zusammenhang mit unterschiedlichen Infektionen, was mit den stark ausgeprägten Infektionswellen im Jahr 2023 zusammenhängt.
- Psychische Störungen, wie bspw. Depressionen (F32 bzw. F33) treten als AU-Ursache verhältnismäßig selten auf. Dagegen liegt deren Falldauer mit rund acht bzw. zehn Kalenderwochen weit über dem Gesamtdurchschnitt von zwei Kalenderwochen je Fall.
- Frauen weisen im Vergleich zu Männern weniger AU-Fälle und AU-Tage aufgrund von Muskel-Skelett-Erkrankungen auf.
- Zwischen 2016 und 2023 haben sich die AU-Kennzahlen im Kontext der Muskel-Skelett-Erkrankungen wenig verändert, bei den weiblichen Beschäftigten sind die AU-Tage sogar leicht zurückgegangen.
- Weibliche Beschäftigte sind von Fehlzeiten aufgrund psychischer Störungen deutlich häufiger als ihre männlichen Kollegen betroffen.
- Seit 2016 haben die AU-Tage deutlich stärker als die AU-Fälle aufgrund von psychischen Störungen zugenommen, was vor allem mit der überdurchschnittlich langen Falldauer bei dieser Krankheitsart zusammenhängt.
- Die AU-Tage im Zusammenhang mit Atemwegserkrankungen sind im Jahr 2023 im Vergleich zum Vorjahr leicht zurückgegangen, liegen aber weiterhin deutlich über dem Niveau der Jahre vor der Coronavirus-Pandemie. Hauptursache ist das weiterhin überdurchschnittlich ausgeprägte Infektionsgeschehen im Jahr 2023.
- Die durchschnittliche Falldauer der Atemwegserkrankungen liegt mit 6,5 AU-Tagen je Fall hingegen wieder auf dem vorpandemischen Niveau.

Das Wichtigste im Überblick

Alter, Geschlecht und verschiedene Versichertengruppen
- Männliche Beschäftigte weisen über alle Altersgruppen hinweg im Durchschnitt weniger AU-Fälle bzw. AU-Tage als weibliche Beschäftigte auf.
- Rund zwei Drittel aller beschäftigten Frauen und Männer sind im Jahr 2023 mindestens einmal krankgeschrieben gewesen.
- Insbesondere bei den jüngeren Beschäftigten ist der Anteil derjenigen, die mindestens einen AU-Fall aufweisen weiterhin, wie bereits im Vorjahr, überdurchschnittlich hoch.
- Berufstätige Frauen weisen höhere Fehlzeiten aufgrund von Neubildungen, psychischen Störungen und Atemwegserkrankungen als ihre männlichen Kollegen auf.
- Bei männlichen Berufstätigen treten hingegen deutlich mehr AU-Fälle bzw. -Tage aufgrund von Muskel-Skelett-Erkrankungen, Verletzungen und Vergiftungen sowie Herz-Kreislauf-Erkrankungen auf.
- Mit zunehmendem Alter steigt die Falldauer an, vor allem bei Muskel-Skelett-Erkrankungen und psychischen Störungen.
- Beschäftigte freiwillige Mitglieder weisen nicht nur insgesamt, sondern auch diagnosespezifisch die niedrigsten krankheitsbedingten Fehlzeiten im Vergleich zwischen den Versichertengruppen auf.
- Dagegen liegt die durchschnittliche Falldauer bei den Arbeitslosen (ALG-I) mit 36,6 AU-Tagen je Fall um mehr als das Dreifache über der der Beschäftigten.
- Psychische Erkrankungen sind bei beschäftigten freiwilligen bzw. Pflichtmitgliedern für rund jeden sechsten AU-Tag verantwortlich (16,6%–17,4%), bei den Arbeitslosen beträgt deren Anteil mit 39,5% nahezu das Doppelte.

Ambulante Versorgung

Das Geschehen im Überblick
- 90,8% der BKK Versicherten waren im Jahr 2023 mindestens einmal ambulant in Behandlung. Dieser Anteil ist im Vergleich zum Vorjahr leicht gesunken.
- Der Anteil der Frauen, die mindestens einmal in ambulanter Behandlung waren (93,6%), ist dabei größer als der Anteil der Männer (88,0%). Gegenüber dem Vorjahr ist insbesondere bei den Männern die Inanspruchnahme der ambulanten Versorgung zurückgegangen.

Krankheitsarten
- In 2023 sind mit einem Anteil von 50,2% überdurchschnittlich viele Versicherte mindestens einmal wegen Atemwegserkrankungen ambulant behandelt worden.
- Gegenüber dem Vorjahr zeigt sich ein Rückgang der Inanspruchnahme ambulanter Behandlung aufgrund von Atemwegskrankheiten von –5,8 Prozentpunkten. Im Vergleich der letzten zehn Jahre sind Atemwegserkrankungen in den Jahren 2022 und 2023 überdurchschnittlich häufig Grund für eine medizinische Konsultation gewesen.
- Bei anderen Erkrankungsarten zeigt sich hingegen ein sehr ähnliches Bild zu den Vorjahren: Muskel-Skelett-Erkrankungen sind etwa bei der Hälfte, Ernährungs- und Stoffwechselkrankheiten bei etwa 40%, Krankheiten des Urogenitalsystems, Herz-Kreislauf-Erkrankungen sowie psychische Störungen sind bei etwas mehr als einem Drittel der Versicherten diagnostiziert worden.
- Wie schon im Jahr 2022 sind die sonstigen speziellen Untersuchungen und Abklärungen (Z01) die mit Abstand am häufigsten vergebene Diagnose. Nachdem diese im Vorjahr bei so vielen Versicherten wie noch nie dokumentiert worden ist, sind die Anteilswerte im Jahr 2023 wieder merklich zurückgegangen, bei den Männern stärker als bei den Frauen.
- Mit einem Anteilswert von 28,3% ist eine akute Atemwegsinfektion (J06) auch im aktuellen Berichtsjahr zweithäufigster Grund für eine ambulante Behandlung gewesen. Bei dieser Einzeldiagnose ist der Rückgang gegenüber dem Spitzenwert im Vorjahr mit –8,0 Prozentpunkten zwar erheblich, verbleibt aber weiterhin auf überdurchschnittlichem Niveau im Vergleich zu den Vor-Pandemie-Jahren.
- Bei nicht-infektiösen Erkrankungen zeigen sich hingegen nur geringe Veränderungen: Wie schon in den Vorjahren sind etwa ein Viertel der BKK Versicherten wegen Bluthochdrucks (I10) in Behandlung, nur etwas weniger aufgrund von Rückenschmerzen (M54). Etwas mehr als jeder Sechste war von Störungen des Lipoproteinstoffwechsels (E78) bzw. von Akkommodationsstörungen und Refraktionsfehler (H52) betroffen.

Alter, Geschlecht und verschiedene Versichertengruppen
- Nicht nur allgemein, sondern auch bezogen auf einzelne Erkrankungsarten, sind mehr Frauen als Männer in ambulanter Behandlung. Außerdem werden viele Erkrankungen mit zunehmendem Alter häufiger diagnostiziert.

Das Wichtigste im Überblick

- Besonders stark nehmen mit dem Alter der Versicherten die Herz-Kreislauf-Erkrankungen zu, insbesondere gilt dies für den Bluthochdruck (I10). Schließlich sind acht von zehn Versicherten älter als 70 Jahre deswegen in ambulanter Behandlung.
- Die Krankheiten des Atmungssystems nehmen hingegen mit zunehmendem Alter ab. Dabei ist sogar ein „Rentenknick" zu beobachten: Ab dem Renteneintrittsalter sind die Anteile der Versicherten, die deshalb ambulant behandelt werden, erkennbar geringer als bei den jüngeren Versicherten.
- Deutliche Geschlechtsunterschiede bei Krebsvorsorge-Untersuchungen: Fast jede zweite Frau zwischen 30 und 70 Jahren nimmt diese in Anspruch. Männer gehen erst ab dem 55. Lebensjahr merklich öfter zur Krebsvorsorge als noch in jüngeren Jahren, allerdings ist deren Anteil nie größer als 30%.
- Im Vergleich zum Vorjahr haben bei den Beschäftigten genauso wie bei den Familienangehörigen die Atemwegserkrankungen besonders stark abgenommen. Dennoch weisen damit beide Versichertengruppen im Vergleich zur letzten Dekade überdurchschnittliche Anteilswerte auf.
- Rentnerinnen und Rentner weisen insgesamt sowie bei vielen Erkrankungsarten die höchste Anzahl derjenigen auf, die deswegen in ambulanter Behandlung sind. So sind mehr als 70% dieser Versichertengruppe wegen Muskel-Skelett-, Ernährungs- und Stoffwechsel- bzw. Herz-Kreislauf-Erkrankungen behandelt worden.
- Konstant wie in den Jahren zuvor ist nur ein unterdurchschnittlicher Anteil der Versicherten mit ALG-I-Bezug in ambulanter Behandlung gewesen. Dies gilt sowohl insgesamt, als auch für die verschiedenen Erkrankungsarten.
- Auch diejenigen in ALG-II-Bezug sind seltener als der Durchschnitt in Behandlung, allerdings mit der Ausnahme, dass von diesen deutlich überdurchschnittlich viele psychische Störungen diagnostiziert bekommen haben.
- Bei den Beschäftigten ab 65 Jahren zeigt sich der *healthy worker effect*: Personen mit chronischen bzw. schweren Erkrankungen scheiden häufig schon vorzeitig aus dem Erwerbsleben aus, dadurch sinken die Anteile der verbleibenden Beschäftigten, die in Behandlung sind. Dies gilt insbesondere für Atemwegs- und Muskel-Skelett-Erkrankungen sowie für psychische Störungen.

Stationäre Versorgung

Das Geschehen im Überblick
- Die Kennwerte für die stationäre Versorgung verbleiben weiter auf niedrigem Niveau im Vergleich zur Vor-Pandemie-Zeit: In 2023 sind im Durchschnitt je 1.000 Versicherte 176 stationäre Behandlungen mit 1.590 Behandlungstagen erfolgt.
- Gegenüber dem Vorjahr ist die Anzahl der stationären Behandlungsfälle und -tage nur leicht gestiegen (+3,3% mehr Fälle und +3,8% mehr Tage).
- Die Verweildauer beträgt wie schon in den Vorjahren durchschnittlich neun Tage je Fall. Rund zwei Drittel aller Fälle sind nach höchstens einer Woche abgeschlossen, nur 3,3% dauern länger als sechs Wochen. Auf solche Langzeitfälle geht allerdings fast jeder vierte stationäre Behandlungstag zurück.
- Insgesamt wird immer nur ein relativ kleiner Teil aller Versicherten innerhalb eines Jahres stationär behandelt. Im aktuellen Berichtsjahr waren dies knapp 11%.

Krankheitsarten
- Das Versorgungsgeschehen, betrachtet nach Erkrankungsarten, zeigt gegenüber den Vorjahren ein in weiten Teilen unverändertes Bild: Auch im Jahr 2023 gehen die meisten Fälle auf Krankheiten des Herz-Kreislauf-Systems zurück, gefolgt von Neubildungen und Erkrankungen des Verdauungssystems.
- Die weitaus meisten stationären Behandlungstage gehen auf psychische Störungen zurück. Für diese erreicht im aktuellen Berichtsjahr die durchschnittliche Verweildauer mit 30 Tagen je Fall ein weiteres Mal einen neuen Höchstwert.
- Die Kennzahlen sind insbesondere bei den psychischen Störungen aber auch bei den Muskel-Skelett-Erkrankungen überdurchschnittlich gestiegen. Zudem hat die Zahl der Behandlungsfälle aufgrund von Atemwegskrankheiten zugenommen. Letztere waren in hohem Maße Kurzzeitfälle, die in Verbindung mit der Grippe- und Erkältungswelle standen.
- Im Langzeitvergleich sind vor allem die Kennwerte bei den Muskel-Skelett-Erkrankungen zurückgegangen: Seit 2014 sind rund ein Fünftel weniger stationäre Fälle und sogar ein Viertel weniger Behandlungstage aufgrund dessen erfolgt.

Das Wichtigste im Überblick

- Wie in den Vorjahren sind bei den Einzeldiagnosen die mit Abstand meisten stationären Behandlungstage für die rezidivierende depressive Störung (F33) zu verzeichnen. Die meisten Behandlungsfälle wiederum gehen auf Herzinsuffizienz (I50) zurück.
- Wie schon im Vorjahr ist für die Behandlungen von Hüft- bzw. Kniegelenksarthrose (M16 bzw. M17) eine deutliche Zunahme der Fallzahlen zu beobachten.
- Neben der rezidivierenden depressiven Störung (F33) weisen auch die depressive Episode (F32) sowie die Schizophrenie (F20) mit einer durchschnittlichen Behandlungszeit von fünf bis sechs Wochen deutlich überdurchschnittliche Falldauern auf. Bei Frauen gehen von allen Behandlungstagen aufgrund psychischer Störungen fast die Hälfte auf Depressionen (F32 bzw. F33) zurück. Bei Männern beträgt dieser Anteil ebenfalls immerhin mehr als 40%.
- Für die meisten psychischen Erkrankungen gilt, dass Frauen deshalb häufiger in stationärer Behandlung sind als Männer. Deutlich umgekehrt ist das Verhältnis hingegen insbesondere bei psychischen und Verhaltensstörungen durch Alkohol (F10): Männer weisen hierbei mehr als doppelt so viele stationäre Behandlungsfälle und -tage im Vergleich zu den Frauen auf.
- Wie schon in den letzten Jahren sind sowohl bei den Männern als auch bei den Frauen Herzinsuffizienz (I50) und Hirninfarkt (I63) die häufigsten Einzeldiagnosen bei den Erkrankungen des Herz-Kreislauf-Systems.
- Ein deutlicher Geschlechtsunterschied zeigt sich bei der chronischen ischämischen Herzkrankheit (I25): Männer sind deshalb mehr als dreimal so häufig wie Frauen in stationärer Behandlung. Frauen sind hingegen deutlich häufiger als Männer wegen Bluthochdruck (I10) im Krankenhaus.
- Der Rückgang der stationären Bluthochdruckbehandlungen hat sich in der Pandemiezeit beschleunigt: Im Vergleich zu 2019 sind sowohl die Anzahl der stationären Fälle als auch der Behandlungstage aufgrund dieser Einzeldiagnose um rund ein Drittel zurückgegangen.
- Bösartige Neubildungen der Bronchien und Lunge (C34) sind, wie schon in den Vorjahren, die häufigste Krebs-Diagnose, wegen der BKK Versicherte in stationärer Behandlung gewesen sind. Dies ist die häufigste Einzeldiagnose bei Männern, sowie bei Frauen nach Brustkrebs (C50) die zweihäufigste.
- Gegenüber dem Vorjahr sind bei beiden Geschlechtern insbesondere die Zahl der Magenkrebs-Diagnosen (C16) gestiegen. Ebenfalls überdurchschnittlich ist der Kennwertanstieg bei den Frauen bezogen auf bösartige Neubildungen der Pankreas (C25), sowie bei den Männern für das nicht follikuläre Lymphom (C83).

Alter, Geschlecht und verschiedene Versichertengruppen
- Männer sind insgesamt nur geringfügig häufiger in stationärer Behandlung als Frauen. Die durchschnittliche Anzahl an Behandlungstagen ist sogar aktuell annähernd gleich.
- Herz-Kreislauf-Erkrankungen zeigen einen deutlichen Zusammenhang mit dem Lebensalter: Ab dem 60. Lebensjahr ist dies vor allem für Männer der häufigste Grund einer stationären Behandlung.
- Anders bei den psychischen Störungen: Auf diese gehen bei den unter 60-Jährigen die meisten stationären Fälle und daraus resultierenden Behandlungstage zurück. Dabei sind Frauen nicht häufiger, aber im Schnitt deutlich länger in Behandlung als Männer.
- Gegenüber dem Vorjahr sind insbesondere Frauen im Alter zwischen 25 und 29 Jahren häufiger und länger stationär wegen psychischen Störungen behandelt worden.
- Rentnerinnen und Rentner sind um ein Mehrfaches öfter und länger in stationärer Behandlung als Beschäftigte oder Familienangehörige. Häufigster Grund für einen stationären Aufenthalt bei diesen sind Herz-Kreislauf-Erkrankungen: Jeder fünfte Behandlungstag der Rentnerinnen und Rentner ist darauf zurückzuführen.
- Auch Arbeitslose weisen überdurchschnittlich viele Behandlungsfälle und -tage auf. Diese sind am häufigsten aufgrund von psychischen Störungen im Krankenhaus: Mehr als die Hälfte aller Behandlungstage geht in dieser Versichertengruppe auf diese Krankheitsart zurück.
- Beschäftigte weisen rund ein Viertel weniger Behandlungstage auf als die Versicherten insgesamt.
- Gegenüber dem Vorjahr sind die Kennwerte für die Beschäftigten besonders bei den Krankheiten des Atmungssystems gestiegen. Hierbei nahmen insbesondere bei den 35- bis 39- Jährigen die stationären Behandlungsfälle und -tage zu.
- Ein weiteres Mal sind bei den Beschäftigten die Kennzahlen aufgrund von psychischen Störungen im Vergleich zum Vorjahr gestiegen, beson-

ders groß war die Zunahme in der Altersgruppe der 25- bis 39-Jährigen.

Arzneimittelverordnungen

Das Geschehen im Überblick
- Der Anteil der Versicherten, die mindestens ein Arzneimittel verordnet bekommen haben, ist im Jahr 2023 zwar auf 72,7 % angestiegen, hat aber damit noch nicht wieder das vorpandemische Niveau erreicht (2012–2019: 73,0 %-74,9 %).
- Mit durchschnittlich 546 verordneten Tagesdosen je BKK Versicherten wird im Jahr 2023 hingegen ein neuer Höchstwert für die vergangenen zehn Jahre erreicht.

Wirkstoffgruppen
- Arzneimittel mit Wirkung auf das Herz-Kreislauf-System, auf das Ernährungs- und Verdauungssystem sowie auf das Nervensystem vereinen bei den BKK Versicherten im Jahr 2023 die Mehrheit aller Einzelverordnungen und definierten Tagesdosen auf sich.
- Im Vergleich zum Jahr 2022 sind vor allem die Verordnungsanteile für Antiinfektiva zur systemischen Anwendung, im Zusammenhang mit überdurchschnittlich vielen Atemwegsinfekten, nochmals um +3,3 Prozentpunkte angestiegen.
- In der langfristigen Betrachtung sind es hingegen die Mittel mit Wirkung auf das Herz-Kreislauf-System, die sowohl bei den Verordnungsanteilen (+2,2 Prozentpunkte seit 2013) als auch bei den definierten Tagesdosen (+28,4 % seit 2013) die größten Zuwächse zu verzeichnen haben.

Alter, Geschlecht und verschiedene Versichertengruppen
- Mit 54,6 % sind im Jahr 2023 die niedrigsten Verordnungsanteile bei den zehn- bis 14-jährigen BKK Versicherten zu finden, während mit 95,6 % der höchste Anteil in der Gruppe der 85- bis 89-Jährigen auftritt.
- Mit 23,6 Prozentpunkten tritt der größte Geschlechtsunterschied bei den Verordnungsanteilen in der Gruppe der 20- bis 24-Jährigen auf. Dies ist vor allem auf Verhütungsmittel-Verordnungen bei den jungen Frauen zurückzuführen.
- Ab dem 30. Lebensjahr steigen die verordneten Tagesdosen sukzessive, gleichzeitig nähern sich die Kennwerte von Frauen und Männern dabei immer mehr an.
- Rund drei Viertel (75,3 %) der BKK Versicherten ab 65 Jahren erhalten mindestens einmal im Jahr ein Mittel mit Wirkung auf das Herz-Kreislauf-System, wobei gleichzeitig mehr als die Hälfte der Tagesdosen (54,0 %) in dieser Altersgruppe auf diese Arzneimittelgruppe entfällt.
- Nur geringfügige alters- und geschlechtsspezifische Unterschiede zeigen sich hingegen bei den Antiinfektiva zur systemischen Anwendung, da die hier zugrundeliegenden Erkrankungen altersunabhängig gleich häufig auftreten.
- Bei den Beschäftigten ist der Unterschied bei den Verordnungsanteilen zwischen Frauen (73,8 %) und Männern (61,5 %) vor allem aufgrund von Verordnungen von Sexualhormonen am größten.
- Beschäftige erhalten zwar häufiger als Arbeitslose Arzneimittel verordnet, gleichzeitig sind die verordneten Tagesdosen bei den Arbeitslosen vor allem aufgrund der in dieser Gruppe häufiger vorkommenden Langzeiterkrankungen deutlich höher ausgeprägt.
- Bei der jüngsten Versichertengruppe, den Familienangehörigen, werden zwar häufig wegen Atemwegserkrankungen und Infektionen Arzneimittel verordnet, allerdings sind die zugehörigen Tagesdosen nur sehr niedrig.

Spurwechsel Prävention: das Triple-Aim-Konzept als Orientierungsrahmen

Michael Herberz und Holger Pfaff

Wieso Spurwechsel der Prävention?

Deutschland sieht sich im Gesundheitsbereich mit einem weitreichenden Effizienzproblem konfrontiert. Während die Pro-Kopf-Gesundheitsausgaben im europäischen Vergleich zu den höchsten zählen, erreicht das Land bei der Lebenserwartung lediglich eine durchschnittliche Platzierung [1]. Viele Experten vertreten die Auffassung, dass eine stärkere Fokussierung auf Prävention und damit auf Primär- und Sekundärprävention zur Verbesserung dieser Situation beitragen könnte und sehen Handlungsbedarf in diesem Feld der Gesundheitspolitik [2].

Ein Blick auf die internationale Statistik der OECD zeigt, dass Deutschland bei den durch Prävention vermeidbaren Todesfällen nicht so gut abschneidet und international im Mittelfeld liegt und sich damit teilweise deutlich hinter anderen europäischen Staaten befindet [3]. Dies deutet darauf hin, dass sich die bisher in Deutschland verfolgten Präventionsmaßnahmen nicht oder noch nicht ausreichend positiv auswirken. Die OECD-Zahlen deuten darauf hin, dass wir es in Deutschland mit einer populationsbezogenen Wirkungskrise der Prävention zu tun haben, die angesichts der gestiegenen Investitionen in diesem Bereich auch den Charakter einer Effizienzkrise annehmen kann. Wir werden uns im Folgenden daher der Frage zuwenden, ob und inwieweit es konkrete Anzeichen dafür gibt, dass es ein Evidenzdefizit und ein populationsbezogenes Wirkungsdefizit der Prävention in Deutschland gibt. Das Ergebnis wird sein, dass wir beide Defizitformen nicht ausschließen können und wir es auf jeden Fall mit einem Transparenzproblem im Bereich des Wirkungsnachweises der Primärprävention zu tun haben.

> Die bisher in Deutschland verfolgten Präventionsmaßnahmen wirken sich anscheinend, trotz zunehmender Investitionen in den letzten Jahren, nicht oder noch nicht ausreichend positiv aus. Damit scheint Deutschland hinsichtlich Prävention im Gesundheitsbereich sowohl in einer Wirkungskrise als auch in einer Effizienzkrise zu stecken.

Wir sehen es daher als notwendig an, einen Spurwechsel in der Prävention zu wagen, der den nützlichen Ansätzen des Präventionsgesetzes eine neue, stärker wirkungsbezogene Ausrichtung gibt und schlagen daher ein Triple-Aim-Konzept als Orientierungsrahmen für den Spurwechsel vor [4]. Das Triple-Aim-Konzept geht von der Hypothese aus, dass eine Senkung der durch Prävention vermeidbaren Todesfälle erreicht werden kann, wenn in der Praxis möglichst nur nachweislich wirksame Präventionsmaßnahmen (Ziel: Evidenzbasierung), flächendeckend und populationsweit eingesetzt werden (Ziel: Populationsgesundheit) und dies dabei insgesamt ressourceneffizient und damit nachhaltig (Ziel: Ressourceneffizienz und Nachhaltigkeit) erfolgt [4].

Die folgenden Ausführungen konzentrieren sich – aus Platzgründen und aus Gründen der Themenausrichtung dieses BKK-Reports – auf den Bereich der Primärprävention, obwohl das Triple-Aim-Konzept auch für die Sekundär- und Tertiärprävention als Orientierungsrahmen geeignet ist und dort ebenfalls angewandt werden sollte.

Die Prävention auf dem Prüfstand: Gibt es konkrete Anzeichen für eine Evidenz- und Wirkungskrise?

Im Folgenden gehen wir der Frage nach, ob es im Bereich der Primärprävention Anzeichen für eine Evidenz- und eine Wirkungskrise gibt und wie es um die Ressourceneffizienz der Prävention bestellt ist. Von einer Evidenzkrise sprechen wir aus ergebnisorientierter Sicht dann, wenn entweder aufgrund zu weniger wissenschaftlicher Studien der Präventionspraxis zu wenig evidenzbasierte Präventionsmaßnahmen zur Verfügung stehen (Evidenzkrise der Wissenschaft) oder wenn die Präventionspraxis –

trotz vorhandener evidenzbasierter Maßnahmen – diese nicht umsetzen (Evidenzkrise der Praxis in Form einer Umsetzungskrise). Von einer Wirkungskrise sprechen wir dann, wenn entweder weitgehend unklar ist, ob die durchgeführten Präventionsmaßnahmen individuell und/oder kollektiv tatsächlich wirken oder wenn deutlich wird, dass eine breite kollektive Wirkung der Prävention auf Populationsebene (populationsbezogene Wirkung) im Sinne einer Senkung von Morbidität und Mortalität nicht erreicht wurde oder werden kann. Von ressourceneffizienter Prävention sprechen wir dann, wenn der Ressourcenverbrauch pro Wirkungseinheit gering ist. Ressourceneffiziente Prävention ist in der Regel ein Beitrag zur Nachhaltigkeit der Prävention. Im Folgenden orientiert sich die Diagnose der Primärprävention an der Wirkung der Prävention in der Praxis, da geklärt werden soll, aus welchen Gründen das von der OECD festgestellte Präventionsdefizit gegeben ist.

Stehen der Präventionspraxis genügend evidenzbasierte Präventionsmaßnahmen zur Verfügung?

Die gesetzlich regulierte Prävention zeichnet sich durch eine starke Wirksamkeitsorientierung aus. So schreibt das Präventionsgesetz von 2015 den Krankenkassen vor „im Interesse einer wirksamen und zielgerichteten Gesundheitsförderung und Prävention" (§ 20d SGB V) tätig zu werden und dazu in Lebenswelten wie Schulen, Betrieben und Gemeinden individuelles Gesundheitsverhalten zu fördern und gesundheitsfördernde Rahmenbedingungen zu schaffen. Die Nationale Präventionskonferenz (NPK) erstellt zu diesen und den Aktivitäten anderer institutioneller Akteure alle vier Jahre Präventionsberichte zur Darstellung der Fortschritte bei der Zielerreichung [5, 6].

Die Frage, ob die Primärprävention in Deutschland in ihrer gesamten Vielfalt mit den verschiedenen Lebenswelten, den verschiedenen Maßnahmeninhalten und den verschiedenen Zielpopulationen (⟫ s. Abb. 1) insgesamt wirksam ist, kann mit den vorhandenen Daten nicht abschließend beantwortet werden. Daten wie die erwähnten OECD Daten geben grobe Hinweise auf die Gesamtwirksamkeit. Was jedoch fehlt, aber theoretisch möglich wäre, ist die Überprüfung der Wirksamkeit jeder in der Praxis durchgeführten Einzelmaßnahme der Primärprävention. Die Summe der ermittelten Wirkungen ergäbe dann ein annäherndes Bild der Gesamtwirksamkeit. Da jedoch dieses optimale Vorgehen in der Regel für Praxis und Wissenschaft zu teuer und zu aufwendig ist, wird die Methode der Wirksamkeitsmessung jeder einzelnen Primärpräventionsmaßnahmen in der Praxis kaum angewandt [7].

Aus diesem Grund haben sich – gewissermaßen als effizienter Ersatz – methodisch hochwertige Vorab-Tests als effizientere und evidenzbasierte Form der Überprüfung der Wirksamkeit von Präventionsmaßnahmen durchgesetzt [7]. Hier folgt die Prävention dem Vorbild der Medikamentenüberprüfung. Diese Vorab-Tests müssen in der Regel in Form von Evaluationsstudien erfolgen, die nach den Prinzipien der evidenzbasierten Medizin [8, 9] bzw. der evidence-based Public Health [10] durchgeführt werden. Es ist eine wesentliche Aufgabe der Präventionsforschung diese Wirksamkeitstests zu planen, durchzuführen und umsetzungsfähig zu veröffentlichen [11-13]. Die dazu notwendigen Evaluationsstudien sollen eine Präventionsmaßnahme oder das dieser Maßnahme zugrundeliegende Prinzip einer wissenschaftlichen Prüfung unterziehen und dabei im Idealfall möglichst die besten Methoden der evidenzbasierten Medizin bzw. der evidenzbasierten Präventionsforschung anwenden [14-16].

Aus Sicht der Präventionspraxis, die die Aufgabe hat, wirksame Maßnahmen einzusetzen, stellt sich die einfache Frage, ob es genügend nachweislich

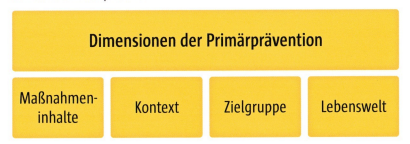

Abbildung 1 Dimensionen der Primärprävention

wirksame Präventionsmaßnahmen gibt, die als Vorbild oder Blaupause für eigene Maßnahmen in den einzelnen Lebenswelten (z.B. Arbeit), in den jeweiligen Kontexten (z.B. Branche Einzelhandel) und für spezifische Zielgruppen (z.B. vulnerable Gruppe der Migranten unter den Beschäftigten) taugen können.

> Eine grobe Analyse der Forschungsliteratur zur Evidenz von Präventionsmaßnahmen ergibt folgendes Bild:
>
> Für bestimmte Schwerpunktbereiche der Prävention wie das Setting betriebliches Gesundheitsmanagement und die Maßnahmeninhalte Bewegung und Ernährung liegen durchaus gute Studien und Übersichtsarbeiten vor, die zeigen, dass für diese Bereiche prinzipiell wirksame Präventionsmaßnahmen vorliegen [5, 17–22], während für Stressbewältigungsmaßnahmen meist Studien vorhanden sind, die weniger qualitativ hochwertig sind [5]. Bei den vulnerablen Gruppen liegen für ältere Menschen, Menschen mit Behinderung und Menschen mit Migrationshintergrund evidenzbasierte Maßnahmen vor, die Handlungsempfehlungen erlauben, für Alleinerziehende, Arbeitslose und Kinder aus krankheitsbelasteten Familien dagegen kaum bzw. nicht im notwendigen Umfang [5].
>
> Weiter kann festgestellt werden, dass die Präventionsforschung – trotz aller Mängel – bei der Untersuchung der Wirksamkeit von verhaltenspräventiven Präventionsmaßnahmen einen besseren Stand erreicht hat, als bei der Untersuchung der Wirksamkeit verhältnispräventiver Maßnahmen. Aus Sicht der NPK besteht daher „der größte Nachholbedarf bei der Erforschung verhältnispräventiver im Gegensatz zu verhaltenspräventiven Interventionen" [5].

Die Forschungslage macht insgesamt deutlich, dass sich die gesetzlich geregelte Prävention noch in einem Entwicklungsstadium befindet [6]. Man versucht zurzeit, die wissenschaftlichen Grundlagen für eine rationale Präventionspolitik zu schaffen [6]. Da zu bestimmten Settings und Themenstellungen noch zu wenig Studien vorliegen, wird die Notwendigkeit gesehen, systematische Übersichtsarbeiten zum Vorliegen evidenzbasierter Maßnahmen zu beauftragen oder anzuregen oder die Erarbeitung von Maßnahmenempfehlungen und Transferstrategien anzuregen [6]. Dabei ist den verantwortlichen Akteuren bewusst, dass die Generierung evidenzbasierten Wissens in der Gesundheitsförderung und Prävention – ebenso wie in anderen Feldern [16] – methodische Herausforderungen mit sich bringt, die aus der Komplexität und Kontextabhängigkeit der Interventionen sowie dem hohen finanziellen, organisatorischen und psychischen Aufwand, der mit den Studien verbunden ist, resultiert [23]. Dies führt zur Schlussfolgerung der NPK, dass „die Evidenzbasierung der Gesundheitsförderung und Prävention in Deutschland noch weitgehend am Anfang" [5] steht.

Ein Grund dafür wird darin gesehen, dass „die Frage danach, welchen Standards und Kriterien das beste verfügbare Forschungswissen in der Gesundheitsförderung und Prävention genügen sollte, bislang nicht hinreichend geklärt ist" [5]. Die unterschiedliche methodische Qualität der in den Literaturrecherchen einbezogenen Übersichtsarbeiten und Einzelstudien, ihre Heterogenität im Hinblick auf die genutzten Zielparameter und die jeweils betrachteten Zielgruppen sowie kleine Fallzahlen lassen allgemeine Aussagen über die Evidenzlage des Präventionsangebots nur eingeschränkt zu [5].

Aus diesem Grund ist es sowohl aus Sicht der Wissenschaft [15, 24–26] als auch aus der Sicht der NPK [5] durchaus angebracht, neben randomisierten kontrollierten Studien (RCT) auch Ergebnisse aus nicht-randomisierten Studien (z.B. kontrollierte Studien, quasi-experimentelle Studien) heranzuziehen, um die Evidenz einer Präventionsmaßnahme feststellen zu können [14, 27]. Diese Forderung entspricht auch den Forderungen, die sich aus der Entwicklung innovativer evidenzbasierter Ansätze in der Versorgungsforschung ergeben [16, 28].

Eine empirisch nicht ganz geklärte Frage ist, ob die in den Übersichtsarbeiten aufgeführten evidenzbasierten Präventionsmaßnahmen so für die Praxis aufbereitet sind, dass sie als gute Vorlage und Blaupause geeignet sind. Hier sind aus unserer Sicht nicht nur aufgrund der beschränkten Datenlage, sondern auch aus der Erfahrung heraus Zweifel angebracht. Oft erfolgt zum Beispiel die Beschreibung der evaluierten Präventionsintervention in den wissenschaftlichen Veröffentlichungen aufgrund der Kürze dieser Veröffentlichungen so grob vereinfacht, dass die Praxis daraus selten konkrete Aktionen ableiten kann. Der Wissenstransfer von der Wissenschaft in die Praxis ist ein generelles Problem und wird von der Knowledge-Transfer-Forschung [29, 30] genauso bearbeitet wie von der Implementierungswissenschaft [31, 32]. Dies ist auch von einzelnen Präventionsforscher:innen als ein wichtiges Zukunftsthema erkannt worden [12, 33]. Allerdings reichen generelle Umsetzungen nicht aus, sondern es müssen für jede evidenzbasierte Präventionsmaßnahme separate Wissenstransferlösungen von der Wissenschaft angeboten werden, will man die Praxis nicht alleine lassen.

Eine Frage, die bisher in der Präventionsforschung vernachlässigt wurde, ist die, ob es evidenzbasierte Strukturen und Prozesse des Präventions- und Gesundheitsmanagements gibt. Präventions- und Gesundheitsmanagement meint hier die effiziente und effektive Planung, Durchführung, Ergebnisüberprüfung und lernende Korrektur von Präventions- und Gesundheitsförderungsmaßnahmen, zum Beispiel in Betrieben oder Kommunen. Hier gibt es, speziell für den Bereich des betrieblichen Gesundheitsmanagements, zwar gute Sollvorstellungen und Empfehlungen [34–38], aber es fehlen ausgefeilte Studien in Deutschland, die mit elaborierten Designs zeigen, welche Form des Präventionsmanagements die wirksamere Form ist. Dies liegt auch daran, dass sich die Präventionsforschung aus unserer Sicht mit dem Thema Management schwertut. Ausführungen zum Präventionsmanagement [39–41] bilden eher die Ausnahme als die Regel. Dabei ist gerade die Frage des Managements evidenzbasierter Präventionsmaßnahmen zentral für die Gesamtwirkung der Prävention in komplexen sozialen Systemen wie Bundesländer, Kommunen, Schulen und Betrieben.

Werden die evidenzbasierten Primärpräventionsmaßnahmen in der Praxis angewandt und inwieweit populationsweit?
Im Weiteren müssen wir zunächst zwischen dem gesetzlich regulierten und dem nichtgesetzlich regulierten Teil der Prävention unterscheiden. Diese Unterscheidung ist wichtig, da der nichtgesetzlich regulierte Teil der Prävention, der freiwillige Teil, keiner öffentlichen Rechenschaftspflicht unterliegt, so dass zu diesem Bereich auch kaum Daten und Berichte vorliegen und somit Intransparenz herrscht, und zwar sowohl zur Frage der Gesamtwirksamkeit als auch zur Frage der Verwendung evidenzbasierter Maßnahmen und deren Ressourceneffizienz. Für den gesetzlich regulierten Teil der Prävention soll nun geprüft werden, ob die vorhandenen evidenzbasierten Präventionsmaßnahmen auch in der Praxis angewandt werden, und zwar in identischer Form oder in angepasster, wirkungsbelassender Form (wirkungsschonendes Zuschneiden) und ob diese evidenzbasierten Primärpräventionsmaßnahmen auf die gesamte Zielpopulation angewandt wurden oder nur auf einen Teil.

Evidenzbasierte Präventionsmaßnahmen: Umsetzung und Umsetzungstreue
Beim Studium der Literatur und der Präventionsberichte der NPK und des MDS/GKV-SV kann recht schnell der Eindruck entstehen, dass eine gute Studien- und Evidenzlage zu bestimmten Präventionsmaßnahmen implizit gleichgesetzt wird mit einem tatsächlichen Einsatz dieser evidenzbasierten Maßnahmen in der Praxis. Das Vorhandensein evidenzbasierter Präventionsmaßnahmen in der Forschungsliteratur ist jedoch nur eine Vorbedingung für ihren Einsatz in der Präventionspraxis. Für eine Umsetzung und Anwendung der in der wissenschaftlichen Literatur vorliegenden evidenzbasierten Maßnahmen müssen diese jedoch erst von der Präventionspraxis wahrgenommen und positiv bewertet werden, danach müssen sie tatsächlich eingesetzt werden und dies in einer Form, die der evaluierten Form entspricht (Implementierungs-, Umsetzungs- oder Programmtreue) oder in einer Form, die eine Anpassung enthält, welche jedoch die bereits getestete Grundwirkung der Maßnahme nicht im Kern beeinträchtigt (wirkungsschonendes Zuschneiden). Werden evidenzbasierte Maßnahmen eingesetzt, kann und muss geklärt werden, ob sie punktuell eingesetzt werden oder populationsweit. Die Konzepte Implementierungstreue, Programmtreue oder Umsetzungstreue sind dabei von Relevanz. Diese Begriffe werden meist synonym verwendet, um zu beschreiben, wie genau eine Maßnahme oder ein Programm entsprechend den ursprünglichen Vorgaben durchgeführt wird. Dies ist entscheidend für die Wirksamkeit der Maßnahme, da nur so sichergestellt wird, dass das Programm die beabsichtigten Ergebnisse erzielt [42, 43]. In der Praxis bedeutet dies, dass Präventions- und Gesundheitsmanager:innen sicherstellen müssen, dass die evidenzbasierten präventiven Maßnahmen so umgesetzt werden, wie sie konzipiert wurden, um das Risiko von wirkungsabschwächenden Abweichungen zu minimieren.

Der NPK-Präventionsbericht bringt dies in folgenden Worten zum Ausdruck: „Um Gesundheitsförderung und Prävention evidenzbasiert umzusetzen, sollte das gegenwärtig beste verfügbare Wissen über ihre Wirksamkeit in gewissenhafter, ausdrücklicher und vernünftiger Weise genutzt werden" [5]. Trotz dieses Bewusstseins sind in den vorhandenen Präventionsberichten sowohl des NPK als auch des MDS/GKV-SV kaum belastbare Informationen zu den oben aufgeführten Fragen und Umsetzungsanforderungen zu finden [5, 6, 44, 45].

Es kann jedoch davon ausgegangen werden, dass vor allem im GKV-finanzierten verhaltensorientierten Teil der Gesundheitsförderung und Prävention, wo die Kursangebote für die individuelle Verhaltensprävention einem Zertifizierungsverfahren unterliegen, einen hohen Anteil an evidenzbasierten Verhaltenspräventionsmaßnahmen enthalten. Das Zertifizierungsverfahren prüft zwar nicht, ob die Kursangebote evidenzbasiert sind, sondern stellt sicher, dass die Strukturqualität im Sinne der Ausbildungsqualität der Kursleiter:innen gewährleistet ist [44, 45]. Da aber nur Kursangebote zertifiziert werden, die ein übergreifendes Präventionsprinzip bedienen und vermitteln [44, 45] und da diese in der Regel relativ gut durch Evaluationsstudien als wirksame Prinzipien bestätigt werden konnten, kann davon ausgegangen werden, dass im verhaltenspräventiven Teil der GKV-unterstützenden Prävention ein relativ hoher Anteil an evidenzbasierten Präventionsmaßnahmen eingesetzt wird.

> **Generell muss festgehalten werden, dass zur Umsetzung und Umsetzungstreue von evidenzbasierten Präventionsmaßnahmen in Deutschland kaum belastbare Daten vorhanden sind. Hier besteht Forschungsbedarf.**

Eingeschränkte Reichweite der (evidenzbasierten) Prävention und bedingte Populationswirksamkeit
Ist es das Ziel der Prävention die kollektive Gesundheit zu sichern und zu verbessern, dann kommt das Thema Reichweite der Maßnahme ins Spiel. Selbst wirksame und ressourceneffiziente Präventionsmaßnahmen im Bereich Verhaltensprävention nützen wenig, wenn sie nicht eine große Anzahl von Zielpersonen erreichen.

Sogar in sehr stark ausgebauten Präventionsbereichen wie im Setting Arbeit ist die Durchdringungsquote auch nach Jahren immer noch bescheiden. So führen Betriebe oft nur in bestimmten Problembereichen (z. B. Abteilungen mit hohen Fehlzeiten) gezielte verhaltens- und verhältnispräventive Maßnahmen durch oder setzen auf freiwillige Teilnahme, wodurch viele Beschäftigte nicht erreicht werden [46–52]. Eine neuere Bestandsaufnahme von Hollederer auf der Basis der BIBB/BAuA-Erwerbstätigenbefragung 2018 zeigt, dass 2018 „47% der Erwerbstätigen berichten, dass in ihrem Betrieb in den letzten 2 Jahren Maßnahmen der BGF durchgeführt wurden. 25% der Erwerbstätigen haben an einem Angebot zur BGF in den letzten 2 Jahren teilgenommen" [49]. Eine tiefere Analyse der Datenlage führt zur Schlussfolgerung, dass die vorhandenen Daten große Ungleichheiten in der Erfassung der Zielpopulation aufweisen. Vor allem in Kleinbetrieben und besonders bei Erwerbstätigen mit niedrigem sozioökonomischem Status wird eine geringere Durchdringung der Zielpopulation berichtet.

An ähnlichen grundlegenden Daten mangelt es in anderen Präventionsbereichen. Auch die Präventionsberichte liefern hierzu kein klares Bild, so beschreibt die NPK 2019 die Situation wie folgt: „Die Anzahl der je Aktivität erreichten Personen lag zwischen wenigen Dutzend und mehreren Millionen." [5].

Eine hohe populationsweite Reichweite ist jedoch entscheidend für die Erreichung der erwarteten Gesamtwirkung der Maßnahmen. So gibt es Belege dafür, dass die Wahrscheinlichkeit, dass Gesundheitsförderungsmaßnahmen in einem Betrieb die Fehlzeiten senken, steigt, wenn innerhalb eines Betriebes möglichst viele Abteilungen über die Jahre hinweg Gesundheitsförderungsmaßnahmen anbieten [53].

Diese Gesamtwirkung kann als *public health effect* oder als Populationswirkung einer kollektiven Präventionsmaßnahme bezeichnet werden. Die einfache Formel hierfür lautet: Populationswirkung = durchschnittliche Individualwirkung einer Präventionsmaßnahme x Anzahl der erreichten Populationsmitglieder. Die Populationswirkung kann selbst dann groß sein, wenn eine Präventionsmaßnahme nur eine minimale Individualwirkung zeigt, nämlich dann, wenn ein hoher Anteil der Zielpopulation von der Maßnahme profitiert. Umgekehrt kann der Populationseffekt klein ausfallen, obwohl eine Präventionsmaßnahme mit hoher Effektstärke und beeindruckender Evidenz vorliegt. Dies ist dann der Fall, wenn diese Maßnahmen nur wenigen Menschen angeboten wird und nur wenige Menschen an der Maßnahme interessiert sind.

Die Reichweitenproblematik ist prinzipiell eher ein Problem der Verhaltensprävention als der Verhältnisprävention. Die Verhältnisprävention erreicht, dort wo sie eingesetzt wird, meist alle Populationsmitglieder. Positive Beispiele sind das Verbot für Tabakaußenwerbung, das Rauchverbot in öffentlichen Einrichtungen und anderen öffentlichkeitswirksamen Einrichtungen wie Gaststätten oder die Anschnallpflicht. Trotz dieser Fortschritte besteht aus der Perspektive einer an der Populationsgesundheit orientierten Prävention dennoch Nachholbedarf. So warten noch viele potentiell effektive Maßnahmen auf ihre flächendeckende politische Umsetzung (z. B. Gesundheitskioske [54–56].) oder befinden sich im Aufbaustadium (z. B. IN FORM: Programme zur Ernährung und Bewegung [57]).

Generell gilt, dass die Verhältnisprävention die größte Reichweite erzielen kann und damit auch die höchste Populationswirkung zeitigen kann. Es gibt im Bereich der Verhältnisprävention viele Ideen, die – falls sie umgesetzt werden – die Populationsgesundheit merklich verbessern könnten, sodass auch die existierende Verhältnisprävention in der Praxis eine suboptimale Populationswirkung entfaltet.

Die Herausforderung der Ressourceneffizienz
Nachhaltige Prävention bedeutet, Gesundheitsförderung und Krankheitsprävention mit minimalem Ressourcenaufwand und geringen negativen Umweltauswirkungen zu erreichen [4]. Eine geringe Ressourceneffizienz ist gegeben, wenn das Kosten-Nutzen-Verhältnis ungünstig ist. Dies ist besonders der Fall, wenn unwirksame Präventionsmaßnahmen durchgeführt werden, die mit hohen Kosten verbunden sind. Somit ist die Strategie, nur evidenzbasierte Präventionsmaßnahmen einzuführen, die wichtigste Maßnahme zur Steigerung der Ressourceneffizienz. Sie beseitigt die Verschwendung in der Prävention. Gelingt es, evidenzbasierte Präventionsmaßnahmen einzuführen, dann geht es darum, den dazu nötigen Ressourcenaufwand so gering wie möglich zu halten. Dies kann zum Beispiel durch Digitalisierung der Präventions- und Gesundheitsförderungsmaßnahmen [58, 59] erreicht werden, indem z.B. Reisetätigkeiten entfallen. Eine andere Form der Ressourcenverschwendung ist gegeben, wenn zum Beispiel bei der Verhaltensprävention Personen mit einem höheren sozialen Status, die bereits Präventionsangebote intensiv nutzen, auch das neue Präventionsangebot nutzen, obwohl sie es gewissermaßen nicht nötig oder nicht so nötig haben wie Personen mit einem niedrigeren sozialen Status.

Zur Steigerung der Ressourceneffizienz ist es zudem notwendig, den optimalen Kompromiss zwischen Reichweite und Präzision zu finden (Optimalbereich).

Bei einer großen Reichweite lassen sich alle Zielpersonen erreichen (hoher Populationseffekt), also auch jene, die die Maßnahme eigentlich nicht benötigen. In diesem Fall ist auch ein hoher Ressourcenaufwand zu bewältigen, da angestrebt ist, die gesamte Zielpopulation zu erreichen (Problem: abnehmender Grenznutzen). Dann müssen oft, um die gesamte Zielpopulation zu erreichen, Strukturen in Form einer Präventionsinfrastruktur aufgebaut werden, die eventuell am Ende nicht in dem Maße genutzt wird, wie es angedacht war. Dies ist der Fall, wenn die Maßnahmen nicht von den Zielpersonen/populationen angenommen werden, da so Ressourcen verbraucht werden, die allein für die Bereitstellung der Maßnahme benötigt werden (z.B. Personal).

Soll dies verhindert werden, müssen die Präventionsmaßnahmen eine größere Präzision aufweisen (z.B. Einsatz in Problembezirken der Kommune oder in Problemabteilungen des Unternehmens), und zwar im Sinne einer Präzisionsprävention in Anlehnung an die Präzisionsmedizin (Selektivprävention). In diesem Fall werden nicht alle Zielpersonen erreicht, da nur solche Personen erreicht werden sollen, die von der Präventionsmaßnahme profitieren (geringerer Populationseffekt). Allerdings darf dies nicht dazu führen, dass das Ziel der Populationsgesundheit aus den Augen verloren wird. Die Primärprävention muss hier an die Grenzen der Flächenabdeckung gehen und erst stoppen, wenn die Kosten bzw. die Ressourcenverbräuche zu hoch werden oder die Präzision der Maßnahme nachlässt.

Zusammenfassung der Diagnose
Die evidenzbasierte Prävention in Deutschland befindet sich trotz aller Anstrengungen noch im Entwicklungsstadium. Inwieweit hier andere EU-Länder besser aufgestellt sind, muss eine offene Frage bleiben. In diesem Punkt haben wir es mit einer nicht ausreichenden internationalen Transparenz zu tun [60, 61]. Es gibt jedoch die Vermutung, dass kleinere, digital reifere und zentraler organisierte Länder wie die Niederlande und die nordischen Länder eher evidenzbasierte Public Health-Maßnahmen und andere Versorgungsmaßnahmen in Zukunft einsetzen werden als große, dezentralisierte Länder wie Deutschland [62]. Hinter der Frage, ob die Präventionspraxis wirksam ist, muss wegen fehlender Daten, aber auch wegen fehlender Evaluationsstudien ein großes Fragezeichen gesetzt werden. Es mangelt in vielen Teilen der Prävention an Evaluationsstudien, die alte und neue Maßnahmen einem Nachweistest unterziehen, dabei ist der Mangel an deutschen Studien eklatant. Es gilt daher in Teilen der Prävention eine Evidenzkrise zu konstatieren. Zu dieser Krise kommt die Umsetzungskrise hinzu. Wir wissen wenig darüber, ob und inwieweit die evidenzbasierten Präventionsmaßnahmen in der Praxis eingesetzt und programmgetreu umgesetzt werden und inwieweit wirkungsrelevante Abweichungen vorgenommen werden. Zu vermuten ist weiter, dass wir es in der Prävention mit einer Reichweitenkrise zu tun haben, die mit einer geringen Populationswirkung einhergeht. Wir erreichen zu wenig Bürger:innen in den Lebenswelten. In Anlehnung an die Zielsetzung dieses BKK-Reports geht es in Zukunft dar-

um, die Primärprävention präziser und gezielter einzusetzen und dabei die Populationswirkung der präzisen individuellen und zielgruppenspezifischen Maßnahmen nicht aus den Augen zu verlieren. Wir brauchen beides: populationsweite evidenzbasierte Verhältnispräventionsmaßnahmen und präzise individuumsbezogene und zielgruppenbezogene evidenzbasierte Präventionsmaßnahmen. Die Präzisionsprävention muss dabei einer besonderen Beobachtung hinsichtlich ihrer Alltagswirksamkeit und dem Grad der Umsetzung in der Fläche unterliegen.

Das Triple-Aim-Konzept der Prävention als Orientierungsrahmen

Zur Überwindung der sich andeutenden Evidenz- und Wirkungskrise wird ein Triple-Aim-Konzept als Orientierungsrahmen für den Spurwechsel Prävention vorgeschlagen. Dieses propagiert die Verfolgung von drei Zielen als Lösung des Problems: Evidenzbasierung, Populationsgesundheit und Ressourceneffizienz & Nachhaltigkeit (vgl. ❱❱❱ Abb. 2) und wurde für den Bereich der Betrieblichen Gesundheitsförderung ausgearbeitet [4].

Ein solcher Zielerahmen fehlt bisher in der Präventionspraxis und -forschung. In der Versorgungsforschung hat ein solcher Zielerahmen der Praxis und Forschung wichtige Impulse gegeben [63–66]. Das hier vorzuschlagende Triple-Aim-Konzept der Prävention soll helfen, die beschriebenen Probleme systematisch zu adressieren und die Prävention und Gesundheitsförderung effektiver zu gestalten. Kommunen, Unternehmen, Krankenkassen, der Staat und Forschungsinstitutionen müssen koordiniert zusammenarbeiten, um diese Ziele zu erreichen und die Gesundheit der gesamten Bevölkerung nachhaltig zu fördern.

Ziel 1: Evidenzbasierung

Die in der vorigen Diagnose festgestellte unzureichende Evidenzbasierung in der Prävention und Gesundheitsförderung hat verschiedene Ursachen. Um die damit verbundenen Herausforderungen zu meistern, wird ein Neun-Punkte-Programm vorgeschlagen (siehe [4]):

1. **Beschleunigung des Evidenzverfahrens:** Die evidenzbasierte Prävention (EbP) hinkt der gesellschaftlichen und technologischen Entwicklung hinterher. Durch Vorabveröffentlichungen, Rapid Reviews und lebende Leitlinien soll die wissenschaftliche Evidenzgenerierung in der Präventionsforschung beschleunigt werden, ohne das Grundprinzip der Evidenzprüfung zu verändern [67, 68].
2. **Nutzung des kausalmechanistischen Ansatzes (EbM+ bzw. EbP+):** Dieser Ansatz ergänzt die klassische Evidenzbasierung um die Betrachtung konkreter Wirkmechanismen zwischen Maßnahme und Outcome durch nichtexperimentelle Methoden wie Quasi-Experimente, Beobachtungen und Zusammenhangsanalysen [69, 70].
3. **Theoriebasierter Ansatz (EbM+Theorie):** Der Ansatz besagt, dass wissenschaftlich anerkannte und empirisch überprüfte Theorien zur Planung und Gestaltung von Präventionsmaßnahmen auch dann genutzt werden dürfen, wenn die Evidenzlage noch unzureichend ist. Dies ist besonders relevant bei hoher Veränderungsgeschwindigkeit [28].
4. **Präzisionsprävention und selektive Prävention:** Wir benötigen mehr Präventionsmaßnahmen, die spezifisch an der Genetik, dem konkreten Verhalten und den gegebenen Lebensumständen ansetzen. Sie sollten gezielt auf die einzelne Person oder die Zielgruppe zugeschnitten sein. Die Wirkung dieser Präventionsmaßnahmen müssen dabei nach den Prinzipien der evidenzbasierten Medizin und des evidenzbasierten Public Health-Ansatzes evaluiert werden. Dies wird hohe Anforderungen an die Evaluation stellen, da Präzisionsprävention und die selektive Prävention die Gefahr bergen, dass die bisherigen großen Zielgruppen in viele genetische, soziodemografische und verhaltensbezogene kleine Teilgruppen zer-

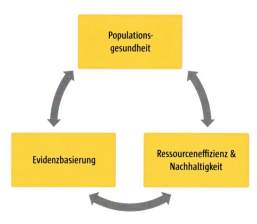

Abbildung 2 Das Triple-Aim-Konzept als Orientierungsrahmen

fallen. Diese können aufgrund der dann gegebenen geringeren Fallzahl oft nicht nach den traditionellen Methoden evaluiert werden. Zusätzlich muss überprüft werden, ob die Präzisionsprävention und selektive Prävention auch im Alltag und nicht nur in Modellversuchen und Experimenten wirksam sind.

5. **Nutzung evidenzbasierter Präventionsmodule und Präventionsprinzipien**: Es werden standardisierte Präventionsmodule benötigt, die empirisch getestet und mit hoher Programmtreue umgesetzt werden können. Diese Module können nach einem evidenzbasierten Präventionsprinzip gestaltet sein [71]. Diese Präventionsmodule können in der Praxis beliebig kombiniert werden, damit man an den Zielbereich angepasste Präventionsmaßnahmenpakete zusammenstellen kann, wobei die Regel gilt, dass bei aller Anpassung die Inhalte der Module nicht verändert werden dürfen, damit ihre Wirkung garantiert werden kann.

6. **Schaffung einer Evaluationskultur**: Es ist langfristig nötig, eine Evaluationskultur in verschiedenen Settings zu etablieren, in der Experimente mit Interventions- und Kontrollgruppen zur Norm werden und das Gefühl „Versuchskaninchen" zu sein, minimiert wird. Die Implementierung einer solchen Evaluationskultur sollte ein langfristiges Ziel sein [27, 72].

7. **Ausbau der Evaluations- und Evidenzkompetenzen der Entscheidungsträger:innen**: Zur Schaffung einer Evaluationskultur und zur Umsetzung von evidenzbasiertem Wissen in die Präventionspraxis ist es notwendig, die Kompetenzen der Entscheidungsträger:innen in diesem Bereich zu fördern [25, 73].

8. **Ausbau der Forschungsinfrastruktur**: Die Kapazitäten für evidenzbasierte Studien müssen durch den Ausbau medizinischer, psychologischer, soziologischer und auf Public Health-bezogene Präventionsprofessuren an Universitäten gestärkt werden [74]. Als Vorbild könnte die Förderung der allgemeinmedizinischen Professuren durch das BMBF ab 2008 dienen (Programm: „Förderung von Strukturen der Allgemeinmedizin an deutschen Universitäten" im Rahmen des „Masterplans Medizinstudium 2020"). Konkretes Ziel könnte sein, dass an jeder Medizinischen Fakultät eine Präventionsprofessur angesiedelt ist, eventuell auch als Brückenprofessur zu anderen Fakultäten.

9. **Innovationsfonds für Präventionsforschung (F&E für Prävention)**: Eine intensive Förderung der Präventionsinnovationen und ihrer Evaluation nach dem Vorbild des Innovationsfonds für neue Versorgungsformen ist dringend nötig. Es wäre anzustreben, dass dieser Innovationsfonds für Prävention entsprechend des „Health in All Policies"-Ansatzes [6, 75] von allen relevanten Bundesministerien und den Krankenkassen getragen und finanziert wird. Als Richtgröße für diesen Präventionsinnovationsfonds kann die Hälfte der derzeitigen Finanzierung des bestehenden Innovationsfonds dienen. Um die Freiheiten der einzelnen Krankenkassen in der Finanzierung ihrer spezifischen Prävention nicht einzuschränken, sollte dieser Präventionsinnovationfonds nur innovative bundesweit flächendeckende Präventionsmaßnahmen und ihre Evaluation fördern.

Ziel 2: Populationsgesundheit

Die verhaltensbezogenen Präventionsmaßnahmen sollten mehr als bisher von dem Ziel her betrachtet werden, die Populationsgesundheit zu verbessern. Dies klingt selbstverständlich, ist es aber nicht. Normalerweise haben verhaltensbezogene Präventionsmaßnahmen das konkrete Ziel, die Gesundheit der Teilnehmer:innen zu fördern oder Krankheiten bei diesen zu verhindern. Sie haben meist nicht das konkrete Ziel die Gesundheit eines Kollektivs (Population) zu verbessern.

Die Präventionsakteure sind verantwortlich für die Gesundheit der Population (z.B. Versicherte, Beschäftigte) und nicht nur für individuelle Gesundheit [4]. Das ist ein wichtiger Unterschied, da die meisten Aktivitäten in der heutigen Prävention nicht wirklich auf eine Population ausgerichtet sind, sondern auf einzelne Personen und ihre Gesundheit. Man könnte das als die versteckte Medizinsicht der Prävention bezeichnen. Public Health dreht sich jedoch um die Populationsgesundheit und nicht um die Individualgesundheit. Daher müsste bei allen Präventionsmaßnahmen, den präzisen Individualmaßnahmen, den präzisen Zielgruppenmaßnahmen und den flächendeckenden Maßnahmen, das Prinzip der Populationswirkung mitgedacht werden. Dies bedeutet für die ersten beiden genannten Präzisionsmaßnahmen, dass ihre Skalierbarkeit, Transferierbarkeit und Implementierbarkeit in die bundesweite Zielgruppe bei der Planung und Evaluation mitbedacht werden sollte. Schöne Insellösungen helfen hier nicht weiter. Dies bedarf einer systemischen Denk- und Sichtweise, die in Zukunft wieder an Bedeutung gewinnen sollte [76]. Hier folgen acht Ansatzpunkte, die in diese Richtung weisen:

1. **Minimierung der gesundheitlichen Ungleichheit**: Es besteht eine sozioökonomische und gesundheitliche Ungleichheit in der Versorgung. Verschiedene Risikofaktoren wie Adipositas, täglichem Rauchen und Alkoholkonsum unterscheiden sich je nach sozioökonomischem Stand. Die sozioökonomische und gesundheitliche Ungleichheit ist eine zentrale Determinante der individuellen und der Populationsgesundheit. Daher sollte in systematischer und konsequenter Form an der Verringerung der sozioökonomischen und gesundheitlichen Ungleichheit gearbeitet werden [77–79]. Hierbei ist der „Health in All Policies"-Ansatz entscheidend, da die Ungleichheiten in verschiedensten Politikfeldern angegangen werden sollten, wie auch im 2. Präventionsbericht der Nationalen Präventionskonferenz betont wird [6, 75].
2. **Verhältnisprävention vor Verhaltensprävention**: Verhältnisprävention, die die Umweltbedingungen verändert, wird gegenüber der Verhaltensprävention, die individuelles Verhalten ändert, bevorzugt. Letztere hat das Problem des Victim-Blamings und Reichweitenbeschränkungen [80, 81].
3. **Präzises Inanspruchnahme-Management**: Um die Reichweite verhaltensbezogener Maßnahmen zu erhöhen, müssen Teilnahmequoten gesteigert, Abbruchraten verringert und soziale Ungleichheiten durch zielgruppenspezifische Angebote minimiert werden [82].
4. **Präventionsmarketing**: Soziales Präventionsmarketing soll die Inanspruchnahme wirksamer Maßnahmen erhöhen und eine Evaluationskultur fördern. Das ist jedoch nur sinnvoll, wenn die Maßnahmen tatsächlich wirksam und nachhaltig sind [83].
5. **Integration von Gesundheits- und Versorgungsmanagement**: Eine optimale Prävention kann nicht verhindern, dass Menschen möglicherweise zu einem späteren Zeitpunkt erkranken. Daher ist eine Integration von Prävention und umfassendem Gesundheitsmanagement notwendig [84].
6. **Standardisierte Erfassung der Populationsgesundheit mit Schwellenwerten, die Handlungsbedarf anzeigen**: Eine effektive Steuerung der Populationsgesundheit erfordert die standardisierte und valide Erfassung dieser Zielgröße und – wichtig – die Verknüpfung dieser Zielgrößen mit Schwellen- bzw. Grenzwerten, die Handlungsbedarf für konkrete Stakeholder anzeigen [38]. Für die Festlegung der Zielgrößen und – noch wichtiger – für die Handlungsbedarfschwellenwerte ist ein gesamtgesellschaftlicher Konsensusprozess aller relevanten Stakeholder notwendig, ähnlich dem Verfahren zur Erstellung von S3-Leitlinien in der Gesundheitsversorgung [85].
7. **Präventionsportfolio und Portfoliomanagement**: Für ein populationswirksames Präventionsmanagement sind Präventionsportfolios erforderlich. Diese Portfolios stellen alle Präventionsmaßnahmen in einem zweidimensionalen Raum dar, wobei die Dimensionen je nach Fragestellung variieren können, z.B. Evidenzbasierung, Systemwirksamkeit (Wirksamkeit in Bezug auf die Populationsgesundheit) oder Ressourcenaufwand. Das Präventionsmanagement entscheidet auf dieser Basis über den Ausbau, die Optimierung und die Streichung von Maßnahmen. Notwendige Instrumente hierfür sind:
   - Pragmatische Evaluation: Laufende Bewertung bestehender und neu einzuführender Maßnahmen und
   - Systematische Erfassung: Erfassung der Nutzerbewertungen, Nutzerdaten und des Evidenzniveaus der Maßnahmen.

   Generell müsste überlegt werden, ob es nicht vorteilhaft wäre, die Prävention mehr im Sinne einer Managementaufgabe zu verstehen und – dort, wo es sinnvoll ist – die Steuerungsprinzipien von der Wirtschaft zu übernehmen.
8. **Handlungsfähige wissenschaftliche Organisationsstrukturen schaffen**: Zentral ist, dass die vorhandenen Präventionsfachgesellschaften weiter gestärkt und eine handlungsfähige, sich verantwortlich fühlende Dachgesellschaft geschaffen wird, die in der Lage ist, die wissenschaftlichen Aktivitäten der Präventionsfachgesellschaften zu bündeln und sie nach außen zu vertreten. Es geht darum als wissenschaftliches Kollektiv sprechfähig zu sein und zu bleiben.

Ziel 3: Ressourceneffizienz und Nachhaltigkeit
Nachhaltige Prävention berücksichtigt den Ressourcenverbrauch, der über finanzielle, personelle und materielle Ressourcen hinaus auch ökologische Aspekte wie den Energieverbrauch umfasst. Ziel ist es, Präventionsmaßnahmen wertbasiert, ressourcenschonend und effizient zu gestalten [4, 86]. Dies ist nicht nur aus Umweltschutzgründen notwendig, sondern auch deshalb, weil wir in eine Zeit der geplanten und ungeplanten Ressourcenknappheit hineinsteuern, in der es nur möglich ist, Prävention zu erhalten und auszubauen, wenn das Kosten-Nutzen-Verhältnis stimmt. Unwirksame Prävention ver-

schwendet Ressourcen und ist daher nicht nachhaltig. Nachhaltigkeit wird durch Ressourceneffizienz, Nebenwirkungsarmut und Erzielung der gewünschten Wirkung erreicht. Ziel einer nachhaltigen ressourcenschonenden Prävention ist nicht, dass Maßnahmen entfallen, sondern durch effizientere Alternativen ersetzt werden, wie z.B. digitale statt Kurse vor Ort. Dabei wird angestrebt, die gewünschte Wirksamkeit mit minimalem Ressourceneinsatz und geringstmöglichen Nebenwirkungen zu erreichen. Nachhaltigkeit findet dabei in vier Kategorien statt:

Ökologische Nachhaltigkeit: Durch evidenzbasierte Entscheidungen und Durchführungen soll eine Ressourcenverschwendung aufgrund unwirksamer und/oder ungerichteter Maßnahmen vermieden werden.

Struktur-Nachhaltigkeit: Es gilt, Präventionsstrukturen zu schaffen, die sich an die Veränderungen der Umwelt anpassen können und die in der Lage sind, zukünftige Innovationen aufnehmen zu können. Daneben sollten auch die Organisations- und Finanzierungsstrukturen, die für die stetige Evidenzbildung und Implementierung von Maßnahmen notwendig sind, nachhaltig gestaltet werden [87].

Maßnahmen-Nachhaltigkeit: Ausgewählte Maßnahmen sollten nicht nur eine kurzfristige Wirkung haben, sondern auch längerfristig eine bleibende Wirkung entfalten. Ist dies nicht der Fall und liegt eine Präventionsalternative mit einer besseren langfristigen Präventionswirkung vor, kann die bisherige Maßnahme als weniger nachhaltig angesehen werden und gegebenenfalls abgelöst werden (De-Implementierung).

Ressourceneffizienz: Die vorgenannten Nachhaltigkeitsmaßnahmen sollen letztendlich auch dazu beitragen, die Ressourcen effizient und schonend einzusetzen. Ressourcenschonende Prävention kann ein Ziel sein, das auch unabhängig vom Nachhaltigkeitsziel angestrebt werden kann. Nur auf diese Weise ist Prävention langfristig machbar und finanzierbar.

Zusammenfassung

Unsere Analyse der Evidenz- und Wirkungslage der Primärprävention in Deutschland ergab, dass es starke Anzeichen für eine Evidenz- und Wirkungskrise gibt. Angesichts der Breite und Vielfalt der Präventionssettings, -zielgruppen und -maßnahmentypen gibt es immer noch zu wenig internationale und vor allem zu wenig deutsche Studien, die primärpräventive Maßnahmen auf mittlerem bis hohem Evidenzniveau positiv evaluiert haben (Diagnose 1: Evidenzkrise). Dieses relativ geringe Angebot an evidenzbasierten Präventionsmaßnahmen wird zweitens in der Praxis (Ausnahme: GKV-Verhaltensprävention) nur zögerlich übernommen und dann oft wahrscheinlich nicht in der ursprünglich evaluierten Form. Werden evidenzbasierte Primärpräventionsmaßnahmen eingesetzt, dann oft nur punktuell, mit geringer Reichweite und nicht populationsweit (Diagnose 3: Wirkungskrise in Bezug auf die Populationsgesundheit). Ausgehend von dieser Diagnose wurde das Triple Aim-Konzept als Orientierungsrahmen für den notwendigen Spurwechsel in der Prävention vorgestellt. Das Triple Aim-Konzept fokussiert sich auf drei Ziele: Evidenzbasierung (in Wissenschaft und Praxis), Populationsgesundheit (und nicht Individualgesundheit) sowie Ressourceneffizienz und Nachhaltigkeit. Es wurden Maßnahmenkataloge vorgestellt, die das Potenzial haben, diese drei Ziele zu erreichen.

Literatur

1. OECD, European Observatory on Health Systems and Policies. Deutschland: Ländergesundheitsprofil 2023. Paris: OECD Publishing; 2023.
2. Wissenschaftsrat. Veranstaltungsbericht zum Symposium: Prävention neu denken! Brauchen wir eine nationale Initiative für Prävention?. Berlin, Köln: German Science and Humanities Council; 2024.
3. OECD. Health at a Glance 2021: OECD Indicators. Paris: OECD Publishing; 2021.
4. Pfaff H, Pfaff M, Schubin K. Wege aus der BGF-Wirkungskrise. G+G Wissenschaft 2024; 24:15–22.
5. Nationale Präventionskonferenz. Erster Präventionsbericht nach § 20d Abs. 4 SBG V; Juni 2019.
6. Nationale Präventionskonferenz. Zweiter Präventionsbericht nach § 20d Abs. 4 SBG V; Juni 2023.
7. Pfaff H, Slesina W (Hrsg.). Effektive betriebliche Gesundheitsförderung: Konzepte und methodische Ansätze zur Evaluation und Qualitätssicherung. Weinheim: Juventa; 2001.
8. Kunz R, Ollenschläger G, Raspe H, Jonitz G, Donner-Banzhoff N (Hrsg.). Lehrbuch evidenzbasierte Medizin in Klinik und Praxis. Köln: Dt. Ärzte-Verl; 2007.
9. Sackett DL. Was ist Evidenz-basierte Medizin und was nicht? Münch med Wschr 1997; 139:644–645.
10. Gerhardus A, Breckenkamp J, Razum O. Evidence-based Public Health. Prävention und Gesundheitsförderung im Kontext von Wissenschaft, Werten und Interessen. Medizinische Klinik 2008; 103:406–412.
11. Bundeszentrale für gesundheitliche Aufklärung. Ergebnisse der Präventionsforschung nutzen: 14 Beispiele aus dem BMBF Forderschwerpunkt Präventionsprojekte für ältere Menschen. Köln; 2012.

12. Kliche T, Post M, Pfitzner R, Plaumann M, Dubben S, Nöcker G, et al. Transfermethoden der deutschen Prävention und Gesundheitsförderung. Eine Expertenbefragung im Förderschwerpunkt Präventionsforschung (BMBF). Gesundheitswesen 2012; 74:240–249.
13. Walter U, Nöcker G, Plaumann M, Linden S, Pott E, Koch U, et al. Memorandum zur Präventionsforschung–Themenfelder und Methoden (Langfassung). Gesundheitswesen 2012; 74:e99-e113.
14. Trojan A, Kolip P. Evidenzbasierung in der Prävention und Gesundheitsförderung. In: Tiemann, M, Mohokum, M (Hrsg.). Prävention und Gesundheitsförderung. Berlin, Heidelberg: Springer; 2021.
15. Gerhardus A, Rehfuess E, Zeeb H. Evidenzbasierte Verhältnisprävention und Gesundheitsförderung: Welche Studiendesigns brauchen wir? Z Evid Fortbild Qual Gesundhwes 2015; 109:40–45.
16. Pfaff H, Schmitt J. Von der theoretisch besten Evidenz zur praktisch besten Evidenz: ein Ansatz zur Überwindung des Strukturkonservatismus in der evidenzbasierten Medizin und Gesundheitspolitik. Gesundheitswesen 2024; 86:239–250.
17. Barthelmes I, Bödeker W, Sörensen J, Kleinlercher K-M, Odoy J. iga.Report 40. Wirksamkeit und Nutzen arbeitsweltbezogener Gesundheitsförderung und Prävention: Zusammenstellung der wissenschaftlichen Evidenz 2012 bis 2018. Dresden; 2019.
18. Bödeker W, Hien W. Evidenzbasierung der betrieblichen Prävention – Anforderung an die betriebliche Gesundheitsförderung und Arbeitsmedizin. In: Kirch, W, Middeke, M, Rychlik, R (Hrsg.). Aspekte der Prävention. Stuttgart: Thieme; 2010.
19. Riedel-Heller SG, Luppa M, Seidler A, Becker T, Stengler K. Psychische Gesundheit und Arbeit. Konzepte, Evidenz und Implikationen für Forschung und Praxis. Nervenarzt 2013; 84:832–837.
20. Siegrist J. Arbeitswelt und stressbedingte Erkrankungen: Forschungsevidenz und präventive Maßnahmen. München: Urban & Fischer in Elsevier; 2015.
21. Abdollah F, Sun M, Thuret R, Jeldres C, Tian Z, Briganti A, et al. A competing-risks analysis of survival after alternative treatment modalities for prostate cancer patients: 1988–2006. Eur Urol 2011; 59:88–95.
22. Pieper C. Der IGA-Report 28: Wirksamkeit und Nutzen betrieblicher Gesundheitsförderung – eine Darstellung der wissenschaftlichen Evidenz. Essen; 2013.
23. Antes G, Kunzweiler K, Töws I. Das medizinische Dilemma der Prävention – Evidenz, Nutzen, Chancen und Risiken. In: Rebscher, H, Kaufmann, S (Hrsg.). Präventionsmanagement in Gesundheitssystemen. Heidelberg: medhochzwei Verlag; 2016.
24. Gerhardus A. Gesundheitsförderung und Evidenz – Gegensatz oder Beziehung mit Potential? Präv Gesundheitsf 2010; 5:62–63.
25. Bock F de, Dietrich M, Rehfuess E. Evidenzbasierte Prävention und Gesundheitsförderung. Memorandum der Bundeszentrale für gesundheitliche Aufklärung (BZgA). Köln: BZGA – Bundeszentrale für gesundheitliche Aufklärung; 2020.
26. Bock F de, Rehfuess E. Mehr Evidenzbasierung in Prävention und Gesundheitsförderung: Kriterien für evidenzbasierte Maßnahmen und notwendige organisationale Rahmenbedingungen und Kapazitäten. Bundesgesundheitsbl 2021; 64:524–533.
27. Altgeld T, Geene R, Glaeske G, Kolip P, Rosenbrock R, Trojan A. Prävention und Gesundheitsförderung: Ein Programm für eine bessere Sozial- und Gesundheitspolitik. Bonn; 2006.
28. Pfaff H, Schmitt J. Reducing uncertainty in evidence-based health policy by integrating empirical and theoretical evidence: An EbM+theory approach. J Eval Clin Pract 2023; 29:1279–1293.
29. Mitton C, Adair CE, McKenzie E, Patten SB, Perry BW. Knowledge Transfer and Exchange: Review and Synthesis of the Literature. Milbank Q 2007; 85:729–768.
30. Wilkesmann M, Wilkesmann U. Knowledge transfer as interaction between experts and novices supported by technology. VINE 2011; 41:96–112.
31. Grimshaw JM, Eccles MP, Lavis JN, Hill SJ, Squires JE. Knowledge translation of research findings. Implementation Sci 2012; 7:50.
32. Haines A, Kuruvilla S, Borchert M. Bridging the implementation gap between knowledge and action for health. Bulletin of the World Health Organization 2004; 82:724–731.
33. Rütten A, Wolff A, Streber A. Nachhaltige Implementierung evidenzbasierter Programme in der Gesundheitsförderung: Theoretischer Bezugsrahmen und ein Konzept zum interaktiven Wissenstransfer. Gesundheitswesen 2016; 78:139–145.
34. Badura B. Betriebliches Gesundheitsmanagement: Was ist das, und wie lässt es sich erfolgreich praktizieren? Bundesgesundheitsbl 2001; 44:780–787.
35. Badura B, Ritter W, Scherf M (Hrsg.). Betriebliches Gesundheitsmanagement – ein Leitfaden für die Praxis. Berlin: Ed. Sigma; 1999.
36. Badura B, Ritter W, Bös K, Hehlmann T. Praxisleitfaden für das betriebliche Gesundheitsmanagement. In: Hans-Böckler-Stiftung (Hrsg.). Betriebliche Gesundheitspolitik. Forschungsinitiativen zum Wandel im Gesundheitswesen. Düsseldorf; 2002.
37. Walter U. Betriebliches Gesundheitsmanagement: Standards eines BGM: BGM systematisch aufbauen und etablieren. Düsseldorf: Euroforum-Verl; 2012.
38. Pfaff H, Zeike S (Hrsg.). Controlling im Betrieblichen Gesundheitsmanagement: Das 7-Schritte-Modell. Wiesbaden: Springer Fachmedien; 2019.
39. Gerlmaier A, Latniak E. Gesund arbeiten in jeder Lebensphase – Ansatzpunkte eines integrativen altersgerechten Präventionsmanagement. In: Gerlmaier, A, Latniak, E (Hrsg.). Burnout in der IT-Branche: Ursachen und betriebliche Prävention. Kröning: Asanger; 2011.
40. Kassenärztliche Bundesvereinigung. KBV-Konzept zum Präventionsmanagement in der Arztpraxis: Erkrankungen vorbeugen, Selbstmanagement fördern: Kassenärztliche Bundesvereinigung (KBV); 2012.
41. Kober M, Kahl W. Impulse für das Kommunale Präventionsmanagement: Erkenntnisse und Empfehlungen zu Organisation und Arbeit kriminalpräventiver Gremien auf kommunaler Ebene. Ein Leitfaden für die Praxis. Bonn; 2012.
42. Carroll C, Patterson M, Wood S, Booth A, Rick J, Balain S. A conceptual framework for implementation fidelity. Implementation Sci 2007; 2:40.
43. Dusenbury L, Brannigan R, Falco M, Hansen WB. A review of research on fidelity of implementation: implications for drug abuse prevention in school settings. Health Educ Res 2003; 18:237–256.

44. GKV-Spitzenverband. Kriterien zur Zertifizierung: von Kursangeboten in der individuellen verhaltensbezogenen Prävention nach § 20 Abs. 4 Nr. 1 SGB V; 2023.
45. GKV-Spitzenverband. Leitfaden Prävention. Handlungsfelder und Kriterien nach § 20 Abs. 2 SGB V zur Umsetzung der §§ 20, 20a und 20b SGB V vom 21. Juni 2000 in der Fassung vom 4. Dezember 2023. Berlin; 2023.
46. Beck D, Lenhardt U. Betriebliche Gesundheitsförderung in Deutschland: Verbreitung und Inanspruchnahme. Ergebnisse der BIBB/BAuA-Erwerbstätigenbefragungen 2006 und 2012. Gesundheitswesen 2014//2016; 78:56-62.
47. Hollederer A. Betriebliche Gesundheitsförderung in Deutschland – Ergebnisse des IAB-Betriebspanels 2002 und 2004. Gesundheitswesen 2007; 69:63-76.
48. Hollederer A. Betriebliche Gesundheitsförderung bei älteren Beschäftigten in Deutschland: Ergebnisse im IAB-Betriebspanel 2011. Z Gerontol Geriatr 2015.
49. Hollederer A. Betriebliche Gesundheitsförderung in Deutschland für alle? Ergebnisse der BIBB /BAuA-Erwerbstätigenbefragung 2018. Gesundheitswesen 2021; 85:277-288.
50. Hollederer A, Wießner F. Prevalence and development of workplace health promotion in Germany: results of the IAB Establishment Panel 2012. Int Arch Occup Environ Health 2015; 88:861-873.
51. Köhler T, Plath SC, Krause H, Pfaff H. Betriebliche Gesundheitspolitik in deutschen Versicherungen. Eine Auswertung der Stellvertreterbefragung in 68 Organisationen. Präv Gesundheitsf 2007; 2:163-164.
52. Beck D, Lenhardt U. Verbreitung der Gefährdungsbeurteilung in Deutschland. Präv Gesundheitsf 2009; 4:71-76.
53. Pfaff H, Plath S-C, Köhler T, Krause H. Gesundheitsförderung im Finanzdienstleistungssektor: Prävention und Gesundheitsmanagement bei Banken und Versicherungen. Berlin: Ed. Sigma; 2008.
54. Köckler H, Roll A, Wessels M, Hildebrandt H. Gesundheitskiosk: Konzepte, Erfahrungen und Perspektiven. Wiesbaden: Springer Gabler; 2023.
55. Altin S, Mohrmann M, Wehner C. Der Gesundheitskiosk als niedrig-schwelliges Beratungsangebot in der Gesundheitsversorgung. G&S Gesundheits-und Sozialpolitik 2022; 76:29-37.
56. Wissenschaftlicher Dienst 9. Gesundheitskioske in Deutschland, in den USA und in Finnland; 2023.
57. Bundesministerium für Gesundheit. IN FORM: Deutschlands Initiative für gesunde Ernährung und mehr Bewegung; 2017.
58. Dold M, Seifert K. Deutlicher Anstieg von digitalen Präventionskursen. Ersatzkasse Magazin 2022:16-17.
59. Fischer F. Digitale Interventionen in Prävention und Gesundheitsförderung: Welche Form der Evidenz haben wir und welche wird benötigt? Bundesgesundheitsbl 2020; 63:674-680.
60. Gericke CA, Busse R. Policies for disease prevention in Germany in the European context: a comparative analysis. J Public Health (Oxf) 2004; 26:230-238.
61. Robert Koch-Institut. Health in Germany: Federal health reporting. joint service by RKI and Destatis. Berlin: Robert Koch-Institut; 2015.
62. Taylor K, Costa M. The Future of Health in Europe: How technology and prevention will drive more equitable and sustainable outcomes for all; 2023.
63. Berwick DM, Nolan TW, Whittington JC. The triple aim: care, health, and cost. Health Aff 2008; 27:759-769.
64. Bhavan KP, Agrawal D, Cerise F. Achieving the triple aim through disruptive innovations in self-care. JAMA 2016; 316:2081-2082.
65. Bodenheimer T, Sinsky C. From triple to quadruple aim: care of the patient requires care of the provider. Ann Fam Med 2014; 12:573-576.
66. Whittington JW, Nolan K, Lewis N, Torres T. Pursuing the Triple Aim: The First 7 Years. Milbank Q 2015; 93:263-300.
67. Greenhalgh T, Engebretsen E. The science-policy relationship in times of crisis: An urgent call for a pragmatist turn. Soc Sci Med 2022; 306:115140.
68. Seidler A, Nußbaumer-Streit B, Apfelbacher C, Zeeb H. Rapid Reviews in Zeiten von COVID-19 – Erfahrungen im Zuge des Kompetenznetzes Public Health zu COVID-19 und Vorschlag eines standardisierten Vorgehens. Gesundheitswesen 2021; 83:173-179.
69. Greenhalgh T, Fisman D, Cane DJ, Oliver M, Macintyre CR. Adapt or die: how the pandemic made the shift from EBM to EBM+ more urgent. BMJ Evidence-Based Medicine 2022; 27:253.
70. Williamson J. 17 EBM+: increasing the systematic use of mechanistic evidence. BMJ Evidence-Based Medicine 2019; 24:A13.
71. Kristjansson AL, Mann MJ, Sigfusson J, Thorisdottir IE, Allegrante JP, Sigfusdottir ID. Development and Guiding Principles of the Icelandic Model for Preventing Adolescent Substance Use. Health Promot Pract 2020; 21:62-69.
72. Proper KI, van Oostrom SH. The effectiveness of workplace health promotion interventions on physical and mental health outcomes – a systematic review of reviews. Scand J Work Environ Health 2019; 45:546-559.
73. Trojan A, Nelskamp Z, Kolip P. Evidenzbasiert Gesundheit fördern: Wo stehen wir in Aus-, Fort- und Weiterbildung der relevanten Akteure? Eine explorative Übersicht. Bundesgesundheitsbl 2021; 64:573-580.
74. Beermann B. Forschung zur Gesundheit in der Arbeitswelt; 08.12.2022.
75. Geene R, Gerhardus A, Grossmann B, Kuhn J, Kurth BM, Moebus S, et al. Health in All Policies – Entwicklungen, Schwerpunkte und Umsetzungsstrategien für Deutschland; 2019.
76. Mormina M, Müller B, Caniglia G, Engebretsen E, Löffler-Stastka H, Marcum J, et al. Where to after COVID-19? Systems thinking for a human-centred approach to pandemics. Humanities and Social Sciences Communications 2024; 11:733.
77. Abel T, Abraham A, Sommerhalder K. Kulturelles Kapital, kollektive Lebensstile und die soziale Reproduktion gesundheitlicher Ungleichheit. In: Richter, M, Hurrelmann, K (Hrsg.). Gesundheitliche Ungleichheit. Wiesbaden: VS Verlag für Sozialwissenschaften; 2009.
78. Altgeld T. Gesundheitsfördernde Settingarbeit als Schlüsselstrategie zur Reduktion von gesundheitlichen Ungleichheiten. In: Bauer, U, Bittlingmayer, UH, Richter, M (Hrsg.). Health Inequalities: Determinanten und Mechanismen gesundheitlicher Ungleichheit. Wiesbaden: VS, Verl. für Sozialwiss; 2008.
79. Pförtner T-K, Moor I. Wie kommt die Gesellschaft unter die Haut? Eine Mediatoranalyse gesundheitlicher Ungleichheit mit den Daten des Sozioökonomischen Panels 2011. Psychother Psychosom Med Psychol 2017; 67:9-18.

80. Pudel V. Verhältnisprävention muss Verhaltensprävention ergänzen. Ernährungs-Umschau 2006; 53:95–98.
81. Bock F de, Dragano N, Kuhn J, Matusall S, Philipsborn P von. Vorrang für Verhältnisprävention. Handreichung aus der Steuerungsgruppe des Zukunftsforums Public Health für alle mit Prävention in Praxis und Politik befassten Akteure. Berlin (Zukunftsforum Pubic Health) 2017; 12:2018–2.
82. Robroek SJ, Coenen P, Oude Hengel, Karen M. Decades of workplace health promotion research: marginal gains or a bright future ahead. Scand J Work Environ Health 2021; 47:561–564.
83. Scherenberg V. Präventionsmarketing: Ziel- und Risikogruppen gewinnen und motivieren, 2.Aufl. München, Tübingen: UVK; Narr Francke Attempto; 2022.
84. Pfaff H. Betriebliches Gesundheits- und Versorgungs-Management (BGVM): eine Zukunftsaufgabe. In: Trittin, C (Hrsg.). Versorgungsforschung: zwischen Routinedaten, Qualitätssicherung und Patientenorientierung. Siegburg: Asgard Verlagsservice GmbH; 2015.
85. Deckert S, Arnold K, Becker M, Geraedts M, Brombach M, Breuing J, et al. Methodischer Standard für die Entwicklung von Qualitätsindikatoren im Rahmen von S3-Leitlinien – Ergebnisse einer strukturierten Konsensfindung. Z Evid Fortbild Qual Gesundhwes 2021; 160:21–33.
86. Porter ME. What is value in health care? N Engl J Med 2010; 363:2477–2481.
87. Zukunftsforum Public Health. Eckpunkte einer Public-Health-Strategie für Deutschland. Berlin; 2021.

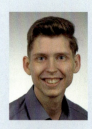

Michael Herberz

Michael Herberz ist seit 2024 wissenschaftlicher Mitarbeiter an der Uniklinik Köln und am IMVR tätig. Dabei übernimmt er auch die Aufgaben des wissenschaftlichen Koordinators des Zentrums für Versorgungsforschung Köln (ZVFK) Er ist examinierter Gesundheits- und Krankenpfleger. Nach der Ausbildung absolvierte er von 2018 bis 2021 zunächst den Bachelor Gesundheitsökonomie und anschließend bis 2024 den Master Gesundheitsökonomie mit dem Schwerpunkt Health Care Analyst an der Universität zu Köln. Während des Studiums war er bis 2021 als Gesundheits- und Krankenpfleger und seit 2021 als wissenschaftliche Hilfskraft am IMVR tätig. Seine Masterarbeit verfasste er zum Thema „Einfluss des ‚Option Value' auf die Kosten-Effektivität frühzeitiger Präventionsmaßnahmen bei Patient:innen mit erhöhtem Herzinsuffizienz-Risiko".

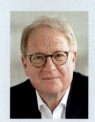

Univ.-Prof. Dr. Holger Pfaff

Studium der Sozial- und Verwaltungswissenschaften an den Universitäten Erlangen-Nürnberg und Konstanz. Studienaufenthalt an der University of Michigan (Ann Arbor/USA). Habilitation im Fach Soziologie an der TU Berlin (1995). Seit 1997 Professor für „Medizinische Soziologie" an der Universität zu Köln und seit 2002 Direktor des Zentrums für Versorgungsforschung Köln, Vorsitzender der Deutschen Gesellschaft für Medizinische Soziologie (2002–2010), Sprecher der Clearingstelle Versorgungsforschung NRW (2004–2009), erster und stellvertretender Vorsitzender des Deutschen Netzwerks Versorgungsforschung (2006–2014). Seit 2009 Direktor des Instituts für Medizinsoziologie, Versorgungsforschung und Rehabilitationswissenschaft (IMVR) der Universität zu Köln. 2011 Visiting Scholar and Executive in Residence an der University of Michigan, Ann Arbor, und Visiting Researcher an der Case Western Reserve University, Cleveland, Ohio. 2014 und 2015 Visiting Research Fellow an der University of Aberdeen (European Visiting Research Fellowship der Royal Society of Edinburgh) und 2019 Forschungsaufenthalt an der Universitat Autònoma de Barcelona. Von 2013 bis 2019 Fachkollegiat der Deutschen Forschungsgemeinschaft, von 2016 bis 2019 Vorsitzender des Expertenbeirats des Innovationsfonds und seit 2019 Honorary Professor am Australian Institute of Health Innovation, Macquarie University (Sydney/Australien).

Spurwechsel Prävention – Ergebnisse der Beschäftigtenbefragung 2024

Dirk Rennert, Matthias Richter und Karin Kliner

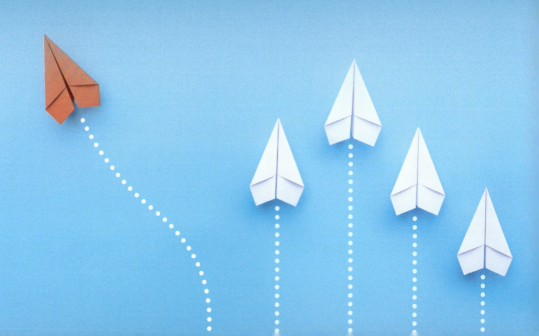

Stichprobenbeschreibung

Im Juni 2024 wurden im Auftrag des BKK Dachverbands im Rahmen einer Online-Umfrage insgesamt 3.060 sozialversicherungspflichtig Beschäftigte zu verschiedenen Aspekten ihrer Gesundheit und Arbeit durch das Marktforschungsinstitut Kantar[1] befragt. Die Ergebnisse der diesjährigen Umfrage mit besonderem Fokus auf Angebote, Rahmenbedingungen und Nutzen von Prävention im Betrieb, werden im Folgenden berichtet.

Für die Befragung wurde eine Quotierung nach Geschlecht, Altersgruppen und Bundesländern (Wohnort) der Beschäftigten vorgenommen. Zur Bewertung, inwieweit die Stichprobe der befragten Beschäftigten auf die Grundgesamtheit der Beschäftigten in Deutschland generalisierbar ist, sei auf die ❱❱ Tabelle 1 verwiesen.

Frauen und Männer sind sowohl unter den Befragten als auch unter den Beschäftigten in Deutschland insgesamt in etwa anteilig gleichverteilt. In der Umfrage wurde außerdem von 0,1% der Teilnehmenden bei der Frage nach dem Geschlecht *divers* angegeben. Da es sich hierbei um eine für statistische Analysen zu kleine Gruppe handelt, wird diese in den folgenden Abschnitten des Kapitels nicht separat betrachtet, geht aber mit in die Auswertung der jeweiligen Gesamtwerte ein.

Sowohl unter den Umfrageteilnehmenden als auch bei allen Beschäftigten in Deutschland ist die Mehrheit zwischen 25 bis unter 55 Jahre alt (63,6% bzw. 66,6%). Mehr als zwei Drittel der Beschäftigten in beiden Gruppen ist in Vollzeit tätig (73,7% bzw. 70,0%). Zudem handelt es sich bei den Umfrageteilnehmenden und den Beschäftigten insgesamt überwiegend um unbefristete Arbeitsverhältnisse (92,1% bzw. 92,5%). Für beide Gruppen gilt zudem, dass die Mehrheit jeweils mindestens über die mittlere Reife oder einen höheren Schulabschluss (83,1% bzw. 69,3%), sowie in deutlich mehr als der Hälfte der Fälle über einen anerkannten Berufsabschluss (68,5% bzw. 61,1%) verfügt. Die Abweichungen der Anteile beim Schul- und Berufsabschluss zwischen den Umfrageteilnehmenden und Beschäftigten insgesamt kommen vor allem durch die fehlenden Angaben in den amtlichen Meldedaten (Schul- bzw. Ausbildungsabschluss unbekannt) zustande. Vermutlich handelt es sich dabei um Beschäftige, deren Abschlüsse im Rahmen der Umstellung der Klassifikation der Berufe (KldB 2010) in den Jahren 2011–2012 nicht bzw. nicht mehr eindeutig zuzuordnen waren. Bei einem Vergleich unter Ausschluss dieser unbekannten Abschlüsse, würden die Anteile in etwa denen der Umfrageteilnehmenden entsprechen. Auf Basis des Vergleichs der Kennwerte der beiden Gruppen kann somit davon ausgegangen werden, dass die Ergebnisse der Befragung auf die Grundgesamtheit der sozialversicherungspflichtig Beschäftigten in Deutschland verallgemeinerbar sind.

---

1 An dieser Stelle möchten wir uns sehr herzlich beim gesamten Team von Kantar, insbesondere bei Frau Karmel, Frau Poller und Frau Rieck, für die hervorragende Zusammenarbeit bedanken.

Tabelle 1   Beschäftigtenbefragung 2024 – Vergleich der Umfrageteilnehmenden mit allen Beschäftigten in Deutschland nach ausgewählten soziodemografischen Merkmalen

Merkmale	Ausprägungen	Beschäftigte in der Umfrage 2024	Beschäftigte in Deutschland[1]
		Anteile in Prozent	
Geschlecht	Männer	49,6	53,7
	Frauen	50,3	46,3
	Divers	0,1	*
Alter	Unter 25 Jahre	12,0	9,6
	25 bis unter 55 Jahre	63,6	66,6
	55 bis unter 65 Jahre	21,3	22,2
	65 Jahre und älter	3,1	1,6
Beschäftigungs-verhältnis	Vollzeit	73,7	70,0
	Teilzeit	26,3	30,0
	Unbefristet	92,1	92,5
	Befristet	7,9	7,5
Höchster Schulabschluss	Ohne Schulabschluss	1,3	2,1
	Haupt-/Volksschulabschluss	15,7	16,3
	Mittlere Reife oder gleichwertig	40,3	32,9
	Abitur/Fachabitur	42,8	36,4
	Abschluss unbekannt	*	12,4
Höchster Berufsabschluss	Ohne beruflichen Ausbildungsabschluss	8,3	10,5
	Mit anerkanntem Berufsabschluss	68,5	61,1
	Mit akademischem Berufsabschluss	23,2	20,0
	Ausbildung unbekannt	*	8,4

* keine Angaben vorhanden [1] Statistisches Bundesamt (2023). Befristet Beschäftigte; https://www.destatis.de/DE/Themen/Arbeit/Arbeitsmarkt/Qualitaet-Arbeit/Dimension-4/befristet-beschaeftigte.html; Bundesagentur für Arbeit (Hrsg.) Beschäftigungsstatistik (Stichtag Juni 2023).

Spurwechsel Prävention – Fokus Betriebsärztin/-arzt

Die Betriebsärztin bzw. der Betriebsarzt ist für jeden Arbeitgebenden Pflicht und zwar unabhängig von der Betriebsgröße oder Branche des Unternehmens. Diese bzw. dieser berät und unterstützt den Arbeitgebenden bei arbeitsmedizinischen Fragen und bietet entsprechende Gesundheitschecks an bzw. führt Untersuchungen (bspw. Einstellungs- oder Vorsorgeuntersuchungen) durch. Neben der Grundbetreuung (bspw. Erstellung von Gefährdungsbeurteilungen), gibt es zusätzlich die anlassbezogene (bspw. Beratung bei besonderen Fragen der Arbeitssicherheit) und die betriebsspezifische betriebsärztliche Betreuung. Abweichend hierzu gibt es in kleinen Unternehmen bis zu 50 Mitarbeitenden auch alternative Betreuungsmodelle, wobei das Unternehmen durch ein externes Kompetenzzentrum betreut wird und ein betriebsärztliche Betreuung nur im Bedarfsfall stattfindet.

- Etwas mehr als die Hälfte (52,2%) der Befragten gibt an, dass in ihrem Unternehmen eine Betriebsärztin/ein Betriebsarzt vorhanden ist bzw. bei Bedarf angefordert werden kann.
- Weniger als ein Drittel aller Beschäftigten (31,6%) wurde schon mindestens einmal während der aktuellen Tätigkeit betriebsärztlich untersucht.
- Am häufigsten fallen Vorsorge- und Einstellungs- sowie Eignungs- und Tauglichkeitsuntersuchungen darunter.

Diagramm 1   Beschäftigtenbefragung 2024 – Verfügbarkeit und Inanspruchnahme einer Betriebsärztin/eines Betriebsarztes

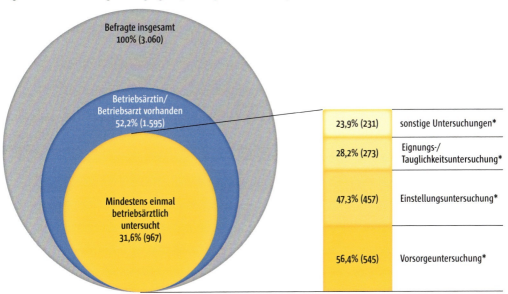

Anteile in Prozent (Anzahl der Befragten)   * Mehrfachnennungen möglich

Insgesamt etwas mehr als die Hälfte (52,2%) der befragten Beschäftigten gibt an, dass es in ihrem Unternehmen eine Betriebsärztin bzw. einen Betriebsarzt gibt oder dieser bei Bedarf ins Unternehmen kommt. Nur ein knappes Drittel (31,6%) aller befragten Beschäftigten wurde im Laufe ihrer Tätigkeit bereits mindestens einmal betriebsärztlich untersucht. Davon wird am häufigsten eine Vorsorgeuntersuchung (56,4%), gefolgt von einer Einstellungsuntersuchung (47,3%) sowie einer Eignungs- bzw. Tauglichkeitsuntersuchung (28,2%) in Anspruch genommen ())) Diagramm 1).

Da eine Eignungs- bzw. Tauglichkeitsprüfung zur sogenannten Pflichtvorsorge bei bestimmten besonders gefährdenden Tätigkeiten gehört, müssen Beschäftigte als Voraussetzung für die Ausübung ihrer Tätigkeit daran teilnehmen. Eine Einstellungsuntersuchung ist zwar grundsätzlich freiwillig, wird in der Praxis aber häufig als Bedingung für die Unterzeichnung des Arbeitsvertrages vorausgesetzt. Grundsätzlich freiwillig sind die betriebsärztlichen Vorsorgeuntersuchungen, wobei den Beschäftigten durch die Nichtteilnahme keinerlei Nachteile entstehen dürfen.

Auswertungen nach Betriebsgrößen

- Je mehr Mitarbeitende ein Unternehmen hat, desto höher ist die Wahrscheinlichkeit, dass dort eine Betriebsärztin/ein Betriebsarzt vorhanden bzw. bei Bedarf abrufbar ist.
- Ist eine Betriebsärztin/ein Betriebsarzt im Unternehmen vorhanden, so unterscheiden sich die Anteile derer, die mindestens einmal betriebsärztlich untersucht wurden, zwischen den Betriebsgrößen nur in geringem Maß.
- Die Relevanz der Betriebsärztin/des Betriebsarztes für die eigene Gesundheit wird sowohl insgesamt als auch in den einzelnen Betriebsgrößen überwiegend als ambivalent bis (eher) unwichtig bewertet.

Wie bereits einleitend erwähnt, ist grundsätzlich jedes Unternehmen zu einer Basisbetreuung durch eine Betriebsärztin bzw. einen Betriebsarzt verpflichtet. Bis zu einer Unternehmensgröße von maximal 50 Mitarbeitenden ist dabei auch eine Betreuung durch ein externes Kompetenzzentrum möglich. Entsprechend ist die Wahrscheinlichkeit, dass es eine Betriebsärztin/einen Betriebsarzt im Unter-

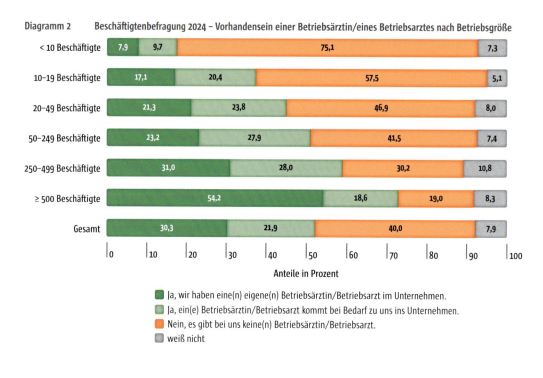

Diagramm 2 Beschäftigtenbefragung 2024 – Vorhandensein einer Betriebsärztin/eines Betriebsarztes nach Betriebsgröße

- Ja, wir haben eine(n) eigene(n) Betriebsärztin/Betriebsarzt im Unternehmen.
- Ja, ein(e) Betriebsärztin/Betriebsarzt kommt bei Bedarf zu uns ins Unternehmen.
- Nein, es gibt bei uns keine(n) Betriebsärztin/Betriebsarzt.
- weiß nicht

nehmen gibt und von den Beschäftigten entsprechend wahrgenommen wird, bei Betrieben mit mehr als 50 Beschäftigten höher als in Klein- und Kleinstunternehmen mit weniger Mitarbeitenden. Dies zeigt sich deutlich in ▶▶▶ Diagramm 2 im Unterschied zwischen den Anteilen für Unternehmen mit weniger als 10 Beschäftigten und denen mit mehr als 500 Beschäftigten: Während in erstgenannten Betrieben gerade einmal 17,6 % der Befragten angeben, dass es eine Betriebsärztin bzw. einen Betriebsarzt gibt oder jemand bei Bedarf ins Unternehmen kommt, ist dieser Anteil mit insgesamt 72,8 % in der größten Unternehmensklasse um ein Vielfaches höher.

Inwieweit das Vorhandensein bzw. die Verfügbarkeit einer Betriebsärztin/eines Betriebsarztes im Zusammenhang mit der Inanspruchnahme einer betriebsärztlichen Untersuchung und in Abhängigkeit von der Unternehmensgröße steht, ist in ▶▶▶ Diagramm 3 zu sehen. Bei Unternehmen mit weniger als 10 Mitarbeitenden und grundsätzlich verfügbarerem betriebsärztlichen Dienst hat mehr als die Hälfte der Beschäftigten (56,7 %) schon mindestens einmal eine betriebsärztliche Untersuchung in Anspruch genommen. Der größte Anteil ist mit 66,0 % bei den Beschäftigten in Unternehmen mit 20 bis 49 Beschäftigten zu finden. Insofern also ein betriebsärztlicher Dienst in einem Unternehmen vorhanden bzw. verfügbar ist, fällt die Inanspruchnahme relativ unabhängig von der Betriebsgröße ähnlich hoch aus. Im Detail (hier nicht dargestellt) zeigt sich, dass der wesentliche Teil der Inanspruchnahme auf Einstellungs- bzw. Vorsorgeuntersuchungen zurückzuführen ist. Während bzgl. der Einstellungsuntersuchungen kein Zusammenhang mit der Betriebsgröße festzustellen ist, steigt hingegen der Anteil derjenigen mit einer durchgeführten Vorsorgeuntersuchung mit zunehmender Betriebsgröße an.

Auf die Frage an alle Beschäftigten für wie wichtig sie eine Betriebsärztin/ein Betriebsarzt für ihre persönliche Gesundheit erachten, ergibt sich im Zusammenhang mit der Betriebsgröße ein Antwortmuster, welches in ▶▶▶ Diagramm 4 zu sehen ist. Hier ist hingegen recht deutlich ein Einfluss der Betriebsgröße beobachtbar: Je mehr Mitarbeitende ein Unternehmen hat, desto höher ist der Anteil derjenigen, die betriebsärztliche Angebote für die eigene Gesundheit als wichtig bzw. sehr wichtig einschätzen. Beträgt dieser Anteil bspw. in Unternehmen mit mehr als 500 Beschäftigten 40,6 %, so liegt dieser bei Unternehmen mit weniger als 10 Mitarbeitenden mit 19,1 % deutlich darunter. Dieser Unterschied im Zusammenhang mit der Betriebsgröße zeigt sich im Übrigen auch, wenn man ausschließlich diejenigen betrachtet, bei denen bereits eine betriebsärztliche Untersuchung durchgeführt wurde. Unabhängig davon überwiegt allerdings sowohl insgesamt (66,0 %) als auch in allen Unternehmensgrößen (59,4 %–

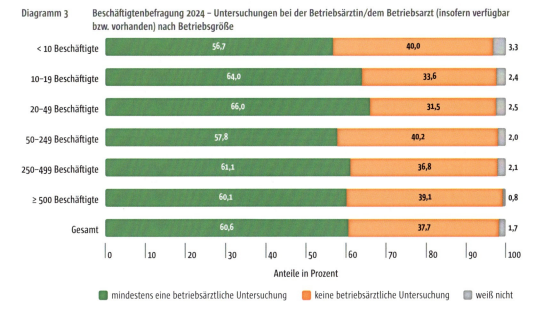

Diagramm 3 Beschäftigtenbefragung 2024 – Untersuchungen bei der Betriebsärztin/dem Betriebsarzt (insofern verfügbar bzw. vorhanden) nach Betriebsgröße

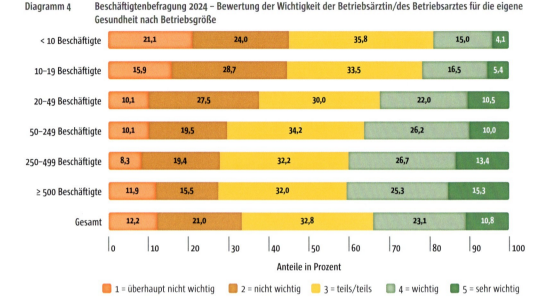

Diagramm 4 Beschäftigtenbefragung 2024 – Bewertung der Wichtigkeit der Betriebsärztin/des Betriebsarztes für die eigene Gesundheit nach Betriebsgröße

80,9 %) der Anteil derjenigen, die den Einfluss von betriebsärztlichen Angeboten auf die eigene Gesundheit als eher ambivalent bzw. nicht wichtig bewerten.

Auswertungen nach Wirtschaftsgruppen

Neben der Anzahl der Mitarbeitenden im Unternehmen wurde zudem die jeweils zugehörige Wirtschaftsgruppe des Betriebes, in dem die Beschäftigten tätig sind, erfasst. Im Folgenden werden die Ergebnisse der Analysen im Kontext der unterschiedlichen Aspekte zu betriebsärztlichen Angeboten und Untersuchungen dargestellt.

- Das Vorhandensein einer Betriebsärztin/eines Betriebsarztes ist in den einzelnen Wirtschaftsgruppen sehr unterschiedlich ausgeprägt: 73,0 % der Beschäftigten sind es im verarbeitenden Gewerbe, hingegen nur 31,5 % der Beschäftigten in den sonstigen wirtschaftlichen Dienstleistungen.
- Gibt es betriebsärztliche Angebote im Unternehmen, so schwanken die Anteile derer, die eine entsprechende Untersuchung in Anspruch nehmen, erheblich zwischen den Branchen, mit dem niedrigsten Anteil im Groß- und Einzelhandel (33,3 %) und dem höchsten im Gesundheits- und Sozialwesen (75,0 %).
- Der mit 50,6 % größte Anteil der Beschäftigten im Bereich Information und Kommunikation gibt an, dass eine betriebsärztliche Untersuchung (sehr) wichtig für die eigene Gesundheit ist, im Groß- und Einzelhandel beträgt dieser Anteil hingegen nur 25,8 %.

In))) Diagramm 5 wird das Vorhandensein einer Betriebsärztin/eines Betriebsarztes in Abhängigkeit von der Wirtschaftsgruppe des Unternehmens sichtbar. Mit insgesamt 73,0 % ist der Anteil im verarbeitenden Gewerbe am größten, gefolgt von der öffentlichen Verwaltung, Verteidigung und Sozialversicherung (64,8 %) sowie den Finanz- und Versicherungsdienstleistungen (63,5 %). Den mit 31,4 % niedrigsten Anteil von Beschäftigten, die angeben, dass betriebsärztliche Angebote (firmeninternen oder -extern) vorhanden sind, ist bei den sonstigen wirtschaftlichen Dienstleistungen zu finden. Mit 32,2 % folgen knapp dahinter Beschäftigte in Groß- und Einzelhandel sowie Handel, Instandhaltung und Reparatur von Kfz und danach mit 35,7 % das Baugewerbe. Auch wenn ein Teil dieses Musters auf eine Ungleichverteilung der Betriebsgrößen zwischen den Branchen zurückzuführen ist, so erklärt dies dennoch nur teilweise die großen Unterschiede zwischen den Wirtschaftsgruppen hinsichtlich einer betriebsärztlichen Betreuung.

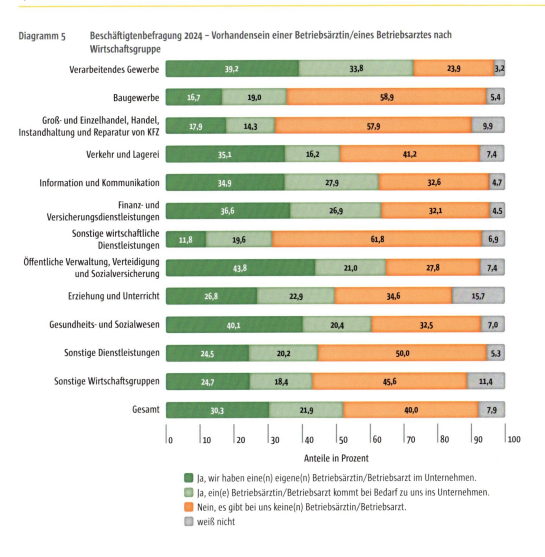

Diagramm 5 Beschäftigtenbefragung 2024 – Vorhandensein einer Betriebsärztin/eines Betriebsarztes nach Wirtschaftsgruppe

- Ja, wir haben eine(n) eigene(n) Betriebsärztin/Betriebsarzt im Unternehmen.
- Ja, ein(e) Betriebsärztin/Betriebsarzt kommt bei Bedarf zu uns ins Unternehmen.
- Nein, es gibt bei uns keine(n) Betriebsärztin/Betriebsarzt.
- weiß nicht

In))) Diagramm 6 ist der Zusammenhang zwischen den Wirtschaftsgruppen und der Inanspruchnahme betriebsärztlicher Untersuchungen für diejenigen Beschäftigten dargestellt, bei denen eine Betriebsärztin bzw. ein Betriebsarzt grundsätzlich verfügbar ist. Anders als bei der Betriebsgröße ()) Diagramm 3), zeigen sich hier deutlichere Unterschiede zwischen den einzelnen Wirtschaftsgruppen. 75,0 % der im Gesundheits- und Sozialwesen Beschäftigten mit vorhandenen/verfügbaren betriebsärztlichen Angeboten geben an, dass sie schon mindestens eine betriebsärztliche Untersuchung absolviert haben. Kurz danach folgt mit einem Anteil von 73,3 % das Baugewerbe sowie mit 67,1 % der Bereich Erziehung und Unterricht. Das Schlusslicht bildet mit einem Anteil von 33,3 % wiederum der Groß- und Einzelhandel sowie Handel, Instandhaltung und Reparatur von Kfz. In der Detailbetrachtung der verschiedenen Untersuchungen (hier nicht dargestellt) zeigt sich ein ähnlich heterogenes Bild: Wird ein Beschäftigter betriebsärztlich untersucht, so ist die Einstellungsuntersuchung bei den sonstigen Dienstleistungen am häufigsten bei den sonstigen wirtschaftlichen Dienstleistungen hingegen am seltensten vertreten. Anders bei den Vorsorgeuntersuchungen: Diese kommen bei den sonstigen Dienstleistungen am seltensten im verarbeitenden Gewerbe, Groß- und Einzelhandel sowie Handel, Instandhaltung und Reparatur von Kfz, im Gesundheitswesen hingegen am häufigsten vor. Hier spielen sicherlich

Spurwechsel Prävention – Ergebnisse der Beschäftigtenbefragung 2024

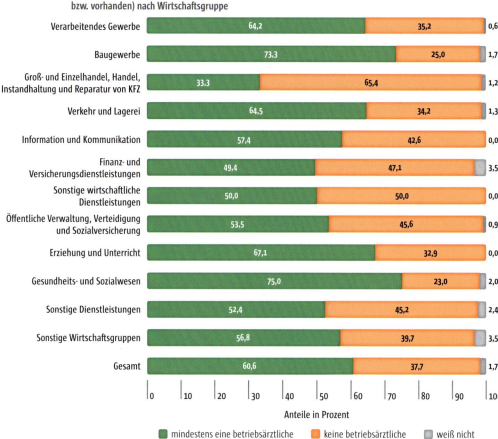

Diagramm 6 Beschäftigtenbefragung 2024 – Untersuchungen bei der Betriebsärztin/dem Betriebsarzt (insofern verfügbar bzw. vorhanden) nach Wirtschaftsgruppe

neben den unterschiedlichen branchenspezifischen Bedarfen auch die im Kontext der Betriebsgröße verfügbaren Angebote, insbesondere hinsichtlich Vorsorgeuntersuchungen, eine wichtige Rolle.

Abschließend soll noch der Zusammenhang zwischen der Wirtschaftsgruppe des Unternehmens, in dem die/der Beschäftigte tätig ist, und der subjektiv bewerteten Relevanz eines betriebsärztlichen Angebots für die eigene Gesundheit betrachtet werden (**)))** Diagramm 7). Etwas mehr als die Hälfte (50,6 %) der Beschäftigten im Bereich Information und Kommunikation geben an, dass sie betriebsärztliche An-

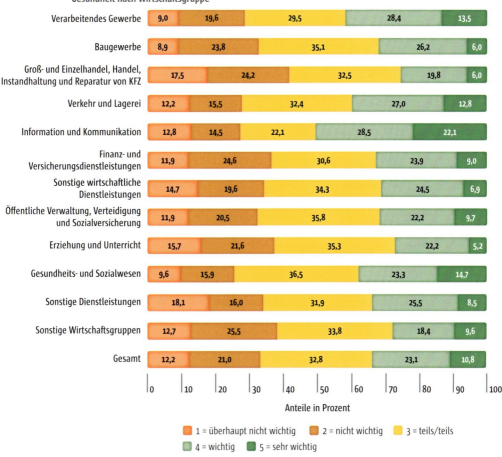

Diagramm 7 — Beschäftigtenbefragung 2024 – Bewertung der Wichtigkeit der Betriebsärztin/des Betriebsarztes für die eigene Gesundheit nach Wirtschaftsgruppe

gebote als wichtig für die eigene Gesundheit erachten. Hingegen stimmt ein fast nur halb so großer Anteil (25,8%) der Beschäftigten im Groß- und Einzelhandel sowie Handel, Instandhaltung und Reparatur von Kfz dieser Aussage zu. Die Auswertung zeigt, wie bereits bei der Betrachtung nach Betriebsgrößen, dass der größte Teil der Befragten (49,4%–74,2%) den Einfluss einer Betriebsärztin bzw. eines Betriebsarztes auf die eigene Gesundheit ambivalent oder als (eher) nicht wichtig einschätzt.

Spurwechsel Prävention – Fokus Betriebliche Gesundheitsförderung (BGF)

Betriebliche Gesundheitsförderung (BGF) ist eine der drei wesentlichen Säulen eines ganzheitlichen Betrieblichen Gesundheitsmanagements (BGM). Während die anderen beiden Säulen, der Arbeits- und Gesundheitsschutz (nach dem Arbeitsschutzgesetz sind hier u.a. die bereits im vorhergehenden Abschnitt erwähnten Gefährdungsbeurteilungen hinsichtlich der körperlichen und psychischen Gesundheit einschlägig) sowie das Eingliederungsmanagement (Betriebliches Eingliederungsmanagement; BEM nach § 167 Abs. 2 SGB IX) für alle Arbeitgebenden verpflichtend sind, ist es jedem Unternehmen freigestellt, ob und wie es BGF nutzt bzw. umsetzt. Die gesetzlichen Krankenkassen bieten hierfür zahlreiche Unterstützungsleistungen an. Über die sogenannten BGF-Koordinierungsstellen[2] können interessierte Unternehmen nicht nur zahlreiche Informationen zum Thema erhalten, sondern sich auch direkt mit ihren Fragen an ihre vor Ort zuständige Krankenkasse wenden.

Im Folgenden werden die Befragungsergebnisse zur Betrieblichen Gesundheitsförderung (BGF) und deren Zusammenhang mit der Betriebsgröße und der Branche aus Sicht der Beschäftigten dargestellt.

- Etwas mehr als jede(r) zweite Befragte (55,5%) gibt an, dass es in ihrem/seinem Unternehmen mindestens ein BGF-Angebot gibt.
- Ein Drittel aller Beschäftigten (34,7%) hat schon mindestens einmal ein solches Angebot genutzt.
- Am häufigsten werden BGF-Angebote zur Bewegung und Ernährung sowie zur Stressbewältigung in Anspruch genommen.

Etwas mehr als die Hälfte der Befragten (55,5%) gibt an, dass in ihrem Unternehmen mindestens ein BGF-Angebot vorhanden ist. Etwas mehr als ein Drittel aller Befragten (34,7%) hat demnach schon mindestens einmal ein BGF-Angebot genutzt. Hauptsächlich werden Angebote zur Bewegung (58,2%) sowie zur Ernährung (36,2%) und Stressbewältigung (30,4%) in Anspruch genommen (››› Diagramm 8).

Im Vergleich dazu, ergab sich im Rahmen der Beschäftigtenbefragung für den ››› BKK Gesundheitsreport 2017 folgendes Bild: Knapp die Hälfte aller Befragten (49,1%) gab damals an, dass es in ihren Unternehmen mindestens ein BGF-Angebot gibt. Etwas weniger als ein Drittel (31,1%) gaben damals an, dass sie bereits mindestens einmal eines der vorhandenen BGF-Angebote genutzt haben. Dabei entfiel ebenfalls der Großteil auf Angebote zur Bewegung (46,5%) zur Ernährung (29,0%) und zur Stressbewältigung (30,2%), während Suchtprävention (5,2%) nur eine untergeordnete Rolle spielte und weiterhin spielt. In den vergangenen Jahren ist also insgesamt nur wenig Dynamik bzgl. der Angebotshäufigkeit und -nutzung in der Arbeitswelt zu erkennen. Nach wie vor gibt es in fast der Hälfte alle Unternehmen, in denen die Befragten beschäftigt sind, hingegen keinerlei BGF-Angebote.

Auswertungen nach Betriebsgrößen

- In Unternehmen mit vielen Mitarbeitenden gibt es im Vergleich zu solchen mit wenigen Beschäftigten nicht nur deutlich häufiger eine BGF-Ansprechperson, sondern auch wesentlich häufiger BGF-Angebote.
- Sind BGF-Angebote vorhanden, so werden diese allerdings tendenziell häufiger in kleinen und mittle-

---

2 BGF-Koordinierungsstellen: https://www.bgf-koordinierungsstelle.de/

Spurwechsel Prävention – Fokus Betriebliche Gesundheitsförderung (BGF)

Diagramm 8   Beschäftigtenbefragung 2024 – Verfügbarkeit und Inanspruchnahme von Betrieblicher Gesundheitsförderung (BGF)

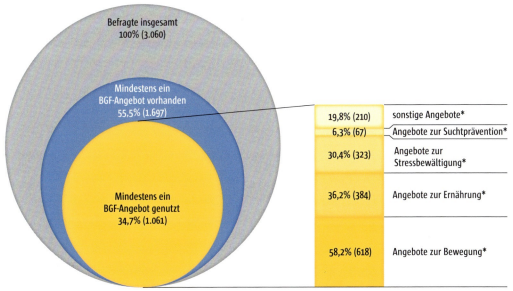

Anteile in Prozent (Anzahl der Befragten)   * Mehrfachnennungen möglich

- ren Unternehmen von den dort Beschäftigten genutzt.
- Die Mehrheit aller Beschäftigten bewertet Betriebliche Gesundheitsförderung als (sehr) wichtig für die eigene Gesundheit, wobei dieser Anteil mit der Betriebsgröße zunimmt.

Wie sich der Zusammenhang zwischen einer vorhandenen bzw. verfügbaren BGF-Ansprechperson und der Unternehmensgröße darstellt, zeigt das))) Diagramm 9. Wie bereits in ähnlicher Weise bei den Betriebsärztinnen und Betriebsärzten zu beobachten war ( ))) Diagramm 2), sind vor allem in den kleinen und mittleren Unternehmen (KMU) wesentlich seltener Ansprechpersonen für BGF vorhanden bzw. verfügbar, als dies in größeren Unternehmen der Fall ist: Im Vergleich zwischen Betrieben mit weniger als 10 Beschäftigten (26,1%) und solchen mit mehr als 500 Beschäftigten (70,1%) ist der Unterschied erheblich. Zudem lassen sich hier auch deutliche qualitative Unterschiede in der Relevanz von BGF feststellen: Während bei Unternehmen mit weniger als 10 Beschäftigten mit 11,7% immerhin noch die meisten Antworten auf „Es kümmert sich jemand bei Bedarf spontan darum." entfallen, sind es bei den Unternehmen zwischen 10 bis 49 Beschäftigten vor allem externe Dienstleister (20,4% bzw. 21,3%), die diese Aufgabe übernehmen. Erst in den größeren Unternehmen dominieren dann eigens dafür zuständige BGF-Verantwortliche (24,4% bzw. 43,3%), die sich um die Gesundheitsbelange der Beschäftigten kümmern. Neben der Tatsache, dass es trotz allem insgesamt für mehr als ein Viertel (27,3%) aller Beschäftigten keinerlei BGF-Angebote gibt, scheint es zudem bei einem nicht unerheblichen Teil (15,9%) an ausreichend transparenter Information und Kommunikation seitens der Arbeitsgebenden zum Thema BGF zu mangeln.

Wenig überraschend zeigt sich in))) Diagramm 10 bezüglich des Vorhandenseins mindestens eines BGF-Angebots im Unternehmen im Zusammenhang mit der Betriebsgröße ein ähnliches Muster, wie es bereits in))) Diagramm 9 sichtbar wurde: Mit zunehmender Betriebsgröße steigt die Wahrscheinlichkeit, dass das Unternehmen BGF-Angebote für seine Beschäftigten vorhält. Während dies auf nahezu drei Viertel (73,8%) der Unternehmen mit mehr als 500 Beschäftigten zutrifft, erreicht dieser Anteil bei den Kleinstunternehmen mit weniger als 10 Mitarbeitenden nicht einmal ein Drittel dieses Wertes

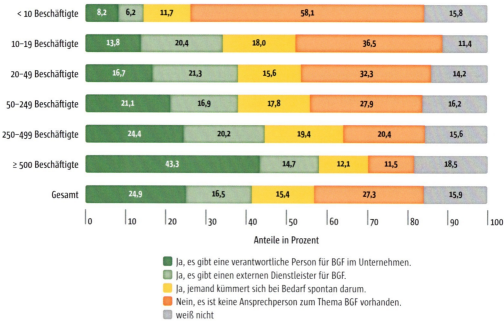

Diagramm 9 Beschäftigtenbefragung 2024 – Vorhandensein einer verantwortlichen Person für Betriebliche Gesundheitsförderung (BGF) nach Betriebsgröße

(23,2%). In ähnlicher Weise zeigt sich dieser Unterschied auch im Rahmen der Befragung für den))) BKK Gesundheitsreport 2017: Während damals insgesamt etwas weniger als die Hälfte (49,1%) der Beschäftigten angab, dass es mindestens ein BGF-Angebot im Unternehmen gibt, lagen die Quoten für Beschäftigte in Unternehmen mit weniger als 10 bzw. mit mehr als 500 Mitarbeitenden (20,6% vs.

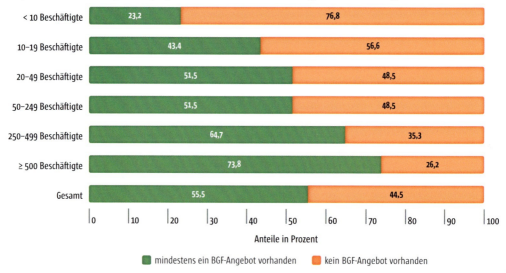

Diagramm 10 Beschäftigtenbefragung 2024 – Vorhandensein eines BGF-Angebots nach Betriebsgröße

Spurwechsel Prävention – Fokus Betriebliche Gesundheitsförderung (BGF)

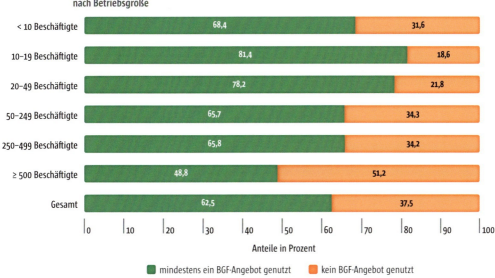

Diagramm 11 Beschäftigtenbefragung 2024 – Inanspruchnahme eines BGF-Angebots (insofern verfügbar bzw. vorhanden) nach Betriebsgröße

65,5 %) nahezu gleichweit auseinander. Positiv zu erwähnen sei an dieser Stelle, dass nicht nur insgesamt (+6,4 Prozentpunkte) der Anteil der Unternehmen mit BGF-Angeboten zugenommen hat, sondern diese Zunahme durchweg für alle Betriebsgrößen zu beobachten ist. Besonders stark ist dies erfreulicherweise vor allem bei Unternehmen mit 10 bis 19 Beschäftigten (+12,7 Prozentpunkte) und mit 20 bis 49 Beschäftigten (+16,7 Prozentpunkte) ausgeprägt.

Zusätzlich zu den hier dargestellten Ergebnissen, wurde auch noch das Vorhandensein von digitalen BGF-Angeboten (Apps, Schulungsvideos, Online-Kurse etc.) erfragt. Etwas weniger als ein Viertel (23,4 %) der Befragten gab an, dass mindestens ein digitales BGF-Angebot im Unternehmen vorhanden ist, wobei auch hier der Anteil mit zunehmender Betriebsgröße ansteigt (weniger als 10 Beschäftigte: 13,8 %; mehr als 500 Beschäftigte: 30,1 %).

Welcher Zusammenhang zwischen der Inanspruchnahme-Quote von BGF-Angeboten (insofern diese im Unternehmen verfügbar bzw. vorhanden sind) und der Anzahl der Mitarbeitenden im Unternehmen besteht, zeigt das))) Diagramm 11. Insgesamt etwas weniger als zwei Drittel (62,5 %) der Beschäftigten nutzen BGF-Angebote, wenn sie vorhanden sind. Überdurchschnittlich hoch fällt dieser Anteil in Unternehmen mit 10 bis 19 Beschäftigten (81,4 %) sowie 20 bis 49 Beschäftigten (78,2 %) aus. Überraschend ist dagegen der unterdurchschnittliche Anteil in großen Unternehmen mit 500 und mehr Beschäftigten von 48,8 %, vor allem, wenn man bedenkt, dass in dieser Unternehmensklasse die überwiegende Mehrheit der Beschäftigten (73,8 %) angibt, dass mindestens ein BGF-Angebot im Unternehmen vorhanden ist ())) Diagramm 10). Hier scheint es vermutlich einen gewissen Sättigungseffekt zu geben: Kleine und mittlere Unternehmen, in denen BGF-Angebote in Vergleich eher selten vorhanden sind, verzeichnen im Gegenzug eine überproportional hohe Quote von Beschäftigten, die diese in Anspruch nehmen. Bei der für den))) BKK Gesundheitsreport 2017 durchgeführten Umfrage zeigt sich ein ähnliches Muster, wobei der Abstand zwischen den Quoten für große (mehr als 500 Beschäftigte: 58,8 %) vs. kleine Unternehmen (10–19 Beschäftigte: 69,5 % bzw. 20–49 Beschäftigte: 68,5 %) etwas geringer ausfällt. Die anteilig größte Zunahme ist wiederum in den letztgenannten beiden Betriebsgrößenklassen (+11,9 Prozentpunkte bzw. +9,7 Prozentpunkte) zu verzeichnen, wohingegen bei den beiden größten Gruppen ein Rückgang der Inanspruchnahme (-4,8 Prozentpunkte bzw. -10,0 Prozentpunkte) erkennbar wird.

Im))) Diagramm 12 ist der Zusammenhang zwischen der subjektiv wahrgenommenen Wichtigkeit von BGF für die eigene Gesundheit der Beschäftigten und der Anzahl der Mitarbeitenden des zugehörigen Unternehmens dargestellt. Gut zu erkennen ist, dass über alle Betriebsgrößen hinweg der Anteil derjenigen, die BGF als wichtig bzw. sehr wichtig bewerten,

Spurwechsel Prävention – Ergebnisse der Beschäftigtenbefragung 2024

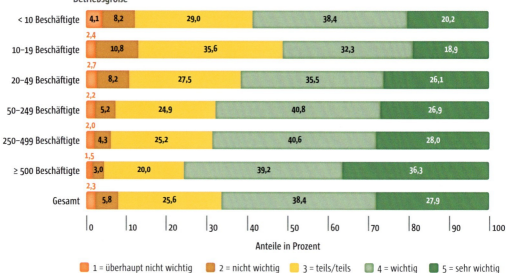

Diagramm 12 Beschäftigtenbefragung 2024 – Bewertung der Wichtigkeit von BGF für die eigene Gesundheit nach Betriebsgröße

durchgehend überwiegt (51,2%–75,5%). Im Detail wird deutlich, dass der Anteil mit einer positiven Bewertung mit der Anzahl der Mitarbeitenden im Unternehmen sukzessive ansteigt. Auch wenn dies insgesamt als positiv zu bewerten ist, so zeigt sich hier im Vergleich zur Befragung im Rahmen des))) BKK Gesundheitsreports 2017, dass dort die Anteile derjenigen, die BGF als wichtig bzw. sehr wichtig erachteten, in allen Betriebsgrößenklassen noch etwas höher lagen (70,1%–83,6%). Das Muster im Zusammenhang mit den Betriebsgrößen stellt sich aber in beiden Befragungen in gleicher Weise dar: Je mehr Mitarbeitende das Unternehmen hat, desto höher wird die Relevanz von BGF-Angeboten für die eigene Gesundheit eingeschätzt.

Auswertungen nach Wirtschaftsgruppen

- Ob eine BGF-Ansprechperson bzw. BGF-Angebote in Unternehmen vorhanden sind, ist maßgeblich von der Branche in welcher die/der Beschäftigte tätig ist, abhängig.
- Große Unterschiede gibt es bei der Nutzung von BGF-Angeboten, wobei mit 47,0% der Groß- und Einzelhandel den niedrigsten und mit 80,2% der Bereich Information und Kommunikation den höchsten Anteil aufweist.
- In allen Branchen bewertet die überwiegende Mehrheit der dort Beschäftigten BGF-Angebote für die eigene Gesundheit als (sehr) wichtig.

In))) Diagramm 13 ist die Verfügbarkeit einer BGF-Ansprechperson im Zusammenhang mit ausgewählten Wirtschaftsgruppen dargestellt. Zwischen den einzelnen Branchen werden dabei große Unterschiede sichtbar. Für knapp drei Viertel (74,4%) der Beschäftigten im Bereich Information und Kommunikation gibt es intern, extern oder bei Bedarf jemanden, der sich um das Thema BGF kümmert, während dieser Anteil bei den Beschäftigten der sonstigen wirtschaftlichen Dienstleistungen mit 36,2% nicht einmal halb so hoch ausfällt. Das Muster ähnelt dem, wie es bereits in))) Diagramm 5 im Zusammenhang mit der Verfügbarkeit einer Betriebsärztin/eines Betriebsarztes zu sehen war. So sind auch dort die Beschäftigten im Bereich Information und Kommunikation mit 62,8% an der Spitze zu finden, während in sonstigen wirtschaftlichen Dienstleistungen Tätige mit 31,4% einen wesentlich niedrigeren Anteil aufweisen. In letztgenannter Wirtschaftsgruppe sind – zusammen mit den Beschäftigten in Erziehung und Unterricht – jeweils auch mehr als ein Fünftel der Befragten zu finden, die gar keine Kenntnis über das Vorhandensein einer BGF-Ansprechperson im Unternehmen haben. Im Kontrast dazu ist dieser Anteil im Bereich Information und Kommu-

Spurwechsel Prävention – Fokus Betriebliche Gesundheitsförderung (BGF)

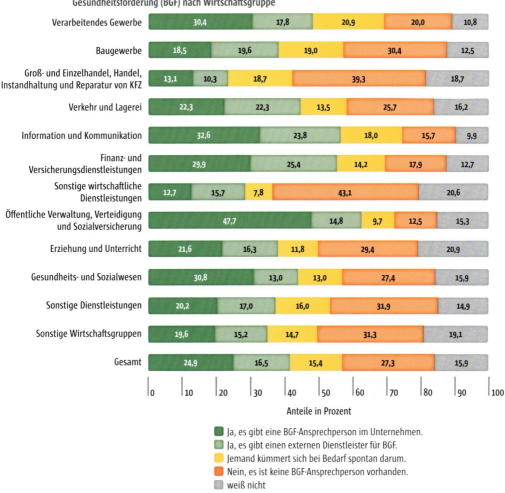

Diagramm 13 Beschäftigtenbefragung 2024 – Vorhandensein einer verantwortlichen Person für Betriebliche Gesundheitsförderung (BGF) nach Wirtschaftsgruppe

nikation gerade einmal halb so groß (9,9 %). Ein Teil der Unterschiede wird vermutlich auf die ungleiche Verteilung der Betriebsgrößen zwischen den Branchen zurückzuführen sein, beim Großteil liegen die Unterschiede jedoch in der Branche selbst begründet.

In ››› Diagramm 14 ist der Zusammenhang zwischen der Wirtschaftsgruppe und dem Vorhandensein von mindestens einem BGF-Angebot im Unternehmen dargestellt. Anteile deutlich über dem Durchschnitt weisen die Branchen Finanz- und Versicherungsdienstleistungen (70,9 %), Information und Kommunikation (73,3 %) sowie öffentliche Verwaltung, Verteidigung und Sozialversicherung (78,4 %) auf. Weniger BGF-Angebote als im Durchschnitt aller Unternehmen finden sich hingegen im Groß- und Einzelhandel sowie Handel, Instandhaltung und Reparatur von Kfz (39,7 %) sowie bei den sonstigen wirtschaftlichen Dienstleistungen (34,3 %).

Im Vergleich zur Befragung im Rahmen des ››› BKK Gesundheitsreports 2017 zeigt sich über alle Beschäftigten hinweg ein ähnliches Bild: Insgesamt

Diagramm 14 Beschäftigtenbefragung 2024 – Vorhandensein eines BGF-Angebots nach Wirtschaftsgruppe

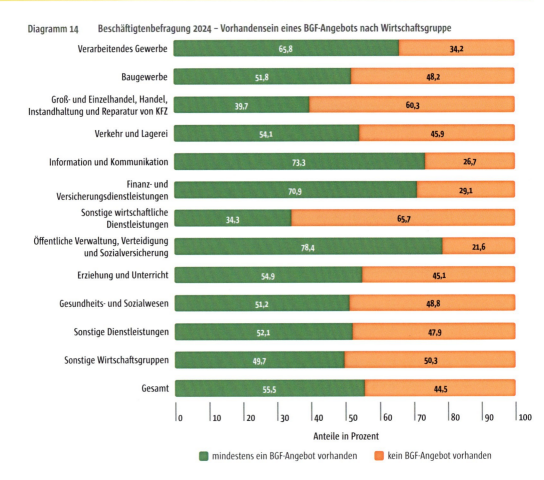

54,0 % gaben an, dass es mindestens ein BGF-Angebot im Unternehmen gibt (2024: 55,5 %). Ebenfalls ein ähnliches Muster ist für die branchenspezifische Betrachtung feststellbar. Während bei der überwiegenden Mehrheit der Beschäftigten in der öffentlichen Verwaltung, Verteidigung und Sozialversicherung mindestens ein BGF-Angebot vorhanden ist (2017: 72,4 %; 2024: 78,4 %), so ist dieser Anteil bei den sonstigen wirtschaftlichen Dienstleistungen nicht einmal halb so groß (2017: 35,5 %; 2024: 34,3 %).

Zusätzlich zu den hier dargestellten Ergebnissen, wurde auch noch das Vorhandensein von digitalen BGF-Angeboten (Apps, Schulungsvideos, Online-Kurse etc.) erfragt. Wenig überraschend ist mit 52,3 % der höchste Anteil für ein solches Angebot im Bereich Information und Kommunikation zu finden, hingegen mit 12,7 % ist dieser Anteil in den sonstigen wirtschaftlichen Dienstleistungen wiederum am niedrigsten ausgeprägt.

Sind in einem Unternehmen BGF-Angebote vorhanden, so werden diese von der Mehrzahl der dort

Spurwechsel Prävention – Fokus Betriebliche Gesundheitsförderung (BGF)

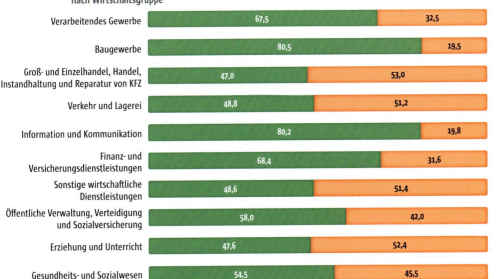

Diagramm 15 Beschäftigtenbefragung 2024 – Inanspruchnahme eines BGF-Angebots (insofern vorhanden bzw. verfügbar) nach Wirtschaftsgruppe

Beschäftigten (62,5%) mindestens einmal genutzt (››› Diagramm 15). Auch hier zeigen sich deutliche Abweichungen zwischen den Branchen: Über dem Durchschnitt liegen erwartungsgemäß die Inanspruchnahme-Quoten in den Branchen Information und Kommunikation (80,2%) sowie den Finanz- und Versicherungsdienstleistungen (68,4%) und dem verarbeitenden Gewerbe (67,5%), hingegen unter dem Durchschnitt bei den sonstigen wirtschaftlichen Dienstleistungen (48,6%). Dies korrespondiert mit dem entsprechenden über- bzw. unterdurchschnitt- lichen Angebots-Quoten, wie sie in ››› Diagramm 14 zu sehen sind. Es zeigen sich aber auch deutliche Abweichungen von diesem Muster: So ist mit 80,5% im Baugewerbe die höchste Inanspruchnahme-Quote trotz eher unterdurchschnittlicher Angebots-Quote (51,8%) zu finden. Ein umgekehrtes Bild zeigt sich hingegen in der öffentlichen Verwaltung, Verteidigung und Sozialversicherung: Trotz sehr hohem Anteil mit mindestens einem BGF-Angebot (78,4%) liegt die Inanspruchnahme-Quote mit 58,0% unter dem Gesamtdurchschnitt. Inwieweit hier weitere bran-

Diagramm 16 Beschäftigtenbefragung 2024 – Bewertung der Wichtigkeit von BGF für die eigene Gesundheit nach Wirtschaftsgruppe

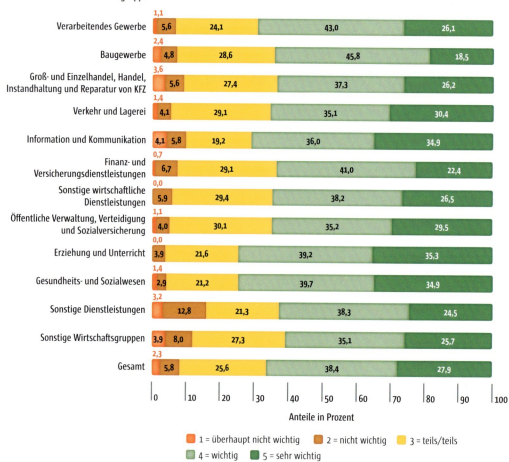

chenspezifische Effekte eine Rolle spielen, kann anhand der vorliegenden Daten nicht belegt werden, ist aber zu vermuten.

Wie wichtig die Beschäftigten BGF-Angebote für ihre eigene Gesundheit, in Abhängigkeit von der Branche des Unternehmens, in dem sie tätig sind bewerten, zeigt das))) Diagramm 16. Wie bereits bei der Betrachtung nach Betriebsgrößen ())) Diagramm 12), zeigt sich auch hier über alle Branchen hinweg, dass die überwiegende Mehrheit der Beschäftigten (66,3%) BGF-Angebote als wichtig bzw. sehr wichtig für die eigene Gesundheit einschätzt. Trotz allem sind Unterschiede zwischen den Branchen beobachtbar: Während bspw. Beschäftigte im Baugewerbe (64,3%) oder in den sonstigen Dienstleistungen (62,8%) eher tendenziell unter dem Gesamtwert liegen, fallen die entsprechenden Anteile in Information und Kommunikation (70,9%), in Erziehung und Unterricht (74,5%) und im Gesundheits- und Sozialwesen (74,6%) deutlich höher aus.

Bei der Beschäftigtenbefragung im Rahmen des))) Gesundheitsreports 2017 ergab sich ein ähnliches Bild: Die überwiegende Mehrheit (79,4%) der Beschäftigten gab an, dass sie die BGF-Angebote für die eigene Gesundheit als wichtig bis sehr wichtig erachtet. Auch hier zeigen sich Unterschiede zwischen den Branchen, wobei mit 86,1% der Spitzenwert ebenfalls im Bereich Gesundheits- und Sozialwesen zu finden war. Insgesamt haben allerdings in allen Branchen die Anteile der Beschäftigten, die BGF-Angebote als für ihre Gesundheit wichtig bzw. sehr wichtig bewerten, im Zeitverlauf abgenommen. Inwieweit es sich dabei um einen Stichprobeneffekt (für beide Befragungen wurden unterschiedliche

Spurwechsel Prävention – Fokus Betriebliche Gesundheitsförderung (BGF)

Teilnehmende rekrutiert, die aber gleichzeitig eine nach Alter, Geschlecht und Wohnort ähnliche Struktur aufweisen) oder eine reelle Veränderung der Einschätzung handelt, kann anhand der vorliegenden Daten nicht abschließend bewertet werden. Festzustellen bleibt, dass es in beiden Befragungswellen einen deutlichen (und jeweils statistisch signifikanten) Unterschied in der Bewertung dieser Fragen zwischen den einzelnen Branchen gibt.

Exkurs Zusätzliche Wünsche für BGF-Angebote

- Am häufigsten wünschen sich Beschäftigte zusätzliche BGF-Angebote für die Bereiche Bewegung, Ernährung und Stressbewältigung.
- Es zeigt sich eine hohe Übereinstimmung mit den bereits vorhandenen BGF-Angeboten, bei denen ebenfalls Bewegung, Ernährung und Stressbewältigung am häufigsten vorhanden sind bzw. genutzt werden.

Ergänzend zu den vorhandenen und in Anspruch genommenen BGF-Maßnahmen wurden die Beschäftigten zudem gefragt, welche zusätzlichen BGF-Angebote sie sich wünschen (**))** Diagramm 17). Hierbei wurden auch die Beschäftigten eingeschlossen, in deren Unternehmen bisher gar keine BGF-Angebote vorhanden sind. Über ein Drittel der Befragten (37,4 %) wünscht sich zusätzliche BGF-Angebote zum Thema Bewegung. An zweiter Stelle mit einem Anteil von etwas weniger als einem Drittel der Befragten (31,8 %) folgen die BGF-Angebote zur Stressbewältigung sowie mit etwas mehr als einem Viertel der Antworten (26,3 %) die BGF-Angebote zur Ernährung. Im Zusammenhang mit den in Anspruch genommenen Angeboten (**))** Diagramm 8) zeigt sich ein hoher Grad der Übereinstimmung zu den (zusätzlichen) Wünschen. In beiden Fällen sind die BGF-Angebote zu Bewegung, Ernährung und Stressbewältigung anteilig am stärksten vertreten, während BGF-Angebote zur Suchtprävention – zumindest im Arbeitskontext – eher eine untergeordnete Rolle spielen.

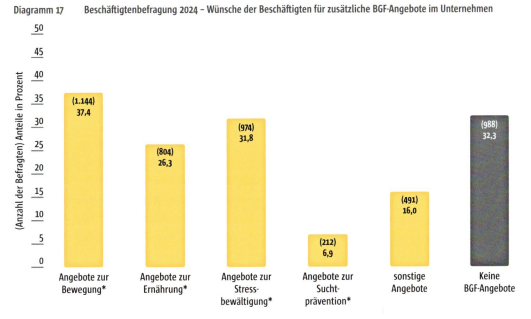

Diagramm 17 Beschäftigtenbefragung 2024 – Wünsche der Beschäftigten für zusätzliche BGF-Angebote im Unternehmen

* Mehrfachangaben möglich

Fazit und Ausblick

Die diesjährige Beschäftigtenbefragung beschäftigt sich im Schwerpunkt mit der Prävention und Gesundheitsförderung im arbeitsweltlichen Kontext. Der Fokus liegt dabei zum einen auf den betriebsärztlichen Leistungen und zum anderen auf dem Feld der Betrieblichen Gesundheitsförderung (BGF). Während betriebsärztliche Basisleistungen zum Arbeits- und Gesundheitsschutz für jedes Unternehmen unabhängig von Branche oder Größe gesetzlich verpflichtend sind, handelt es sich bei BGF-Angeboten um eine freiwillige Leistung von Unternehmen für ihre Beschäftigten. Deshalb sind die Zahlen auf den ersten Blick dahingehend etwas überraschend, dass ein höherer Anteil von Beschäftigten eher von vorhandenen BGF-Angeboten als von betriebsärztlichen Angeboten berichtet. Bei genauerer Betrachtung wird jedoch deutlich, dass ein nicht unerheblicher Teil der betriebsärztlichen Beratungs- und Unterstützungsleistungen, insbesondere in Unternehmen mit weniger als 50 Mitarbeitenden, größtenteils ohne den direkten Kontakt zu den Beschäftigten selbst stattfinden kann (bspw. Gefährdungsbeurteilungen oder Schulungen für Verantwortliche für den Arbeits- und Gesundheitsschutz) und somit von den Mitarbeitenden wahrscheinlich in geringerem Maße wahrgenommen werden, als dies bei den BGF-Angeboten der Fall ist. Dies ist sicherlich auch ein Grund, warum die Bewertung der Wichtigkeit des betriebsärztlichen Dienstes für die eigene Gesundheit etwas schlechter ausfällt, als dies bei den BGF-Angeboten der Fall ist. Darüber hinaus werden aber auch deutliche Unterschiede im Zusammenhang mit der Betriebsgröße und der Wirtschaftsgruppe, in der die Befragten tätig sind, sichtbar. Unternehmen mit wenigen Mitarbeitenden weisen sowohl bei der betriebsärztlichen Betreuung als bei den BGF-Angeboten weniger Struktur und Angebote als Unternehmen mit mehr Beschäftigten auf. Sind hingegen BGF-Angebote vorhanden, so zeigt sich in allen Unternehmensgrößen ein hoher Nutzungsgrad. Der Bedarf an Angeboten zum Arbeits- und Gesundheitsschutz sowie zur BGF besteht also unabhängig von der Unternehmensgröße, wobei hier insbesondere bei den kleinen und mittleren Unternehmen noch viel Potenzial vorhanden ist, welches allerdings anderer (externer) Unterstützungsmodelle bedarf, während in größeren Unternehmen diese Strukturen, bspw. in Form von für diese Aufgabe zuständigem Personal, meist bereits (intern) vorhanden sind.

Ebenfalls große Unterschiede sowohl bei der betriebsärztlichen Betreuung als auch bei BGF werden im Vergleich zwischen den Wirtschaftsgruppen deutlich. Zum Teil hängen diese Unterschiede auch mit der differierenden Verteilung der Betriebsgrößen zwischen den Branchen zusammen, hauptsächlich sind sie aber durch die Wirtschaftsgruppe selbst begründet. Wie bereits im Zusammenhang mit der Anzahl der Mitarbeitenden, zeigt sich auch bei der Wirtschaftsgruppe, dass BGF-Angebote als wichtiger für die eigene Gesundheit im Vergleich zu betriebsärztlichen Angeboten bewertet werden. Anders hingegen bei der Inanspruchnahme, insofern entsprechende Angebote vorhanden sind: Hier zeigen sich sehr deutliche Unterschiede, hinter denen vermutlich weitere branchenspezifische Ursachen stecken, die in zukünftigen Betrachtungen näher beleuchtet werden müssen.

Betriebsärztliche Leistungen als Basis des Arbeits- und Gesundheitsschutzes sowie Betriebliche Gesundheitsförderung und das in der vorliegenden Befragung nicht betrachtete Betriebliche Eingliederungsmanagement (BEM) bilden zusammen die drei Bausteine eines ganzheitlichen Betrieblichen Gesundheitsmanagements (BGM). Dabei erscheint es sinnvoll, eine Kombination aus den bestehenden Elementen, bspw. von betriebsärztlichen Maßnahmen aus denen Empfehlungen für BGF-Angebote entstehen können, noch besser miteinander zu vernetzen. Zudem weisen Unternehmen mit wenigen Mitarbeitenden und in bestimmten Branchen besonderen (externen) Unterstützungsbedarf auf, da sie oftmals nicht über die notwendigen internen Struk-

Fazit und Ausblick

turen verfügen, um entsprechende Angebote aus eigener Kraft zu stemmen. An dieser Stelle leisten die Betriebskrankenkassen im Rahmen ihrer Aktivität bei den bereits erwähnten BGF-Koordinierungsstellen einen wichtigen Beitrag. Nicht zuletzt bietet hierbei auch der))) BKK Gesundheitsreport Möglichkeiten, sich bspw. hinsichtlich ausgewählter Kennzahlen mit der eigenen Branche zu vergleichen und so BGF-Bedarfe bzw. die Wirksamkeit laufender BGF-Angebote zu messen. Darüber hinaus bieten die jährlich im))) Block Praxis veröffentlichten Gastbeiträge einen Einblick in konkrete Projekte, die Unternehmen als Blaupause für ihre eigenen Aktivitäten für ein ganzheitliches BGM nutzen können.

1

Arbeitsunfähigkeit

Dirk Rennert, Karin Kliner und Matthias Richter

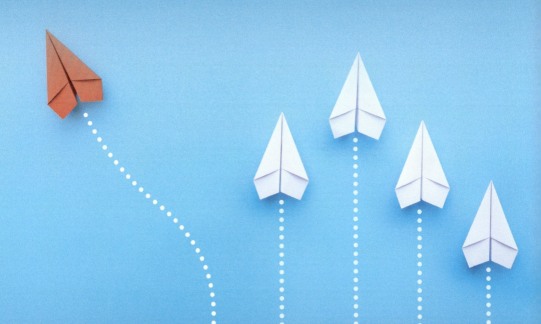

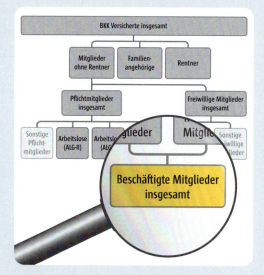

In diesem Abschnitt werden die Kennzahlen des Arbeitsunfähigkeitsgeschehens (AU-Geschehens) der ca. 4,8 Mio. beschäftigten BKK Mitglieder im Jahr 2023 analysiert und dargestellt.

1.1 AU-Geschehen im Überblick

1.1.1 Allgemeine AU-Kennzahlen und Langzeittrends

- Mit 22,4 AU-Tagen je Beschäftigten liegen die krankheitsbedingten Fehlzeiten im Jahr 2023 nur minimal unter dem Höchstwert des Vorjahres.
- Dagegen wird mit 1,95 AU-Fällen je Beschäftigten im aktuellen Jahr ein neuer Höchstwert bei den Fallzahlen in der letzten Dekade erreicht.
- Die Falldauer hat dagegen mit 11,5 AU-Tagen je Fall den niedrigsten Wert in den letzten Jahren erreicht, was mit den weiterhin überproportional häufig auftretenden Kurzzeit-AU-Fällen zusammenhängt.

Interaktive Daten zur Arbeitsunfähigkeit

Das Angebot und die Erweiterung digitaler Inhalte im Rahmen des BKK Gesundheitsreports schaffen zusätzliche Mehrwerte für alle Interessierten. Neben dem nun vollständig digitalisierten ⟫⟫⟫ Tabellenanhang A werden ergänzend interaktive und grafisch aufbereitete Auswertungen zur Arbeitsunfähigkeit zur Verfügung gestellt. Mit wenigen Klicks können Kennwerte und Statistiken nach eigenen Bedürfnissen zusammengestellt werden. Weitere Informationen hierzu finden Sie unter folgendem Link/QR-Code: https://www.bkk-dachverband.de/statistik/kennzahlen-zum-bkk-gesundheitsreport/arbeitsunfaehigkeit

Diagramm 1.1.1 Arbeitsunfähigkeit – AU-Kennzahlen der beschäftigten Mitglieder im Zeitverlauf (2013–2023)

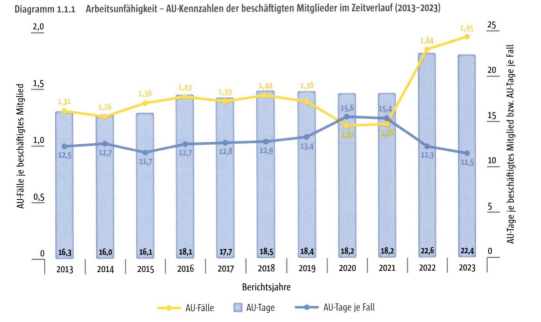

1 Arbeitsunfähigkeit

Die Entwicklung der AU-Kennzahlen in den vergangenen Jahren ist in))) Diagramm 1.1.1 zu sehen.

Zwischen 2013 und 2019 sind nur geringe Schwankungen der abgebildeten Jahresdurchschnittswerte erkennbar. Am Beispiel des Jahres 2015 zeigen sich die Auswirkungen einer im besagten Jahr stark ausgeprägten Grippe- und Erkältungswelle: Im Vergleich zum Jahr 2014 sind die AU-Fälle überproportional angestiegen, während sich die zugehörigen AU-Tage kaum verändert haben und was in Folge zu einer im Vergleich relativ niedrigen Falldauer geführt hat. Hintergrund dieses Effekts sind durch eine Grippe- und Erkältungswelle überdurchschnittlich häufig auftretende AU-Fälle, die aber meist mit einer kurzen Falldauer von wenigen Tagen einhergehen. In den ersten beiden Jahren (2020 und 2021) der Coronavirus-Pandemie ist dagegen ein anderes Muster erkennbar: Während wiederum die AU-Tage wenig verändert zu den Vorjahren sind, ist ein deutlicher Einbruch bei den zugehörigen AU-Fällen erkennbar, was im Gegenzug zu einem sichtbaren Anstieg der durchschnittlichen Falldauer führt. Durch die Schutzmaßnahmen im Rahmen der Pandemie und dem damit verbundenen Rückgang von Infektionen und Atemwegserkrankungen sind in diesem Kontext auch die zugehörigen AU-Fälle stark zurückgegangen. Allerdings beeinflussen diese Kurzzeit-Fälle die durchschnittlichen AU-Tage nur minimal, da diese vor allem durch Langzeit-Fälle beeinflusst werden (vgl.))) Diagramm 1.1.3). Dagegen hat der Rückgang bei den Kurzzeit-Fällen in diesem Zeitraum deutliche Auswirkung auf die durchschnittliche Falldauer, die dadurch sprunghaft angestiegen ist. Ab dem Jahr 2022 ist, verursacht durch den Wegfall aller Pandemie-Schutzmaßnahmen und den damit in Verbindung stehenden mehreren verschiedenen Infektionswellen über das ganze Jahr, sowohl ein Anstieg der AU-Tage als auch der AU-Fälle zu beobachten. Die Vielzahl der Kurzzeiterkrankungen hat zudem dazu geführt, dass die durchschnittliche Falldauer wieder deutlich gesunken ist. Es lässt sich feststellen, dass im Jahr 2023 zwar mit 22,4 AU-Tagen je Beschäftigten der Vorjahreswert leicht unterschritten wird, mit 1,95 AU-Fällen je Beschäftigten jedoch ein neuer Höchstwert erreicht wird. Daraus resultiert wiederum eine unterdurchschnittliche Falldauer mit 11,5 AU-Tagen je AU-Fall. Im Folgenden werden die Details näher betrachtet.

Ergänzend sind in))) Diagramm 1.1.2 die Prozentanteile der Beschäftigten nach der Anzahl der AU-Fälle in den letzten Jahren zu sehen. An dieser Stelle werden die Auswirkungen der stark ausgeprägten Infektionswellen in den Jahren 2015 (37,1%) sowie vor allem 2022 (32,4%) und 2023 (33,3%) anhand der sehr niedrigen Anteile von Beschäftigten deutlich, die gar keinen AU-Fall im entsprechenden Zeitraum

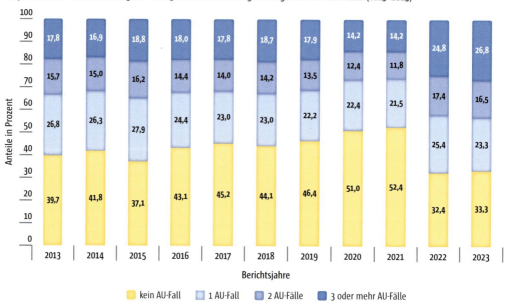

Diagramm 1.1.2   Arbeitsunfähigkeit – AU-Quoten der beschäftigten Mitglieder im Zeitverlauf (2013–2023)

1.1 AU-Geschehen im Überblick

Diagramm 1.1.3 Arbeitsunfähigkeit – AU-Kennzahlen der beschäftigten Mitglieder – Verteilung nach Dauerklassen im Zeitverlauf (2019–2023)

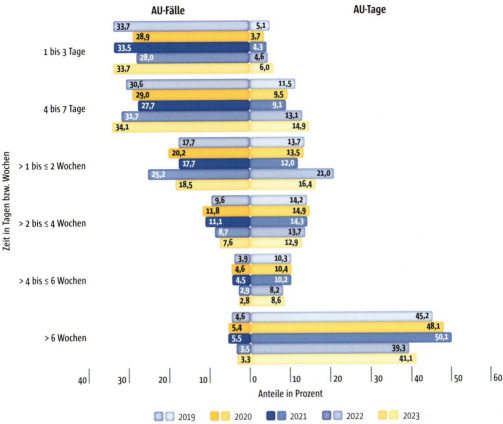

aufweisen. Im Kontrast dazu lagen diese Werte in den Jahren 2020 (51,0%) und 2021 (52,4%) deutlich über allen anderen Jahreswerten, wobei hier die Schutzmaßnahmen in der Pandemie zur Kontakt- und somit auch Ansteckungsvermeidung hauptsächlich für diesen Effekt sind. Wie sich die Zahlen in den kommenden Jahren mit einem perspektivisch normal ausgeprägten Infektionsgeschehen entwickeln werden und welche Rolle dabei die Regelung zur Krankschreibung per Telefon bzw. Videosprechstunde, die digitale Übermittlung der AU-Bescheinigung sowie auch die durch die Pandemie erhöhte Sensibilität gegenüber Präsentismus vor allem im Kontext von Atemwegsinfekten spielen, wird Gegenstand zukünftiger Betrachtungen sein.

Die telefonische Krankschreibung

Im Rahmen der Coronavirus-Pandemie erstmals eingeführt, konnten sich Betroffene bei leichten Atemwegserkrankungen telefonisch eine Arbeitsunfähigkeit bescheinigen lassen. Diese Regelung galt zunächst im Zeitraum vom 9.3. bis 31.5.2020 bzw. vom 19.10.2020 bis 31.5.2022. Aufgrund des Anstiegs der COVID-19-Infektionszahlen im II. Quartal 2022 wurde die Möglichkeit zur telefonischen Krankschreibung ab dem 4.8.2022 wieder aktiviert und blieb bis zum 31.03.2023 gültig[1]. Seit dem 7.12.2023 wur-

---

1 G-BA (Hrsg.) Arbeitsunfähigkeits-Richtlinie: COVID-19-Epidemie – Verlängerung der bundesweiten Sonderregelung zur telefonischen Feststellung von Arbeitsunfähigkeit https://www.g-ba.de/beschluesse/5725/ [abgerufen am 28.05.2024].

de die Möglichkeit zur telefonischen Feststellung von Arbeitsunfähigkeit dauerhaft in die AU-Richtlinie des Gemeinsamen Bundesausschusses (G-BA) aufgenommen[2].

Die Krankschreibung per Videosprechstunde

Seit Oktober 2020 besteht die Möglichkeit, dass der Arzt/die Ärztin eine Arbeitsunfähigkeit auch im Rahmen einer Videosprechstunde feststellen kann, insofern die betroffene Person bereits schon in der entsprechenden Praxis bekannt ist. Seit Januar 2022 wurde diese Möglichkeit zusätzlich auf Personen erweitert, die der Praxis bisher nicht bekannt sind. Im Unterschied zu Personen, die in der Praxis bereits bekannt sind, beschränkt sich hier die Dauer der Krankschreibung auf maximal 3 Kalendertage, bei in der Praxis bekannten Personen sind es maximal 7 Kalendertage. Für eine Folgebescheinigung ist in beiden Fällen ein persönlicher Praxisbesuch notwendig[3].

Die elektronische AU-Bescheinigung

Seit dem 1.1.2021 werden von dem Arzt/der Ärztin ausgestellte AU-Bescheinigungen digital an die Krankenkasse des Versicherten übermittelt. Seit dem 1.1.2023 findet dieser digitale Versand ebenfalls an den Arbeitgebenden des Versicherten[4] statt. Somit entfällt nicht nur das Drucken der AU-Bescheinigung, sondern auch der Aufwand, der dem Versicherten zusätzlich durch den Versand an Krankenkasse und Arbeitgebenden entsteht. Darüber hinaus kann durch das digitale Verfahren das AU-Geschehen noch vollständiger abgebildet werden, da nun alle ausgestellten AU-Bescheinigungen in die Auswertungen einbezogen werden können.

Neben der reinen Betrachtung der Häufigkeit von AU-Fällen bzw. AU-Tagen gibt ein differenzierter Blick auf die zugehörige Dauer pro Fall Aufschluss darüber, wie die Verteilung auf die verschiedenen Dauerklassen ausfällt. Dabei zeigt sich, dass die überwiegende Mehrheit aller AU-Fälle (58,0%–67,8%) maximal 7 Kalendertage andauert (**)))** Diagramm 1.1.3). Gleichzeitig entfällt nur ein kleiner Teil der AU-Tage (13,2%–20,9%) gemessen an allen AU-Tagen auf diese Kurzzeitfälle. Umgekehrt ist nur ein relativ kleiner Teil der AU-Fälle (3,3%–5,5%) mit einem Langzeitfall von mehr als 6 Wochen Dauer verbunden. Allerdings sind diese wenigen Langzeitfälle für den mit Abstand größten Anteil der AU-Tage (39,3%–50,1%) verantwortlich. Wie bereits im Vorjahr sind im Jahr 2023 wieder zwei Entwicklungen auffällig: Zum einen sind die Anteile der AU-Fälle und AU-Tage mit einer kürzeren Falldauer (zwischen 4 bis 14 Tagen) weiterhin deutlich erhöht. Im Gegenzug liegen die Anteile der AU-Fälle und AU-Tage im Zusammenhang mit einer Falldauer von mehr als sechs Wochen weiterhin deutlich unter denen der Vorjahre. Auch hier ist wesentlich das erhöhte Infektionsgeschehen im Jahr 2023 als Ursache dieses Musters zu benennen.

1.1.2 Aktuelle Entwicklungen im Jahr 2024

- Der Krankenstand liegt im ersten Halbjahr des Jahres 2024 etwa auf dem gleichen hohen Niveau, wie es bereits in den letzten beiden Jahren zu beobachten war.
- Hauptursache sind die weiterhin überdurchschnittlich hohen Krankenstände im Zusammenhang mit Atemwegserkrankungen, verursacht durch parallele Infektionswellen mit unterschiedlichen viralen Erregern.
- Im II. Quartal 2024 zeichnet sich eine allmähliche Normalisierung des Krankenstands ab, allerdings liegen die Werte weiterhin über dem vorpandemischen Niveau.

Neben den Jahresstatistiken stehen zusätzlich aktuelle monatliche AU-Kennzahlen der beschäftigten Mitglieder zur Verfügung. Es handelt sich hierbei um eine monatliche Vollerhebung des AU-Geschehens unter den beschäftigten BKK Mitgliedern. Berichtet wird der Krankenstand insgesamt, sowie zusätzliche differenzierte Werte nach Altersgruppen, Wirtschaftsgruppen, Berufsgruppen, Diagnosehauptgruppen sowie Bundesländern. Die monatliche Krankenstandstatistik ermöglicht es, schon frühzeitig Trends sowie saisonale Entwicklungen im laufenden Jahr zu erkennen.

---

2 G-BA (Hrsg.) Arbeitsunfähigkeits-Richtlinie: Telefonische Feststellung von Arbeitsunfähigkeit https://www.g-ba.de/beschluesse/6324/ [abgerufen am: 28.05.2024]

3 G-BA (Hrsg.) Arbeitsunfähigkeits-Richtlinie: Feststellung der Arbeitsunfähigkeit bei ausschließlicher Fernbehandlung https://www.g-ba.de/beschluesse/5149/ [abgerufen am: 29.05.2024]

4 Der Arbeitnehmende muss den Arbeitgebenden weiterhin über die Arbeitsunfähigkeit informieren. Anschließend kann der Arbeitgebende die elektronische AU-Bescheinigung bei der Krankenkasse des Arbeitnehmenden digital anfordern.

1.1 AU-Geschehen im Überblick

Diagramm 1.1.4 Arbeitsunfähigkeit – Monatlicher Krankenstand der beschäftigten Mitglieder nach ausgewählten Diagnosehauptgruppen im Zeitverlauf (Januar 2022 – Juni 2024)

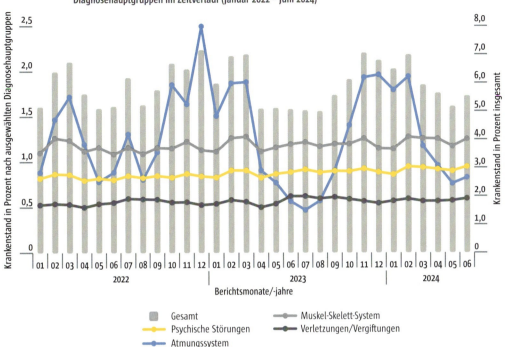

Interaktive Daten zu Arbeitsunfähigkeit

Die **Monatsstatistik** der beschäftigten Mitglieder der Betriebskrankenkassen steht allen Interessierten auf der Internetseite des BKK Dachverbandes zur Verfügung. Aktuell werden deutschlandweit monatlich jeweils mehr als 4,7 Millionen Beschäftigte in diese Auswertung eingeschlossen. Insbesondere die Detailauswertungen nach Wirtschafts- und Berufsgruppen werden von zahlreichen Akteuren aus der Arbeitswelt als Referenz- und Vergleichswerte genutzt. Weitere Informationen und Statistiken finden Sie unter folgendem Link/QR-Code: https://www.bkk-dachverband.de/statistik/monatlicher-krankenstand

Der Blick auf die aktuelle Entwicklung im Jahr 2024 (⟩⟩⟩ Diagramm 1.1.4) zeigt, dass im ersten Halbjahr ähnlich hohe Krankenstände wie in den vergangenen beiden Jahren erreicht wurden. Weiterhin sind hierfür vor allem die überdurchschnittlich ausgeprägten multiplen Infektionswellen verantwortlich, auf die im Folgenden näher eingegangen werden soll.

Eine Grippe- und Erkältungswelle führt meist im I. und/oder im IV. Quartal eines Jahres dazu, dass der Krankenstand vor allem aufgrund von Atemwegsinfekten deutlich ansteigt, während diese Erkrankungsgruppe im restlichen Kalenderjahr für das AU-Geschehen eher eine untergeordnete Rolle spielt. Ursachen dieser hohen Werte sind meist das parallele Auftreten weiterer verschiedener viraler Erreger als Ursache von Atemwegserkrankungen. So fand nach Angaben des Robert Koch-Instituts in der aktuellen Saison die Grippewelle von der 50. Kalenderwoche 2023 bis zur 12. Kalenderwoche 2024 statt, nahezu parallel dazu war eine RSV-Welle (47. KW 2023 bis 10. KW 2024) zu verzeichnen[5].

Für das II. Quartal 2024 zeichnet sich dahingehend eine Normalisierung ab, dass saisonal bedingt die Krankenstände im Zusammenhang mit Atemwegserkrankungen im Vergleich zum I. Quartal deutlich zurückgegangen sind. Die Werte liegen allerdings tendenziell über denen der II. Quartale 2022

---

[5] RKI (Hrsg.) ARE-Wochenbericht KW 28/2024. https://influenza.rki.de/Wochenberichte/2023_2024/2024-28.pdf [abgerufen am 18.07.2024].

und 2023. Dies deckt sich mit den Ergebnissen der Berichterstattung aus dem GrippeWeb[6] des Robert Koch-Instituts. Dort ist ebenfalls zu erkennen, dass die Werte für verschiedene Atemwegserkrankungen zwar im II. Quartal 2024 gesunken sind, allerdings, wie bereits in den letzten beiden Jahren, weiterhin auf einem hohen Niveau verharren. Neben einer ungewöhnlich hoch ausgeprägten viralen Aktivität verschiedener Erreger von Atemwegserkrankungen dürften auch besondere Ereignisse mit überdurchschnittlicher Kontaktfrequenz, wie bspw. die Fußball-EM, zur verstärkten Verbreitung solcher Erkrankungen beigetragen haben. Zudem ist davon auszugehen, dass ein substanzieller Teil von COVID-19-Fällen in den AU-Bescheinigungen mangels Testung als Atemwegserkrankung kodiert wurde.

Zum aktuellen Zeitpunkt (Sommer 2024) kann noch keine präzise Prognose für die Entwicklung des Krankenstands im zweiten Halbjahr 2024 abgegeben werden. Bereits einfache Maßnahmen, wie bei leichten Erkältungssymptomen nicht krank zur Arbeit zu gehen, im Herbst/Winter wieder vermehrt die Möglichkeit zum mobilen Arbeiten zu nutzen, etwaige Impfungen gegen Grippe und/oder COVID-19 aufzufrischen und wo es Sinn ergibt, eine Maske zu tragen, können helfen, nicht nur die eigene Gesundheit, sondern auch den Krankenstand der Beschäftigten insgesamt positiv zu beeinflussen. Arbeitgeber können die Beschäftigten hierbei durch geeignete Rahmenbedingungen (bspw. flexible Angebote zur mobilen Arbeit) unterstützen. Nicht zuletzt sollte auch die Möglichkeit zur telefonischen Krankschreibung bzw. per Videosprechstunde vor allem bei akuten Infekten genutzt werden, um die Ansteckung weiterer Personen zu vermeiden.

Infobox Prävention

Mittels der Monatsstatistik der Betriebskrankenkassen kann im arbeitsweltlichen Kontext auch kurzfristig auf aktuelle Entwicklungen im Krankheitsgeschehen reagiert werden. Dabei spielen vor allem die Atemwegserkrankungen als wichtige saisonale Erkrankung eine bedeutende Rolle. Hier können Betriebe mit niederschwelligen Maßnahmen, die vor allem auf die Vermeidung bzw. Verringerung von direkten Kontakten zwischen Beschäftigten und/oder Kunden abzielen, viel bewirken.

---

6 RKI (Hrsg.) Grippeweb: https://www.rki.de/DE/Content/Infekt/Sentinel/Grippeweb/grippeweb_node.html [abgerufen am 18.07.2024].

1.2 AU-Geschehen nach Krankheitsarten

Der folgende Abschnitt nimmt die für das AU-Geschehen der beschäftigten Mitglieder wichtigsten Diagnosehauptgruppen bzw. Diagnosen in den Blick, wobei sowohl kurz- als auch langfristige Entwicklungen näher betrachtet werden.

1.2.1 Diagnosehauptgruppen im Überblick

- Mehr als ein Drittel (35,4%) aller AU-Fälle geht im Jahr 2023 auf Atemwegserkrankungen zurück.
- Jeweils etwa jeder fünfte AU-Tag wird im aktuellen Berichtsjahr durch Muskel-Skelett-Erkrankungen (20,1%) bzw. Atemwegserkrankungen (19,9%) verursacht.
- Im Zeitraum zwischen 2016 und 2023 ist der Anstieg bei den AU-Tagen v.a. auf Atemwegserkrankungen und psychische Störungen zurückzuführen.

Wie in))) Diagramm 1.2.1 zu erkennen ist, ist für mehr als jeden dritten AU-Fall (35,4%) und mehr als jeden fünften AU-Tag (19,9%) im Jahr 2023 eine Atem-

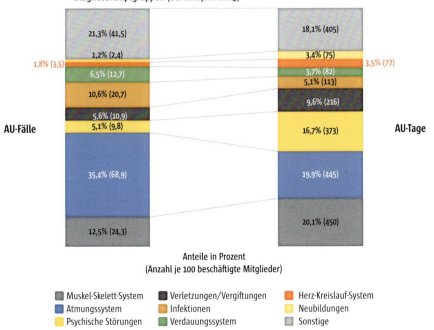

Diagramm 1.2.1 Arbeitsunfähigkeit – AU-Kennzahlen der beschäftigten Mitglieder – Verteilung der wichtigsten Diagnosehauptgruppen (Berichtsjahr 2023)

wegserkrankung verantwortlich. Damit ist diese Krankheitsart weiterhin die häufigste Ursache für AU-Fälle. Bei den AU-Tagen nehmen die Muskel-Skelett-Erkrankungen mit 20,1 % in diesem Jahr wieder den ersten Platz der Ursachen für die krankheitsbedingten Ausfallzeiten ein. Psychische Störungen kommen zwar mit 5,1 % der AU-Fälle seltener als Ursache von Fehlzeiten vor, allerdings stehen diese wenigen Fälle mit einem relativ hohen Anteil an Fehltagen (16,7 % der AU-Tage) im Zusammenhang. Allein diese drei Krankheitsarten sind für mehr als die Hälfte aller AU-Fälle (52,9 %) und AU-Tage (56,7 %) verantwortlich. Weitere relevante Ursachen von krankheitsbedingter Arbeitsunfähigkeit sind die Verletzungen und Vergiftungen sowie auch die Infektionen.

Um langfristige Entwicklungen im AU-Geschehen abzubilden, ist die Betrachtung eines größeren Zeitausschnitts sinnvoll, wie er für die AU-Fälle in))) Diagramm 1.2.2 bzw. für die AU-Tage in))) Diagramm 1.2.3 zu sehen ist. In den Jahren 2013, 2015 und 2018 treten bei den AU-Fällen höhere Werte auf, die mit einer jeweils stark ausgeprägten Grippe- und Erkältungswelle zusammenhängen. Dies lässt sich eindrücklich an den jeweiligen Spitzen in den Fehlzeiten aufgrund von Atemwegserkrankungen zeigen. In den beiden letzten Jahren ist dieser Effekt mit überdurchschnittlich vielen AU-Fällen und AU-Tagen für die Atemwegserkrankungen besonders auffällig. Dies gilt in ähnlichem Maße, wenn auch auf einem wesentlich niedrigeren Niveau, für die Infektionen, die im gleichen Zeitraum ebenfalls neue Höchstwerte erreicht haben. Wie bereits in))) Diagramm 1.1.4 deutlich wurde, gab es im Jahr 2023 vor allem im I. sowie auch im IV. Quartal jeweils eine ausgeprägte Infektionswelle, in der mehrere virale Erreger als Ursache von unterschiedlichen Atemwegserkrankungen parallel aktiv waren und zu entsprechend hohen Fehlzeiten geführt haben. Das allein ist aber noch keine hinreichende Erklärung für die extrem hohen Werte. Hinzu kommt, dass selbst in den Sommermonaten des zurückliegenden Jahres diese virale Aktivität und somit die zugehörigen AU-Kennzahlen im Kontext von Atemwegserkrankungen deutlich über denen der Vorjahre lagen.

Aufgrund der Umstellung der Berechnungsmethodik (vgl.))) Methodische Hinweise) im Jahr 2016 sind Vergleiche mit den Vorjahren nur eingeschränkt

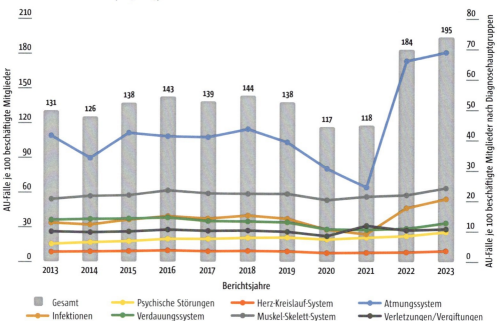

Diagramm 1.2.2 Arbeitsunfähigkeit – AU-Fälle der beschäftigten Mitglieder nach ausgewählten Diagnosehauptgruppen im Zeitverlauf (2013–2023)

1.2 AU-Geschehen nach Krankheitsarten

Diagramm 1.2.3 Arbeitsunfähigkeit – AU-Tage der beschäftigten Mitglieder nach ausgewählten Diagnosehauptgruppen im Zeitverlauf (2013–2023)

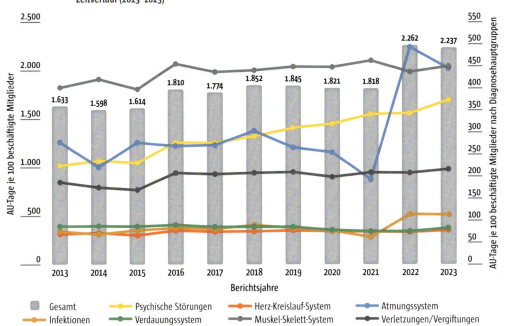

möglich. Bezogen auf den Zeitraum 2016 bis 2023 sind sowohl bei den AU-Fällen (+0,52 AU-Fälle je Beschäftigten) als auch bei den AU-Tagen (+4,27 AU-Tage je Beschäftigten) insgesamt Steigerungen feststellbar. Der davon mit Abstand größte Teil des Anstiegs geht mit +0,28 AU-Fällen bzw. +1,75 AU-Tagen je Beschäftigten auf die Atemwegserkrankungen zurück. Bei den psychischen Störungen ist zwar mit +0,02 AU-Fällen je Beschäftigten nur ein sehr kleiner Anstieg feststellbar, allerdings ist mit +0,96 AU-Tagen je Beschäftigten parallel die zugehörige Anzahl der Fehltage deutlich stärker angestiegen. Wie das mit den krankheitsbedingt unterschiedlichen Falldauern zusammenhängt, wird im folgenden Abschnitt näher betrachtet. Für alle anderen Krankheitsarten sind hingegen nur wenige Veränderungen im Zeitverlauf erkennbar.

- Mit 39,4% liegt der Anteil der Beschäftigten, die im Jahr 2023 mindestens einmal aufgrund einer Atemwegserkrankung krankgeschrieben waren, nur knapp unter dem Höchstwert von 40,0% des Jahres 2022.
- Seit 2013 haben sich die krankheitsspezifischen Falldauern nur wenig verändert. Jeweils rund 1 Kalendertag beträgt die Zunahme der Falldauer bei den Verletzungen und Vergiftungen bzw. die Abnahme bei den Muskel-Skelett-Erkrankungen.

In ⟩⟩⟩ Tabelle 1.2.1 sind die AU-Quoten für die drei im AU-Geschehen wichtigsten Krankheitsarten aufgeführt. Die deutliche Mehrheit der Beschäftigten (93,0%) weist, wie bereits in den Vorjahren, keinen AU-Fall aufgrund von psychischen Störungen auf, gleiches gilt auch mit 84,7% ohne einen AU-Fall für

1 Arbeitsunfähigkeit

Tabelle 1.2.1 Arbeitsunfähigkeit – AU-Quoten der beschäftigten Mitglieder nach ausgewählten Diagnosehauptgruppen (Berichtsjahr 2023)

Anzahl der AU-Fälle	Muskel-Skelett-System	Atmungssystem	Psychische Störungen
	Anteile in Prozent		
kein AU-Fall	84,7	60,6	93,0
1 AU-Fall	10,9	24,5	5,6
2 AU-Fälle	2,9	9,7	1,0
3 und mehr AU-Fälle	1,5	5,3	0,4

die Muskel-Skelett-Erkrankungen. Erwartungsgemäß weiterhin deutlich überdurchschnittlich ist der Anteil der Beschäftigten mit mindestens einem AU-Fall wegen einer Atemwegserkrankung. Insgesamt waren im aktuellen Berichtsjahr 39,4% der Beschäftigten mindestens einmal deshalb krankgeschrieben (2022: 40,0%), was weiterhin ein sehr hoher Wert im Vergleich zu den Jahren 2021 und davor ist. Selbst in den Jahren 2015 (30,6%) und 2018 (28,3%) mit einer ebenfalls stark ausgeprägten Grippe- und Erkältungswelle wurden solche Werte nicht annähernd erreicht.

Aufschlussreich ist zudem ein Blick auf die Fallhäufigkeit: Während mehr als ein AU-Fall pro Jahr bei psychischen Störungen (1,4%) bzw. bei Muskel-Skelett-Erkrankungen (4,4%) eher selten vorkommen, ist dies bei den Atemwegserkrankungen (15,0%) wesentlich häufiger der Fall. Dabei spielt vor allem die Dauer der Erkrankung eine Rolle, die wiederum Einfluss auf die Falldauer ausübt, wie im Folgenden zu sehen ist.

Das))) Diagramm 1.2.4 zeigt die Entwicklung der durchschnittlichen Falldauer allgemein sowie nach ausgewählten Diagnosehauptgruppen. Die psychischen Störungen sind im aktuellen Berichtsjahr mit einer Falldauer von mehr als 5 Kalenderwochen (37,9 AU-Tage je Fall) wiederum an der Spitze der Auflistung zu finden, gefolgt von den Herz-Kreislauf-Er-

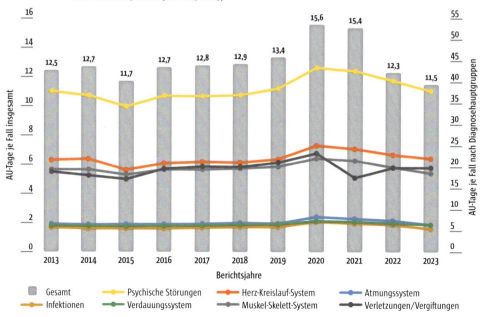

Diagramm 1.2.4 Arbeitsunfähigkeit – AU-Tage je Fall der beschäftigten Mitglieder nach ausgewählten Diagnosehauptgruppen im Zeitverlauf (Berichtsjahr 2013–2023)

1.2 AU-Geschehen nach Krankheitsarten

krankungen mit rund 3 Wochen (22,0 AU-Tage je Fall) Arbeitsunfähigkeitsdauer pro Fall. Kurzzeiterkrankungen sind hingegen – wie der Name vermuten lässt – mit einer kurzen durchschnittlichen Falldauer verbunden, wie dies beispielsweise bei den Atemwegserkrankungen mit durchschnittlich weniger als einer Kalenderwoche (6,5 AU-Tage je Fall) zu sehen ist.

Sowohl diagnosespezifisch als auch insgesamt bewegen sich die einzelnen Werte wieder in ähnlichen Größenordnungen, wie sie vor der Coronavirus-Pandemie bis zum Jahr 2019 mit einer eher geringen Dynamik im Zeitverlauf auftraten. So lassen sich in der langfristigen Betrachtung zwischen den Jahren 2013 und 2023 nur minimale Veränderungen der durchschnittlichen Falldauer feststellen. Diese schwanken zwischen einem Rückgang von –0,9 AU-Tagen je Fall bei den Muskel-Skelett-Erkrankungen und +1,0 AU-Tagen je Fall bei den Verletzungen und Vergiftungen. Die durchschnittliche Gesamt-Falldauer liegt mit 11,5 AU-Tagen je Fall deutlich unter den Werten der Vorjahre (11,7–15,6 AU-Tage je Fall). Dies hängt vor allem mit den überdurchschnittlich vielen AU-Fällen im Zusammenhang mit den Atemwegserkrankungen zusammen, die gleichzeitig nur relativ wenige AU-Tage und somit eine geringe Falldauer verursachen.

1.2.2 Die wichtigsten Diagnosehauptgruppen und Diagnosen im Detail

- Insgesamt vier der zehn nach AU-Tagen häufigsten Diagnosen stehen im Zusammenhang mit unterschiedlichen Infektionen, was mit den stark ausgeprägten Infektionswellen im Jahr 2023 zusammenhängt.
- Psychische Störungen, wie bspw. Depressionen (F32 bzw. F33) treten als AU-Ursache verhältnismäßig selten auf. Dagegen liegt deren Falldauer mit rund 8 bzw. 10 Kalenderwochen weit über dem Gesamtdurchschnitt von knapp 2 Kalenderwochen.

Wurden in den bisherigen Analysen die wichtigsten Kennzahlen des AU-Geschehens auf Ebene der Diagnosehauptgruppen dargestellt, so rücken im folgenden Teil zusätzlich für das AU-Geschehen besonders relevante Einzeldiagnosen (im Folgenden Diagnosen genannt) in den Fokus. Weiterhin liegt das Hauptaugenmerk auf den drei für das AU-Geschehen besonders relevanten Diagnosehauptgruppen. In der digitalen ›› Tabelle A.4 sind zusätzlich differenzierte Auswertungen nach Geschlecht und den wichtigsten Diagnosen bezogen auf die AU-Tage und AU-Fälle der Beschäftigten zu finden.

Die Mehrheit der hier aufgeführten und nach den AU-Tagen häufigsten Diagnosen gehören zu den drei

Tabelle 1.2.2 Arbeitsunfähigkeit – AU-Kennzahlen der beschäftigten Mitglieder für die zehn wichtigsten Diagnosen (Berichtsjahr 2023)

ICD-10-Code	Diagnosen	AU-Fälle	AU-Tage	AU-Tage je Fall
		je 100 beschäftigte Mitglieder		
J06	Akute Infektionen an mehreren oder nicht näher bezeichneten Lokalisationen der oberen Atemwege	46,5	289	6,2
M54	Rückenschmerzen	9,9	129	13,0
F32	Depressive Episode	1,8	105	57,7
F43	Reaktionen auf schwere Belastungen und Anpassungsstörungen	3,8	99	26,0
A09	Sonstige und nicht näher bezeichnete Gastroenteritis und Kolitis infektiösen und nicht näher bezeichneten Ursprungs	10,8	46	4,3
F33	Rezidivierende depressive Störung	0,6	44	70,3
F48	Andere neurotische Störungen	1,5	44	29,1
U07	COVID-19-Virus nachgewiesen/nicht nachgewiesen	4,5	37	8,2
M75	Schulterläsionen	1,1	36	33,1
B34	Viruskrankheit nicht näher bezeichneter Lokalisation	5,3	34	6,4

1 Arbeitsunfähigkeit

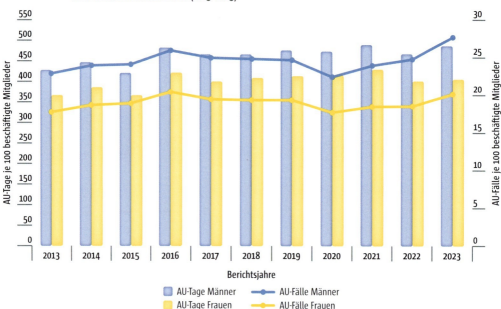

Diagramm 1.2.5 Arbeitsunfähigkeit – AU-Kennzahlen der beschäftigten Mitglieder für Krankheiten des Muskel-Skelett-Systems nach Geschlecht im Zeitverlauf (2013–2023)

Diagnosehauptgruppen, die im AU-Geschehen besonders relevant sind: Zwei Diagnosen sind der Gruppe der Muskel-Skelett-Erkrankungen, vier Diagnosen den psychischen Störungen sowie eine weitere den Atemwegserkrankungen zuzuordnen. An dieser Stelle zeigt sich nochmals eindrücklich das Verhältnis von AU-Fällen zu AU-Tagen sowie die daraus resultierenden Falldauern: Akute Infektionen der oberen Atemwege (J06) sind zwar in dieser Auflistung der bei weitem häufigste Grund für einen AU-Fall, allerdings liegt die Falldauer bei dieser Kurzzeiterkrankung unter einer Kalenderwoche (6,2 Tage je Fall). Anders hingegen verhält es sich beispielsweise bei einer depressiven Episode (F32): Diese ist im Verhältnis zur akuten Infektion der oberen Atemwege (J06) zwar ein eher seltener Grund für eine Arbeitsunfähigkeit, führt aber bei Betroffenen zu einer Falldauer, die im Mittel mehr als acht Kalenderwochen (57,7 Tage je Fall) beträgt (⟫⟫ Tabelle 1.2.2).

Weiterhin sind im Zusammenhang mit dem überdurchschnittlichen Infektionsgeschehen im Jahr 2023 einige Besonderheiten zu beachten. Die AU-Kennzahlen im Zusammenhang mit den akuten Infektionen der oberen Atemwege (J06) sind nach wie vor überdurchschnittlich hoch, auch wenn sie die Werte des Vorjahres (2022: 48,6 AU-Fälle bzw. 359 AU-Tage je Beschäftigten) unterschreiten. Zudem sind COVID-19-Infektionen (U07)[7], wie bereits im Jahr 2022, wiederum unter den zehn wichtigsten Diagnosen nach AU-Tagen zu finden. Ein weiteres Indiz für das überdurchschnittliche und multiple Infektionsgeschehen ist die Viruskrankheit nicht näher bezeichneter Lokalisation (B34) sowie die sonstige und nicht näher bezeichnete Gastroenteritis und Kolitis infektiösen und nicht näher bezeichneten Ursprungs (A09: umgangssprachlich als Magen-Darm-Grippe bekannt), die – beide aus der Diagnosehauptgruppe der Infektionen (ICD-10 GM: A00-B99) stammend – ebenfalls in den Jahren 2022 und 2023 unter den zehn wichtigsten Diagnosen nach AU-Tagen zu finden sind. Allein diese vier mit unterschiedlichen Infektionen im Zusammenhang stehenden Diagnosen sind im aktuellen Berichtsjahr für mehr als jeden dritten AU-Fall (34,5 %) und etwas weniger als jeden fünften AU-Tag (18,1 %) verantwortlich.

---

7 An dieser Stelle werden die AU-Kennzahlen der beiden ICD-10-Diagnosen U07.1 und U07.2 zusammenfassend berichtet.

1.2 AU-Geschehen nach Krankheitsarten

Krankheiten des Muskel-Skelett-Systems

- Frauen weisen im Vergleich zu Männern weniger AU-Fälle und AU-Tage aufgrund von Muskel-Skelett-Erkrankungen auf.
- Zwischen 2016 und 2023 haben sich die AU-Kennzahlen im Kontext der Muskel-Skelett-Erkrankungen wenig verändert, bei den weiblichen Beschäftigten sind die AU-Tage sogar leicht zurückgegangen.

Wie in ▶▶▶ Diagramm 1.2.5 zu sehen, zeigt sich vor allem bei den männlichen Beschäftigten ein Anstieg der AU-Fälle und AU-Tage aufgrund von Muskel-Skelett-Erkrankungen im Vergleich zum Jahr 2022. Bei den weiblichen Beschäftigten sind beide Kennzahlen hingegen nur geringfügig angestiegen. Weiterhin unverändert ist, dass Männer durchschnittlich deutlich mehr AU-Fälle und AU-Tage aufgrund dieser Krankheitsart als Frauen aufweisen. Im langfristigen Verlauf zwischen 2016 und 2023 zeigt sich, dass sowohl die AU-Fälle als auch die AU-Tage nahezu unverändert sind. Bei den weiblichen Beschäftigten ist im benannten Zeitraum sogar ein leichter Rückgang der AU-Tage um –3,8 % zu verzeichnen. Die Falldauer hat sich im gleichen Zeitraum für Männer (18,6 vs. 17,6 AU-Tage je Fall) und Frauen (20,7 vs. 20,1 AU-Tage je Fall) ebenfalls nur geringfügig verändert. Insgesamt ist der hier ab dem Jahr 2016 wenig veränderte Verlauf im Kontext des demografischen Wandels, der auch die Beschäftigten betrifft, positiv zu bewerten. Vermutlich zeigen hier die zahlreichen BGM-Maßnahmen, die es insbesondere für den Bewegungsapparat gibt, erste Wirkung (vgl. ▶▶▶ Beschäftigtenbefragung 2024 – Spurwechsel Prävention).

Psychische Störungen

- Weibliche Beschäftigte sind von Fehlzeiten aufgrund psychischer Störungen deutlich häufiger als ihre männlichen Kollegen betroffen.
- Seit 2016 haben die AU-Tage deutlich stärker als die AU-Fälle zugenommen, was vor allem mit der überdurchschnittlich langen Falldauer bei dieser Krankheitsart zusammenhängt.

Die psychischen Störungen sind mit einem Anteil von 5,1 % der AU-Fälle und 16,7 % der AU-Tage an allen krankheitsbedingten Fehlzeiten der Beschäftigten eine weitere wichtige Krankheitsgruppe im Arbeitsunfähigkeitsgeschehen. In ▶▶▶ Diagramm 1.2.6 sind die entsprechenden AU-Fälle und AU-Tage im Zeitverlauf zwischen 2013 und 2023 für weibliche und männliche Beschäftigte dargestellt.

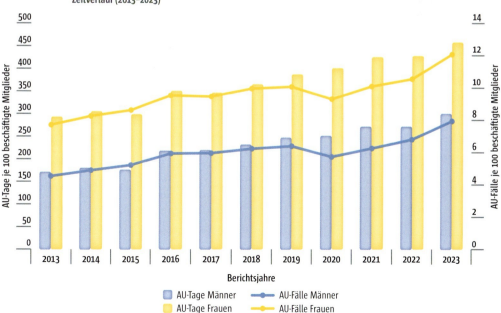

Diagramm 1.2.6 Arbeitsunfähigkeit – AU-Kennzahlen der beschäftigten Mitglieder für Psychische Störungen nach Geschlecht im Zeitverlauf (2013–2023)

1 Arbeitsunfähigkeit

Im Vorjahresvergleich sind vor allem die AU-Tage im Zusammenhang mit psychischen Störungen für Frauen und Männer gleichermaßen angestiegen, während hingegen der Zuwachs bei den AU-Fällen deutlich geringer ausfällt ())) Diagramm 1.2.6). Auf diesem ungleichen Verhältnis zwischen den relativ niedrigen Werten für AU-Fälle und den relativ hohen Werten für AU-Tage basiert die lange Falldauer von durchschnittlich 37,9 AU-Tagen je Fall im Zusammenhang mit psychischen Störungen ())) Diagramm 1.2.4). Entsprechend wirkt sich bereits ein minimaler Anstieg bei den AU-Fällen überproportional hoch auf die zugehörigen AU-Tage aus. Im Kontrast dazu verursacht ein AU-Fall aufgrund von Atemwegserkankungen mit 6,5 AU-Tagen je Fall nur einen Bruchteil der Falldauer einer psychischen Erkrankung. Dies ist eindrucksvoll in der Betrachtung zwischen 2016 und 2023 zu sehen: Sind in diesem Zeitraum mit +2,0 AU-Fällen bei den Männern bzw. +2,5 AU-Fällen bei den Frauen je 100 Beschäftigte ebenfalls nur geringe Fallzuwächse wegen psychischer Erkankungen zu verzeichnen, so fallen die entsprechenden Veränderungen bei den AU-Tagen mit +82,1 bzw. +107,3 AU-Tagen je 100 Beschäftigten hingegen deutlich höher aus.

Der Geschlechtsunterschied zwischen Männern und Frauen bezogen auf die Kennzahlen im Zusammenhang mit psychischen Störungen zeigt sich gleichermaßen in der ambulanten ())) Kapitel 2) und stationären Versorgung ())) Kapitel 3) sowie auch in den Arzneimittelverordnungen ())) Kapitel 4) bezogen auf die Mittel mit Wirkung auf das Nervensystem.

Krankheiten des Atmungssystems

- Die AU-Tage im Zusammenhang mit Atemwegserkrankungen sind im Jahr 2023 im Vergleich zum Vorjahr leicht zurückgegangen, liegen aber weiterhin deutlich über dem Niveau der Jahre vor der Coronavirus-Pandemie.
- Hauptursache ist das weiterhin überdurchschnittlich ausgeprägte Infektionsgeschehen im Jahr 2023.
- Die durchschnittliche Falldauer liegt mit 6,5 AU-Tagen je Fall hingegen wieder auf dem vorpandemischen Niveau.

Das Arbeitsunfähigkeitsgeschehen wird im Zusammenhang mit den Atemwegserkrankungen durch die saisonal meist zu Beginn bzw. Ende eines Jahres

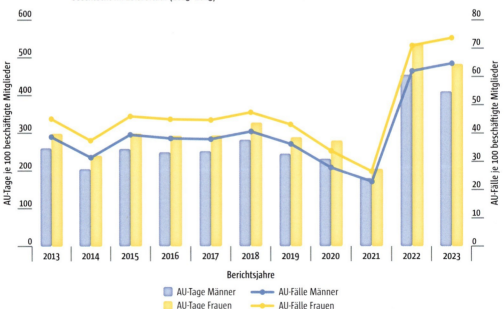

Diagramm 1.2.7 Arbeitsunfähigkeit – AU-Kennzahlen der beschäftigten Mitglieder für Krankheiten des Atmungssystems nach Geschlecht im Zeitverlauf (2013–2023)

1.2 AU-Geschehen nach Krankheitsarten

Tabelle 1.2.3 Arbeitsunfähigkeit – AU-Kennzahlen der beschäftigten Mitglieder nach ausgewählten COVID-19-Diagnosen (U07.1 und/oder U07.2) und Geschlecht (Berichtsjahr 2023)

ICD-10-Code	Diagnosen	Geschlecht	AU-Fälle	AU-Tage	AU-Tage je Fall
			je 100 beschäftigte Mitglieder		
U07.1	COVID-19, Virus nachgewiesen	Männer	3,3	26	8,1
		Frauen	4,4	38	8,5
		Gesamt	3,8	32	8,3
U07.2	COVID-19, Virus nicht nachgewiesen	Männer	0,6	4	7,6
		Frauen	0,8	6	7,9
		Gesamt	0,7	5	7,8
U07.1 und U07.2 Gesamt	COVID-19, Virus nachgewiesen/nicht nachgewiesen	Männer	3,9	31	8,0
		Frauen	5,2	44	8,4
		Gesamt	4,5	37	8,2

auftretenden Grippe- und Erkältungswellen bestimmt. Besondere Ereignisse, wie die Coronavirus-Pandemie und die damit verbundenen Maßnahmen, nehmen zusätzlich Einfluss auf das AU-Geschehen, wie an den Kennzahlen der Jahre 2020 und 2021 zu sehen ist.

Der im ▶▶▶ Diagramm 1.2.7 dargestellte Zeitverlauf für die Atemwegserkrankungen zeigt zunächst die Auswirkungen der bereits erwähnten ausgeprägten Infektionswellen in den Jahren 2022 und 2023. Im Vorjahrsvergleich sind zwar die AU-Fälle im Jahr 2023 nahezu unverändert, hingegen sind die zugehörigen AU-Tage der Frauen und Männer im Durchschnitt um jeweils einen halben AU-Tag je Beschäftigten zurückgegangen. Entsprechend hat sich die durchschnittliche Falldauer um einen Kalendertag reduziert und bewegt sich mit 6,5 AU-Tagen je Fall wieder auf dem Niveau des Jahres 2019 bzw. davor. Auch in den ambulanten Abrechnungsdaten spiegelt sich dieser sprunghafte Anstieg in den Jahren 2022 und 2023 wider (▶▶▶ Kapitel 2). Ein ergänzender Blick auf die Daten, die das Robert Koch-Institut im Rahmen von GrippeWeb[8] erfasst, bestätigt das Bild eines weit überdurchschnittlich ausgeprägten Infektionsgeschehens bei den Atemwegsinfektionen im benannten Zeitraum. Insofern ist davon auszugehen, dass der starke Anstieg in den AU-Kennzahlen zum Großteil mit dem überdurchschnittlichen Infektionsgeschehen begründet ist. Inwieweit hier weitere Ursachen, wie bspw. eine stärkere Sensibilisierung im Umgang mit Atemwegserkrankungen, eine falsche Zuordnung von unerkannten COVID-19-Fällen oder weitere Besonderheiten im saisonalen Infektionsgeschehen eine Rolle spielen, ist auf Basis der vorliegenden Daten jedoch nicht beantwortbar.

> **Infobox Prävention**
>
> Der detaillierte Blick auf die AU-Kennzahlen im Kontext der wichtigsten Krankheitsarten stellt eine wertvolle Informationsquelle im Kontext von Prävention und Gesundheitsförderung dar. Insbesondere die langfristige Entwicklung des Krankheitsgeschehens bietet verschiedene Handlungsansätze: Zum einen lassen sich aus den Zeitreihen Tendenzen ablesen, die für die mittel- und langfristige Planung von Prävention und Gesundheitsförderung genutzt werden können. Zum anderen sind aus solchen Zeitreihen auch Effekte von bundesweiten Präventionsmaßnahmen ablesbar. Exemplarisch seien hier die Atemwegserkrankungen genannt: Der starke Einbruch der AU-Kennzahlen im Jahr 2021 ist maßgeblich auf die Präventionsmaßnahmen im Rahmen der Coronavirus-Pandemie zurückzuführen.

Exkurs COVID-19

In ▶▶▶ Tabelle 1.2.3 sind die AU-Kennzahlen im Zusammenhang mit ausgewählten COVID-19-Diagnosen dargestellt. Insgesamt entfielen im Jahr 2023 2,3 % aller AU-Fälle sowie 1,6 % aller AU-Tage auf krankheitsbedingte Fehlzeiten im Zusammenhang mit den beiden o.g. COVID-19-Diagnosen. Im Vergleich zum Vorjahr (2022: 5,1 % bzw. 4,0 %) ist somit ein

---

8 Robert Koch-Institut (Hrsg.) Grippeweb https://www.rki.de/DE/Content/Infekt/Sentinel/Grippeweb/grippeweb_node.html [abgerufen am 03.07.2024].

Rückgang zu verzeichnen. Gleichzeitig ist die Falldauer im Vorjahresvergleich gesunken (2022: 9,6 AU-Tage je Fall). Vermutlich ist im zurückliegenden Jahr ein Teil der COVID-19-Fälle als solcher nicht erkannt und im Zweifelsfall den Atemwegserkrankungen zugerechnet worden, da eine flächendeckende Testung auf COVID-19 bereits seit dem Jahr 2022 nicht mehr stattfindet.

An dieser Stelle soll zudem ein Blick auf die AU-Kennzahlen im Zusammenhang mit dem ICD-10-Diagnoseschlüssel U09.9[9] (Post-COVID-19-Zustand, nicht näher bezeichnet) geworfen werden. Dabei handelt es sich um Fälle, die Symptome bzw. Erkrankungen aufweisen, die mit einer vorangegangenen COVID-19-Infektion in Zusammenhang stehen. In den vergangenen vier Jahren (2020–2023) sind bei den Beschäftigten im Mittel zwischen 0,0005–0,2 AU-Fälle bzw. 0,005–5,3 AU-Tage je 100 Beschäftigte aufgrund dieser Diagnose aufgetreten. Bezogen auf die AU-Fälle der Beschäftigten mit einer COVID-19-Infektion fällt der Anteil derjenigen mit einer Post-COVID-19-Diagnose im Jahr 2023 mit 1,7 % erfreulicherweise gering aus. Allerdings zeigt sich im Zeitverlauf eine deutliche Zunahme der Falldauer: Betrug diese im Jahr 2020 noch durchschnittlich 10,4 AU-Tage je Fall, so ist sie im Jahr 2023 auf durchschnittlich mehr als 9 Kalenderwochen (69,7 AU-Tage je Fall) angestiegen. Für jede einzelne betroffene Person hat diese Diagnose erhebliche Auswirkungen auf deren Gesundheit. Andererseits hat diese Diagnose aus epidemiologischer Sicht auf die Entwicklung des allgemeinen AU-Geschehens im arbeitsweltlichen Kontext insgesamt aktuell keinen bedeutsamen Einfluss.

---

9 Vom 11.11.2020 bis 31.12.2020 wurde zunächst der ICD-10-Code U07.4 verwendet und ab dem 1.1.2021 durch U09.9 ersetzt.

1.3 AU-Geschehen nach soziodemografischen Merkmalen

Im folgenden Abschnitt wird das AU-Geschehen der Beschäftigten nach ausgewählten soziodemografischen Merkmalen betrachtet. Die Auswahl der Merkmale erfolgt dabei vor allem nach ihrer Relevanz für die Arbeitsunfähigkeitsstatistik. Neben dem Alter und dem Geschlecht stellt auch die Zugehörigkeit zu einer bestimmten Versichertengruppe als ein mittelbarer Indikator der sozialen Lage einen wichtigen Einflussfaktor auf das AU-Geschehen dar. Bildungsvariablen, wie der höchste Schul- bzw. Berufsabschluss, finden ebenfalls Eingang in die Betrachtung. Die berufliche Tätigkeit und die damit verbundenen Merkmale, die ebenfalls den soziodemografischen Merkmalen zuzuordnen sind, werden in ⟫⟫ Kapitel 1.5 im Kontext der arbeitsweltlichen Betrachtung separat analysiert.

1.3.1 AU-Geschehen nach Alter und Geschlecht

- Männliche Beschäftigte weisen über alle Altersgruppen hinweg im Durchschnitt weniger AU-Fälle bzw. AU-Tage als weibliche Beschäftigte auf.
- Rund zwei Drittel aller beschäftigten Frauen und Männer sind im Jahr 2023 mindestens einmal krankgeschrieben gewesen.
- Insbesondere bei den jüngeren Beschäftigten ist der Anteil derjenigen, die mindestens einen AU-Fall aufweisen, wie bereits im Vorjahr, überdurchschnittlich hoch.

In ⟫⟫ Diagramm 1.3.1 sind die AU-Fälle und AU-Tage der Beschäftigten nach Altersgruppen und Geschlecht zu sehen. Für alle Altersgruppen zeigt sich, dass Frauen durchschnittlich mehr AU-Fälle sowie mehr AU-Tage als Männer aufweisen. Der größte Geschlechtsunterschied – zuungunsten der Frauen – tritt mit einer Differenz von +4,3 AU-Tagen je Beschäftigten in der Altersgruppe ab 65 Jahren auf.

Im Zusammenhang mit dem Alter zeigt sich bei den Fehltagen ein nahezu kontinuierlicher Anstieg von den 30- bis 34-Jährigen bis zu den 60- bis 64-Jährigen. Die Gruppe der über 65-Jährigen hat dagegen, im Vergleich zu allen anderen Altersgruppen, die wenigsten AU-Fälle sowie relativ niedrige Werte bei den AU-Tagen zu verzeichnen. Wesentlich ist dies auf einen Effekt zurückzuführen, der als *healthy worker effect* bekannt ist: Erwerbstätige, die kurz vor dem Renteneintrittsalter stehen bzw. noch darüber hinaus weiter arbeiten, sind meist gesünder als Beschäftigte im mittleren Alter. Ursache dieses Effekts ist, dass die von (chronischen) Erkrankungen Betroffenen in den höheren Altersklassen häufig schon vorzeitig aus dem Erwerbsleben ausscheiden. Somit nehmen die weniger gesundheitlich belasteten Beschäftigten in den höheren Altersgruppen einen überproportionalen Anteil ein, der wiederum bei den Erwerbspersonen ab dem 65. Lebensjahr den benannten Effekt hervorruft. Betrachtet man zusätzlich die Falldauer, so zeigt sich dagegen sowohl für die Männer als auch für die Frauen ein nahezu linearer Anstieg mit steigendem Lebensalter, wobei die Werte zwischen der jüngsten und der ältesten Beschäftigtengruppe um das Fünffache zunehmen. Erweiterte Analysen und Kennzahlen zum AU-Geschehen nach Alter und Geschlecht sind zusätzlich in der digitalen ⟫⟫ Tabelle A.5 zu finden.

Die aktuellen AU-Quoten nach Alter und Geschlecht sind in ⟫⟫ Tabelle 1.3.1 zu sehen. Hier werden nochmals die Auswirkungen der überdurchschnittlich häufigen Fehlzeiten im Zusammenhang mit Atemwegserkrankungen sichtbar. Wiesen im Jahr 2019 noch 48,1 % der beschäftigten Männer und 44,3 % der beschäftigten Frauen keinen AU-Fall auf, so sind diese Anteile mit 35,4 % bzw. 30,9 % im aktuellen Berichtsjahr rund 13 Prozentpunkte niedriger ausgeprägt. Im Gegenzug sind die Anteile in allen anderen Kategorien gestiegen, am stärksten bezogen auf 3 und mehr AU-Fälle. Dies ist ebenfalls eine Auswirkung der weiterhin überdurchschnittlich ausgeprägten Infektionswellen im Jahr 2023. In der Gruppe der unter 35-Jährigen ist der Anstieg bei drei oder

1 Arbeitsunfähigkeit

Diagramm 1.3.1 Arbeitsunfähigkeit – AU-Kennzahlen der beschäftigten Mitglieder nach Altersgruppen und Geschlecht (Berichtsjahr 2023)

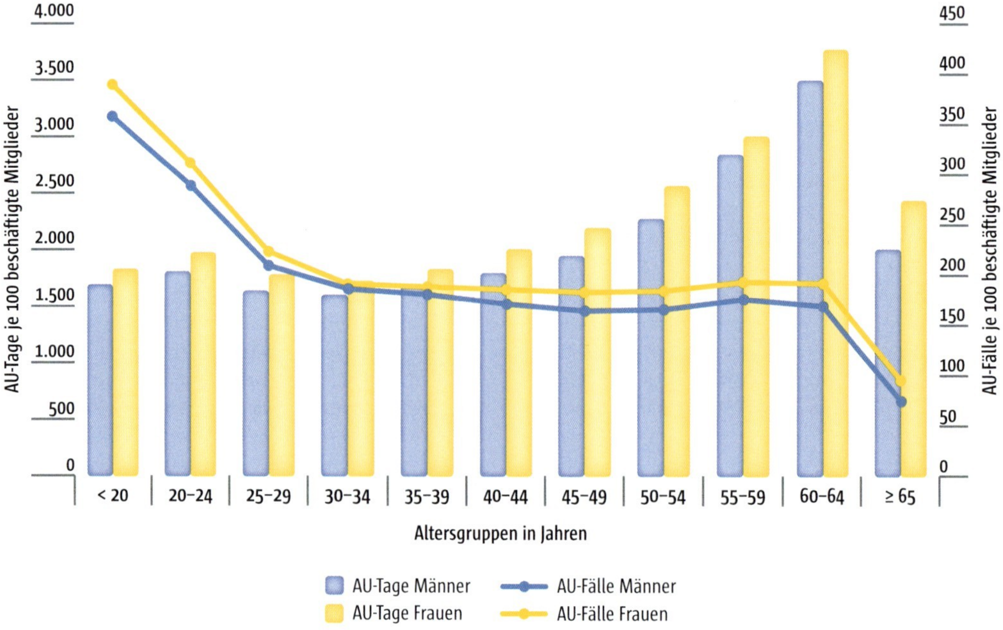

Tabelle 1.3.1 Arbeitsunfähigkeit – AU-Quoten der beschäftigten Mitglieder nach Altersgruppen und Geschlecht (Berichtsjahr 2023)

Anzahl der AU-Fälle	unter 35 Jahre		35 bis 49 Jahre		50 Jahre und älter		Gesamt	
	Männer	Frauen	Männer	Frauen	Männer	Frauen	Männer	Frauen
	Anteile in Prozent							
kein AU-Fall	34,4	31,4	35,7	31,8	36,1	29,5	35,4	30,9
1 AU-Fall	21,7	21,8	23,9	24,2	23,6	24,8	23,1	23,6
2 AU-Fälle	15,1	15,7	16,2	17,3	16,3	18,3	15,9	17,2
3 und mehr AU-Fälle	28,9	31,1	24,1	26,7	24,0	27,4	25,6	28,3

mehr Fällen im Vergleich zu 2019 am stärksten ausgeprägt: Sowohl bei den Männern (+14,0 Prozentpunkte) als auch bei den Frauen (+13,3 Prozentpunkte) dieser Altersgruppe ist der Anstieg deutlich höher als bspw. in der Gruppe der 50-Jährigen und Älteren (+3,4 Prozentpunkte bzw. +5,6 Prozentpunkte). Dies steht in direktem Zusammenhang mit der Tatsache, dass die zugrundeliegenden Krankheitsbilder – vor allem akute Atemwegserkrankungen – in den jüngeren Altersgruppen deutlich häufiger als bei den älteren Beschäftigten auftreten und zu entsprechenden AU-Fällen führen (››› Diagramm 1.3.3).

- Berufstätige Frauen weisen höhere Fehlzeiten aufgrund von Neubildungen, psychischen Störungen und Atemwegserkrankungen als ihre männlichen Kollegen auf.
- Bei männlichen Berufstätigen treten hingegen deutlich mehr AU-Fälle bzw. -Tage aufgrund von Muskel-Skelett-Erkrankungen, Verletzungen und Vergiftungen sowie Herz-Kreislauf-Erkrankungen auf.
- Mit zunehmenden Alter steigt die Falldauer, vor allem bei Muskel-Skelett-Erkrankungen und psychischen Störungen, an.

1.3 AU-Geschehen nach soziodemografischen Merkmalen

In))) Diagramm 1.3.2 sind ausgewählte Diagnosehauptgruppen für die krankheitsbedingte Arbeitsunfähigkeit der Beschäftigten nach Geschlecht abgebildet. Männliche Beschäftigte weisen vor allem bei den Verletzungen und Vergiftungen, den Muskel-Skelett-Erkrankungen sowie den Herz-Kreislauf-Erkrankungen im Mittel deutlich mehr AU-Fälle und AU-Tage als die weiblichen Beschäftigten auf. Dagegen sind bei Frauen durchschnittlich wesentlich mehr Fehlzeiten aufgrund psychischer Störungen, Atemwegserkrankungen und Neubildungen zu finden. Bei den psychischen Störungen ist dabei die Geschlechtsdifferenz mit rund +1,5 AU-Tagen zuungunsten der Frauen am höchsten ausgeprägt. Für alle weiteren Diagnosehauptgruppen fallen die Unterschiede zwischen Männern und Frauen wesentlich geringer aus. Die Ursachen für diese Geschlechtsunterschiede sind vielfältig, wobei biologische (unterschiedliche Anatomie), soziale (unterschiedliche Sozialisation im Umgang mit dem eigenen Körper) aber auch arbeitsweltliche (unterschiedliche Berufspräferenzen und Belastungen bei Männern und Frauen) Faktoren in Kombination miteinander wirksam werden. Das bereits erwähnte weiterhin überdurchschnittliche Niveau der AU-Kennzahlen im Zusammenhang mit Atemwegserkrankungen wird hier ebenfalls noch einmal eindrucksvoll sichtbar: Die AU-Fälle haben sich dabei im Vergleich zum Vorjahr wenig verändert, dagegen ist bei den AU-Tagen ein leichter Rückgang im gleichen Zeitraum zu beobachten.

In))) Diagramm 1.3.3 sind die AU-Fälle und in))) Diagramm 1.3.4 die zugehörigen AU-Tage der drei für das AU-Geschehen wichtigsten Krankheitsarten

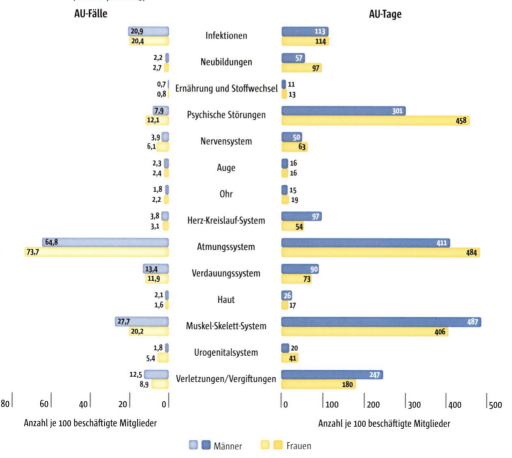

Diagramm 1.3.2 Arbeitsunfähigkeit – AU-Kennzahlen der beschäftigten Mitglieder nach Diagnosehauptgruppen und Geschlecht (Berichtsjahr 2023)

1 Arbeitsunfähigkeit

Diagramm 1.3.3 Arbeitsunfähigkeit – AU-Fälle der beschäftigten Mitglieder nach ausgewählten Diagnosehauptgruppen, Altersgruppen und Geschlecht (Berichtsjahr 2023)

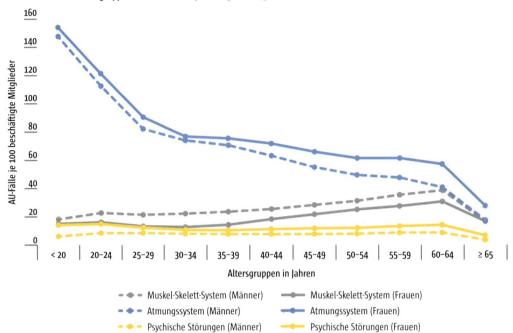

Diagramm 1.3.4 Arbeitsunfähigkeit – AU-Tage der beschäftigten Mitglieder nach ausgewählten Diagnosehauptgruppen, Altersgruppen und Geschlecht (Berichtsjahr 2023)

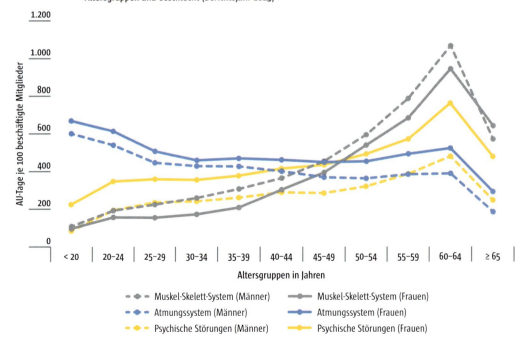

1.3 AU-Geschehen nach soziodemografischen Merkmalen

differenziert nach Alter und Geschlecht dargestellt. Die bereits im))) Kapitel 1.2.2 beschriebenen Geschlechtsunterschiede werden hier zusätzlich für die unterschiedlichen Altersgruppen in gleicher Weise sichtbar. AU-Fälle und AU-Tage aufgrund von Atemwegserkrankungen treten besonders häufig bei jungen Beschäftigten auf, während die Werte vom 25. bis zum 64. Lebensjahr relativ stabil bleiben. Auch wenn die AU-Kennzahlen bei dieser Krankheitsart im Jahr 2023 über denen des Jahres 2021 und davor liegen, bleibt das beschriebene alters- und geschlechtsspezifische Muster nahezu unverändert. Bei den Muskel-Skelett-Erkrankungen zeigt sich ein anderes altersspezifisches Bild: Hier steigen sowohl die AU-Fälle und vor allem die AU-Tage mit zunehmendem Alter deutlich an. Bei den psychischen Störungen ist hingegen der Anstieg bei den AU-Tagen mit zunehmendem Alter im Verhältnis zu den wenig veränderten zugehörigen AU-Fällen noch höher ausgeprägt. Diese für die hier betrachteten Krankheitsarten sehr unterschiedlichen Altersverläufe der AU-Kennzahlen haben eine ebenfalls unterschiedliche Entwicklung der jeweiligen Falldauern zur Folge: Im Vergleich zwischen den unter 20-Jährigen und den 60- bis 64-Jährigen steigt die Falldauer bei den Atemwegserkrankungen (4,2 vs. 10,6 AU-Tage je Fall) um mehr als das Doppelte, bei den psychischen Störungen um mehr als das Vierfache (15,1 vs. 72,1 AU-Tage je Fall) und bei den Muskel-Skelett-Erkrankungen um mehr als das Fünffache (6,2 vs. 36,4 AU-Tage je Fall) an.

Wiederum wird hier für alle Krankheitsarten der bereits beschriebene *healthy worker effect* bei den über 65-Jährigen als vermeintlich besonders gesunde Beschäftigtengruppe sichtbar. Trotz des selteneren Auftretens eines AU-Falls in dieser Altersgruppe ist hier dennoch die Falldauer mit Abstand am größten (Atemwegserkrankungen: 11,4 AU-Tage je Fall; psychische Störungen: 74,7 AU-Tage je Fall; Muskel-Skelett-Erkrankungen: 35,6 AU-Tage je Fall). Wird also eine Person aus dieser Altersgruppe arbeitsunfähig, was gemessen an den AU-Fällen wesentlich seltener als in den meisten anderen Altersgruppen vorkommt, so ist solch ein Fall im Durchschnitt mit einer längeren krankheitsbedingten Ausfallzeit verbunden.

Infobox Prävention

Sowohl das Lebensalter als auch das Geschlecht stehen in einem deutlichen Zusammenhang mit dem Gesundheitszustand und somit auch mit den krankheitsbedingten Fehlzeiten der Beschäftigten. Um Prävention zielgenau zu gestalten, müssen die entsprechenden alters- und geschlechtsspezifischen Bedarfe berücksichtigt werden. Dabei spielen unter anderem bestimmte Lebensphasen (bspw. Elternschaft oder die Pflege von Familienangehörigen) eine Rolle, die vor allem mit verhältnispräventiven Maßnahmen – bspw. der flexiblen Gestaltung von Arbeitszeit und -ort – am besten unterstützt werden können. Geschlechtsspezifischer Bedarf an Prävention lässt sich zwar ebenfalls aus den vorliegenden Daten ableiten, allerdings müssen hierzu weitere biologische (unterschiedliche Anatomie), soziale (unterschiedliche Einstellung zur Gesundheit sowie auch soziale Rollenbilder im familiären Kontext) aber auch arbeitsweltliche (unterschiedliche Berufspräferenzen und Belastungen bei Männern und Frauen) Faktoren berücksichtigt werden.

1.3.2 AU-Geschehen nach Versichertengruppen

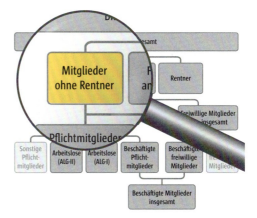

- Beschäftigte freiwillige Mitglieder weisen nicht nur insgesamt, sondern auch diagnosespezifisch die niedrigsten krankheitsbedingten Fehlzeiten im Vergleich zwischen den Versichertengruppen auf.
- Dagegen liegt die durchschnittliche Falldauer bei den Arbeitslosen (ALG-I) mit 36,6 AU-Tagen je Fall um mehr als das Dreifache über der der Beschäftigten.
- Psychische Erkrankungen sind bei beschäftigten freiwilligen bzw. Pflichtmitgliedern für rund jeden sechsten AU-Tag verantwortlich (16,6%–17,4%), bei den Arbeitslosen beträgt deren Anteil mit 39,5% nahezu das Doppelte.

Neben dem Alter und dem Geschlecht der Mitglieder übt deren sozialer Status ebenfalls einen bedeutenden Einfluss auf deren Gesundheit und somit auf das AU-Geschehen aus. Da der soziale Status über die vorliegenden Routinedaten nur eingeschränkt abbildbar ist, wird an dieser Stelle die Zugehörigkeit zu einer bestimmten Versichertengruppe als alternativer Indikator herangezogen. Insofern werden im Folgenden insbesondere die Arbeitslosen (ALG-I), die beschäftigten Pflichtmitglieder sowie die beschäftigten freiwilligen Mitglieder als die relevantesten Teilgruppen der Mitglieder ohne Rentner betrachtet. Ausgehend vom durchschnittlichen Einkommen als einem wichtigen Faktor des sozialen Status wird angenommen, dass im Vergleich zwischen den drei genannten Versichertengruppen die Arbeitslosen einen relativ niedrigen und die beschäftigten freiwilligen Mitglieder einen relativ hohen Sozialstatus innehaben, während die beschäftigten Pflichtmitglieder zwischen beiden Gruppen einzuordnen sind. Die hier vorgenommene Einteilung stellt allerdings keinerlei Ab- oder Aufwertung der einzelnen Versichertengruppen dar, sondern dient lediglich der plausiblen Einordnung der im Folgenden dargestellten Zusammenhänge mit den zugehörigen AU-Kennzahlen. In der digital verfügbaren))) Tabelle A.1 sind ergänzend die AU-Kennzahlen weiterer relevanter Versichertengruppen nach Geschlecht und Diagnosehauptgruppen dargestellt.

Einleitend sollen zunächst die allgemeinen AU-Kennzahlen der drei eingangs genannten Versichertengruppen betrachtet werden ())) Tabelle 1.3.2). Arbeitslose mit ALG-II-Bezug bleiben bei den krankheitsbedingten Fehlzeiten generell unberücksichtigt, da aufgrund des fehlenden Anspruchs auf Krankengeld bei den Krankenkassen in der Regel keine entsprechenden Leistungsfälle (AU-Fälle) angelegt werden. Gleiches gilt auch für die Gruppe der sonstigen Pflichtmitglieder ())) Abbildung 1).

Während die beschäftigten freiwilligen Mitglieder im Jahr 2023 im Mittel 12,3 AU-Tage je Beschäftigten krankheitsbedingt arbeitsunfähig waren, ist dieser Wert bei den beschäftigten Pflichtmitgliedern mit 24,1 AU-Tagen nahezu doppelt so hoch. Mit deutlichem Abstand folgen die Arbeitslosen (ALG-I), die im Durchschnitt 36,4 AU-Tage und damit einen fast dreimal so hohen Wert wie die beschäftigten freiwilligen Mitglieder aufweisen. Aus der Falldauer lassen sich deutliche Hinweise ableiten, dass die AU-Tage der Arbeitslosen (ALG-I) v.a. durch Langzeiterkrankungen verursacht werden. Mit durchschnittlich mehr als 5 Kalenderwochen (36,6 AU-Tage je Fall) ist diese mehr als dreimal so hoch, wie bei den anderen beiden Versichertengruppen. Gleichzeitig haben die Arbeitslosen (ALG-I) mit 22,6 % die niedrigste AU-Quote im Vergleich. Das ist nur scheinbar ein Widerspruch, der v.a. dadurch erklärt werden kann, dass in dieser Versichertengruppe Kurzzeiterkrankungen (z. B. Atemwegserkrankungen und Infektionen) zwar genauso häufig auftreten, betroffene Arbeitslose sich aber wesentlich seltener ärztlich behandeln lassen. Belegt wird dies zusätzlich durch die zugehörigen Kennzahlen aus der ambulanten Versorgung ())) Kapitel 2.3.2).

Das))) Diagramm 1.3.5 zeigt die für das Arbeitsunfähigkeitsgeschehen wichtigsten Diagnosehauptgruppen nach Versichertengruppen. Allein auf die nach AU-Tagen wichtigsten drei Diagnosehauptgruppen gehen zwischen 53,9 % (beschäftigte freiwillige Mitglieder) und 66,3 % (Arbeitslose ALG-I) aller

Tabelle 1.3.2 Arbeitsunfähigkeit – AU-Kennzahlen nach ausgewählten Versichertengruppen und Geschlecht (Berichtsjahr 2023)

Versichertengruppen[1]	Geschlecht	AU-Kennzahlen				
		AU-Fälle	AU-Tage	AU-Tage je Fall	Krankenstand	AU-Quote
		je 100 Mitglieder			in Prozent	
Beschäftigte Pflichtmitglieder	Männer	209,4	2.410	11,5	6,6	67,1
	Frauen	208,3	2.409	11,6	6,6	70,0
	Gesamt	208,9	2.409	11,5	6,6	68,5
Beschäftigte freiwillige Mitglieder	Männer	109,1	1.185	10,9	3,3	52,6
	Frauen	118,6	1.365	11,5	3,7	54,3
	Gesamt	111,2	1.226	11,0	3,4	53,0
Arbeitslose (ALG-I)	Männer	96,6	3.502	36,3	9,6	21,8
	Frauen	102,8	3.807	37,0	10,4	23,6
	Gesamt	99,4	3.641	36,6	10,0	22,6

[1] Zur Zuordnung der einzelnen Versichertengruppen sei auf die))) Abbildung 1 verwiesen.

1.3 AU-Geschehen nach soziodemografischen Merkmalen

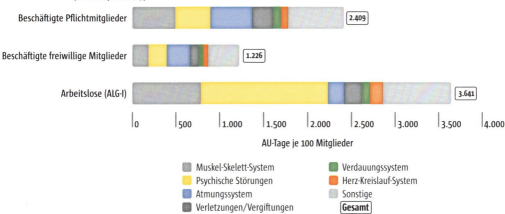

Diagramm 1.3.5 Arbeitsunfähigkeit – AU-Tage nach ausgewählten Versichertengruppen und Diagnosehauptgruppen (Berichtsjahr 2023)

AU-Tage im Jahr 2023 zurück. Zudem weisen die Arbeitslosen (ALG-I) mit Abstand die meisten Fehltage aufgrund von psychischen Störungen auf, während diese bei den beschäftigten freiwilligen Mitgliedern im Vergleich dazu nur für einen Bruchteil an AU-Tagen ursächlich sind (1.438 vs. 213 AU-Tage je 100 Mitglieder). Psychische Störungen sind bei den Arbeitslosen (ALG-I) zudem mit einem Anteil von 39,5 % an allen AU-Tagen die wichtigste Krankheitsart, bei den beiden Beschäftigtengruppen beträgt dieser Anteil fast nur die Hälfte dieses Wertes (beschäftigte freiwillige Mitglieder: 17,4 %; beschäftigte Pflichtmitglieder: 16,6 %). Auch bei den Muskel-Skelett-Erkrankungen zeigen sich bspw. zwischen Arbeitslosen (ALG-I) und beschäftigten freiwilligen Mitgliedern bedeutsame Unterschiede (790 vs. 183 AU-Tage je 100 Mitglieder). Anhand dieser Kennzahlen wird noch einmal die besondere Rolle der Langzeiterkrankungen bei den Arbeitslosen (ALG-I) deutlich, die sich in dieser Versichertengruppe nicht nur in den krankheitsbedingten Ausfallzeiten, sondern auch in den Kennzahlen der ambulanten und stationären Versorgung sowie bei den Arzneimittelverordnungen widerspiegeln.

Die Atemwegserkrankungen nehmen auch in diesem Jahr aufgrund der weiterhin hohen viralen Aktivität eine besondere Rolle ein, sind aber im Vergleich zu den Spitzenwerten im Vorjahr in 2023 zumindest leicht zurückgegangen. Zudem wird hier ein anderes Muster erkennbar: Im Gegensatz zu den beschäftigten Pflichtmitgliedern und den beschäftigten freiwilligen Mitgliedern (475 bzw. 264 AU-Tage je 100 Mitglieder) sind die Werte für die Arbeitslosen (ALG-I) mit 184 AU-Tage je 100 Mitglieder am niedrigsten. Wie bereits im vorhergehenden Abschnitt ausgeführt, ist dieser niedrige Wert bei den Arbeitslosen vor allem darauf zurückzuführen, dass hier – anders als für die Beschäftigten – bei einem leichten Atemwegsinfekt oft keine Notwendigkeit für eine AU-Bescheinigung und einen damit in Verbindung stehenden Arztbesuch besteht.

> **Infobox Prävention**
>
> Der soziale Status, vermittelt über die dargestellten Versichertengruppen, zeigt einen sehr deutlichen Zusammenhang mit dem Gesundheitszustand von Versicherten im erwerbsfähigen Alter. Arbeitslose weisen dabei in nahezu allen Vergleichen die höchsten krankheitsbedingten Fehlzeiten auf. Dabei kann Arbeitslosigkeit sowohl als ein erhöhtes Risiko zu Erkrankungen (Kausalitätshypothese) als auch eine bestimmte Erkrankung zu einem erhöhten Risiko für Arbeitslosigkeit (Selektionshypothese) führen[10]. Unabhängig von der Frage nach Ursache und Wirkung sind Angebote und Maßnahmen

---

10 RKI (Hrsg.) (2003) Arbeitslosigkeit und Gesundheit. Heft 13. https://edoc.rki.de/bitstream/handle/176904/3162/28OCHPB2fJAAs_60.pdf. [abgerufen am 11.07.2024]

1 Arbeitsunfähigkeit

zur Verbesserung des Gesundheitszustands für diese Versichertengruppe wichtig, um eine drohende Arbeitslosigkeit zu verhindern bzw. Betroffene wieder in Arbeit zu bringen.

1.3.3 AU-Geschehen nach weiteren soziodemografischen Merkmalen

- Grundsätzlich zeigt sich, dass bei den Beschäftigten mit höherem Schul- bzw. Berufsabschluss niedrigere krankheitsbedingte Fehlzeiten auftreten.
- Beschäftigte Männer mit einem qualifizierten Schul- bzw. Berufsabschluss weisen dabei sowohl bei den AU-Fällen als auch den AU-Tagen jeweils niedrigere Werte als ihre Kolleginnen mit gleichwertigen Abschlüssen auf.

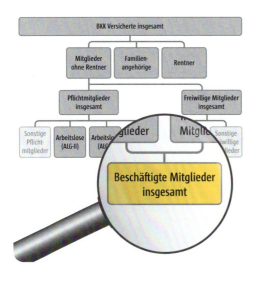

Höchster Schul- und Berufsabschluss

Weitere im Zusammenhang mit dem AU-Geschehen wichtige soziodemografische Merkmale der Beschäftigten sind der höchste allgemeinbildende Schulabschluss bzw. der höchste erlangte berufliche Abschluss. In))) Tabelle 1.3.3 ist erkennbar, dass mit höherem schulischem bzw. beruflichem Bildungsgrad – soweit vorhanden bzw. bekannt – ein Rückgang der durchschnittlichen Zahl der AU-Fälle und -Tage einhergeht. Besonders deutlich zeigt sich dies beim Schulabschluss: Bezogen auf die AU-Tage weisen Erwerbstätige mit Volks- bzw. Hauptschulabschluss im Vergleich zu denen mit einem (Fach-)Abitur einen mehr als doppelt so hohen Wert auf

Tabelle 1.3.3 Arbeitsunfähigkeit – AU-Kennzahlen und Durchschnittsalter der beschäftigten Mitglieder nach höchstem Schul- und Berufsabschluss und Geschlecht (Berichtsjahr 2023)

Merkmale	Ausprägungen	Durch-schnittsalter in Jahren	AU-Fälle			AU-Tage		
			Männer	Frauen	Gesamt	Männer	Frauen	Gesamt
			je 100 beschäftigte Mitglieder					
Höchster Schulabschluss	Ohne Schulabschluss	43,4	243	248	244	3.005	3.063	3.023
	Haupt-/Volksschulabschluss	46,6	233	240	235	3.030	3.255	3.106
	Mittlere Reife oder gleichwertig	42,8	215	223	219	2.299	2.549	2.427
	Abitur/Fachabitur	40,4	139	179	159	1.236	1.692	1.467
Höchster Berufsabschluss	Ohne beruflichen Ausbildungsabschluss	34,3	296	295	296	2.542	2.788	2.648
	Abschluss einer anerkannten Berufsausbildung	44,9	204	209	206	2.526	2.545	2.535
	Meister/Techniker oder gleichwertig	46,7	152	177	159	1.747	2.023	1.821
	Bachelor	35,0	118	164	141	927	1.388	1.159
	Diplom/Magister/Master/Staatsexamen	44,6	103	147	123	963	1.487	1.201
	Promotion	45,3	82	122	99	695	1.121	879
	Gesamt	43,2	188	202	195	2.154	2.335	2.237

1.3 AU-Geschehen nach soziodemografischen Merkmalen

(31,1 vs. 14,7 AU-Tage je Beschäftigten). Allerdings wird ein Teil dieser Differenz auf den Altersunterschied (46,6 vs. 40,4 Jahre) zwischen beiden Gruppen zurückzuführen sein. In der Gegenüberstellung gleichaltriger Gruppen der beiden Schulabschlüsse zeigt sich allerdings, dass der Schulabschluss selbst einen Großteil des Unterschieds bezogen auf die Fehlzeiten verursacht. In ähnlichem Kontext lässt sich der Unterschied bezogen auf die AU-Tage von Beschäftigten mit einer anerkannten Berufsausbildung (25,4 AU-Tage je Beschäftigten) und solchen mit einem Universitätsabschluss (12,0 AU-Tage je Beschäftigten) interpretieren. Dieser fällt sogar noch deutlicher als beim Schulabschluss aus und belegt aufgrund des nahezu identischen Alters (44,9 vs. 44,6 Jahre) eindrucksvoll, dass der Grad der Bildung unabhängig vom Alter ein wesentlicher Einflussfaktor für das Fehlzeitengeschehen als ein Indikator der Gesundheit von Beschäftigten darstellt. Gleichzeitig ist hier über nahezu alle Abschlussarten hinweg beobachtbar, dass die Frauen im Vergleich zu den Männern tendenziell mehr AU-Fälle und insbesondere AU-Tage aufweisen.

1.4 AU-Geschehen in Regionen

Der Wohnort eines Beschäftigten beeinflusst ebenfalls dessen Gesundheit, nehmen doch die regionalen Lebens- und Arbeitsbedingungen, wie zum Beispiel die Wirtschaftskraft, die Beschäftigungs- und Arbeitslosenquote sowie die regionalen soziokulturellen Bedingungen darauf Einfluss. Des Weiteren spielt aber auch die Qualität der medizinischen Versorgung vor Ort eine wichtige Rolle. Im Folgenden werden deshalb die regionalen Unterschiede im AU-Geschehen im Detail dargestellt.

- Beschäftigte mit Wohnort in den Westbundesländern weisen insgesamt deutlich weniger AU-Tage als diejenigen auf, die in den Ostbundesländern wohnhaft sind.
- Bei Beschäftigten, die in Bayern und Baden-Württemberg sowie in Hamburg wohnen, sind in allen Betrachtungen die mit Abstand geringsten krankheitsbedingten Fehlzeiten im Bundeslandvergleich zu finden.
- Diagnosespezifisch ist ebenfalls ein deutliches Ost-West-Gefälle erkennbar, lediglich mit dem Saarland ist bei den AU-Tagen aufgrund psychischer Störungen ein Westbundesland an der Spitze zu finden.

Wie in den))) Methodischen Hinweisen beschrieben, basieren alle regionalen Zuordnungen der Beschäftigten auf deren Wohnort. Ergänzend hierzu finden sich in den digital verfügbaren))) Tabellen A.11 und A.12 weitere AU-Kennzahlen auf Ebene der Bundesländer bzw. der Landkreise und kreisfreien Städte. In))) Tabelle 1.4.1 sind zunächst die AU-Kennzahlen nach Bundesländern für das Jahr 2023 dargestellt.

Interaktive Daten zu Arbeitsunfähigkeit

Zusätzlich zu den in diesem Abschnitt dargestellten Regionalkennzahlen finden Sie auf der Internetseite des BKK Dachverbandes weitere Analysen, bei denen Sie neben dem Wohnort (Bundesland) unter anderem auch nach der Krankheitsart, dem Geschlecht und dem Kalenderjahr unterscheiden können.

Das Diagramm **Regionale Daten** finden Sie unter folgendem Link/QR-Code: https://www.bkk-dachverband.de/statistik/kennzahlen-zum-bkk-gesundheitsreport/arbeitsunfaehigkeit

1.4 AU-Geschehen in Regionen

Tabelle 1.4.1 Arbeitsunfähigkeit – AU-Kennzahlen der beschäftigten Mitglieder nach Bundesländern (Wohnort) (Berichtsjahr 2023)

Bundesländer	AU-Fälle	AU-Tage	AU-Tage je Fall
	je 100 beschäftigte Mitglieder		
Baden-Württemberg	176	1.850	10,5
Bayern	178	1.952	10,9
Berlin	199	2.478	12,4
Brandenburg	208	2.799	13,5
Bremen	215	2.433	11,3
Hamburg	188	2.005	10,7
Hessen	212	2.333	11,0
Mecklenburg-Vorpommern	221	2.948	13,3
Niedersachsen	208	2.395	11,5
Nordrhein-Westfalen	206	2.436	11,8
Rheinland-Pfalz	204	2.417	11,9
Saarland	208	2.707	13,0
Sachsen	198	2.377	12,0
Sachsen-Anhalt	219	2.860	13,0
Schleswig-Holstein	213	2.429	11,4
Thüringen	207	2.828	13,6
Gesamt	**195**	**2.237**	**11,5**

Mit 29,5 AU-Tagen und 2,2 AU-Fällen je Beschäftigten sind im Jahr 2023 in Mecklenburg-Vorpommern, wie bereits im letzten Jahr, die höchsten Werte im Bundeslandvergleich zu finden. Dagegen sind die entsprechenden Werte in Hamburg, Bayern und Baden-Württemberg nicht nur deutlich niedriger, sondern liegen zudem unter dem Bundesdurchschnitt. Nach wie vor ist zu erkennen, dass in den Ostbundesländern nahezu durchgängig die höchsten krankheitsbedingten Fehlzeiten zu finden sind. Als wesentliche Ursachen des weiterhin bestehenden Ost-West-Unterschieds (ausgenommen Berlin) sind vor allem sozioökonomische und soziodemografische Faktoren zu sehen.

Noch genauer lässt sich das AU-Geschehen bei der Betrachtung auf Ebene der Landkreise differenzieren. Die Spannbreite der AU-Tage innerhalb eines Bundeslandes ist hier meistens genau so groß wie zwischen den Bundesländern selbst. Im ⟩⟩⟩ Diagramm 1.4.1 wird nochmals deutlich, dass die durchschnittlichen Fehltage der beschäftigten Mitglieder in den Ostbundesländern fast durchweg über dem Bundesdurchschnittswert von 22,4 AU-Tagen je Beschäftigten liegen. Dementsprechend sind neun der zehn Kreise mit den meisten Fehltagen in den Ostbundesländern zu finden. Spitzenreiter ist dabei mit durchschnittlich 34,1 AU-Tagen je Beschäftigten Hildburghausen in Thüringen. In den Westbundesländern sind das Saarland sowie Teile von Rheinland-Pfalz, Niedersachsen, Hessen und Nordrhein-Westfalen ebenfalls von überdurchschnittlich vielen AU-Tagen in einzelnen Landkreisen betroffen. Die gemessen an den AU-Tagen gesündeste Region ist im Jahr 2023 der Landkreis bzw. die Stadt München (Bayern) mit nur 14,6 AU-Tagen je Beschäftigten. Auch insgesamt sind auf Landkreisebene in Bayern und in Baden-Württemberg zusammen mit dem Stadtstaat Hamburg die im Durchschnitt niedrigsten AU-Tage je Beschäftigten zu finden.

Abschließend werden im ⟩⟩⟩ Diagramm 1.4.2 die AU-Tage der Beschäftigten je Bundesland unterteilt nach den wichtigsten Krankheitsarten dargestellt.

1 Arbeitsunfähigkeit

Diagramm 1.4.1 Arbeitsunfähigkeit – AU-Tage der beschäftigten Mitglieder nach Landkreisen (Wohnort) mit prozentualen Abweichungen vom Bundesdurchschnitt (Berichtsjahr 2023)

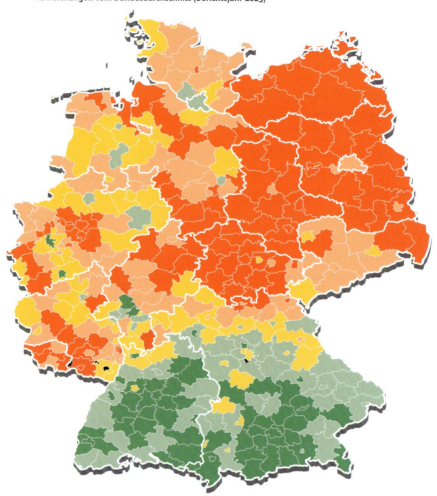

Prozentuale Abweichungen der AU-Tage der beschäftigten Mitglieder vom Bundesdurchschnitt (2.237 AU-Tage je 100 beschäftigte Mitglieder)

- ■ mehr als 15% unter dem Bundesdurchschnitt
- ■ 5 bis 15% unter dem Bundesdurchschnitt
- ■ ± 5% um den Bundesdurchschnitt
- ■ 5 bis 15% über dem Bundesdurchschnitt
- ■ mehr als 15% über dem Bundesdurchschnitt
- ■ keine Angaben*

*Die Landkreise Landau in der Pfalz, Schwabach und Zweibrücken wurden aufgrund zu geringer Angaben nicht in die Auswertung aufgenommen.

Neben dem bereits in der ››› Tabelle 1.4.1 dargestellten Regionalmuster soll an dieser Stelle insbesondere auf die krankheitsspezifischen Unterschiede zwischen den Bundesländern geblickt werden. Auch für die einzelnen Krankheitsarten wird ein deutliches Ost-West-Muster erkennbar. Bei fünf der sechs Krankheitsarten finden sich in den Ostbundesländern die meisten AU-Tage je Beschäftigten und zwar in Mecklenburg-Vorpommern (Muskel-Skelett-System), Brandenburg (Atmungssystem), Sachsen-Anhalt (Erkrankungen des Verdauungssystems sowie Herz-Kreislauf-Erkrankungen) sowie Thüringen

1.4 AU-Geschehen in Regionen

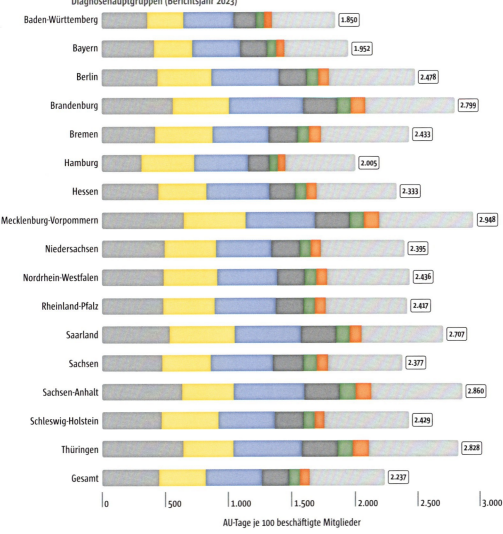

Diagramm 1.4.2 Arbeitsunfähigkeit – AU-Tage der beschäftigten Mitglieder nach Bundesländern (Wohnort) und ausgewählten Diagnosehauptgruppen (Berichtsjahr 2023)

(Verletzungen und Vergiftungen). Lediglich bei den Fehltagen aufgrund psychischer Störungen liegen die Beschäftigten im Saarland auf dem ersten Platz. Dagegen treten bei insgesamt drei Krankheitsarten (Muskel-Skelett-System, Verletzungen und Vergiftungen und Herz-Kreislauf-System) bei Beschäftigten, die ihren Wohnort in Hamburg haben, die geringsten Fehltage auf. Die niedrigste durchschnittliche Anzahl an AU-Tagen bei psychischen Störungen ist hingegen bei den Beschäftigten in Baden-Württemberg und die niedrigsten Fehlzeiten bezogen auf das Atmungssystem in Bayern zu finden.

1.5 AU-Geschehen in der Arbeitswelt

Dieser Abschnitt beleuchtet den Zusammenhang zwischen Arbeit und Gesundheit im Detail. Im Fokus der Betrachtungen stehen dabei wiederum alle beschäftigten BKK Mitglieder. Als arbeitsweltliche Indikatoren werden hierzu die Wirtschaftsgruppe, die Berufsgruppe sowie weitere Merkmale der beruflichen Tätigkeit der Beschäftigten in die Analysen einbezogen.

> **Interaktive Daten zu Arbeitsunfähigkeit**
>
> Im Fokus der arbeitsweltlichen Betrachtungen des Reports steht unter anderem der Zusammenhang zwischen **Wirtschaftsgruppen** und dem Gesundheitszustand der dort Beschäftigten. Entsprechend widmet sich ein wesentlicher Teil der ergänzenden interaktiven Statistiken der Betrachtung dieses Zusammenhangs. Über folgenden Link/QR-Code gelangen Sie zu den Daten: https://www.bkk-dachverband.de/statistik/kennzahlen-zum-bkk-gesundheitsreport/arbeitsunfaehigkeit.
>
>

1.5.1 Auswertungen nach Wirtschaftsgruppen

- Die niedrigsten krankheitsbedingten Fehlzeiten sind bei den Beschäftigten in der Information und Kommunikation, die höchsten bei den Berufstätigen in der Wasserversorgung, Abwasser- und Abfallentsorgung zu finden.
- Der Anteil krankheitsbedingter Fehlzeiten von mehr als 6 Wochen Dauer ist bei den Beschäftigten in privaten Haushalten am größten und wiederum im Bereich Information und Kommunikation am geringsten.
- Geschlechtsunterschiede bei den AU-Kennzahlen innerhalb einer Wirtschaftsgruppe sind dort besonders ausgeprägt, wo Frauen und Männer Tätigkeiten mit sehr unterschiedlichen Beanspruchungen und Belastungen ausüben.

Mit 30,0 AU-Tagen je beschäftigtes Mitglied weisen die im Bereich Wasserversorgung, Abwasser- und Abfallentsorgung Tätigen im Jahr 2023 insgesamt die höchsten krankheitsbedingten Fehlzeiten auf. Dahinter folgt mit 27,6 AU-Tagen je Beschäftigten der Bereich Verkehr und Lagerei sowie die im Gesundheits- und Sozialwesen Tätigen (27,2 AU-Tage je Beschäftigten). Mit 2,3 AU-Fällen je Beschäftigten stehen bei der Fallhäufigkeit die in Erziehung und Unterricht Tätigen an der Spitze. Deutlich geringe Fehlzeiten sind hingegen bei den im Bereich Information und Kommunikation Tätigen zu finden (1,4 AU-Fälle bzw. 13,0 AU-Tage je Beschäftigter).

Geschlechtsunterschiede treten an dieser Stelle besonders deutlich zutage, wenn Männer und Frauen innerhalb einer Wirtschaftsgruppe sehr unterschiedliche Tätigkeiten ausüben, die mit einem unterschiedlichen Grad von körperlichen und psychischen Beanspruchungen und Belastungen einhergehen. Dies wird besonders in den Gruppen Wasserversorgung, Abwasser- und Abfallentsorgung, im Baugewerbe sowie im Bergbau und Gewinnung von Steinen und Erden sichtbar. In allen drei Branchen sind Frauen häufiger als Männer mit verwaltenden Aufgaben bzw. Bürotätigkeit betraut. Die hier in größeren Anteilen beschäftigten Männer, die überdurchschnittlich oft körperlich beanspruchende Tätigkeiten ausüben, weisen im Durchschnitt eine Kalenderwoche mehr krankheitsbedingte Fehltage pro Jahr als die dort beschäftigten Frauen auf. Im Kontrast dazu sind die im Gastgewerbe sowie in Erziehung und Unterricht beschäftigten Frauen im Mittel ebenfalls eine Kalenderwoche länger krankheitsbedingt arbeitsunfähig als ihre männlichen Kollegen, was auch hier durch die in der jeweiligen Branche unterschiedlichen Tätigkeitsschwerpunkte und Beanspruchungen/Belastungen begründet ist (**))** Diagramm 1.5.1).

In **))** Diagramm 1.5.2 sind die Anteile der Langzeit-AU-Fälle bzw. Langzeit-AU-Tage differenziert nach Wirtschaftsabschnitten und Geschlecht darge-

1.5 AU-Geschehen in der Arbeitswelt

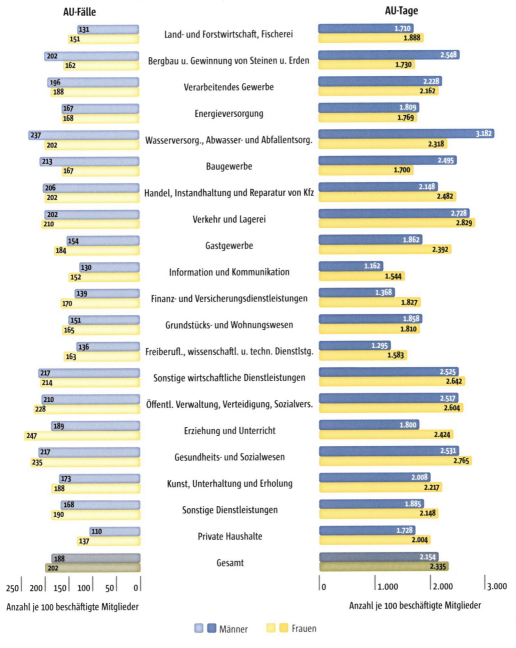

Diagramm 1.5.1 Arbeitsunfähigkeit – AU-Kennzahlen der beschäftigten Mitglieder nach Wirtschaftsabschnitten und Geschlecht (Berichtsjahr 2023)

stellt. Die hier gezeigten Anteile beziehen sich dabei auf die AU-Fälle und AU-Tage, die im Zusammenhang mit einer Falldauer von mehr als 6 Kalenderwochen stehen. Bezogen auf das vorhergehende

››› Diagramm 1.5.1 bedeutet dies beispielsweise für die Gesamtwerte der Männer, dass 6,4 der insgesamt 188 AU-Fälle (= 3,4 %) bzw. 877 der insgesamt 2.154 AU-Tage (40,7 %) je 100 Beschäftigte auf eine Langzeit-

1 Arbeitsunfähigkeit

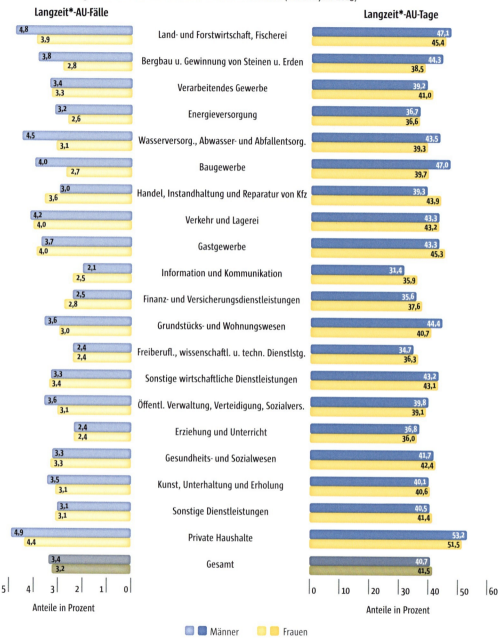

Diagramm 1.5.2 Arbeitsunfähigkeit – Anteile der Langzeit*-AU-Fälle bzw. -Tage an allen AU-Fällen/-Tagen der beschäftigten Mitglieder nach Wirtschaftsabschnitten und Geschlecht (Berichtsjahr 2023)

* Langzeit = Arbeitsunfähigkeit mit einer Falldauer von mehr als 42 Kalendertagen

Arbeitsunfähigkeit mit mehr als 42 Kalendertagen Dauer zurückgehen. Im Vergleich zum Vorjahr haben sich die Werte nur wenig verändert, liegen aber weiterhin deutlich unter den Werten des Jahres 2021 und davor. Eine Ursache sind die in den Jahren 2022 sowie 2023 überdurchschnittlich hohen Fehlzeiten

1.5 AU-Geschehen in der Arbeitswelt

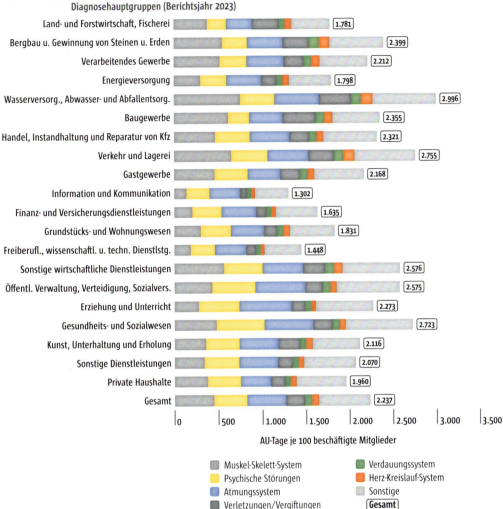

Diagramm 1.5.3 Arbeitsunfähigkeit – AU-Tage der beschäftigten Mitglieder nach Wirtschaftsabschnitten und ausgewählten Diagnosehauptgruppen (Berichtsjahr 2023)

im Zusammenhang mit Atemwegserkrankungen, die in den meisten Fällen nur von kurzer Dauer, aber insgesamt für einen Großteil des Anstieges der allgemeinen Fehlzeiten in den benannten Jahren verantwortlich sind.

Sowohl bei den Langzeit-AU-Fällen (4,5 %) als auch bei den Langzeit-AU-Tagen (51,7 %) weisen die Beschäftigten in privaten Haushalten insgesamt die größten Anteile auf. Beschäftigte in Erziehung und Unterricht weisen hingegen mit 2,4 % der AU-Fälle und 36,2 % der AU-Tage jeweils unterdurchschnittliche Anteile auf. Insgesamt zeigt sich hier ein ähnliches Muster, welches bereits bei den allgemeinen AU-Tagen im ❱❱❱ Diagramm 1.5.1 sichtbar wurde. Entsprechend sind hier ebenfalls die sehr unterschiedlichen Tätigkeitsschwerpunkte und Beanspruchungen/Belastungen von Männern und Frauen in diesen Wirtschaftsgruppen ein wesentlicher Grund für die Geschlechtsunterschiede im Langzeit-AU-Geschehen.

> ■ Bei Muskel-Skelett-Erkrankungen sowie Verletzungen und Vergiftungen sind die AU-Kennzahlen in Wirtschaftsgruppen mit ausgeprägter körperlicher Arbeitsbelastung (z.B. Baugewerbe oder Abfallbeseitigung) besonders hoch.

- Bei psychischen Störungen sind hingegen Branchen, wie bspw. das Gesundheits- und Sozialwesen oder Erziehung und Unterricht stärker betroffen, wobei hier die häufigere Interaktion mit Menschen als Hauptinhalt der Tätigkeit ausschlaggebend ist.
- Überdurchschnittliche AU-Kennzahlen im Zusammenhang mit Erkrankungen der Atemwege finden sich vor allem in Wirtschaftsgruppen, deren Tätigkeit häufige Kontakte mit vielen Personen beinhaltet.

Im))) Diagramm 1.5.3 sind die AU-Tage der verschiedenen Wirtschaftsabschnitte differenziert für die wichtigsten Krankheitsarten dargestellt.

Muskel-Skelett-Erkrankungen: Bei den Beschäftigten in der Wasserversorgung, Abwasser- und Abfallentsorgung ist mit 754 AU-Tagen je 100 Beschäftigten der höchste Wert der Wirtschaftsgruppen zu finden. Im Kontrast dazu weisen Beschäftigte der Wirtschaftsgruppe Information und Kommunikation weniger als ein Fünftel dieses Wertes auf (139 AU-Tage je 100 Beschäftigte). Diese Differenzen sind insbesondere durch die unterschiedlichen arbeitsbedingten Beanspruchungen und Belastungen in den einzelnen Branchen begründet: Insgesamt haben bei dieser Diagnosehauptgruppe vor allem Wirtschaftsgruppen mit besonders körperlich beanspruchender Arbeit des produzierenden Gewerbes bzw. des Handwerks (z.B. Baugewerbe) oder Dienstleistungen (z.B. Verkehr und Lagerei) auffällig viele krankheitsbedingte Fehltage.

Psychische Störungen: Ein anderes Muster zeigt sich bei dieser Diagnosehauptgruppe: Mit 543 AU-Tagen je 100 Beschäftigten steht hier das Gesundheits- und Sozialwesen wiederum an der Spitze mit den meisten Fehltagen. Beschäftigte in der Land- und Forstwirtschaft sowie Fischerei weisen dagegen nicht einmal halb so viele Fehltage (212 AU-Tage je 100 Beschäftigte) aufgrund dieser Krankheitsart auf. Ebenfalls hohe Werte sind in Branchen zu finden, deren Tätigkeit vorrangig durch die Interaktion mit Menschen geprägt ist (bspw. öffentliche Verwaltung und Sozialversicherung oder Erziehung und Unterricht).

Atmungssystem: Mit 595 AU-Tagen je 100 Beschäftigten weisen die in Erziehung und Unterricht Tätigen im Jahr 2023 die meisten Fehltage im Vergleich auf. Ein erhöhtes Expositionsrisiko für Atemwegsinfektionen durch häufigen zwischenmenschlichen Kontakt bzw. durch den Umgang mit für die Atemwege gefährlichen Stoffen in den verschiedenen Branchen sind Ursachen für die stärkere Betroffenheit einzelner Wirtschaftsgruppen im Vergleich. Beschäftigte in der Land- und Forstwirtschaft sowie Fischerei sind mit durchschnittlich 292 AU-Tagen je 100 Beschäftigten die Wirtschaftsgruppe mit dem im Vergleich niedrigsten Wert.

Verletzungen/Vergiftungen: Von Arbeitsunfähigkeit aufgrund dieser Krankheitsart sind vor allem solche Wirtschaftsgruppen (z.B. Baugewerbe, Abfallbeseitigung, Verkehr und Lagerei) stärker betroffen, deren Tätigkeit durch körperliche Belastungen bzw. ein generell höheres Unfallrisiko (z.B. durch einen Tätigkeitsschwerpunkt im Straßenverkehr bzw. an Maschinen) geprägt ist. An der Spitze steht im Jahr 2023 das Baugewerbe mit 381 AU-Tagen je 100 Beschäftigten, während die wenigsten Fehltage aufgrund dieser Krankheitsart wiederum bei den Beschäftigten der Branche Information und Kommunikation mit nur 83 AU-Tagen je 100 Beschäftigten zu finden sind.

In der digital verfügbaren))) Tabelle A.8 sind weitere Detailauswertungen nach Wirtschaftsabschnitten bzw. -abteilungen sowie Diagnosehauptgruppen und Geschlecht zu finden.

1.5 AU-Geschehen in der Arbeitswelt

Tabelle 1.5.1 Arbeitsunfähigkeit – AU-Kennzahlen der beschäftigten Mitglieder für die zehn Wirtschaftsabteilungen mit den meisten/wenigsten AU-Tagen insgesamt (Berichtsjahr 2023)

WZ 2008-Code	Wirtschaftsabteilungen	AU-Fälle	AU-Tage	AU-Tage je Fall
		je 100 beschäftigte Mitglieder		
87	Heime	241	3.411	14,2
38	Sammlung, Behandlung und Beseitigung von Abfällen	236	3.203	13,6
80	Wach- und Sicherheitsdienste sowie Detekteien	223	3.172	14,2
88	Sozialwesen	239	2.919	12,2
49	Landverkehr und Transport in Rohrfernleitungen	193	2.912	15,1
24	Metallerzeugung und -bearbeitung	212	2.899	13,7
53	Post-, Kurier- und Expressdienste	203	2.861	14,1
37	Abwasserentsorgung	223	2.703	12,1
13	Herstellung von Textilien	211	2.697	12,8
17	Herstellung von Papier, Pappe und Waren daraus	219	2.686	12,3
	Gesamt	**195**	**2.237**	**11,5**
72	Forschung und Entwicklung	152	1.515	10,0
70	Verwaltung und Führung von Unternehmen und Betrieben, Unternehmensberatung	145	1.497	10,3
74	Sonstige freiberufliche, wissenschaftliche und technische Tätigkeiten	146	1.449	9,9
71	Architektur- und Ingenieurbüros	152	1.441	9,5
58	Verlagswesen	139	1.401	10,1
73	Werbung und Marktforschung	150	1.400	9,3
60	Rundfunkveranstalter	139	1.382	9,9
59	Herstellung, Verleih und Vertrieb von Filmen und Fernsehprogrammen	144	1.329	9,3
69	Rechts- und Steuerberatung, Wirtschaftsprüfung	150	1.326	8,8
62	Dienstleistungen der Informationstechnologie	134	1.230	9,2

Neben den Auswertungen nach Wirtschaftsabschnitten gibt die Betrachtung der AU-Kennzahlen auf Ebene der Wirtschaftsabteilungen ein differenzierteres Bild des Zusammenhangs zwischen den Beanspruchungen der Arbeit und der Gesundheit. Die ⟩⟩⟩ Tabelle 1.5.1 zeigt die zehn Wirtschaftsabteilungen mit den meisten bzw. wenigsten AU-Tagen insgesamt im aktuellen Berichtsjahr. Neben Wirtschaftsgruppen, die vor allem durch einen hohen Anteil an körperlicher Beanspruchung geprägt sind (z.B. Metallerzeugung und -bearbeitung oder Abfallbeseitigung), sind hier auch Beschäftigte aus Branchen mit einer (zusätzlich) überdurchschnittlich hohen psychischen Arbeitsbelastung (z.B. Heime, Sozialwesen, Wach- und Sicherheitsdienste) zu finden. Dagegen finden sich unter den zehn Wirtschaftsgruppen mit den wenigsten AU-Tagen vor allem Branchen, die im Verhältnis dazu eine eher geringe physische und psychische Arbeitsbelastung aufweisen. Zwischen beiden Gruppen zeigen sich nicht nur deutliche Unterschiede bei der Anzahl der AU-Fälle und AU-Tage, sondern auch bei der Falldauer. Der Grad der Arbeitsbelastung führt nicht nur zu mehr AU-Fällen und -Tagen, sondern als weitere negative Konsequenz auch zu deutlich längeren krankheitsbedingten Ausfallzeiten.

Tabelle 1.5.2 Arbeitsunfähigkeit – AU-Kennzahlen der beschäftigten Mitglieder für die zehn Wirtschaftsabteilungen mit den meisten/wenigsten AU-Tagen aufgrund von Krankheiten des Muskel-Skelett-Systems (Berichtsjahr 2023)

WZ 2008-Code	Wirtschaftsabteilungen	AU-Fälle	AU-Tage	AU-Tage je Fall
		je 100 beschäftigte Mitglieder		
38	Sammlung, Behandlung und Beseitigung von Abfällen	42,5	841	19,8
53	Post-, Kurier- und Expressdienste	41,8	819	19,6
24	Metallerzeugung und -bearbeitung	40,6	790	19,4
23	Herstellung von Glas und Glaswaren, Keramik	36,7	739	20,1
42	Tiefbau	34,4	734	21,3
80	Wach- und Sicherheitsdienste sowie Detekteien	35,2	726	20,6
15	Herstellung von Leder, Lederwaren und Schuhen	33,0	722	21,9
87	Heime	30,9	719	23,2
81	Gebäudebetreuung; Garten- und Landschaftsbau	36,1	715	19,8
17	Herstellung von Papier, Pappe und Waren daraus	37,4	712	19,0
	Gesamt	**24,3**	**450**	**18,6**
64	Finanzdienstleistungen	12,4	204	16,5
72	Forschung und Entwicklung	13,6	202	14,9
71	Architektur- und Ingenieurbüros	13,3	201	15,1
74	Sonstige freiberufliche, wissenschaftliche und technische Tätigkeiten	12,7	172	13,5
60	Rundfunkveranstalter	9,9	170	17,2
58	Verlagswesen	10,0	164	16,3
73	Werbung und Marktforschung	10,5	158	15,1
69	Rechts- und Steuerberatung, Wirtschaftsprüfung	10,0	134	13,3
62	Dienstleistungen der Informationstechnologie	9,3	124	13,3
59	Herstellung, Verleih und Vertrieb von Filmen und Fernsehprogrammen	9,4	99	10,6

Welchen spezifischen Einfluss körperliche Arbeitsbelastungen auf die Gesundheit der Beschäftigten ausüben, ist am Beispiel der Muskel-Skelett-Erkrankungen in))) Tabelle 1.5.2 zu sehen. Wenig überraschend sind vor allem solche Wirtschaftsgruppen unter denen mit den meisten AU-Tagen zu finden, die eine besonders hohe körperliche Arbeitsbelastung aufweisen (bspw. Metallerzeugung und -bearbeitung, Postdienste und Abfallbeseitigung). Umgekehrt gilt dies auch für die zehn Wirtschaftsgruppen mit den niedrigsten Kennwerten, deren körperliche Arbeitsbelastung im Vergleich dazu geringer ausfällt (bspw. Werbung und Markforschung sowie Verlagswesen). Es wird zudem deutlich, dass ein Großteil der Wirtschaftsgruppen mit den meisten bzw. mit den wenigsten AU-Tagen ebenfalls bei den AU-Tagen insgesamt ()) Tabelle 1.5.1) zu finden sind. Daran wird nochmals die besondere Bedeutung der Muskel-Skelett-Erkrankungen für das gesamte AU-Geschehen im Kontext der arbeitsweltlichen Betrachtung sichtbar.

Ein anderes Muster zeigt sich bei der Betrachtung der krankheitsbedingten Fehltage aufgrund psychischer Störungen ()) Tabelle 1.5.3). Hier wird deutlich, dass vor allem Wirtschaftsgruppen mit einem hohen Anteil an zwischenmenschlicher Interaktion (z.B. Heime, Sozialwesen, Einzelhandel oder Erziehung und Unterricht) besonders stark von Fehlzei-

1.5 AU-Geschehen in der Arbeitswelt

Tabelle 1.5.3 Arbeitsunfähigkeit – AU-Kennzahlen der beschäftigten Mitglieder für die zehn Wirtschaftsabteilungen mit den meisten/wenigsten AU-Tagen aufgrund Psychischer Störungen (Berichtsjahr 2023)

WZ 2008-Code	Wirtschaftsabteilungen	AU-Fälle	AU-Tage	AU-Tage je Fall
		je 100 beschäftigte Mitglieder		
87	Heime	17,5	733	41,9
92	Spiel-, Wett- und Lotteriewesen	12,8	621	48,5
88	Sozialwesen	14,9	600	40,2
82	Wirtschaftliche Dienstleistungen für Unternehmen und Privatpersonen	14,9	559	37,5
80	Wach- und Sicherheitsdienste sowie Detekteien	14,8	554	37,5
84	Öffentliche Verwaltung, Verteidigung, Sozialversicherung	12,9	484	37,5
47	Einzelhandel	12,2	474	38,9
49	Landverkehr und Transport in Rohrfernleitungen	12,6	461	36,6
85	Erziehung und Unterricht	12,5	455	36,5
86	Gesundheitswesen	12,5	449	36,0
	Gesamt	9,8	373	37,9
62	Dienstleistungen der Informationstechnologie	6,9	251	36,2
28	Maschinenbau	7,1	249	35,0
71	Architektur- und Ingenieurbüros	6,6	245	36,9
42	Tiefbau	6,6	244	37,2
60	Rundfunkveranstalter	7,6	242	32,0
43	Vorbereitende Baustellenarbeiten, Bauinstallation	6,4	240	37,2
9	Dienstleistungen für den Bergbau	8,6	218	25,4
1	Landwirtschaft, Jagd und damit verbundene Tätigkeiten	5,6	216	39,0
41	Hochbau	5,2	208	39,9
2	Forstwirtschaft und Holzeinschlag	4,8	182	37,9

ten aufgrund dieser Krankheitsart betroffen sind. Unter den zehn Wirtschaftsgruppen mit den geringsten Werten sind hingegen mehrheitlich solche aus dem produzierenden oder verarbeitenden Gewerbe (z.B. Maschinenbau oder Hoch-/Tiefbau) sowie dem technischen Dienstleistungsbereich zu finden. Eine weitere Besonderheit betrifft die Falldauer: Anders als bei den Muskel-Skelett-Erkrankungen ist bei den psychischen Störungen kein eindeutiges Muster im Zusammenhang mit der dargestellten Rangfolge erkennbar. AU-Fälle wegen psychischer Störungen kommen zwar eher selten vor (»» Tabelle 1.2.1), führen aber mehrheitlich zu überdurchschnittlich langen Ausfallzeiten. Insofern wirken sich hier schon geringe Schwankungen bei den AU-Fällen bzw. -Tagen deutlich stärker auf die durchschnittliche Falldauer aus als bei den häufiger vorkommenden Muskel-Skelett-Erkrankungen.

Aufgrund der weiterhin besonderen Relevanz der Atemwegserkrankungen für das AU-Geschehen im Jahr 2023 werden abschließend in »» Tabelle 1.5.4 die zehn Wirtschaftsabteilungen mit den meisten bzw. wenigsten AU-Tagen im Zusammenhang mit dieser Krankheitsart aufgeführt. Besonders stark betroffen sind hier wiederum Bereiche, die im Rahmen ihrer Berufstätigkeit häufigen Kontakt mit Menschen haben. Wenig überraschend sind die Bereiche Luftfahrt, Sozialwesen und Heime an der Spitze der Auf-

Tabelle 1.5.4 Arbeitsunfähigkeit – AU-Kennzahlen der beschäftigten Mitglieder für die zehn Wirtschaftsabteilungen mit den meisten/wenigsten AU-Tagen aufgrund von Krankheiten des Atmungssystems (Berichtsjahr 2023)

WZ 2008-Code	Wirtschaftsabteilungen	AU-Fälle	AU-Tage	AU-Tage je Fall
		je 100 beschäftigte Mitglieder		
51	Luftfahrt	86,8	647	7,5
88	Sozialwesen	90,4	619	6,9
87	Heime	81,0	603	7,4
85	Erziehung und Unterricht	96,9	595	6,1
84	Öffentliche Verwaltung, Verteidigung, Sozialversicherung	83,6	576	6,9
91	Bibliotheken, Archive, Museen, botanische und zoologische Gärten	76,4	539	7,1
82	Wirtschaftliche Dienstleistungen für Unternehmen und Privatpersonen	78,1	532	6,8
38	Sammlung, Behandlung und Beseitigung von Abfällen	68,4	524	7,7
80	Wach- und Sicherheitsdienste sowie Detekteien	66,0	518	7,8
86	Gesundheitswesen	84,1	515	6,1
	Gesamt	68,9	445	6,5
73	Werbung und Marktforschung	62,4	351	5,6
97	Private Haushalte mit Hauspersonal	44,5	345	7,7
2	Forstwirtschaft und Holzeinschlag	54,6	345	6,3
50	Schifffahrt	54,2	343	6,3
58	Verlagswesen	56,6	342	6,0
69	Rechts- und Steuerberatung, Wirtschaftsprüfung	59,5	339	5,7
74	Sonstige freiberufliche, wissenschaftliche und technische Tätigkeiten	59,0	337	5,7
62	Dienstleistungen der Informationstechnologie	56,8	333	5,9
41	Hochbau	53,1	324	6,1
1	Landwirtschaft, Jagd und damit verbundene Tätigkeiten	42,6	285	6,7

listung nach AU-Tagen zu finden. Anders sieht es bei Branchen mit Tätigkeiten aus, die mit geringerer zwischenmenschlicher Interaktion verbunden bzw. häufiger im Homeoffice ausgeübt werden können (bspw. Werbung und Marktforschung oder Verlagswesen). Dort erreichen die zugehörigen AU-Tage teils nur die Hälfte des Wertes der Wirtschaftsgruppen, die zu den Spitzenreitern in der Auflistung zählen. Bei dieser Krankheitsgruppe unterscheidet sich – im Kontrast zu ⟫⟫ Tabelle 1.5.3 – die Falldauer zwischen den einzelnen Wirtschaftsabteilungen hingegen nur minimal.

- Wirtschaftsgruppen mit einer geringen körperlichen Arbeitslast (z.B. Finanz- und Versicherungsdienstleistungen), weisen die wenigsten AU-Tage im Zusammenhang mit Arbeitsunfällen auf.
- Frauen weisen überwiegend niedrigere durch Arbeitsunfälle verursachte Fehlzeiten als Männer auf, da sich die konkreten Tätigkeiten im Unternehmen und das damit verbundene Unfallrisiko deutlich zwischen beiden Geschlechtern unterscheidet.

Neben den bisher dargestellten krankheitsbedingten Ursachen der Arbeitsunfähigkeit sind auch Arbeits-

1.5 AU-Geschehen in der Arbeitswelt

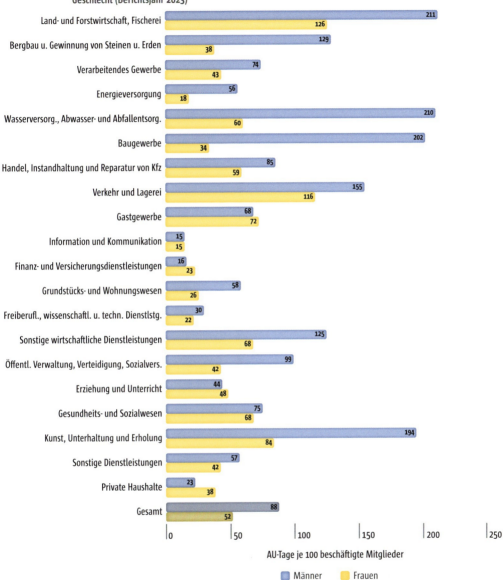

Diagramm 1.5.4 Arbeitsunfähigkeit – AU-Tage der beschäftigten Mitglieder für Arbeitsunfälle nach Wirtschaftsabschnitten und Geschlecht (Berichtsjahr 2023)

unfälle und die damit verbundenen Fehlzeiten bei den Beschäftigten eine relevante Größe. Die positive Nachricht zuerst: Die AU-Fälle und AU-Tage aufgrund von Arbeitsunfällen weisen seit Einführung der vollständigen Zählung ab 2016 (77 AU-Tage je 100 Beschäftigte) bis 2023 (71 AU-Tage je 100 Beschäftigte) eine abnehmende Tendenz auf. Insgesamt 3,2% aller Fehltage der Beschäftigten werden im Jahr 2023 durch Arbeitsunfälle verursacht. Wiederum sind es Beschäftigte in Bereichen mit erhöhter körperlicher Belastung (z.B. Landwirtschaft oder Baugewerbe) bzw. mit einer potenziell weitaus höheren Unfallgefahr beispielsweise im Straßenverkehr (z.B. Verkehr und Lagerei oder Abfallbeseitigung), die am stärksten von Fehltagen aufgrund von Arbeitsunfällen betroffen sind, im Gegensatz zu Wirtschaftsgruppen mit geringer körperlicher Belastung und/oder vorwiegender Bürotätigkeit, wie bspw. Finanz- und Versicherungsdienstleistungen ())) Diagramm 1.5.4).

Vor allem bei den Wirtschaftsgruppen mit überdurchschnittlichen Fehlzeiten aufgrund von Arbeitsunfällen gibt es jeweils ausgeprägte Geschlechtsunterschiede. Ursache hierfür ist wiederum die Tatsache, dass Männer und Frauen innerhalb solcher Unternehmen bzw. Branchen meist sehr unterschiedliche Tätigkeiten ausüben, die mit einem entsprechend unterschiedlichen Unfallrisiko verbunden sind. In Branchen mit geringen Geschlechtsunterschieden ist dagegen davon auszugehen, dass Männer und Frauen Tätigkeiten ausüben, die sich bezüglich ihres Risikos für einen Arbeitsunfall nicht wesentlich voneinander unterscheiden. Der Zusammenhang zwischen der konkreten beruflichen Tätigkeit und der Gesundheit der Beschäftigten wird im folgenden Abschnitt näher betrachtet.

1.5.2 Auswertungen nach Berufsgruppen

Neben der Analyse des AU-Geschehens im Zusammenhang mit den Branchen gibt die vom Beschäftigten ausgeübte Tätigkeit weiteren Aufschluss über den Einfluss arbeitsweltlicher Faktoren auf die Gesundheit. Die Basis bildet hierbei der Tätigkeitsschlüssel nach der Klassifikation der Berufe (KldB 2010). Dieser zeigt nicht nur die aktuell ausgeübte Tätigkeit des Beschäftigten, sondern beinhaltet zudem noch weitere relevante Merkmale. Dieser Abschnitt widmet sich dem ausgeübten Beruf der Beschäftigten. Im anschließenden))) Kapitel 1.5.3 werden weitere, für den Zusammenhang zwischen Arbeitswelt und Gesundheit relevante Tätigkeitsmerkmale betrachtet. In der digital verfügbaren))) Tabelle A.10 sind ergänzend die wichtigsten AU-Kennzahlen der beschäftigten BKK Mitglieder nach Berufssektoren, -segmenten und -hauptgruppen im Überblick sowie im Zusammenhang mit Diagnosehauptgruppen und Geschlecht zu finden.

> **Interaktive Daten zu Arbeitsunfähigkeit**
>
> Neben der Wirtschaftsgruppe spielt auch die **Berufsgruppe**, in der Beschäftigte tätig sind, im Zusammenhang mit deren Gesundheitszustand eine bedeutende Rolle. Ergänzend zu den folgenden Auswertungen finden sich hierzu ebenfalls interaktive Statistiken auf der Internetseite des BKK Dachverbandes unter folgendem Link/QR-Code: https://www.bkk-dachverband.de/statistik/kennzahlen-zum-bkk-gesundheitsreport/arbeitsunfaehigkeit.

- Die meisten krankheitsbedingten Fehltage sind bei den Reinigungsberufen, den Verkehrs- und Logistikberufen sowie den Fertigungsberufen zu finden, während die niedrigsten Werte bei den IT- und naturwissenschaftlichen Dienstleistungsberufen auftreten.
- Unterschiede zwischen Männern und Frauen innerhalb einer Berufsgruppe sind vor allem auf die ungleiche Verteilung weiterer Tätigkeitsmerkmale (Anforderungsniveau, Vertragsverhältnis, Stellung im Beruf) und damit verbundener unterschiedlicher gesundheitlicher Belastungen zurückzuführen.
- Die deutlichen Unterschiede bei der Häufigkeit und Dauer von Arbeitsunfähigkeit zwischen den Berufsgruppen zeigen eindrücklich den Einfluss der Berufstätigkeit und den damit verbundenen Belastungen für die Gesundheit von Beschäftigten.

In))) Diagramm 1.5.5 sind die AU-Kennzahlen der beschäftigten Mitglieder nach Berufssegmenten und Geschlecht dargestellt. Mit durchschnittlich 2,5 AU-Fällen je Beschäftigten weisen die Fertigungsberufe dabei die höchste Fallzahl auf. An zweiter Stelle sind nach AU-Fällen die sozialen und kulturellen Dienstleistungsberufe (2,4 AU-Fälle je Beschäftigten) gefolgt von den medizinischen und nichtmedizinischen Gesundheitsberufen sowie den Verkehrs- und Logistikberufen (jeweils 2,3 AU-Fälle je Beschäftigten) zu finden.

1.5 AU-Geschehen in der Arbeitswelt

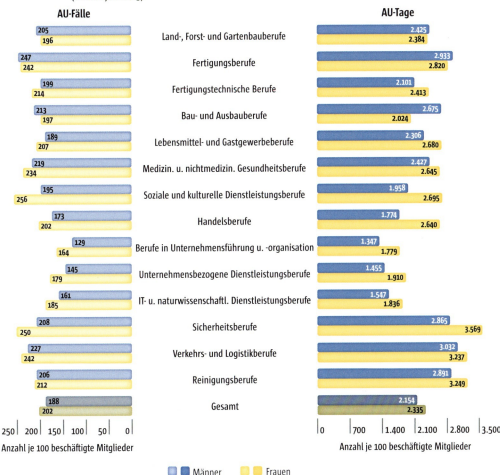

Diagramm 1.5.5 Arbeitsunfähigkeit – AU-Kennzahlen der beschäftigten Mitglieder nach Berufssegmenten und Geschlecht (Berichtsjahr 2023)

Gemessen an den Fehltagen stehen dagegen die Reinigungsberufe mit durchschnittlich 31,6 AU-Tagen je Beschäftigten an der Spitze dieses Vergleichs, gefolgt von den Verkehrs- und Logistikberufen mit 30,7 AU-Tagen je Beschäftigten und knapp dahinter den Sicherheitsberufen mit 30,5 AU-Tagen je Beschäftigten. Bei den Berufen in Unternehmensführung und -organisation sind dagegen mit 1,5 AU-Fällen und bei den IT- und naturwissenschaftlichen Dienstleistungsberufen mit 16,2 AU-Tagen je Beschäftigten die jeweils niedrigsten krankheitsbedingten Fehlzeiten zu finden.

In der geschlechtsdifferenzierten Darstellung ist zu erkennen, dass in der überwiegenden Mehrzahl der Fälle die Werte der Frauen insbesondere bei den AU-Tagen zum Teil deutlich über denen der Männer liegen – die größten Differenzen finden sich bei den Handelsberufen (+8,7 AU-Tage) sowie den sozialen und kulturellen Dienstleistungsberufen (+7,4 AU-Tage). Hier spielen mindestens zwei weitere Faktoren eine Rolle und zwar das Alter der Beschäftigten in Kombination mit dem Anforderungsniveau der Tätigkeit. So sind Frauen in Handelsberufen am häufigsten im Bereich der fachlich ausgerichteten Tätig-

1 Arbeitsunfähigkeit

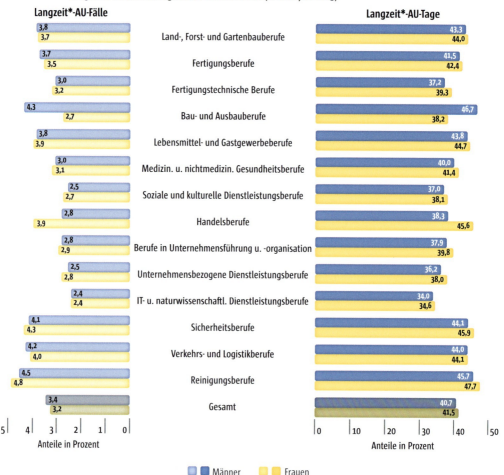

Diagramm 1.5.6 Arbeitsunfähigkeit – Anteile der Langzeit*-AU-Fälle bzw. -Tage an allen AU-Fällen/-Tagen der beschäftigten Mitglieder nach Berufssegmenten und Geschlecht (Berichtsjahr 2023)

* Langzeit = Arbeitsunfähigkeit mit einer Falldauer von mehr als 42 Kalendertagen

keiten beschäftigt, wobei deren Durchschnittsalter über denen der Männer liegt. Männliche Beschäftigte in diesem Berufssegment sind hingegen häufiger in komplexen bzw. hochkomplexen Tätigkeiten zu finden, was meist mit einer Leitungsfunktion und einem höheren schulischen bzw. beruflichen Bildungsgrad einhergeht. Auch für die weiteren Geschlechtsunterschiede gilt, dass neben der eigentlichen Berufszuordnung weitere Tätigkeitsmerkmale (z.B. Vertragsform, Stellung im Beruf, Anforderungsniveau der Tätigkeit), die zwischen Frauen und Männern teils sehr unterschiedlich verteilt sind, Einfluss auf die Ausprägung der Fehlzeiten nehmen. Eine detaillierte Betrachtung dieser zusätzlichen arbeitsweltlichen Indikatoren im Zusammenhang mit dem AU-Geschehen ist im ››› Kapitel 1.5.3 zu finden.

Das ››› Diagramm 1.5.6 zeigt die Anteile der AU-Fälle bzw. AU-Tage nach Berufssegmenten und Geschlecht, die mit einer Langzeit-Arbeitsunfähigkeit von mehr als 6 Kalenderwochen im Zusammenhang stehen. Mit den jeweils höchsten Werten bezogen auf die AU-Fälle (4,7%) und AU-Tage (47,3%) sind hier insgesamt die Beschäftigten in den Reinigungsberufen an der Spitze des Vergleichs zu finden. Ebenfalls überdurchschnittliche Anteile sind bspw. in den Verkehrs- und Logistikberufen und den Sicherheitsberufen zu finden. Besonders niedrige Anteile

1.5 AU-Geschehen in der Arbeitswelt

zeigen sich hingegen bei den IT- und naturwissenschaftlichen Dienstleistungsberufen: 2,4 % der AU-Fälle bzw. 34,1 % der AU-Tage gehen in dieser Berufsgruppe auf Langzeit-AU-Fälle von mehr als 6 Wochen Dauer zurück. Während der Anteil der Langzeit-AU-Fälle zwischen den unterschiedlichen Berufssegmenten nur eine geringe Spannbreite aufweist (2,5 %–4,7 %), ist diese bei den Langzeit-AU-Tagen deutlich größer ausgeprägt (34,1 %–47,3 %). Daran zeigt sich noch einmal eindrücklich, dass Langzeit-AU-Fälle gemessen an allen AU-Fällen ein eher seltenes Ereignis darstellen, diese aber gleichzeitig einen überproportional großen Anteil aller AU-Tage auf sich vereinen.

Die mit Abstand größten Geschlechtsunterschiede, bezogen auf die Anteile der Langzeit-AU-Tage, sind hier – zuungunsten der Männer – bei den Bau- und Ausbauberufen (+8,5 Prozentpunkte) zu finden. Der größte Geschlechtsunterschied zuungunsten der weiblichen Beschäftigten findet sich hingegen bei den Handelsberufen (+7,3 Prozentpunkte). Auch bei diesen beiden Berufsgruppen sind die bereits erwähnten Unterschiede bei den weiteren Tätigkeitsmerkmalen in gleichen Berufen mehrheitlich ausschlaggebend für die Differenzen bei den Langzeitfällen zwischen Männern und Frauen.

- In körperlich besonders beanspruchenden Berufen (v. a. in der Fertigung oder Produktion) finden sich besonders hohe Fehlzeiten aufgrund von Muskel-Skelett-Erkrankungen bzw. Verletzungen und Vergiftungen.
- Überdurchschnittlich viele Fehlzeiten wegen psychischer Störungen und Atemwegserkrankungen finden sich in Berufen, die bei ihrer Tätigkeit häufig Kontakt mit Menschen haben.
- Arbeitsunfähigkeit in Verbindung mit einem Arbeitsunfall tritt besonders häufig in Berufen mit einem erhöhten Unfallrisiko – beispielsweise im Handwerk oder in der Produktion – und dann vor allem bei Männern auf.

Das ››› Diagramm 1.5.7 stellt die AU-Tage nach den wichtigsten Diagnosehauptgruppen für die einzelnen Berufssegmente dar.

Muskel-Skelett-Erkrankungen: Nicht nur insgesamt, sondern auch bei den AU-Tagen aufgrund von Muskel-Skelett-Erkrankungen, liegen wiederum die Reinigungsberufe mit durchschnittlich 923 AU-Tagen je 100 Beschäftigte an der Spitze. Dagegen wird nicht einmal ein Viertel dieses Wertes bei Beschäftigten in den Berufen in Unternehmensführung und -organisation erreicht (215 AU-Tage je 100 Beschäftigte). Überdurchschnittlich viele Fehltage wegen Muskel-Skelett-Erkrankungen sind vor allem bei Berufen mit einer hohen körperlichen Beanspruchung und Belastung (bspw. Fertigungsberufe, Bau- und Ausbauberufe etc.) zu finden.

Psychische Störungen: Ein anderes Muster wird bei den Fehltagen aufgrund dieser Krankheitsart sichtbar – hier sind die in den Sicherheitsberufen Tätigen mit 532 AU-Tagen je 100 Beschäftigten am stärksten betroffen, gefolgt von den sozialen und kulturellen Dienstleistungsberufen (510 AU-Tage je 100 Beschäftigte) sowie den medizinischen und nichtmedizinischen Gesundheitsberufen (500 AU-Tage je 100 Beschäftigte). Auch an dieser Stelle zeigt sich, dass Berufe, bei denen die Interaktion mit anderen Menschen im Zentrum steht und somit potenziell mehr (zwischenmenschliche) Stresssituationen vorkommen können, überdurchschnittlich von Fehlzeiten aufgrund dieser Krankheitsart betroffen sind. Verstärkend spielt hier zudem der wesentlich höhere Anteil beschäftigter Frauen in den besonders stark betroffenen Berufssegmenten eine Rolle. Frauen sind insgesamt signifikant häufiger von psychischen Störungen betroffen als Männer[11].

Atemwegserkrankungen: Hier finden sich die sozialen und kulturellen Dienstleistungsberufe mit 633 AU-Tagen je 100 Beschäftigten, gefolgt von den medizinischen und nichtmedizinischen Gesundheitsberufen (533 AU-Tage je 100 Beschäftigte) und den Sicherheitsberufen (525 AU-Tage je 100 Beschäftigte) an der Spitze. Die höhere Exposition gegenüber Infektionen durch häufigen Kontakt mit Menschen sind für die überdruchschnittlichen Fehlzeiten bei diesen Berufsgruppen ausschlaggebend.

Verletzungen/Vergiftungen: Bei den AU-Tagen aufgrund von Verletzungen und Vergiftungen sind vor allem solche Berufe betroffen, die einer erhöhten körperlichen Beanspruchung und Unfallgefahr ausgesetzt sind. Hierzu zählen zum Beispiel die Bau- und Ausbauberufe (400 AU-Tage je 100 Beschäftigte), die Land-, Forst- und Gartenbauberufe (380 AU-Tage je 100 Beschäftigte) bzw. die Fertigungsberufe (350 AU-Tage je 100 Beschäftigte).

Eine detaillierte Darstellung des AU-Geschehens auf Ebene einzelner Berufsgruppen zeigt die ››› Tabelle 1.5.5. Zu sehen sind jeweils die zehn Berufsgruppen, die im Jahr 2023 die meisten bzw. wenigsten AU-Tage insgesamt auf sich vereinen. Mit durchschnittlich 39,1 AU-Tagen je Beschäftigten stehen die in der Altenpflege Tätigen in diesem Jahr an der Spit-

---

11 Robert Koch-Institut (Hrsg.) (2020) Gesundheitliche Lage der Frauen in Deutschland.

1 Arbeitsunfähigkeit

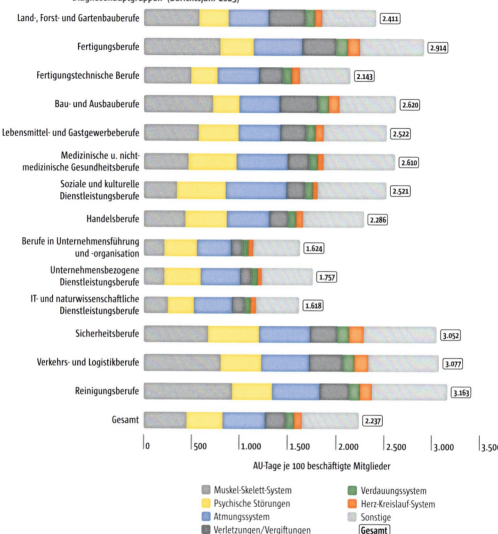

Diagramm 1.5.7 Arbeitsunfähigkeit – AU-Tage der beschäftigten Mitglieder nach Berufssegmenten und ausgewählten Diagnosehauptgruppen (Berichtsjahr 2023)

ze dieser Rangliste. Daneben sind vor allem Fertigungsberufe (bspw. Metallerzeugung) sowie Verkehrs- und Logistikberufe (bspw. Servicekräfte im Personenverkehr) unter den zehn Berufsgruppen mit den meisten AU-Tagen zu finden.

Mit durchschnittlich 8,0 AU-Tagen je Beschäftigten haben wie im Vorjahr Beschäftigte mit Lehr- und Forschungstätigkeiten an Hochschulen die wenigsten Fehltage – das entspricht nur rund einem Fünftel des berichteten Höchstwerts in der Altenpflege. Im Gegensatz zu den zehn Berufsgruppen mit den meisten Fehltagen entstammt hier die Mehrzahl den kaufmännischen und unternehmensbezogenen bzw. den IT- und naturwissenschaftlichen Dienstleistungsberufen.

Die AU-Fälle unterscheiden sich in ähnlicher Weise zwischen den hier aufgeführten Berufsgruppen: Beschäftigte in der Altenpflege weisen mehr als dreimal so viele AU-Fälle wie Beschäftigte in Geschäftsführung und Vorstand auf (262 vs. 71 AU-Fälle je 100 Beschäftigte). Mit überdurchschnittlichen AU-Tagen gehen zudem auch mehrheitlich überdurch-

1.5 AU-Geschehen in der Arbeitswelt

Tabelle 1.5.5 Arbeitsunfähigkeit – AU-Kennzahlen der beschäftigten Mitglieder für die zehn Berufsgruppen mit den meisten/wenigsten AU-Tagen insgesamt (Berichtsjahr 2023)

KldB-2010-Code	Berufsgruppen	AU-Fälle	AU-Tage	AU-Tage je Fall
		je 100 beschäftigte Mitglieder		
821	Altenpflege	262	3.910	14,9
281	Textiltechnik und -produktion	253	3.764	14,9
214	Industrielle Keramikherstellung und -verarbeitung	269	3.615	13,4
514	Servicekräfte im Personenverkehr	251	3.445	13,7
525	Bau- und Transportgeräteführung	236	3.423	14,5
832	Hauswirtschaft und Verbraucherberatung	227	3.397	15,0
213	Industrielle Glasherstellung und -verarbeitung	250	3.381	13,5
532	Polizeivollzugs- und Kriminaldienst, Gerichts- und Justizvollzug	266	3.373	12,7
221	Kunststoff- und Kautschukherstellung und -verarbeitung	271	3.344	12,3
241	Metallerzeugung	237	3.280	13,8
	Gesamt	**195**	**2.237**	**11,5**
814	Human- und Zahnmedizin	135	1.192	8,8
912	Geisteswissenschaften	129	1.132	8,8
411	Mathematik und Statistik	114	1.102	9,7
914	Wirtschaftswissenschaften	118	1.096	9,3
944	Theater-, Film- und Fernsehproduktion	124	1.079	8,7
931	Produkt- und Industriedesign	139	1.018	7,3
434	Softwareentwicklung und Programmierung	127	1.015	8,0
271	Technische Forschung und Entwicklung	114	997	8,8
711	Geschäftsführung und Vorstand	71	924	13,0
843	Lehr- und Forschungstätigkeit an Hochschulen	92	796	8,7

schnittliche Falldauern einher. Das ist als Hinweis darauf zu werten, dass bei diesen anteilig häufiger als bei anderen Berufen Langzeiterkrankungen vorkommen, die in Folge zu längeren krankheitsbedingten Ausfallzeiten führen.

In))) Tabelle 1.5.6 sind die zehn Berufsgruppen mit den meisten bzw. wenigsten AU-Tagen aufgrund von Muskel-Skelett-Erkrankungen aufgelistet. Hier sind die Beschäftigten der industriellen Keramik- und Glasgestaltung mit durchschnittlich 12,0 AU-Tagen je Beschäftigten auf dem ersten Platz nach Fehltagen aufgrund dieser Krankheitsart zu finden. Zudem stammt auch hier die Mehrzahl der zehn aufgeführten Professionen aus den Fertigungsberufen bzw. den Bau- und Ausbauberufen, diese sind auch größtenteils in))) Tabelle 1.5.5 unter den Top 10 mit den meisten Fehltagen zu finden. Alle aufgeführten Berufe mit überdurchschnittlichen Fehlzeiten kennzeichnet dabei gleichermaßen ein hoher Anteil an körperlich beanspruchender Tätigkeit, der zu einer höheren Krankheitslast und somit zu den berichteten Fehltagen führt. Umgekehrt zeigt sich, dass vor allem Berufe aus den Bereichen Dienstleistungen und Geisteswissenschaften mit einer im Vergleich geringeren körperlichen Beanspruchung die Liste der Berufe mit den wenigsten AU-Tagen aufgrund von Muskel-Skelett-Erkrankungen dominieren. Wiederum sind es die Beschäftigten mit einer Lehr- und

Tabelle 1.5.6 Arbeitsunfähigkeit – AU-Kennzahlen der beschäftigten Mitglieder für die zehn Berufsgruppen mit den meisten/wenigsten AU-Tagen aufgrund von Krankheiten des Muskel-Skelett-Systems (Berichtsjahr 2023)

KldB-2010-Code	Berufsgruppen	AU-Fälle	AU-Tage	AU-Tage je Fall
		je 100 beschäftigte Mitglieder		
214	Industrielle Keramikherstellung und -verarbeitung	59,4	1.199	20,2
281	Textiltechnik und -produktion	53,7	1.185	22,1
221	Kunststoff- und Kautschukherstellung und -verarbeitung	54,6	1.030	18,9
241	Metallerzeugung	52,1	1.016	19,5
331	Bodenverlegung	45,9	992	21,6
934	Kunsthandwerkliche Keramik- und Glasgestaltung	54,4	985	18,1
213	Industrielle Glasherstellung und -verarbeitung	48,0	985	20,5
525	Bau- und Transportgeräteführung	52,1	980	18,8
524	Fahrzeugführung im Schiffsverkehr	35,3	962	27,3
243	Metalloberflächenbehandlung	53,7	941	17,5
	Gesamt	24,3	450	18,6
816	Psychologie und nicht ärztliche Psychotherapie	7,7	108	14,0
924	Redaktion und Journalismus	7,6	106	14,0
944	Theater-, Film- und Fernsehproduktion	7,6	106	13,8
931	Produkt- und Industriedesign	8,7	105	12,1
431	Informatik	9,2	105	11,4
922	Öffentlichkeitsarbeit	6,9	98	14,2
411	Mathematik und Statistik	7,3	95	13,1
434	Softwareentwicklung und Programmierung	7,7	90	11,6
912	Geisteswissenschaften	8,4	85	10,2
843	Lehr- und Forschungstätigkeit an Hochschulen	4,5	58	12,9

Forschungstätigkeit an Hochschulen, die mit gerade einmal 0,6 AU-Tagen je Beschäftigten nur einen Bruchteil der Fehltage im Vergleich zu den Berufen mit den meisten AU-Tagen aufweisen. Auch bei diesen zehn Berufen findet sich ein substanzieller Teil bereits in))) Tabelle 1.5.5 unter den zehn Berufen mit den wenigsten AU-Tagen. Die Falldauer folgt im Wesentlichen dem Muster der AU-Fälle und AU-Tage: Je höher bzw. geringer die entsprechenden Werte ausgeprägt sind, desto höher bzw. niedriger fällt auch die Falldauer aus.

Die Auflistung der Berufe mit den meisten bzw. wenigsten Fehltagen aufgrund psychischer Störungen ist in))) Tabelle 1.5.7 zu sehen. Anders als bei den Muskel-Skelett-Erkrankungen sind es hier vor allem die erzieherischen, sozialen und gesundheitsbezogenen Berufe (z.B. Alten- und Krankenpflege bzw. Erziehung und Sozialarbeit), die besonders hohe Fehltage aufgrund dieser Krankheitsart aufweisen. Dagegen ist das Bild bei den zehn am wenigsten betroffenen Berufen wiederum v.a. durch geistes- und naturwissenschaftliche Dienstleistungsberufe (z.B. Lehr- und Forschungstätigkeit an Hochschulen), aber auch durch technische bzw. handwerkliche Berufe geprägt. Insbesondere bei den Berufen mit den meisten AU-Tagen stellt überdurch-

1.5 AU-Geschehen in der Arbeitswelt

Tabelle 1.5.7 Arbeitsunfähigkeit – AU-Kennzahlen der beschäftigten Mitglieder für die zehn Berufsgruppen mit den meisten/ wenigsten AU-Tagen aufgrund Psychischer Störungen (Berichtsjahr 2023)

KldB-2010-Code	Berufsgruppen	AU-Fälle	AU-Tage	AU-Tage je Fall
		je 100 beschäftigte Mitglieder		
821	Altenpflege	19,3	811	42,1
514	Servicekräfte im Personenverkehr	20,9	663	31,8
946	Bühnen- und Kostümbildnerei, Requisite	11,7	645	55,3
831	Erziehung, Sozialarbeit, Heilerziehungspflege	16,2	599	36,9
813	Gesundheits- und Krankenpflege, Rettungsdienst und Geburtshilfe	15,2	583	38,4
624	Verkauf von drogerie- und apothekenüblichen Waren, Sanitäts- und Medizinbedarf	13,7	579	42,3
832	Hauswirtschaft und Verbraucherberatung	12,7	562	44,4
532	Polizeivollzugs- und Kriminaldienst, Gerichts- und Justizvollzug	16,3	561	34,5
822	Ernährungs- und Gesundheitsberatung, Wellness	13,0	556	42,9
522	Fahrzeugführung im Eisenbahnverkehr	18,0	535	29,7
	Gesamt	**9,8**	**373**	**37,9**
931	Produkt- und Industriedesign	5,9	180	30,2
421	Geologie, Geografie und Meteorologie	5,2	179	34,4
422	Umweltschutztechnik	6,4	170	26,8
261	Mechatronik und Automatisierungstechnik	6,6	164	24,9
111	Landwirtschaft	4,7	163	34,4
814	Human- und Zahnmedizin	4,8	161	33,3
944	Theater-, Film- und Fernsehproduktion	6,7	157	23,3
271	Technische Forschung und Entwicklung	3,9	149	37,9
843	Lehr- und Forschungstätigkeit an Hochschulen	4,4	148	33,6
942	Schauspiel, Tanz und Bewegungskunst	2,8	50	17,7

schnittlich viel psychosozialer Stress bei der Tätigkeit einen wesentlichen Einflussfaktor dar. So sind zum Beispiel Beschäftigte in der Alten- und Krankenpflege, Erzieherinnen und Erzieher oder Servicekräfte im Personenverkehr immer wieder besonderen zwischenmenschlichen Stresssituationen ausgesetzt, die zu den hier aufgezeigten hohen Fehlzeiten führen können.

Während die AU-Fälle dem gleichen Muster wie dem der AU-Tage folgen, zeigt sich hingegen bei den Falldauern keine eindeutige Systematik: Hier sind sowohl bei Berufen mit vielen als auch mit wenigen krankheitsbedingten Fehlzeiten unter- als auch überdurchschnittliche Falldauern zu finden, die sich in ihrer Spanne um mehrere Wochen (17,7–55,3 AU-Tage je Fall) voneinander unterscheiden.

Die Berufsgruppen mit den meisten bzw. wenigsten AU-Tagen der in diesem Jahr weiterhin häufig auftretenden Atemwegserkrankungen sind in ›› Tabelle 1.5.8 zu sehen. Unter den zehn Berufsgruppen mit den meisten AU-Tagen sind vor allem solche zu finden, die durch einen häufigen Kontakt mit Menschen im Rahmen ihrer Tätigkeit geprägt sind. Entsprechend sind vor allem die personenbezogenen Dienstleistungsberufe (bspw. Erziehung, Sozialarbeit, Heilerziehungspflege) sowie die sonstigen

1 Arbeitsunfähigkeit

Tabelle 1.5.8 Arbeitsunfähigkeit – AU-Kennzahlen der beschäftigten Mitglieder für die zehn Berufsgruppen mit den meisten/wenigsten AU-Tagen aufgrund von Krankheiten des Atmungssystems (Berichtsjahr 2023)

KldB-2010-Code	Berufsgruppen	AU-Fälle	AU-Tage	AU-Tage je Fall
		je 100 beschäftigte Mitglieder		
831	Erziehung, Sozialarbeit, Heilerziehungspflege	117,3	743	6,3
514	Servicekräfte im Personenverkehr	90,1	732	8,1
532	Polizeivollzugs- und Kriminaldienst, Gerichts- und Justizvollzug	92,7	703	7,6
821	Altenpflege	81,8	639	7,8
214	Industrielle Keramikherstellung und -verarbeitung	77,7	616	7,9
115	Tierpflege	76,4	595	7,8
817	Nicht ärztliche Therapie und Heilkunde	99,9	581	5,8
813	Gesundheits- und Krankenpflege, Rettungsdienst und Geburtshilfe	82,2	578	7,0
832	Hauswirtschaft und Verbraucherberatung	73,6	570	7,7
913	Gesellschaftswissenschaften	88,9	560	6,3
	Gesamt	68,9	445	6,5
931	Produkt- und Industriedesign	59,0	306	5,2
722	Rechnungswesen, Controlling und Revision	48,9	300	6,1
271	Technische Forschung und Entwicklung	50,0	285	5,7
113	Pferdewirtschaft	43,0	283	6,6
411	Mathematik und Statistik	47,3	278	5,9
914	Wirtschaftswissenschaften	48,6	260	5,3
111	Landwirtschaft	40,5	258	6,4
942	Schauspiel, Tanz und Bewegungskunst	41,5	252	6,1
843	Lehr- und Forschungstätigkeit an Hochschulen	42,3	247	5,8
711	Geschäftsführung und Vorstand	24,8	164	6,6

wirtschaftlichen Dienstleistungsberufe (bspw. Servicekräfte im Personenverkehr) besonders häufig unter den Berufen mit den meisten AU-Tagen vertreten. Unter den zehn Berufsgruppen mit den wenigsten AU-Tagen finden sich hingegen vor allem solche Tätigkeiten, die in der Regel nur wenig direkten Kontakt mit anderen Menschen beinhalten und/oder häufig im Homeoffice ausgeübt werden können (bspw. Mathematik und Statistik). Während sich die AU-Fälle und die AU-Tage zwischen den dargestellten Berufsgruppen deutlich unterscheiden, schwankt die Falldauer nur in geringem Maß: Mit etwa einer Kalenderwoche Dauer weisen Atemwegserkrankungen durchschnittlich eine eher geringe Falldauer im Vergleich zu den meisten anderen Krankheitsarten auf.

In))) Diagramm 1.5.8 werden ergänzend die Fehlzeiten betrachtet, die ausschließlich durch meldepflichtige Arbeitsunfälle verursacht werden. Dabei zeigen sich sowohl zwischen den einzelnen Berufssegmenten als auch innerhalb dieser zwischen Männern und Frauen deutliche Unterschiede bei den Fehlzeiten. Insbesondere bei den produzierenden und handwerklichen Berufen mit einem höheren Arbeitsunfallrisiko sind v.a. bei den männlichen Beschäftigten deutlich überdurchschnittliche Werte zu finden, so wie bspw. bei den Bau- und Ausbauberufen mit dem Wert von 195 AU-Tagen je 100 Beschäf-

1.5 AU-Geschehen in der Arbeitswelt

Diagramm 1.5.8 Arbeitsunfähigkeit – AU-Tage der beschäftigten Mitglieder für Arbeitsunfälle nach Berufssegmenten und Geschlecht (Berichtsjahr 2023)

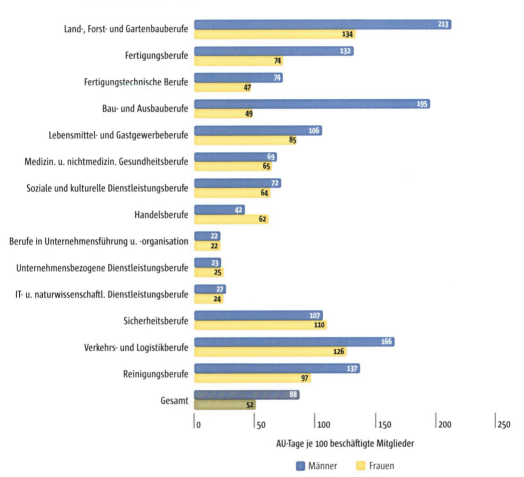

tigte, während dieser Wert bei den weiblichen Beschäftigten gerade mal 49 AU-Tage je 100 Beschäftigte beträgt. Umgekehrt verhält es sich bspw. bei den Handelsberufen, wo die entsprechenden Werte der dort beschäftigten Frauen über denen der männlichen Kollegen liegen (62 vs. 42 AU-Tage je 100 Beschäftigte). Zudem gibt es aber auch eine Reihe von Berufen (bspw. Gesundheitsberufe oder Sicherheitsberufe), bei denen nur minimale Geschlechtsunterschiede beobachtbar sind. Vermutlich spielt in allen Fällen das mit der konkreten Berufsausübung verbundene ungleich ausgeprägte Arbeitsunfallrisiko sowohl für die Unterschiede zwischen Berufssegmenten als auch zwischen den Geschlechtern eine wesentliche Rolle.

Infobox Prävention

Die Auswertungen der AU-Kennzahlen nach Berufs- und Wirtschaftsgruppen werden von einer Vielzahl von Interessenten aus der Arbeitswelt unter anderem als Vergleichswerte für eigene Auswertungen verwendet. Darüber hinaus wird hier der Zusammenhang zwischen Arbeit und Gesundheit am deutlichsten sichtbar. Die teils großen Unterschiede der krankheitsbedingten Fehltage zwischen unterschiedlichen Branchen und Berufen zeigen, dass die gesundheitliche Lage der Beschäftigten wesentlich von der konkreten Tätigkeit und den damit zusammenhängenden Beanspruchungen und Belastungen abhängt. Zudem lassen sich auf Basis der vorliegenden Ergebnisse konkrete branchen- bzw. berufsspezifische BGM-Angebote ableiten, planen und umsetzen.

1.5.3 Auswertungen nach weiteren arbeitsweltlichen Merkmalen

Neben der Betrachtung des Arbeitsunfähigkeitsgeschehens nach Wirtschafts- und Berufsgruppen stehen noch weitere arbeitsweltliche Merkmale für differenzierte Analysen zur Verfügung, die über den Tätigkeitsschlüssel der Beschäftigten erfasst werden. So kann z.B. zwischen Voll- und Teilzeitbeschäftigten mit und ohne befristeten Arbeitsvertrag, nach dem Anforderungsniveau der Tätigkeit, der Wahrnehmung einer Aufsichts- bzw. Führungsfunktion sowie der Anstellung über eine Arbeitnehmerüberlassung (Leih- bzw. Zeitarbeit) unterschieden werden.

Anforderungsniveau der Berufstätigkeit sowie Aufsichts- und Führungsverantwortung

- Beschäftigte mit Helfer- bzw. Anlerntätigkeiten haben deutlich mehr Fehlzeiten als solche mit komplexen Tätigkeiten, wobei dieser Effekt für die Männer stärker als für die Frauen ausgeprägt ist.
- Gleiches gilt für die Beschäftigten ohne Aufsichts- und Führungsverantwortung im Gegensatz zu jenen mit einer solchen Stellung im Beruf und das, obwohl letztgenannte im Durchschnitt sogar 4 Jahre älter sind.

In))) Tabelle 1.5.9 sind die AU-Kennzahlen der Beschäftigten differenziert für das Anforderungsniveau der Tätigkeit sowie für eine Aufsichts- bzw. Führungsposition aufgeführt.

Anforderungsniveau der Tätigkeit: Gut zu erkennen ist, dass sowohl die AU-Fälle als auch die AU-Tage mit zunehmendem Anforderungsniveau der beruflichen Tätigkeit abnehmen, wobei diese Entwicklung bei den Männern etwas stärker als bei den Frauen ausgeprägt ist. Einfache Tätigkeiten sind oftmals mit

Tabelle 1.5.9 Arbeitsunfähigkeit – AU-Kennzahlen und Durchschnittsalter der beschäftigten Mitglieder nach Anforderungsniveau der beruflichen Tätigkeit, Aufsichts- und Führungsverantwortung und Geschlecht (Berichtsjahr 2023)

Merkmale	Ausprägungen	Durchschnittsalter in Jahren	AU-Fälle			AU-Tage		
			Männer	Frauen	Gesamt	Männer	Frauen	Gesamt
			je 100 beschäftigte Mitglieder					
Anforderungsniveau der beruflichen Tätigkeit	Helfer-/Anlerntätigkeiten	44,7	249	240	244	3.019	3.240	3.134
	Fachlich ausgerichtete Tätigkeiten	42,7	221	214	218	2.539	2.434	2.489
	Komplexe Spezialistentätigkeiten	43,6	150	191	168	1.627	2.007	1.790
	Hoch komplexe Tätigkeiten	43,3	112	156	129	1.107	1.610	1.305
Aufsichts- und Führungsverantwortung	Ohne Aufsichts- und Führungsverantwortung	43,0	193	204	198	2.206	2.349	2.274
	Mit Aufsicht- und Führungsverantwortung	46,8	125	153	133	1.504	1.917	1.616
	Gesamt	43,2	188	202	195	2.154	2.335	2.237

1.5 AU-Geschehen in der Arbeitswelt

höheren Belastungen verbunden als dies bei (hoch) komplexen Tätigkeiten der Fall ist. Zudem sind die Arbeitsbedingungen (bspw. Bezahlung, Tätigkeits- und Entscheidungsspielraum) bei den Beschäftigten mit (hoch) komplexen Tätigkeiten in der Regel besser als bei den Beschäftigten mit Helfertätigkeiten ausgeprägt, was gleichzeitig mehr Spielraum für die Gestaltung und Aufrechterhaltung ihrer Gesundheit bietet.

Aufsicht- und Führungsverantwortung: Beschäftigte, die in ihrem Beruf eine Aufsichts- und/oder Führungsverantwortung innehaben, weisen deutlich weniger AU-Fälle und -Tage als diejenigen ohne eine solche berufliche Position auf. Auch hier hängt dies maßgeblich mit den unterschiedlichen körperlichen und psychischen Arbeitsbelastungen sowie mit den o.g. weiteren Arbeitsbedingungen im Kontext der Tätigkeit zusammen. Interessant ist an dieser Stelle, dass dieser Effekt trotz des höheren Durchschnittsalters der Aufsichts- bzw. Führungskräfte zutage tritt. Dies ist ein weiterer bemerkenswerter Beleg dafür, dass neben dem Alter und dem Geschlecht die Merkmale der Arbeit und die damit verbundenen Belastungen und Beanspruchungen einen wesentlichen und eigenständigen Einfluss auf die Gesundheit der Beschäftigten ausüben.

Vertragsformen und Arbeitnehmerüberlassung

> - Beschäftigte in Leih- bzw. Zeitarbeit haben sowohl mehr AU-Fälle als auch mehr AU-Tage als solche in einer regulären Anstellung, trotz der Tatsache, dass Leih- bzw. Zeitarbeiter im Durchschnitt über 3 Jahre jünger sind.
> - Insbesondere die in Teilzeit beschäftigten Frauen weisen überdurchschnittlich hohe krankheitsbedingte Fehlzeiten auf, da sie vielfach noch zusätzlich anspruchsvolle familiäre Aufgaben, wie Kinderbetreuung oder Pflege von Angehörigen, erbringen, wobei diese Aufgaben meist selbst der Grund für die Teilzeitbeschäftigung sind.

Die in))) Tabelle 1.5.10 dargestellten Merkmale beziehen sich vor allem auf die vertraglichen Rahmenbedingungen, unter denen die Tätigkeit ausgeübt wird. Auch diese stehen, wie zu erkennen ist, im Zusammenhang mit dem AU-Geschehen.

Vertragsformen: Während es bei den AU-Fällen nur geringe Unterschiede zwischen den einzelnen Vertragsformen gibt, zeigen sich bei den AU-Tagen deutlichere Differenzen. Der mit 24,8 AU-Tagen je Beschäftigten insgesamt höchste Wert ist bei den unbefristet in Teilzeit beschäftigten Angestellten

Tabelle 1.5.10 Arbeitsunfähigkeit – AU-Kennzahlen und Durchschnittsalter der beschäftigten Mitglieder nach Vertragsformen, Arbeitnehmerüberlassung und Geschlecht (Berichtsjahr 2023)

Merkmale	Ausprägungen	Durchschnittsalter in Jahren	AU-Fälle			AU-Tage		
			Männer	Frauen	Gesamt	Männer	Frauen	Gesamt
			je 100 beschäftigte Mitglieder					
Vertragsformen	Unbefristet/Vollzeit	43,9	184	198	188	2.197	2.249	2.213
	Unbefristet/Teilzeit	47,0	178	196	193	2.352	2.509	2.483
	Befristet/Vollzeit	31,6	267	275	271	2.117	2.147	2.129
	Befristet/Teilzeit	41,8	183	220	212	1.861	2.541	2.381
Arbeitnehmerüberlassung	Ohne Arbeitnehmerüberlassung	43,2	192	206	199	2.181	2.364	2.266
	Mit Arbeitnehmerüberlassung	39,5	266	269	267	2.758	2.855	2.790
	Gesamt	43,2	188	202	195	2.154	2.335	2.237

zu finden. Einen wesentlichen Einfluss übt hier das überdurchschnittliche Alter im Vergleich zu den anderen Vertragsformen aus. Besonders auffällig ist zudem der Geschlechtsunterschied bei den in Teilzeit Beschäftigten zuungunsten der Frauen, vor allem bei einer befristeten Anstellung. Der Anteil der Frauen, die in Teilzeit arbeiten, ist mit 49,0% im Verhältnis zu dem entsprechenden Anteil der Männer (9,1%) überproportional hoch. Eine Ursache hierfür liegt in der häufig vorkommenden Doppelbelastung berufstätiger Frauen durch zusätzliche Kinderbetreuung und/oder Angehörigenpflege bzw. fehlende/unzureichende Unterstützungssysteme hierfür, was sich wiederum negativ auf die Gesundheit und somit auf die krankheitsbedingten Ausfallzeiten in dieser Gruppe der Beschäftigten auswirkt.

Arbeitnehmerüberlassung: Sowohl Männer als auch Frauen in Leih-/Zeitarbeit weisen mehr AU-Fälle und AU-Tage als solche in einer regulären Anstellung auf. Auch hier spielt das Durchschnittsalter, allerdings mit umgekehrten Vorzeichen, eine Rolle: Trotz der Tatsache, dass Beschäftigte mit Arbeitnehmerüberlassung knapp 3 Jahre jünger sind, weisen sie dennoch höhere Fehlzeiten auf. Prekäre Beschäftigung wirkt sich also deutlich negativ auf die gesundheitliche Lage im Kontext der Arbeitsunfähigkeit aus. Das Muster, welches sich auch in den anderen Leistungsbereichen zeigt, deutet darauf hin, dass Beschäftigte in Arbeitnehmerüberlassung seltener und meist erst bei schwerwiegenderen Gesundheitsproblemen einen niedergelassenen Arzt oder Psychotherapeuten aufsuchen. Dies führt dann zu den höheren AU- und KH-Kennzahlen sowie auch zu mehr Arzneimittelverordnungen.

1.6 Zusammenfassung und Ausblick

Im Jahr 2023 bleibt die durchschnittliche Anzahl der krankheitsbedingten Fehltage mit mehr als drei Kalenderwochen pro Beschäftigten weiter auf einem hohen Niveau. Hauptursache sind wie im letzten Jahr die weiterhin überdurchschnittlich häufig auftretenden AU-Fälle und AU-Tage im Zusammenhang mit Atemwegserkrankungen. Wie bereits im Vorjahr ist auch im Jahr 2023 eine ungewöhnlich hohe Aktivität unterschiedlicher viraler Erreger von Atemwegserkrankungen zu beobachten gewesen. Entsprechend sind die Atemwegserkrankungen im Jahr 2023 weiterhin für die meisten AU-Fälle und nach den Muskel-Skelett-Erkrankungen zweitmeisten AU-Tage als Ursache von Arbeitsunfähigkeit verantwortlich. Für das I. Quartal 2024 sind zwar bereits ähnlich hohe Werte erkennbar, im Folgequartal gehen diese aber deutlich zurück, erreichen allerdings noch nicht wieder das vorpandemische Niveau. Unabhängig von der besonderen Relevanz der Atemwegserkrankungen sind die Muskel-Skelett-Erkrankungen, die psychischen Störungen sowie die Verletzungen und Vergiftungen weiterhin die häufigsten Gründe für krankheitsbedingte Fehlzeiten. Alle vier Krankheitsarten zusammen sind für die überwiegende Mehrheit aller AU-Fälle und AU-Tage im aktuellen sowie auch in den vergangenen Jahren bei den Beschäftigten verantwortlich.

In der arbeitsweltlichen Betrachtung zeigt sich ebenfalls ein wenig verändertes Muster, welches bereits in den Vorjahren zu erkennen war: Wirtschafts- bzw. Berufsgruppen mit einer besonders hohen körperlichen und/oder psychischen Arbeitsbelastung weisen entsprechend überdurchschnittliche krankheitsbedingte Fehlzeiten aufgrund somatischer und/oder psychischer Erkrankungen auf. Im Detail werden dabei weitere Zusammenhänge mit dem Alter, dem Geschlecht, dem Bildungsgrad sowie weiteren arbeitsweltlichen Merkmalen sichtbar, die in Kombination miteinander ein komplexes Bild ergeben. Daraus abgeleitet ist es für die Prävention zielführend, auf dieses komplexe Bild mit einer entsprechenden Vielfalt an Möglichkeiten zur gesundheitsförderlichen Verhaltens- und vor allem Verhältnisänderung zu reagieren, die auf die berufsbezogenen und individuellen Bedürfnisse der Beschäftigten zugeschnitten sind. Dabei lassen sich auf Basis der vorliegenden Daten zahlreiche Ansatzpunkte für ein präventives Handeln finden. Ein ganzheitlicher präventiver Ansatz muss aber über die Arbeitswelt und deren gesundheitsförderliche Gestaltung hinausgehen, wenn eine dauerhafte und substanzielle Verbesserung der Gesundheit erreicht werden soll. Nach dem health-in-all-policies-Ansatz wird Gesundheit von vielen Faktoren beeinflusst, die nicht allein mit partiellen bzw. sektoralen Präventions- oder Versorgungsangeboten abgedeckt werden können. Grundvoraussetzungen für Gesundheit sind nach dem o.g. Ansatz u.a. Frieden, Sicherheit, Bildung, Einkommen, eine gesunde Umwelt, soziale Gerechtigkeit und Chancengleichheit. Damit wird noch einmal die besondere Bedeutung der Verhältnisprävention sichtbar. Als ein positives Beispiel sei an dieser Stelle das Nichtraucherschutzgesetz genannt, das nachweislich nicht nur zum Rückgang der aktiv, sondern vor allem auch der passiv Rauchenden und somit auch der damit in Verbindung stehenden Erkrankungen geführt hat[12]. Ohne diesen verhältnisbasierten Ansatz bzw. nur mit Appellen an das Verhalten ist ein solcher Erfolg – auch bei anderen Aspekten von gesundheitsförderlichem Verhalten – nicht möglich. Es ist unbestritten, dass sich bspw. ausreichend Bewegung und eine ausgewogene Ernährung ebenfalls positiv auf die Gesundheit auswirken, der alleinige Appell zur Verhaltensänderung verhallt allerdings meist ungehört bzw. werden oftmals nicht die richtigen Zielgruppen erreicht. Für den Erfolg der Betrieblichen Gesundheitsförderung bedeutet dies, nicht ausschließlich beim Verhalten der Beschäftigten anzusetzen, sondern auch deren Arbeitsbedin-

---

12 Deutsches Krebsforschungszentrum (Hrsg.) (2020) Tabakatlas Deutschland 2020.

gungen im Sinne des health-in-all-policies-Ansatz so gesundheitsförderlich wie möglich zu gestalten.

2

Ambulante Versorgung

Matthias Richter, Karin Kliner und Dirk Rennert

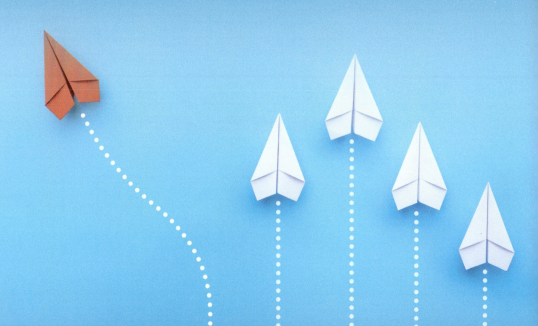

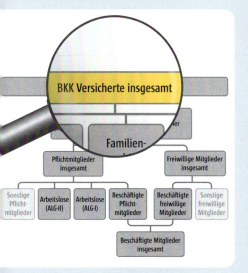

In diesem Kapitel wird das Versorgungsgeschehen im ambulanten Sektor dargestellt. Anders als im Arbeitsunfähigkeitsgeschehen (››› Kapitel 1), in dem nur die krankengeldberechtigten Versicherten (im Wesentlichen sind dies die beschäftigten Mitglieder sowie ALG-I-Empfänger) betrachtet werden, werden für die ambulante Versorgung im Allgemeinen alle BKK Versicherten in die Auswertungen einbezogen. Unter anderem sind darin auch Kinder sowie Rentnerinnen und Rentner enthalten, die im Kontext des AU-Geschehens nicht einbezogen werden können. Wiedergegeben werden dabei die Anteile derjenigen Versicherten, für die mindestens einmal im aktuellen Berichtsjahr in der ambulanten Versorgung mindestens eine Diagnose dokumentiert und zur Abrechnung gebracht wurde (››› Methodische Hinweise). Dabei spielt das ganze Spektrum der ICD-Diagnosen eine Rolle, d.h. diese beziehen sich nicht nur allein auf behandlungsbedürftige Erkrankungen, sondern es werden beispielsweise auch Impfungen und Vorsorgeuntersuchungen in diesen Diagnoseschlüsseln codiert. So sind in der ambulanten Versorgung gerade Vorsorge- bzw. Früherkennungsmaßnahmen für einen relativ großen Teil der Konsultationen ursächlich. Bei der Interpretation der nachfolgend dargestellten Kennzahlen ist zu berücksichtigen, dass diese allein auf den bei der Abrechnung verwendeten Diagnosen basieren – eventuelle Folgekonsultationen aufgrund der gleichen Diagnose sind dabei nicht dokumentiert. Entsprechend sind Häufigkeiten von oder Zeiträume mit Arzt-Patient- oder Therapeut-Patient-Kontakten darin nicht erfasst. Die hier berichteten administrativen Prävalenzen geben also den Prozentsatz der BKK Versicherten mit mindestens einer Diagnose wieder. Sie sind nicht gleichbedeutend mit empirisch ermittelten Prävalenzen, wie sie etwa bei Bevölkerungsstudien ermittelt werden.

2.1 Ambulante Versorgung im Überblick

- 90,8% der BKK Versicherten waren im Jahr 2023 mindestens einmal ambulant in Behandlung. Dieser Anteil ist im Vergleich zum Vorjahr leicht gesunken.
- Der Anteil der Frauen, die mindestens einmal in ambulanter Behandlung waren (93,6%), ist dabei größer als der Anteil der Männer (88,0%). Gegenüber dem Vorjahr ist zudem insbesondere bei den Männern die Inanspruchnahme der ambulanten Versorgung zurückgegangen.

Im aktuellen Berichtsjahr 2023 haben 90,8% der BKK Versicherten insgesamt mindestens einmal eine ambulante Behandlung in Anspruch genommen, bei der eine Diagnose dokumentiert worden ist. Bei Frauen ist dabei der Anteil der Personen in Behandlung mit 93,6% höher als bei den Männern, von denen 88,0% mindestens einmal in ambulanter Behandlung waren. Im Vergleich zum Vorjahr sind damit geringfügig weniger Frauen (−0,7 Prozentpunkte) ambulant behandelt worden, bei den Männern fällt hingegen der Rückgang wesentlich stärker aus (−1,9 Prozentpunkte).

Während insbesondere im stationären Sektor (>>> Kapitel 3) die Coronavirus-Pandemie und darauf ausgerichtete Bewältigungsmaßnahmen zu einer deutlich geringeren Inanspruchnahme geführt haben (u.a. durch die Verschiebung von elektiven Eingriffen, Freihalten von Betten), ist im ambulanten Sektor keine solche Reduktion durch die dort geltenden Regelungen zur Bewältigung der Pandemie erfolgt. Wie die zuvor dargestellten Anteilswerte belegen, ist in der ambulanten Versorgung gegenläufig zum Krankenhaussektor ein Rückgang der Inanspruchnahme zu beobachten.

Differenziert nach Versichertengruppen sind es wie zu erwarten die Rentnerinnen und Rentner, bei denen mit 94,6% der größte Anteil mindestens eine Diagnose im Rahmen einer ambulanten Behandlung erhalten hat (>>> Tabelle 2.1.1). Deutlich seltener als der Durchschnitt sind hingegen Arbeitslose in der ambulanten Versorgung in Erscheinung getreten, insbesondere hat bei den ALG-I-Empfängerinnen und -Empfänger mit 66,1% nur ein deutlich geringerer Anteil der Versicherten ambulant eine Diagnose erhalten. Detailliertere Auswertungen für die verschiedenen Versichertengruppen sind im >>> Kapitel 2.3.2 zu finden.

Tabelle 2.1.1 Ambulante Versorgung – Anteile der BKK Versicherten mit Diagnose nach Versichertengruppen (Berichtsjahr 2023)

Versichertengruppen	Anteile der BKK Versicherten mit Diagnose in Prozent
Beschäftigte Mitglieder insgesamt	89,2
Arbeitslose (ALG-I)	65,1
Arbeitslose (ALG-II)	76,4
Familienangehörige	87,8
Rentnerinnen/Rentner	94,6
BKK Versicherte insgesamt	90,8

Im Zeitreihenvergleich über die letzte Dekade (>>> Diagramm 2.1.1), zeigt sich, dass in der Zeit vor Ausbruch der Coronavirus-Pandemie die Anteile der Versicherten mit einer Diagnose nahezu stabil zwischen 90% und 91% liegen. Die Pandemie-Jahre stechen hingegen sowohl mit dem niedrigsten Anteil Versicherter in ambulanter Behandlung im Jahr 2020 (90,2%), als auch mit dem höchsten Anteilswert im Jahr 2022 (92,1%) hervor.

Zusätzlich zur allgemeinen Kennzahl der Inanspruchnahme liegt für diesen Zeitraum auch die durchschnittliche Anzahl der Behandlungsfälle vor. Im aktuellen Berichtsjahr 2023 betragen diese 8,6 Behandlungsfälle je BKK Versicherten. Damit ist die höchste durchschnittliche Behandlungsfallzahl der letzten 10 Jahre zu verzeichnen.

2 Ambulante Versorgung

Behandlungsfälle

Wie viele Arzt-Patient-Kontakte stattfinden, kann anhand der GKV-Abrechnungsdaten nicht genau nachvollzogen werden. Vielmehr werden darin Behandlungsfälle quartalsweise dokumentiert, welche die Behandlungen derselben ambulanten Praxis, an demselben Versicherten, innerhalb des jeweiligen Quartals, die bei derselben Krankenkasse abgerechnet wurden, abbilden. Dabei ist aber anzunehmen, dass bei nicht wenigen Behandlungsfällen mehrere Kontakte pro Quartal erfolgt sind. Dies lässt sich beispielsweise auch anhand eines Vergleiches mit der Zahl der Behandlungsfälle zu Zeiten der Praxisgebühr (erhoben von 2004 bis 2012) nachvollziehen: Dabei war es aufgrund der quartalsweise neu fälligen Gebühr den Patientinnen und Patienten daran gelegen, möglichst viele Behandlungen innerhalb eines Quartals zu bündeln. So waren dann noch im Jahr 2012 im Durchschnitt nur 7,0 Behandlungsfälle je Versicherten erfolgt, nach der Abschaffung der Praxisgebühr stieg diese Zahl hingegen auf 8,3 Behandlungsfälle in 2013 an.

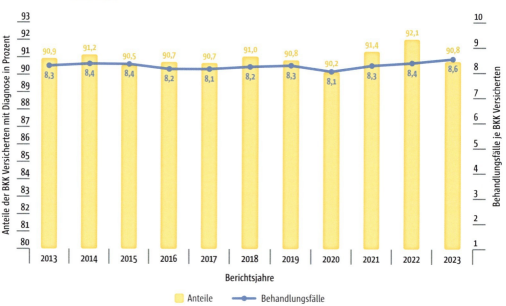

Diagramm 2.1.1 Ambulante Versorgung – Behandlungsfälle und Anteile der BKK Versicherten mit Diagnose im Zeitverlauf (2013–2023)

2.2 Ambulante Versorgung nach Krankheitsarten

2.2.1 Diagnosehauptgruppen im Überblick

- In 2023 sind mit einem Anteil von 50,2% überdurchschnittlich viele Versicherte mindestens einmal wegen Atemwegserkrankungen ambulant behandelt worden.
- Gegenüber dem Vorjahr zeigt sich ein Rückgang der Inanspruchnahme ambulanter Behandlung aufgrund von Atemwegskrankheiten von −5,8% Prozentpunkten. Im Vergleich der letzten 10 Jahre sind Atemwegserkrankungen in den Jahren 2022 und 2023 überdurchschnittlich häufig Grund für eine medizinische Konsultation gewesen.
- Bei anderen Erkrankungsarten zeigt sich hingegen ein sehr ähnliches Bild zu den Vorjahren: Muskel-Skelett-Erkrankungen sind etwa bei der Hälfte, Ernährungs- und Stoffwechselkrankheiten bei etwa 40%, Krankheiten des Urogenitalsystems, Herz-Kreislauf-Erkrankungen sowie psychische Störungen sind bei etwas mehr als einem Drittel der Versicherten diagnostiziert worden.

Die im vorherigen Abschnitt berichtete, doch eher als relativ gering zu bezeichnende Schwankungsbreite des Anteilswertes von Versicherten mit mindestens einer ambulant gestellten Diagnose setzt sich auch im Wesentlichen bei der Differenzierung nach den zugrundeliegenden Krankheitsarten fort (❱❱❱ Diagramm 2.2.1): Die meisten Erkrankungsarten sind seit Jahren in nur wenig veränderten Anteilen Grund für eine ambulante Konsultation. Allerdings stechen im Vergleich der letzten 10 Jahre zumindest drei Diagnosehauptgruppen mit stärkerer Varianz in den Anteilswerten heraus:

- Wie schon im Vorjahr verbleiben die Anteile von Versicherten mit einer Diagnose aus dem Spektrum der Faktoren der Inanspruchnahme (Z00-Z99) auf deutlich höherem Niveau als vor 2020. Waren schon seit Beginn der Analysen für den ambulanten Sektor die meisten Diagnosen aus dieser Diagnosehauptgruppe vergeben worden (der Durchschnitt der Jahre 2012 bis 2019 beträgt knapp 60 Prozent), so stieg im Jahr 2020 der Anteilswert für diese Diagnosen sprunghaft auf 73,5% der BKK Versicherten an. Diese enorme Steigerung ist, wie sich auch bei der Darstellung der Einzeldiagnosen (❱❱❱ Kapitel 2.2.2) zeigt, wesentlich auf die unter die allgemeinen Untersuchungen und Abklärungen (Z01) fallende Diagnose für Laboruntersuchungen (Z01.7) zurückzuführen, die deutlich häufiger als in den Vorjahren vergeben worden ist (siehe Faktoren der Inanspruchnahme). Im aktuellen Berichtsjahr beträgt dieser Wert 71,9%, dies sind −4,3 Prozentpunkte weniger als noch im Vorjahr. Hierbei dürfte auch ein geringeres Aufkommen an Laboruntersuchungen durch das Abflauen der Coronavirus-Pandemie eine Rolle spielen.
- In den durch die Coronavirus-Pandemie stark geprägten Jahren 2020 und 2021 waren die Anteile von Versicherten, die wegen Krankheiten des Atmungssystems behandelt wurden, deutlich zurückgegangen, für diese waren die niedrigsten Anteilswerte seit Beginn der Analysen für die ambulante Versorgung zu verzeichnen. Während wiederum im nachfolgenden Berichtsjahr 2022 extrem viele Versicherte ambulant wegen Atemwegserkrankungen behandelt wurden (56,2% Versicherte mit einer solchen Diagnose), – Gründe dafür dürften der Wegfall von Pandemiemaßnahmen, die damit einhergehende Zunahme von Sozialkontakten sowie eine Verbreitung von gleich mehreren virulenten Erregerstämmen gewesen sein – hat dieser Anteil im Jahr 2023 wieder deutlich abgenommen. Mit aktuell 50,4% der Versicherten, die aufgrund von Atemwegskrankheiten behandelt wurden, liegt dieser Wert damit allerdings weiterhin fast 3 Prozentpunkte über dem Durchschnitt der Jahre 2013 bis 2019.
- Einen ähnlichen Verlauf der Anteile in ambulanter Behandlung wie für Krankheiten des Atmungssystems ist auch für weitere Infektionen

2 Ambulante Versorgung

Diagramm 2.2.1 Ambulante Versorgung – Anteile der BKK Versicherten mit Diagnose nach ausgewählten Diagnosehauptgruppen im Zeitverlauf (2013–2023)

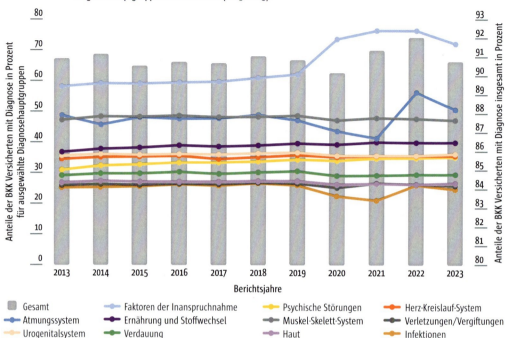

zu beobachten gewesen, wenn auch in abgeschwächter Form: Nach einer deutlichen Abnahme in den Jahren 2020 und 2021 stieg der Anteil der Versicherten mit einer solchen Diagnose 2022 wieder erheblich an, erreichte dabei aber in etwa das Niveau der Jahre 2019 und davor. Im aktuellen Berichtsjahr ist der Anteilswert auf nun 24,6% zurückgegangen.

Bei den anderen Erkrankungsarten zeigen sich dagegen nur geringe Veränderungen gegenüber den Vorjahren. So sind wegen Muskel-Skelett-Erkrankungen in der Regel etwas weniger als die Hälfte aller Versicherten in ambulanter Behandlung gewesen, im aktuellen Berichtsjahr ist diese Diagnosehauptgruppe mit einem Anteilswert von 47,1% (–0,5 Prozentpunkte weniger als im Vorjahr) der dritthäufigste Grund für die Arztkonsultation. Mit Abstand folgen nach diesen drei Diagnosegruppen die Ernährungs- und Stoffwechselkrankheiten (39,8%). Wegen Krankheiten des Urogenitalsystems (36,2%), Herz-Kreislauf-Erkrankungen (35,5%) oder psychischer Störungen (35,1%) sind wiederum etwas mehr als ein Drittel der Versicherten mindestens einmal in ambulanter Behandlung gewesen.

2.2.2 Die wichtigsten Diagnosehauptgruppen und Diagnosen im Detail

- Wie schon im Jahr 2022 sind die sonstigen speziellen Untersuchungen und Abklärungen (Z01) die mit Abstand am häufigsten vergebene Diagnose. Nachdem diese im Vorjahr bei so vielen Versicherten wie noch nie dokumentiert worden ist, sind die Anteilswerte im Jahr 2023 wieder merklich zurückgegangen, bei den Männern stärker als bei den Frauen.
- Mit einem Anteilswert von 28,3% ist eine akute Atemwegsinfektion (J06) auch im aktuellen Berichtsjahr zweithäufigster Grund für eine ambulante Behandlung gewesen. Bei dieser Einzeldiagnose ist der Rückgang gegenüber dem Spitzenwert im Vorjahr mit –8,0 Prozentpunkten zwar erheblich, verbleibt aber weiterhin auf überdurchschnittlichem Niveau im Vergleich zu den Vor-Pandemie-Jahren.
- Bei nicht-infektiösen Erkrankungen zeigen sich hingegen nur unwesentliche Veränderungen: Wie schon in den Vorjahren ist etwa ein Viertel der BKK Versicherten wegen Bluthochdrucks (I10) in Behandlung, nur etwas weniger aufgrund von Rückenschmerzen

2.2 Ambulante Versorgung nach Krankheitsarten

> (M54). Etwas mehr als jeder Sechste war von Störungen des Lipoproteinstoffwechsels (E78) bzw. von Akkommodationsstörungen und Refraktionsfehlern (H52) betroffen.

Die Betrachtung der zehn häufigsten Einzeldiagnosen in der ambulanten Versorgung (»» Diagramm 2.2.2) lässt erkennen, dass der Verlauf der Anteile Versicherter der dokumentierten Faktoren der Inanspruchnahme vor allem mit den sonstigen speziellen Untersuchungen und Abklärungen (Z01) verbunden ist: War im Jahr 2019 nur für etwa 10% der Versicherten diese Einzeldiagnose dokumentiert worden (zu diesen Untersuchungen bzw. Abklärungen zählen u.a. Früherkennungsuntersuchungen auf Gebärmutterhals- und Brustkrebs, aber auch Untersuchungen der Zähne, der Ohren und der Augen), so war es danach mehr als jede(r) Zweite. Dabei ist diese besondere Steigerung vor allem auf die Vergabe der Unterdiagnose Z01.7 (siehe hierzu »» Exkurs Faktoren der Inanspruchnahme des Gesundheitswesens) zurückzuführen. Auch im aktuellen Berichtsjahr 2023 ist der Anteilswert mit 54,2% weiterhin mit Abstand an der Spitze der Einzeldiagnosen, gegenüber dem Vorjahr ist dies allerdings ein Rückgang von -4,1 Prozentpunkten. Zweithäufigste Diagnose ist ebenfalls erneut die akute Infektion der oberen Atemwege (J06), aufgrund derer 28,3% in ambulanter Behandlung gewesen sind. Gegenüber dem Vorjahr sind dies allerdings –8,0 Prozentpunkte weniger, wobei diese Einzeldiagnose dennoch weiterhin deutlich häufiger vergeben worden ist als der Durchschnitt der vorhergehenden 10 Jahre. Demgegenüber nur geringe Veränderungen sind bei den weiteren Diagnosen in dieser Auflistung der zehn häufigsten Diagnosen festzustellen. Gegenläufig zur allgemeinen Entwicklung haben die Untersuchungen auf Neubildungen (Z12) um +1,5 Prozentpunkte auf nun 23,0% zugenommen. Knapp häufiger noch sind Versicherte aufgrund von essentieller (primärer) Hypertonie (I10) – allgemein als Bluthochdruck bezeichnet – behandelt worden (25,5%), Rückenschmerzen wurden bei etwas mehr als jedem fünften Versicherten (22,7%) diagnostiziert. Etwas mehr als jeder Sechste ist von Störungen des Lipoproteinstoffwechsels (E78) bzw. von Akkommodationsstörungen und Refraktionsfehlern (H52) betroffen.

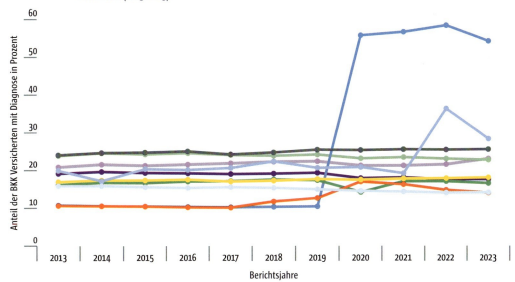

Diagramm 2.2.2 Ambulante Versorgung – Anteile der BKK Versicherten mit Diagnose für die zehn häufigsten Diagnosen im Zeitverlauf (2013–2023)

2 Ambulante Versorgung

Tabelle 2.2.1 Ambulante Versorgung – Anteile der BKK Versicherten mit Diagnose für die zehn wichtigsten Diagnosen der Faktoren der Inanspruchnahme nach Geschlecht (Berichtsjahr 2023)

ICD-10-Code	Diagnosen	Anteile der BKK Versicherten mit Diagnose in Prozent		
		Männer	Frauen	Gesamt
Z01	Sonstige spezielle Untersuchungen und Abklärungen bei Personen ohne Beschwerden oder angegebene Diagnose	43,2	65,3	54,2
Z12	Spezielle Verfahren zur Untersuchung auf Neubildungen	11,4	34,6	23,0
Z00	Allgemeinuntersuchung und Abklärung bei Personen ohne Beschwerden oder angegebene Diagnose	16,0	17,2	16,6
Z30	Kontrazeptive Maßnahmen	0,5	27,8	14,0
Z25	Notwendigkeit der Impfung [Immunisierung] gegen andere einzelne Viruskrankheiten	13,1	15,0	14,0
Z71	Personen, die das Gesundheitswesen zum Zwecke anderer Beratung oder ärztlicher Konsultation in Anspruch nehmen, anderenorts nicht klassifiziert	5,6	8,7	7,1
Z27	Notwendigkeit der Impfung [Immunisierung] gegen Kombinationen von Infektionskrankheiten	6,4	7,1	6,7
Z96	Vorhandensein von anderen funktionellen Implantaten	5,4	7,0	6,2
Z26	Notwendigkeit der Impfung [Immunisierung] gegen andere einzelne Infektionskrankheiten	4,9	6,5	5,7
Z24	Notwendigkeit der Impfung [Immunisierung] gegen bestimmte einzelne Viruskrankheiten	4,8	5,2	5,0

Exkurs Faktoren der Inanspruchnahme des Gesundheitswesens

Eine wesentliche Besonderheit der ambulanten Versorgung sind die häufig verwendeten Diagnoseschlüssel aus dem Kodierungsspektrum Z00 bis Z99. Durch diese werden die „Faktoren, die den Gesundheitszustand beeinflussen und zur Inanspruchnahme des Gesundheitswesens führen" (in diesem Kapitel kurz als „Faktoren der Inanspruchnahme" bezeichnet) dokumentiert. Bei dieser Kodierung handelt es sich um ein sehr heterogenes Spektrum von für die Behandlung relevanten und zu dokumentierenden Informationen. Im Wesentlichen sind dies Zusatzinformationen z.B. über sozioökonomische oder psychosoziale Lebensumstände (u.a. in der sozialen Umgebung oder dem Berufsleben) sowie potentielle Gesundheitsrisiken (u.a. Kontakt mit und Exposition gegenüber übertragbaren Krankheiten oder allgemein aufgrund sozioökonomischer oder psychosozialer Umstände). Außerdem finden sich unter diesen Kodierungen erbrachte Leistungen, die nicht von einer Erkrankung verursacht sind (z.B. allgemeine Untersuchungen, Vorsorgeleistungen, Empfängnisverhütung). Seit kurzem werden hierbei nun auch Laboruntersuchungen unter der Kodierung Z01.7 erfasst[1], der bisher geltende Ersatzwert „UUU" ist seit dem Jahr 2020 ungültig und wurde durch die besagte Kodierung ersetzt. Entsprechend deutlich häufiger wurde dieser Diagnoseschlüssel im Vergleich zu den Vorjahren dokumentiert. Darunter gefasst sind diverse in-vitro-diagnostische Untersuchungen, auch die sogenannten PCR-Labortests zum Nachweis einer Coronavirus-Infektion fallen darunter. Da allerdings die Umstellung der Kodierung mit der Coronavirus-Pandemie zusammenfällt, ist unklar, wie groß der jeweilige separate Einfluss dieser beiden Faktoren ist. Allgemein gilt wesentlich, dass das Dokumentieren und Abrechnen dieser Zusatzdiagnosen nur dann zulässig ist, wenn diese zusammen mit einer Hauptdiag-

---

1 Kassenärztliche Bundesvereinigung, GKV-Spitzenverband (2023). Bundesmantelvertrag – Ärzte. § 57a: Diagnosekodierung, Verwendung Ersatzwert. https://www.kbv.de/media/sp/BMV-Aerzte.pdf [abgerufen 27.8.2024]

2.2 Ambulante Versorgung nach Krankheitsarten

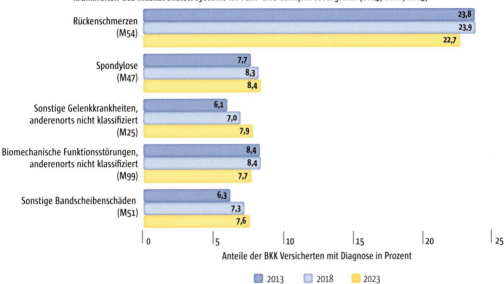

Diagramm 2.2.3   Ambulante Versorgung – Anteile der BKK Versicherten mit Diagnose für die fünf wichtigsten Diagnosen der Krankheiten des Muskel-Skelett-Systems im Fünf- und Zehnjahresvergleich (2013, 2018, 2023)

nose gestellt werden. Eine alleinige Angabe von Z-Diagnosen ist nur dann erlaubt, wenn die abzurechnenden Leistungen nicht in einer Erkrankung begründet sind (z.B. Prävention)[2]. Aufgrund dessen treten diese Diagnosen auch nur sehr selten als Grund für eine Arbeitsunfähigkeit auf.

Die zuvor beschriebene Heterogenität der verschiedenen Einzeldiagnosen, die unter diese Hauptgruppe gefasst sind, wird anhand der ››› Tabelle 2.2.1 deutlich. Dies zeigt sich nicht zuletzt auch in den teils stark ausgeprägten Geschlechtsunterschieden: So sind kontrazeptive Maßnahmen (Z30) fast ausschließlich für Frauen relevant, die speziellen Verfahren zur Untersuchung auf Neubildungen (Z12), wozu u.a. Hautkrebsscreening und Darmkrebsfrüherkennung gehören, werden dreimal häufiger von Frauen als von Männern in Anspruch genommen. Auch zeigen sich bei den verschiedenen Impf-Diagnosen (Z24 – Z27) Unterschiede zuungunsten der Männer. Im Vergleich zum Vorjahr ist insbesondere auffällig, dass der Rückgang bei den speziellen Untersuchungen und Abklärungen (Z01) bei den Männern (-6,7 Prozentpunkte) erheblich stärker ausgeprägt ist, als bei den Frauen (-1,6 Prozentpunkte).

Ausgewählte Diagnosen im Detail

Nachfolgend werden für vier ausgewählte Diagnosehauptgruppen die fünf häufigsten darunter subsummierten Einzeldiagnosen betrachtet, dabei wird auch ein Vergleich zu den Anteilswerten vor fünf sowie vor zehn Jahren angestellt.

Wie schon zuvor berichtet, sind Muskel-Skelett-Erkrankungen nach der ICD-Hauptgruppe der Faktoren der Inanspruchnahme sowie den Atemwegserkrankungen dritthäufigster Grund für eine ambulante Behandlung. Dabei werden Rückenschmerzen (M54) von allen Einzeldiagnosen, die zu dieser Erkrankungsart gehören, bei weitem am häufigsten diagnostiziert (››› Diagramm 2.2.3): Bei mehr als jedem fünften Versicherten (22,7%) wurde dies im aktuellen Berichtsjahr 2023 als Behandlungsgrund festgestellt. Allerdings ist diese hohe Prävalenz wahrscheinlich auch dadurch bedingt, dass Rückenschmerzen als unspezifisches Hauptsymptom bei verschiedensten Erkrankungen (z.B. der Wirbelsäule, der Muskulatur oder des Knochenstoffwechsels) dokumentiert werden. Mit deutlichem Abstand ist die Spondylose (M47) – d.h. ein (altersbedingter) Wirbelsäulenverschleiß – die zweithäufigste Muskel-Skelett-Erkrankung in der ambulanten Versorgung, die bei 8,4% dokumentiert worden ist. Noch etwas seltener waren sonstige Gelenkkrankheiten (M25) Grund für eine Behandlung, gefolgt von biomecha-

---

[2]   Kassenärztliche Bundesvereinigung (2023). Kodierbasics der ICD-10-GM. https://www.kbv.de/html/1518.php [abgerufen 27.8.2024]

nischen Funktionsstörungen (M99) sowie sonstigen Bandscheibenschäden (M51). Insbesondere bei der erstgenannten Diagnose ist eine relativ deutliche Steigerung des Anteils der Versicherten, die deshalb in ambulanter Behandlung waren, zu verzeichnen: Gegenüber 2013 ist dieser von 6,1 % auf aktuell 7,9 % gestiegen.

Wie schon erwähnt sind auch im aktuellen Berichtsjahr sehr viele Versicherte aufgrund von Krankheiten des Atmungssystems in ambulanter Behandlung gewesen: 50,2 % haben im Jahr 2023 mindestens einmal eine solche Diagnose gestellt bekommen. Es zeigt sich, dass die akuten Infektionen der oberen Atemwege (J06) darunter die bei weitem am häufigsten gestellte Einzeldiagnose aus diesem Krankheitsspektrum sind ()) Diagramm 2.2.4): Mehr als jeder vierte Versicherte (28,3 %) hat aufgrund von akuten Infektionen der oberen Atemwege (J06) die ambulante Versorgung aufgesucht, was zudem eine deutliche Steigerung zu den Anteilen aus 2018 und 2013 darstellt. Demgegenüber sind von anderen Atemwegserkrankungen nur ein Bruchteil der Versicherten betroffen, so sind mit einem Anteil von nur 9,2 % die Zweitmeisten wegen vasomotorischer und allergischer Rhinopathie (J30) – umgangssprachlich als allergischer Schnupfen bekannt – bei ihrer Ärztin/ihrem Arzt gewesen. Bei 7,3 % der Versicherten und damit auf Platz 3 ist Asthma Bronchiale (J45) dokumentiert, dies ist ein gegenüber den Vorjahren relativ konstanter Wert. Die vierthäufigste Diagnose aus dem Spektrum der Atmungssystem-Erkrankungen ist wie schon im Vorjahr der Erkältungsschnupfen (J00). Wie entsprechend der letztjährigen Erkältungswelle zu erwarten war, ist im Vergleich zu den Vorjahren ein merklich größerer Anteil der Versicherten deswegen behandelt worden. Hingegen abgenommen hat in den letzten zehn Jahren der Anteil derer, die eine akute Bronchitis (J20) diagnostiziert bekommen haben. So ist der Anteilswert von 7,8 % im Jahr 2013 auf aktuell 4,5 % zurückgegangen.

Bei den Krankheiten des Kreislaufsystems sticht besonders die essenzielle (primäre) Hypertonie (I10) als Einzeldiagnose heraus ()) Diagramm 2.2.5): Knapp mehr als ein Viertel der Versicherten (25,5 %) ist deshalb im aktuellen Berichtsjahr in ambulanter Behandlung gewesen. Hypertonie ist wiederum wesentlicher Prädiktor für weitere Herz-Kreislauf-Erkrankungen wie Herzinfarkt oder Schlaganfall – Vorfälle, die aufgrund der deutlich größeren Schwere und den deutlich aufwendigeren Behandlungserfordernissen dann wesentlich im stationären Sektor zu finden sind ()) Kapitel 3). Dort machen sie einen relativ großen Teil des Versorgungsgeschehens aus. Andere Herz-Kreislauf-Erkrankungen sind in der ambulanten Versorgung, verglichen mit der Hypertonie, nur bei einem Bruchteil der Versicherten dokumentiert. So waren nur 5,8 % der Versicherten aufgrund von Varizen der unteren Extremitäten (I83),

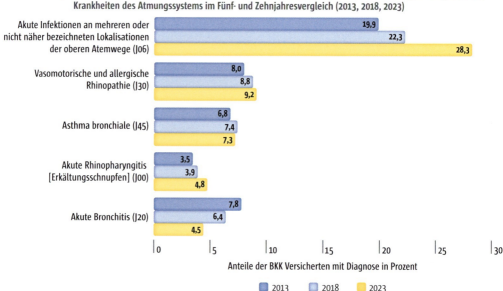

Diagramm 2.2.4 Ambulante Versorgung – Anteile der BKK Versicherten mit Diagnose für die fünf wichtigsten Diagnosen der Krankheiten des Atmungssystems im Fünf- und Zehnjahresvergleich (2013, 2018, 2023)

2.2 Ambulante Versorgung nach Krankheitsarten

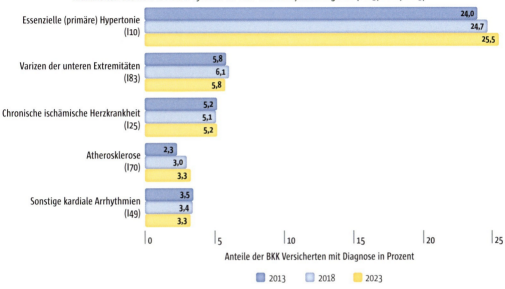

Diagramm 2.2.5 Ambulante Versorgung – Anteile der BKK Versicherten mit Diagnose für die fünf wichtigsten Diagnosen der Krankheiten des Herz-Kreislauf-Systems im Fünf- und Zehnjahresvergleich (2013, 2018, 2023)

d.h. Krampfadern vorrangig in den Beinen, in ambulanter Behandlung. Die chronische ischämische Herzkrankheit (I25) wurde bei 5,2% diagnostiziert, Atherosklerose (I70) sowie sonstige kardiale Arrhythmien (I49) waren jeweils bei 3,3% zu verzeichnen.

Auch psychische Störungen sind in der ambulanten Versorgung eine relevante Größe. Innerhalb eines Jahres wird i.d.R. bei mehr als jedem dritten Versicherten (2023 waren dies 35,1%) eine Diagnose aus diesem Spektrum dokumentiert. Aber anders als

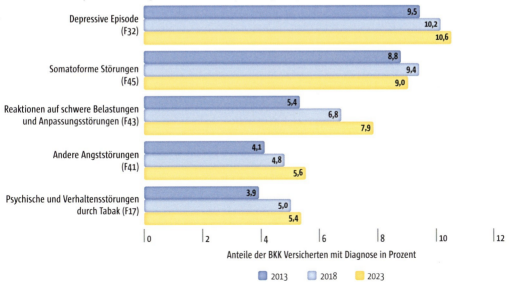

Diagramm 2.2.6 Ambulante Versorgung – Anteile der BKK Versicherten mit Diagnose für die fünf wichtigsten Diagnosen der Psychischen Störungen im Fünf- und Zehnjahresvergleich (2013, 2018, 2023)

2 Ambulante Versorgung

bei den Herz-Kreislauf-Erkrankungen oder den Muskel-Skelett-Erkrankungen sticht hier keine Einzeldiagnose extrem heraus. Am häufigsten wird als psychische Störung in der ambulanten Versorgung die depressive Episode (F32) diagnostiziert (⟩⟩⟩ Diagramm 2.2.6), auch im aktuellen Berichtsjahr ist diese bei jedem zehnten Versicherten (10,6%) festgestellt worden. Somatoforme Störungen (F45) betreffen 9,0%, während Belastungsreaktionen und Anpassungsstörungen (F43) bei 7,9% der Versicherten in der ambulanten Versorgung diagnostiziert wurden. Im Zehnjahresvergleich ist hier die größte Steigerung zu verzeichnen, so ist der Anteilswert gegenüber 2013 um +2,5 Prozentpunkte gestiegen, auf diesem niedrigen Niveau ist dies eine Steigerung um rund die Hälfte innerhalb einer Dekade. Andere Angststörungen (F41) sowie Tabakabhängigkeit (F17) sind im aktuellen Berichtsjahr bei 5,6% bzw. 5,4% der Versicherten Grund der Behandlung gewesen. Auch hier ist eine nicht unwesentliche Steigerung gegenüber 2013 (F41: 4,1%; F17: 3,9%) zu erkennen.

Exkurs COVID-19

Zum Abschluss dieses Abschnittes werden die Diagnosen im Zusammenhang mit COVID-19 noch einmal genauer betrachtet (⟩⟩⟩ Tabelle 2.2.2). Eine ausführlichere Darstellung von ambulanten Kennzahlen zu diesem Thema wurde basierend auf den Daten des Jahres 2020 im Schwerpunkt des ⟩⟩⟩ BKK Gesundheitsreports 2021 dargestellt. Der dabei festgestellte Anteil von Versicherten mit einer Diagnose im Zusammenhang mit COVID-19 betrug damals 7,2%. Nachdem mit 26,1% der Anteil aufgrund einer solchen Infektion ambulant behandelter Versicherter bis zum Berichtsjahr 2022 extrem gestiegen war, ist nun im aktuellen Berichtsjahr 2023 der Anteil ebenso stark wieder zurückgegangen: Aktuell sind 7,1% deswegen ambulant behandelt worden, dabei bleibt weiterhin ein leichter Geschlechtsunterschied mit höheren Anteilswerten bei den Frauen im Vergleich zu den Männern erhalten. Zudem ist festzustellen, dass der Gesamtwert wesentlich auf den Anteil derjenigen zurückgeht, bei denen das Virus durch einen Labortest nachgewiesen wurde (U07.1). Dies war bei 5,7% der Versicherten der Fall, während bei 1,5% der Versicherten die Diagnose ohne konkreten Virusnachweis gestellt wurde (U07.2). Ein Post-COVID-19-Zustand (U09.9), d.h. Folgen einer akuten Coronavirus-Infektion, die länger als zwölf Wochen (bei Kindern und Jugendlichen acht Wochen) nach Infektion andauern oder neu auftreten und anderweitig nicht erklärbar sind, wurde von der WHO ab 1.1.2021 als Diagnose eingeführt, ab 1.7.2021 wurde dies auch als Verordnungsgrund für Heilmittel wie Physio-

Tabelle 2.2.2   Ambulante Versorgung – Anteile der BKK Versicherten mit Diagnose im Zusammenhang mit COVID-19 (U07.1 und/oder U07.2) nach Geschlecht im Zeitverlauf (2020–2023)

ICD-10-Code	Berichtsjahre	Männer	Frauen	Gesamt
		Anteile der beschäftigten Mitglieder mit Diagnose in Prozent		
U07.1 (COVID-19, Virus nachgewiesen)	2020	1,5	1,7	1,6
	2021	3,7	3,9	3,8
	2022	21,5	23,1	22,3
	2023	5,2	6,3	5,7
U07.2 (COVID-19, Virus nicht nachgewiesen)	2020	5,5	6,4	5,9
	2021	6,2	6,9	6,6
	2022	6,4	7,0	6,7
	2023	1,4	1,6	1,5
U07.1 und U07.2 Gesamt	2020	6,6	7,7	7,2
	2021	9,3	10,0	9,6
	2022	25,2	27,0	26,1
	2023	6,4	7,7	7,1

2.2 Ambulante Versorgung nach Krankheitsarten

bzw. Ergotherapie anerkannt. Im Einführungsjahr wurde diese Diagnose bei 0,5 % der Versicherten gestellt, im darauffolgenden Jahr 2022 waren deswegen schon 1,4 % ambulant in Behandlung gewesen. Im aktuellen Berichtsjahr wiederum ist der Anteil der ambulant behandelten Betroffenen wieder auf 0,7 % gesunken. Frauen sind durchweg häufiger betroffen gewesen als Männer (2023: 0,9 % der Frauen und 0,6 % der Männer haben eine solche Diagnose gestellt bekommen).

2.3 Ambulante Versorgung nach soziodemografischen Merkmalen

2.3.1 Ambulante Versorgung nach Alter und Geschlecht

- Nicht nur allgemein, sondern auch bezogen auf einzelne Erkrankungsarten, sind mehr Frauen als Männer in ambulanter Behandlung. Außerdem werden viele Erkrankungen mit zunehmendem Alter häufiger diagnostiziert.
- Besonders stark nehmen mit dem Alter der Versicherten die Herz-Kreislauf-Erkrankungen zu, insbesondere gilt dies für den Bluthochdruck (I10). Schließlich sind 8 von 10 Versicherten älter als 70 Jahre deswegen in ambulanter Behandlung.
- Die Krankheiten des Atmungssystems nehmen hingegen mit zunehmendem Alter ab. Dabei ist sogar ein „Rentenknick" zu beobachten: Ab dem Renteneintrittsalter sind die Anteile der Versicherten, die deshalb ambulant behandelt werden, erkennbar geringer als bei den jüngeren Versicherten.
- Deutliche Geschlechtsunterschiede bei Krebsvorsorge-Untersuchungen: Fast jede zweite Frau zwischen 30 und 70 Jahren nimmt diese in Anspruch. Männer gehen erst ab dem 55. Lebensjahr merklich öfter zur Krebsvorsorge als noch in jüngeren Jahren, allerdings ist deren Anteil nie größer als 30%.

Zwischen den Geschlechtern und den Altersgruppen bestehen teils deutliche Unterschiede in der Inanspruchnahme ambulanter Versorgung, wie das))) Diagramm 2.3.1 zeigt. Die Anteile beider Geschlechter mit mindestens einer ambulanten Diagnose sind bei Kindern bis zur Altersklasse der 10- bis

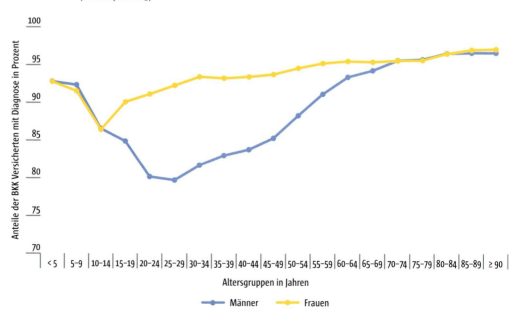

Diagramm 2.3.1 Ambulante Versorgung – Anteile der BKK Versicherten mit Diagnose nach Altersgruppen und Geschlecht (Berichtsjahr 2023)

2.3 Ambulante Versorgung nach soziodemografischen Merkmalen

14-Jährigen zwar noch nahezu identisch, wobei der relativ hohe Anteil der (Klein-)Kinder mit mindestens einer ambulant-ärztlichen Konsultation (mehr als 92% bei den Kindern bis 9 Jahre) vor allem durch die in regelmäßigen Abständen erfolgenden Kindervorsorgeuntersuchungen und Impfungen begründet ist. In den nachfolgend höheren Altersklassen (älter als 14 Jahre) verbleiben bei den Frauen die Anteilswerte auf hohem Niveau (>90%), was wesentlich durch geschlechtsspezifische Vorsorgemaßnahmen und – in den entsprechenden Altersgruppen – durch die regelmäßige Verordnung von Kontrazeptiva ())) Kapitel 4.3) begründet ist. Frauen befinden sich dadurch unweigerlich sehr viel kontinuierlicher in ärztlicher Betreuung. Bei den männlichen Versicherten hingegen sinkt der Anteil derer mit einer ambulanten Diagnose ab dem Jugendalter deutlich. Wie auch schon in den Vorjahren weisen die Männer in der Altersklasse der 25- bis 29-Jährigen mit 79,8% den geringsten Anteilswert auf. Gerade bei den Männern in Altersklassen zwischen 25 und 34 Jahren ist aber auch vergleichsweise viel Dynamik im Inanspruchnahmeverhalten in den letzten Jahren zu beobachten gewesen. So besteht auch im aktuellen Berichtsjahr mit -3,3 Prozentpunkten für diese der größte Rückgang gegenüber dem Vorjahr. Bei den höheren Altersgruppen sind auch bei den Männern die Anteilswerte hingegen wieder erheblich höher, jenseits des Renteneintrittsalters sind beide Geschlechter wieder etwa auf gleichem Niveau.

Wie bereits erwähnt, sind in der Regel mehr Frauen als Männer in ambulanter Behandlung, im aktuellen Berichtsjahr 2023 beträgt diese Differenz mehr als 5 Prozentpunkte: 88,0% der Männer und 93,6% der Frauen sind mindestens einmal behandelt worden. Dabei gibt es auch zwischen den Geschlech-

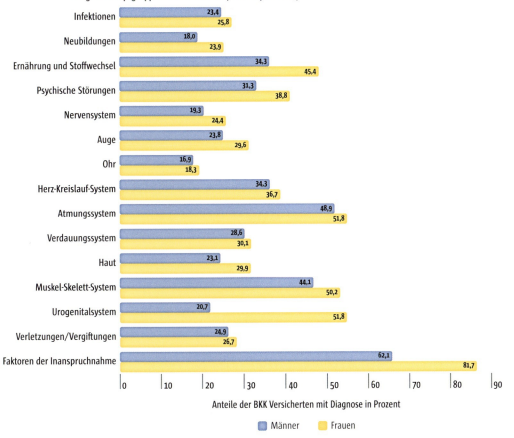

Diagramm 2.3.2 Ambulante Versorgung – Anteile der BKK Versicherten mit Diagnose nach ausgewählten Diagnosehauptgruppen und Geschlecht (Berichtsjahr 2023)

tern Unterschiede hinsichtlich der diesen Konsultationen zugrundeliegenden Erkrankungen. Auch bei allen Diagnosehauptgruppen sind die Anteile derer, die eine Diagnose aus dem jeweiligen Spektrum erhalten haben, bei den Frauen größer als bei den Männern (➽ Diagramm 2.3.2). Die Differenzen variieren aber sehr stark, so sind beispielsweise deutlich mehr Frauen aufgrund von Erkrankungen des Urogenitalsystems in Behandlung gewesen: Bei mehr als jeder zweiten Frau (51,8%) war dies Grund für eine ambulante Behandlung, hingegen wurde bei nur jedem fünften Mann (20,7%) eine solche Diagnose gestellt. Ebenfalls besteht ein großer Unterschied bei den Zusatzdiagnosen aus dem Spektrum der Faktoren der Inanspruchnahme: 81,7% der Frauen, aber nur 62,1% der Männer haben mindestens einmal eine solche Diagnose erhalten. Bei den Ernährungs- und Stoffwechselerkrankungen ist der Unterschied zwischen Männern (34,3%) und Frauen (45,4%) ebenfalls mit einer Differenz von mehr als 10 Prozentpunkten erheblich.

Wie die vorherigen Darstellungen zeigen, ergeben sich deutliche Muster zur Inanspruchnahme ambulanter Versorgung in Abhängigkeit vom Alter und Geschlecht, was insbesondere auch für einzelne Erkrankungsarten gilt. Dabei lässt sich grob unterteilen, dass es neben Krankheitsarten, die alle Altersgruppen und Geschlechter zumindest in nicht unerheblichem Maße betreffen, auch andere Krankheitsarten gibt, die wesentlich auf altersbedingten Verschleißprozessen beruhen und entsprechend bei jungen Menschen kaum auftreten, dann mit steigendem Alter der Versicherten aber große Anteile betreffen. Bei anderen Diagnosen zeigen sich wiederum sehr starke Geschlechtsunterschiede. Die nachfolgenden Darstellungen zeigen exemplarisch für ausgewählte Erkrankungsarten deren Anteilswerte differenziert nach Alter und Geschlecht im Detail.

Am augenfälligsten sind die Verläufe der altersabhängigen Anteilswerte bei Krankheiten, deren Auftreten mit höherem Alter zunehmen, woran Verschleißerscheinungen einen erheblichen Anteil haben (➽ Diagramm 2.3.3). Bei Kindern treten diese kaum auf, in der zweiten Lebenshälfte betragen deren Anteilswerte hingegen ein Vielfaches, oftmals sind sogar mehr als die Hälfte der Versicherten deswegen in ambulanter Behandlung. Exemplarisch stehen dafür die Herz-Kreislauf-Erkrankungen: Sind bei den unter 10-Jährigen nur etwa 2 Prozent davon betroffen (bei diesen dürfte es sich vorrangig um angeborene Herzprobleme handeln), so steigt die Zahl derer, die deshalb behandelt werden, mit dem Alter rapide an. Ab dem 55. Lebensjahr sind mehr als die Hälfte der Versicherten betroffen, ab dem 70. Lebensjahr sind es sogar mehr als 80%. Sehr häufig ist dabei Hypertonie (I10) in der ambulanten Versorgung der auslösende Behandlungsgrund (vgl. ➽ Diagramm 2.2.5), aber auch andere Diagnosen aus diesem Bereich zeigen diesen typischen Altersverlauf mit den größten Anteilswerten in den hohen Altersgruppen. Ähnliches gilt auch für die Ernährungs- und Stoffwechselkrankheiten, von diesen sind höchstens 7% der unter 10-Jährigen, aber ebenfalls mehr als die Hälfte der Versicherten ab 55 Jahren betroffen. Jenseits des 70. Lebensjahrs sind mehr als drei Viertel der Versicherten deswegen in ambulanter Behandlung. Diese hohen Anteilswerte sind in weiten Teilen durch die bekannten „Alterskrankheiten" Typ-2-Diabetes (E11) und krankhaft erhöhte Cholesterin- bzw. Blutfettwerte (E78) zu erklären – dies sind ebenfalls Diagnosen, die in jungen Jahren nur selten auftreten, später aber chronisch werden können und ähnlich wie der schon erwähnte Bluthochdruck als Risikofaktoren für schwere Vorfälle wie Herzinfarkt und Schlaganfall bekannt sind. Ebenfalls um ein Vielfaches steigt der Anteil der Versicherten mit einer Diagnose aus dem Bereich der Muskel-Skelett-Erkrankungen. Während von den unter 10-Jährigen weniger als 10% betroffen sind, steigt dann schon ab dem Jugendalter der Anteil der Versicherten, die deswegen in ambulanter Behandlung sind, recht stark an. Ab dem 45. Lebensjahr sind aufgrund dessen mehr als die Hälfte der Versicherten in Behandlung. Krankheiten des Verdauungssystems indes kommen bei den unter 5-Jährigen sogar relativ häufig vor (knapp über 20% haben eine Diagnose aus diesem Spektrum erhalten), wobei bei diesen eine nichtinfektiöse Gastroenteritis und Kolitis (K52) sehr oft der Grund für die Behandlung ist. Der geringste Anteilswert ist hingegen bei den 10- bis 14-Jährigen mit rund 9% zu verzeichnen, danach nehmen die Anteile mit einer solchen Diagnose stetig zu, bis schließlich ab dem 70. Lebensjahr mehr als die Hälfte der Versicherten wegen einer Verdauungssystem-Erkrankung ambulant in Behandlung sind. Dabei haben verschiedene darunter subsummierte Einzelerkrankungen ihre häufigste Verbreitung jenseits des Renteneintrittsalters. Exemplarisch, mit einem ähnlichen Verlauf der altersabhängigen Anteilswerte, kann hier aber die gastroösophageale Refluxkrankheit (Sodbrennen: K21) gelten, welche insgesamt die häufigste Einzeldiagnose aus dieser Diagnosehauptgruppe ist.

Nur moderate Steigerungen der Anteilswerte mit zunehmendem Alter zeigen sich im Vergleich dazu bei Krankheiten der Haut sowie Verletzungen/Ver-

2.3 Ambulante Versorgung nach soziodemografischen Merkmalen

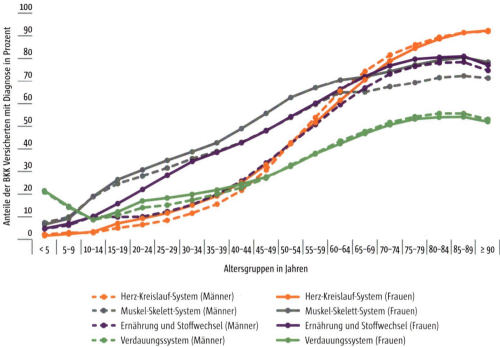

Diagramm 2.3.3 Ambulante Versorgung – Anteile der BKK Versicherten mit Diagnose für ausgewählte Diagnosehauptgruppen nach Altersgruppen und Geschlecht (Berichtsjahr 2023) – Teil 1

giftungen (»> Diagramm 2.3.4). Zwar nehmen auch hier die Anteile der Versicherten mit einer Diagnose aus dem Bereich dieser Krankheitsarten zu, der höchste Wert ist immerhin etwa doppelt so hoch wie der niedrigste. Dennoch liegen alle Anteilswerte auch geschlechtsspezifisch mindestens über 15 % und sind damit nicht sehr stark abweichend vom altersübergreifenden Gesamtwert. Bei den Hautkrankheiten lässt sich exemplarisch aufzeigen, wie diesbezügliche Einzeldiagnosen jeweils in unterschiedlichen Altersgruppen besonders häufig auftreten: So ist das atopische [endogene] Ekzem (L20), auch als Neurodermitis bekannt, weitaus am häufigsten bei den unter 5-Jährigen Grund für eine ambulante Behandlung, Akne (L70) betrifft vor allem die 15- bis 20-jährigen Versicherten und die meisten Schuppenflechte-Patienten (Psoriasis; L40) treten im Alter zwischen 60 und 80 Jahren auf. Die sonstige Dermatitis (L30) wird weitaus am meisten bei den unter 5-Jährigen, aber auch bei den über 80-Jährigen dokumentiert. Bei den Verletzungen und Vergiftungen sind die Einzeldiagnosen sogar so divers, dass keine einzelne Kodierung wesentlich die Anteile in bestimmten Altersgruppen erklärt. Bei dieser Erkrankungsart ist wiederum sehr gut die Wechselwirkung mit anderen Erkrankungen nachvollziehbar, so wirken sich auch Verschleißerscheinungen wie etwa ein geschwächter Muskel-Skelett-Apparat oder verminderte Sehfähigkeit darauf aus, ob es beispielsweise zu Stürzen kommt und diese dann medizinisch behandelt werden müssen. Bei den hier außerdem dargestellten Krankheiten des Atmungssystems werden die Anteilswerte mit höherem Alter sogar geringer: Es stechen besonders die Kinder bis 10 Jahre heraus, so sind von den unter 5-Jährigen in der Regel mehr als 70 % (2023: 71,4 %) sowie von den 5- bis 9-Jährigen rund 60 % wegen einer Atemwegserkrankung in ambulanter Behandlung gewesen. Dieser besonders hohe Anteil hängt allerdings auch mit der Erstattungsfähigkeit u. a. von Mund- und Rachentherapeutika sowie Erkältungsmedikamenten bzw. Kindkrankmeldungen für Kinder bis 12 Jahren (»> Kapitel 4.3) zusammen. Aber es ist auch bei den weiteren Altersgruppen zu beobachten, dass der Anteil der Versicherten mit einer solchen Diagnose mit zunehmendem Alter abnimmt, bis hin zu einem „Rentenknick" ab dem 65. Lebensjahr. Im Vergleich der Vorjahre sind gerade bei diesen beiden Teilgruppen die

2 Ambulante Versorgung

Diagramm 2.3.4 Ambulante Versorgung – Anteile der BKK Versicherten mit Diagnose für ausgewählte Diagnosehauptgruppen nach Altersgruppen und Geschlecht (Berichtsjahr 2023) – Teil 2

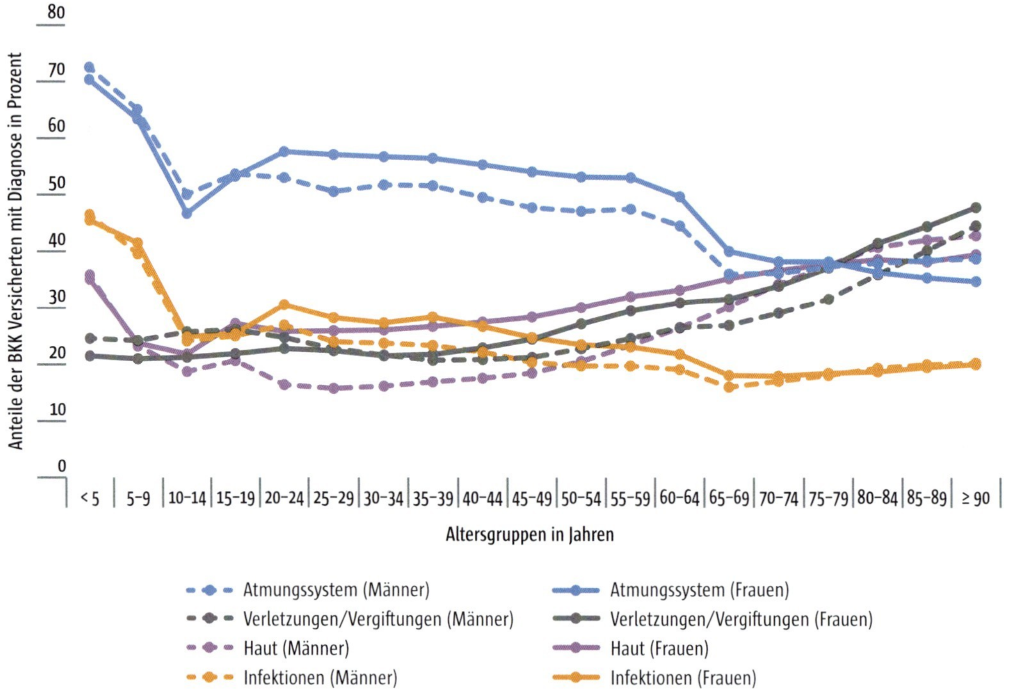

Legende:
- Atmungssystem (Männer) / Atmungssystem (Frauen)
- Verletzungen/Vergiftungen (Männer) / Verletzungen/Vergiftungen (Frauen)
- Haut (Männer) / Haut (Frauen)
- Infektionen (Männer) / Infektionen (Frauen)

Anteilswerte relativ stabil, so auch im aktuellen Berichtsjahr: Bei den unter 10-Jährigen genauso wie bei den ab 65-jährigen Versicherten ist der Anteil derer, die wegen Atmungssystem-Erkrankungen behandelt wurden, um weniger als –5 Prozentpunkte gesunken, während die Reduktion in den Altersgruppen dazwischen mehr als –10 Prozentpunkte beträgt. Eine ähnliche Verlaufskurve wie die Atemwegserkrankungen, allerdings auf deutlich niedrigerem Niveau zeigt sich bei den Infektionen: Am häufigsten waren Kinder aufgrund von Infektionen ambulant behandelt worden, wobei die mit Abstand höchsten Anteilswerte bei den unter 5-Jährigen zu finden sind, von denen rund jede(r) Zweite deshalb in Behandlung gewesen ist. Von den 5- bis 9-Jährigen haben immerhin noch rund 40% eine solche Diagnose bekommen, bei den nachfolgenden Altersgruppen pendelt sich die Anteilswerte wiederum im Bereich zwischen 20% bis 30% ein und auch ein leichter „Rentenknick" ab dem 65. Lebensjahr ist zu beobachten. Bei den Infektionen sind im Vergleich zum Vorjahr die Anteilswerte mit rund –10 Prozentpunkten am stärksten bei den Altersklassen zwischen 10 und 19 Jahren zurückgegangen.

Hingegen sehr unterschiedliche Verläufe zeigen die Anteilswerte der im))) Diagramm 2.3.5 dargestellten Erkrankungsarten. So sind die altersspezifischen Geschlechtsunterschiede bei den Urogenital-Erkrankungen besonders auffällig. Hierbei sticht das häufige Auftreten dieser Erkrankungen besonders bei Frauen zwischen 20 und 54 Jahren mit Anteilswerten über 60% hervor, während in der gleichen Altersspanne die männlichen Versicherten zu weniger als 20% deshalb in ambulanter Behandlung waren. Dies ist insbesondere durch geschlechtsspezifisch unterschiedliche anatomische Gegebenheiten (bspw. unterschiedliche Länge der Harnröhre) bzw. durch jeweils geschlechtsspezifische Organe bedingt. Bei den Männern steigt allerdings der Anteil der wegen Urogenitalerkrankungen Behandelten danach um das Vielfache, bis schließlich mehr als zwei Drittel der Männer ab dem 80. Lebensjahr eine solche Diagnose gestellt bekommen (wesentlich zurückzuführen auf die steigende Prävalenz von zu behandelnder Prostatahyperplasie [N40]). Ein ähnliches Bild, wenn auch auf höherem Niveau der Anteilswerte, zeigt sich auch für die diagnostizierten Faktoren der Inanspruchnahme des Gesundheitswe-

2.3 Ambulante Versorgung nach soziodemografischen Merkmalen

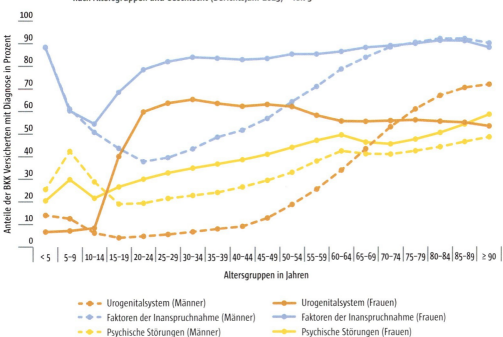

Diagramm 2.3.5 Ambulante Versorgung – Anteile der BKK Versicherten mit Diagnose für ausgewählte Diagnosehauptgruppen nach Altersgruppen und Geschlecht (Berichtsjahr 2023) – Teil 3

sens – die schon beschriebenen „Zusatzdiagnosen" in der Klassifikation der Krankheiten (siehe ❱❱❱ Exkurs Faktoren der Inanspruchnahme des Gesundheitswesens). Während über 88% bei den unter 5-Jährigen eine solche Diagnose bekommen haben (dies geht insbesondere auf die Kodierung Z00 zurück, worunter u.a. die Kindervorsorgeuntersuchungen fallen), nehmen bei den nächsthöheren Altersgruppen die Anteilswerte deutlich ab. Bei den ab 20-Jährigen zeigt sich schließlich eine große geschlechtsspezifische Differenz: Durchweg mehr als 80% der Frauen bekommen bis ins hohe Alter mindestens eine solche Zusatzdiagnose gestellt, bei den Männern sind es gerade bei den jungen Erwachsenen zwischen 15 und 34 Jahren nur knapp 50%. Grund dafür ist u.a. der hohe Anteil der Frauen, die Kontrazeptiva (Z30) bekommen, aber auch Krebsvorsorgeuntersuchungen (Z12) werden bei den Frauen schon ab dem 20. Lebensjahr empfohlen, während Männer erst später für solche Untersuchungen eine Ärztin oder einen Arzt aufsuchen (siehe dazu auch die nachfolgende ❱❱❱ Infobox Prävention). Entsprechend erfolgen bei durchweg mehr als 40% der Frauen zwischen 25 und 69 Jahren Krebsvorsorgeuntersuchungen, bei den Männern hingegen ist hierfür die höchste Inanspruchnahme bei den 65- bis 87-Jährigen zu verzeichnen, von denen aber „nur" knapp mehr als ein Viertel eine solche Untersuchung durchführen lässt. Die ebenfalls im Diagramm aufgeführten psychischen Störungen zeigen wiederum einen etwas anderen Verlauf. Bei den 5- bis 9-Jährigen ist eine erste Spitze in der altersabhängigen Verteilungskurve zu beobachten, besonders die Jungen stechen dabei heraus. Diese sind häufiger als Mädchen von Sprachentwicklungsstörungen (F80) aber auch von Entwicklungsstörungen der motorischen Funktionen (F82) sowie Verhaltens- und emotionalen Störungen (F98) betroffen. Ab der Altersgruppe der 15- bis 19-Jährigen sind es hingegen die Frauen, die in höheren Anteilen aufgrund von psychischen Störungen in Behandlung sind. Dies geht insbesondere auf unterschiedliche Prävalenzen von Belastungsreaktionen und Anpassungsstörungen (F43) sowie depressiven Episoden (F32) zurück. Für beide Geschlechter gehen die Anteile mit einer diagnostizierten psychischen Störung direkt mit dem Renteneintrittsalter leicht zurück, bei den über 90-Jährigen ist dann allerdings ebenfalls für beide Geschlechter der höchste Anteilswert aller Altersgruppen zu verzeichnen. Für diese Altersgruppe spielt neben Depressionen auch die Demenz (F03) eine erhebliche Rolle, wovon in der Regel etwas weniger als ein Fünftel der Männer und fast ein Viertel der Frauen betroffen ist.

Infobox Prävention

Die Inanspruchnahme von Präventionsmaßnahmen, wie sie auch in der ambulanten Versorgung u.a. durch verschiedene Vorsorge- und Früherkennungsuntersuchungen angeboten werden, lässt sich anhand der Anteilswerte von verschiedenen Diagnosen aus dem Spektrum der Faktoren der Inanspruchnahme zumindest skizzieren. Exemplarisch seien dabei die Untersuchungen auf Neubildungen (Z12) betrachtet, welche von Frauen deutlich häufiger wahrgenommen werden als von Männern: Im aktuellen Berichtsjahr 2023 haben 34,6% der Frauen, aber nur 11,4% der Männer eine solche Diagnose erhalten. Abhängig von den Regelungen zur Kostenübernahme durch Krankenkassen steigen wenig überraschend bei Frauen schon ab dem 20. Lebensjahr die Anteilswerte mit einer solchen Diagnose, zwischen dem 30. und 70. Lebensjahr wiederum sind bei durchschnittlich 46% der Frauen solche Untersuchungen erfolgt. Männer gehen hingegen erwartungsgemäß später zu solchen Untersuchungen – die höchsten Anteilswerte sind zwischen dem 55. und 90. Lebensjahr zu finden –, in dieser Altersspanne nehmen allerdings nur 21–28% der Männer Untersuchungen auf Neubildungen in Anspruch. In stationärer Behandlung wegen Neubildungen sind dann allerdings Männer häufiger als Frauen (▶ Kapitel 3). Mögliche Gründe für die Unterschiede in der Inanspruchnahme der Krebsvorsorge sind sicherlich vielfältig. Für Frauen ist Vorsorge früher im Leben schon ein Thema und wird kontinuierlicher in die Gesundheitsversorgung eingebunden. Möglicherweise empfinden Männer die Untersuchungen auch als unangenehmer bzw. sogar als stärker Scham besetzt im Vergleich zu Frauen. Auch spielen sicherlich unterschiedliche Vorstellungen von Gesundheit und Krankheit eine Rolle[3]. Hieraus ergeben sich entsprechend unterschiedliche Bedarfe bei der Ansprache von Zielgruppen für Vorsorgemaßnahmen.

2.3.2 Ambulante Versorgung nach Versichertengruppen

- Im Vergleich zum Vorjahr haben bei den Beschäftigten genauso wie bei den Familienangehörigen die Atemwegserkrankungen besonders stark abgenommen. Dennoch weisen damit beide Versichertengruppen im Vergleich zur letzten Dekade überdurchschnittliche Anteilswerte auf.
- Rentnerinnen und Rentner weisen insgesamt sowie bei vielen Erkrankungsarten die höchste Anzahl derjenigen auf, die deswegen in ambulanter Behandlung sind. So sind mehr als 70% dieser Versichertengruppe wegen Muskel-Skelett-, Ernährungs- und Stoffwechsel- bzw. Herz-Kreislauf-Erkrankungen behandelt worden.
- Konstant wie in den Jahren zuvor ist nur ein unterdurchschnittlicher Anteil der Versicherten mit ALG-I-Bezug in ambulanter Behandlung gewesen. Dies gilt sowohl insgesamt, als auch für die verschiedenen Erkrankungsarten.
- Auch diejenigen mit ALG-II-Bezug sind seltener als der Durchschnitt in Behandlung, allerdings mit der Ausnahme, dass von diesen deutlich überdurchschnittlich viele psychische Störungen diagnostiziert bekommen haben.

Wie ▶ Tabelle 2.3.1 zeigt, ist der schon beschriebene generelle Trend, dass mehr Frauen als Männer in ambulanter Behandlung sind, auch in den einzelnen Versichertengruppen wiederzufinden, wenn auch in unterschiedlicher Ausprägung. Bei der Gruppe der ALG-II-Empfängerinnen und -Empfänger ist die Wertedifferenz zwischen den Geschlechtern am größten, sodass nur 70,4% der männlichen, aber 82,2% der weiblichen Versicherten dieser Gruppe im aktuellen Berichtsjahr in ambulanter Behandlung waren. Ebenfalls einen mit 9 Prozentpunkten großen Geschlechtsunterschied weisen die Arbeitslosen mit ALG-I-Bezug auf. Bei den ALG-I-Leistungen beziehenden Versicherten zeigt sich zudem auch insgesamt der geringste Anteil mit einer ambulanten Diagnose: So ist für diese im Jahr 2023 insgesamt bei nur 65,1% eine Diagnose dokumentiert worden, immerhin rund –24 Prozentpunkte weniger als bei den Beschäftigten Mitgliedern insgesamt. Wie entsprechend der Altersanalysen zu erwarten ist, ist wiederum bei den Rentnerinnen und Rentnern mit 94,6% sowohl der höchste Anteil bei gleichzeitig geringstem geschlechtsspezifischem Unterschied zu finden. Das damit für den ambulanten Sektor beschriebene Bild der Inanspruchnahme nach Versichertengruppen spiegelt sich ähnlich auch im Arzneimittelver-

---

3 Faltermaier, T. (2018). Laienvorstellungen von Gesundheit und Krankheit über den Lebenslauf: Der Einfluss des Alterns auf das Gesundheitsverhalten. BKK Gesundheitsreport 2018. MWV: Berlin.

2.3 Ambulante Versorgung nach soziodemografischen Merkmalen

Tabelle 2.3.1 Ambulante Versorgung – Anteile der BKK Versicherten mit Diagnose nach Versichertengruppen und Geschlecht (Berichtsjahr 2023)

Versichertengruppen	Geschlecht	Anteile der BKK Versicherten mit Diagnose in Prozent
Beschäftigte Mitglieder insgesamt	Männer	85,4
	Frauen	93,7
	Gesamt	89,2
Arbeitslose (ALG-I)	Männer	61,0
	Frauen	70,0
	Gesamt	65,1
Arbeitslose (ALG-II)	Männer	70,4
	Frauen	82,2
	Gesamt	76,4
Familienangehörige	Männer	86,6
	Frauen	88,7
	Gesamt	87,8
Rentnerinnen/Rentner	Männer	94,2
	Frauen	95,0
	Gesamt	94,6
BKK Versicherte insgesamt	Männer	88,0
	Frauen	93,6
	Gesamt	90,8

ordnungsgeschehen (*))* Kapitel 4.3) wider. Hingegen sind in der stationären Versorgung die beiden Arbeitslosengruppen deutlich häufiger und länger in Behandlung (*))* Kapitel 3.3) – was insbesondere auf den hohen Anteil psychischer Erkrankungen zurückzuführen ist.

Auch in der detaillierten Betrachtung differenziert nach Diagnosehauptgruppen (*))* Tabelle 2.3.2) weisen die ALG-I-Empfängerinnen und -Empfänger durchweg geringere Anteilswerte im Vergleich zu allen Versicherten auf. So waren nur 25,3% aufgrund von Atemwegserkrankungen und nur 11,0% aufgrund von Infektionen in ambulanter Behandlung gewesen – jeweils ein weniger als halb so hoher Anteilswert wie bei den Versicherten insgesamt. Es ist allerdings insgesamt zu vermuten, dass Arbeitslose gerade bei solchen Kurzzeiterkrankungen eher darauf verzichten, zum Arzt zu gehen. Während hierfür bei den beschäftigten Mitgliedern oftmals die Attestierung von Arbeitsunfähigkeit ausschlaggebend für den Arztbesuch ist, besteht bei Arbeitslosen solch ein „Nachweisdruck" kaum oder gar nicht (für ALG-I-Empfängerinnen und -Empfänger besteht eine solche Verpflichtung lediglich bei anberaumten Terminen). Auch bei denjenigen in ALG-II-Bezug sind die Anteile mit Diagnose fast durchweg bei allen Erkrankungsarten geringer als bei den Versicherten insgesamt – allerdings mit Ausnahme der psychischen Störungen: Bei den ALG-II-Empfängerinnen und -Empfängern sind sie mit 39,3% die (abgesehen von den mit 52,8% noch häufiger dokumentierten Inanspruchnahme-Faktoren) am häufigsten diagnostizierte Erkrankungsart. Bei den Familienangehörigen fällt hingegen – wie aufgrund des hohen Kinder- und Jugendlichen-Anteils zu erwarten – vor allem der Anteil mit Krankheiten des Atmungssystems (51,8%) sowie der für Infektionsdiagnosen (28,6%) überdurchschnittlich aus. Für die Atemwegserkrankungen zeigt sich dabei auch im Vergleich zum Vorjahr ein deutlicher Rückgang (2022: 56,3%), der Anteilswert liegt aber damit dennoch weiterhin über dem Durchschnitt der letzten Dekade. Die beschäftigten

2 Ambulante Versorgung

Tabelle 2.3.2 Ambulante Versorgung – Anteile der BKK Versicherten mit Diagnose nach Versichertengruppen und Diagnosehauptgruppen (Berichtsjahr 2023)

Diagnosehauptgruppen	Beschäftigte Mitglieder insgesamt	Arbeitslose (ALG-I)	Arbeitslose (ALG-II)	Familienangehörige	Rentnerinnen/Rentner	BKK Versicherte insgesamt
	Anteile der BKK Versicherten mit Diagnose in Prozent					
Infektionen	24,5	11,0	16,8	28,6	17,8	24,6
Neubildungen	19,0	11,6	9,4	9,3	38,2	20,9
Ernährung und Stoffwechsel	36,6	29,5	30,6	16,4	73,3	39,8
Psychische Störungen	31,7	33,5	39,3	27,5	47,7	35,1
Nervensystem	19,7	18,5	19,1	8,1	41,0	21,8
Auge	18,3	10,9	12,9	27,1	46,0	26,6
Ohr	12,9	8,5	9,7	17,5	28,3	17,6
Herz-Kreislauf-System	29,7	25,2	23,7	10,0	78,7	35,5
Atmungssystem	54,1	25,3	34,7	51,8	37,1	50,4
Verdauungssystem	26,1	19,8	22,9	16,4	50,3	29,3
Haut	22,8	14,2	17,6	24,9	35,3	26,5
Muskel-Skelett-System	48,1	34,8	36,9	21,4	71,0	47,1
Urogenitalsystem	35,5	21,1	25,3	19,9	53,6	36,2
Verletzungen/Vergiftungen	23,3	14,5	18,2	22,1	33,6	25,8
Faktoren der Inanspruchnahme	67,0	44,0	52,8	65,0	86,8	71,9
Gesamt	89,2	65,1	76,4	87,8	94,6	90,8

Mitglieder, als die mit Abstand größte Versichertengruppe in diesem Vergleich, sind naturgemäß aufgrund ihres hohen Anteils an den Versicherten insgesamt in der Regel relativ nah am Gesamtdurchschnitt. Aber gerade aufgrund der schon zuvor beschriebenen großen Betroffenheit von Atemwegserkrankungen (54,1%) liegt für diese Versichertengruppe der Anteilswert merklich über dem der Versicherten insgesamt (50,4%). Im Vergleich sind dies zwar −8 Prozentpunkte weniger als im Vorjahr, 2022 war der Anteilswert aber mit 61,9 Prozent so extrem hoch, dass der Anteilswert im aktuellen Berichtsjahr trotz des beschriebenen Rückgangs dennoch +8 Prozentpunkte über dem Durchschnitt der Jahre 2012 bis 2021 liegt. Zudem weisen die beschäftigten Mitglieder einen leicht überdurchschnittlichen Anteil derer auf, die wegen Muskel-Skelett-Krankheiten (48,1% vs. 47,1%) in ambulanter Behandlung gewesen sind. Wiederum in der Gruppe der Rentnerinen und Rentner sind muskuloskelettale Erkrankungen mit einem Anteil von 71,0%, wie zuvor schon dargelegt, deutlich verbreiteter, noch größere Anteile der berenteten Versicherten sind von Herz-Kreislauf-Erkrankungen (78,7%) sowie Ernährungs- und Stoffwechselkrankheiten (73,3%) betroffen. Wie schon angemerkt, bedeuten diese Erkrankungsarten in der ambulanten Versorgung in weiten Teilen nicht akut lebensbedrohliche Vorfälle. Vielmehr handelt es sich hier oftmals um chronische Krankheiten, wie krankhaft erhöhte Cholesterin- bzw. Blutfettwerte und Bluthochdruck.

Infobox Prävention

Die Bedeutung der psychischen Störungen in der Gesundheitsversorgung lässt sich auf den ersten Blick anhand der Anteilswerte in der ambulanten Versorgung nur erahnen. Nicht daran ablesbar ist, dass psychische Störungen oft über relativ lange Zeiträume die betreffenden Personen beeinträchtigen (so weisen psychische Störungen wenig überra-

2.3 Ambulante Versorgung nach soziodemografischen Merkmalen

schend die mit Abstand längste Falldauer im Arbeitsunfähigkeitsgeschehen auf) und darüberhinausgehend auch Krankenhausaufenthalte notwendig machen können (diese sind insbesondere bei jungen Versicherten relativ häufig und oftmals mehrere Wochen lang). Wie zuvor schon erwähnt, sind gerade bei Arbeitslosen die Anteile derer, die aufgrund von psychischen Störungen behandelt werden, relativ groß, zudem ist fast jede zweite Rentnerin bzw. jeder zweite Rentner davon betroffen. Entsprechend lässt sich konstatieren, dass die Abwesenheit von Arbeit im Zusammenhang mit psychischen Störungen zu stehen scheint, wobei allerdings unklar bleibt, ob die Arbeitslosigkeit psychische Störungen (mit-)verursacht bzw. verstärkt hat (Kausalitätshypothese), oder aber psychische Störungen zur Arbeitslosigkeit führen (Selektionshypothese). Arbeit kann Struktur und Erfolgserlebnisse genauso wie die Möglichkeit zu sozialen Kontakten geben. Es ist aber auch bekannt, dass psychische Störungen in erheblichem Maße zum vorzeitigen Ausscheiden aus dem Erwerbsleben führen[4]. Der Rückgang der Anteilswerte rund um das Renteneintrittsalter („Rentenknick") spricht zumindest dafür, dass sich der Wegfall von arbeitsbedingten Belastungen positiv auf die psychische Gesundheit auswirkt. Allerdings sind dann im fortgeschrittenen Rentenalter die Anteile der Personen, die aufgrund psychischer Störungen ambulant behandelt werden, am größten. Im höheren Alter spielen sicherlich auch die Zunahme von körperlichen Einschränkungen, der Wegfall von sozialen Kontakten und Einsamkeitsgefühle eine Rolle.

Diese zuvor aufgezählten Zusammenhänge lassen erkennen, dass die Auswirkungen von psychischen Störungen genauso wie die Ursachen von eben diesen psychischen Störungen vielflächig und komplex in ihrem Gesamtzusammenspiel sind. Der Prävention von psychischen Erkrankungen kommt dabei aber unter jeden Bedingungen eine große Bedeutung zu. Dabei muss der Arbeitskontext sowohl als Quelle für Stressoren als auch als Ressource berücksichtigt werden.

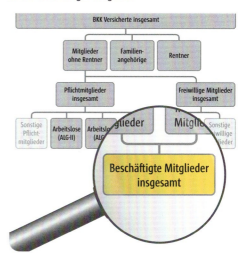

Fokus Beschäftigte Mitglieder

- Bei den Beschäftigten ab 65 Jahren zeigt sich der *healthy worker effect*: Personen mit chronischen bzw. schweren Erkrankungen scheiden häufig schon vorzeitig aus dem Erwerbsleben aus, dadurch sinken die Anteile derer, die in Behandlung sind. Dies gilt insbesondere für Atemwegs- und Muskel-Skelett-Erkrankungen sowie für psychische Störungen.
- Eine akute Infektion der oberen Atemwege (J06) ist nach dem extrem hohen Wert im Vorjahr im Jahr 2023 wieder deutlich seltener Grund einer ambulanten Behandlung gewesen. Dennoch sind mit etwa einem Drittel Männer bzw. Frauen, die deswegen bei einer Ärztin/einem Arzt vorstellig geworden sind, deutlich mehr in Behandlung gewesen als in anderen Jahren der vergangenen Dekade.

Die Gruppe der beschäftigten Mitglieder macht fast die Hälfte aller Versicherten aus und steht im Fokus bei den arbeitsweltlichen Analysen in diesem Kapitel. Aus diesem Grund sind nachfolgend weitere Details zu den Beschäftigten dargestellt.

In der Betrachtung der Anteilswerte für ausgewählte Erkrankungsarten nach Altersgruppen ())) Diagramm 2.3.6) ist auch im ambulanten Versorgungssektor der schon aus anderen Leistungsbereichen bekannte, sogenannte *healthy worker effect* zu erkennen: Erwerbstätige, die kurz vor dem regulären Renteneintrittsalter stehen, weisen vermeintlich niedrigere Kennwerte auf als jüngere Beschäftigte. Dies legt oberflächlich betrachtet eine bessere Gesundheit in dieser Altersgruppe nahe, wesentlich geht dies aber auf einen vorhergehenden Selektionseffekt zurück. So scheiden Personen mit chronischen

---

[4] Deutsche Rentenversicherung (2023). Erwerbsminderungsrenten im Zeitverlauf. https://www.deutsche-rentenversicherung.de/SharedDocs/Downloads/DE/Statistiken-und-Berichte/statistikpublikationen/erwerbsminderungsrenten_zeitablauf.pdf [abgerufen: 12.9.2024]

bzw. schweren Erkrankungen häufig schon vorzeitig aus dem Erwerbsleben aus, sodass es sich bei den Beschäftigten ab 65 Jahren um eine positiv-selektierte Gruppe bezogen auf ihren Gesundheitszustand handelt. Bei fast allen hier dargestellten Diagnosegruppen ist dieser Effekt zu verzeichnen, am stärksten ist dabei der Rückgang des Anteilswertes bei den Krankheiten des Atmungssystems mit –9,1 Prozentpunkten im aktuellen Berichtsjahr ausgeprägt. Aber auch der Rückgang der Anteilswerte um rund –6 Prozentpunkte bei psychischen Störungen und Muskel-Skelett-Erkrankungen ist recht deutlich. Kein *healthy worker effect* ist hingegen bei den Herz-Kreislauf-Erkrankungen zu beobachten: Zwar ist auch hier ein deutliches Abflachen der Kurve zu erkennen, dennoch ist der höchste Wert aller Altersgruppen bei den Beschäftigten ab 65 Jahren zu verzeichnen. Auch zeigt sich, wie schon zuvor für die Versicherten insgesamt beschrieben ()) Diagramm 2.3.3–2.3.5), für die Herz-Kreislauf-Erkrankungen eine enorme Steigerung von den Jüngsten zu den Ältesten im Vergleich mit einem fast zwölfmal so großen Anteil der Beschäftigten mit einer solchen Diagnose.

Die))) Tabelle 2.3.3 stellt für die Gruppe der beschäftigten Mitglieder die häufigsten Einzeldiagnosen differenziert für Frauen und Männer dar. Wenig überraschend sind weiterhin die speziellen Untersuchungen/Abklärungen (Z01) die mit Abstand am häufigsten dokumentierte Diagnose, wobei sich erwartungsgemäß auch bei den beschäftigten Mitgliedern ein deutlicher Unterschied zwischen den Geschlechtern zeigt (Frauen: 72,0% vs. Männer: 40,2%). Dabei ist bei den Männern der Anteil derer, für die diese Diagnose dokumentiert worden ist, deutlich gesunken (–7,8 Prozentpunkte), nur unwesentlich hingegen bei den Frauen (–0,6 Prozentpunkte). Das schon für die Versicherten insgesamt beschriebene Phänomen ())) Tabelle 2.2.1) tritt also bei den Beschäftigten sogar noch deutlicher zutage. Ebenso zu erwarten sind die deutlich gesunkenen Anteilswerte der akuten Infektion der oberen Atemwege (J06), die bei beiden Geschlechtern im Vergleich zum Vorjahr um jeweils rund –11 Prozentpunkte zurückgegangen sind. Dennoch sind weiterhin überdurchschnittlich viele Beschäftigte – Männer wie Frauen – aufgrund dessen in ambulanter Behandlung gewesen. Die im

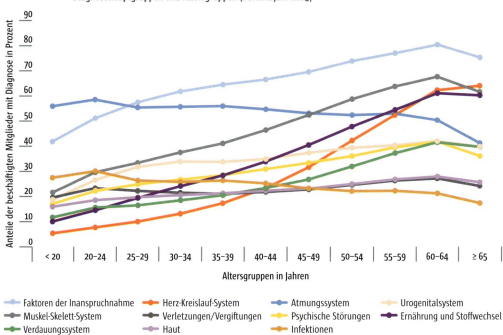

Diagramm 2.3.6 Ambulante Versorgung – Anteile der beschäftigten Mitglieder mit Diagnose nach ausgewählten Diagnosehauptgruppen und Altersgruppen (Berichtsjahr 2023)

2.3 Ambulante Versorgung nach soziodemografischen Merkmalen

Vorjahr noch an dieser Stelle aufgeführte COVID-19-Diagnose (U07), bzw. diesbezügliche Untersuchungen (U99) bzw. Impfungen (U11) spielen indes im aktuellen Berichtsjahr keine wesentliche Rolle mehr. Abseits dessen sind die Veränderungen bei den häufigsten Einzeldiagnosen nur moderat und ergeben ein ähnliches Bild wie in den Vorjahren. So bezieht sich bei den Frauen mit einem gegenüber dem Vorjahr unveränderten Anteilswert von 43,2 % die dritthäufigste Diagnose auf kontrazeptive Maßnahmen (Z30), gefolgt von Krebsvorsorgeuntersuchungen (Z12), die bei 44,8 % der beschäftigten Frauen durchgeführt worden sind (+2,5 Prozentpunkte gegenüber 2022). Bei den männlichen Beschäftigten wiederum ist auch in diesem Jahr etwas mehr als jeder Fünfte (22,5 %) aufgrund von Rückenschmerzen (M54) bzw. aufgrund von Bluthochdruck (I10) (21,6 %) behandelt worden.

Tabelle 2.3.3 Ambulante Versorgung – Anteile der beschäftigten Mitglieder mit Diagnose für die zehn wichtigsten Diagnosen nach Geschlecht (Berichtsjahr 2023)

ICD-10-Code	Diagnosen	Anteile der beschäftigten Mitglieder mit Diagnose in Prozent
Männer		
Z01	Sonstige spezielle Untersuchungen und Abklärungen bei Personen ohne Beschwerden oder angegebene Diagnose	40,2
J06	Akute Infektionen an mehreren oder nicht näher bezeichneten Lokalisationen der oberen Atemwege	32,2
M54	Rückenschmerzen	22,5
I10	Essentielle (primäre) Hypertonie	21,6
E78	Störungen des Lipoproteinstoffwechsels und sonstige Lipidämien	15,6
Z00	Allgemeinuntersuchung und Abklärung bei Personen ohne Beschwerden oder angegebene Diagnose	11,0
Z12	Spezielle Verfahren zur Untersuchung auf Neubildungen	10,3
H52	Akkommodationsstörungen und Refraktionsfehler	9,9
J30	Vasomotorische und allergische Rhinopathie	9,5
A09	Sonstige und nicht näher bezeichnete Gastroenteritis und Kolitis infektiösen und nicht näher bezeichneten Ursprungs	9,3
Frauen		
Z01	Sonstige spezielle Untersuchungen und Abklärungen bei Personen ohne Beschwerden oder angegebene Diagnose	72,0
Z12	Spezielle Verfahren zur Untersuchung auf Neubildungen	44,8
Z30	Kontrazeptive Maßnahmen	43,2
J06	Akute Infektionen an mehreren oder nicht näher bezeichneten Lokalisationen der oberen Atemwege	37,4
N89	Sonstige nichtentzündliche Krankheiten der Vagina	35,0
M54	Rückenschmerzen	26,9
I10	Essentielle (primäre) Hypertonie	16,2
R10	Bauch- und Beckenschmerzen	15,3
H52	Akkommodationsstörungen und Refraktionsfehler	14,4
N95	Klimakterische Störungen	13,6

2.3.3 Ambulante Versorgung nach weiteren soziodemografischen Merkmalen

Nachfolgend werden die ambulanten Versorgungsdaten nach höchstem Schul- und Berufsabschluss differenziert. Hierzu wird wiederum die Gruppe der beschäftigten Mitglieder insgesamt betrachtet, da nur bei dieser Versichertengruppe die entsprechende Zuordnung nach der Klassifikation der Berufe (KldB 2010) vorliegt.

Höchster Schul- und Berufsabschluss

- Diejenigen ohne einen Schulabschluss sind im Vergleich zu Beschäftigten mit einem qualifizierten Schulabschluss mit Abstand am seltensten in ambulanter Behandlung.
- Beschäftigte mit einem Hochschulabschluss sind im Vergleich zu denen mit anderen Berufsabschlüssen seltener wegen Infektionen, Krankheiten des Atmungssystems, psychischen Störungen oder Verletzungen/Vergiftungen behandelt worden.

Bei der Analyse der Anteile der Beschäftigten mit Diagnose, aufgeschlüsselt nach höchstem Schulabschluss (Tabelle 2.3.4), ist auffällig, dass diejenigen ohne einen Schulabschluss – obwohl sie überdurchschnittliche Kennwerte im Arbeitsunfähigkeitsgeschehen (Kapitel 1.3) sowie in der stationären Versorgung (Kapitel 3.3) zeigen – die geringsten Anteile an Beschäftigten aufweisen, die in ambulanter Behandlung gewesen sind. Dies deutet darauf hin, dass diese Beschäftigtengruppe wohl zumindest teilweise eine größere Ferne zum Gesundheitssystem aufweist, ohne dass dies altersbedingt wäre (Beschäftigte ohne Schulabschluss sind knapp ein Jahr älter als der Durchschnitt). So sind i.d.R. für diese Gruppe erheblich weniger Zusatzdiagnosen sowie Urogenitalerkrankungen dokumentiert, außerdem sind die Anteile mit ambulant diagnostizierten Atmungssystem-Erkrankungen sowie Neubildungen deutlich geringer.

In der Differenzierung nach höchstem Berufsabschluss sind es in der Regel und so auch im aktuellen Berichtsjahr die Beschäftigten mit Bachelor-Abschluss, deren Anteile mit Diagnose unterdurchschnittlich sind, bei den männlichen Absolventen ist der Wert sogar noch einmal deutlich geringer als bei den weiblichen (Frauen: 90,9 % vs. Männer: 78,9 %). Zu bedenken ist dabei aber, dass Bachelor-Absolventen auch mehr als 8 Jahre jünger als der Durchschnitt aller Beschäftigten sind. Nur wenig älter sind diejenigen ohne einen beruflichen Ausbil-

Tabelle 2.3.4 Ambulante Versorgung – Anteile mit Diagnose und Durchschnittsalter der beschäftigten Mitglieder nach höchstem Schul- und Berufsabschluss und Geschlecht (Berichtsjahr 2023)

Merkmale	Ausprägungen	Durchschnittsalter in Jahren	Männer	Frauen	Gesamt
			Anteile der beschäftigten Mitglieder mit Diagnose in Prozent		
Höchster Schulabschluss	Ohne Schulabschluss	43,4	75,0	81,3	77,0
	Haupt-/Volksschulabschluss	46,6	88,3	93,5	90,1
	Mittlere Reife oder gleichwertig	42,8	87,6	94,9	91,3
	Abitur/Fachabitur	40,4	83,3	92,9	88,1
Höchster Berufsabschluss	Ohne beruflichen Ausbildungsabschluss	34,3	80,4	89,1	84,2
	Abschluss einer anerkannten Berufsausbildung	44,9	88,5	95,3	91,8
	Meister/Techniker oder gleichwertig	46,7	87,8	94,3	89,6
	Bachelor	35,0	78,9	90,9	84,9
	Diplom/Magister/Master/Staatsexamen	44,6	83,9	92,7	87,9
	Promotion	45,3	81,7	91,2	85,9
	Gesamt	43,2	85,4	93,7	89,2

2.3 Ambulante Versorgung nach soziodemografischen Merkmalen

dungsabschluss, wozu u.a. auch die Auszubildenden zählen. Wie zu erwarten ist auch von dieser Beschäftigtengruppe nur ein unterdurchschnittlicher Anteil in ambulanter Behandlung gewesen. Dies steht allerdings im Kontrast zum Arbeitsunfähigkeitsgeschehen ())) Kapitel 1.3), wo diejenigen ohne Abschluss überdurchschnittliche Fehlzeiten aufweisen. In der ambulanten Versorgung weisen diese auch bei vielen Erkrankungsarten unterdurchschnittliche Anteilswerte auf, dies gilt auch bei den Zusatzfaktoren der Inanspruchnahme, worunter Vorsorge- und Früherkennungsmaßnahmen fallen. Möglicherweise gehen von denjenigen ohne einen Abschluss mehr Personen erst dann zur Ärztin oder zum Arzt, wenn es ein ‚ernster' Vorfall ist. Anders hingegen bei denjenigen mit einem anerkannten Berufsausbildungsabschluss: Diese weisen auch in den anderen Leistungsbereichen überdurchschnittlich hohe Kennwerte auf, genauso sind in der ambulanten Versorgung deren Anteilswerte am höchsten (Frauen: 95,3 % vs. Männer: 88,5 %). Ebenso sind von den Meistern bzw. Technikern überdurchschnittlich viele ambulant behandelt worden. Diejenigen mit einem Hochschulabschluss sind hingegen zu geringeren Anteilen in ambulanter Behandlung gewesen, dies zeigt sich auch bei Differenzierung nach Diagnosegruppen, so sind Hochschulabsolventen u.a. seltener wegen Infektionen, Krankheiten des Atmungssystems, psychischen Störungen sowie Verletzungen/Vergiftungen behandelt worden.

2.4 Ambulante Versorgung in Regionen

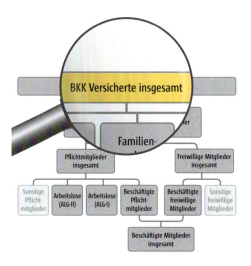

> - Sachsen-Anhalt hat auch bei Muskel-Skelett-Erkrankungen den Spitzenplatz inne. Die höchsten Anteile der Versicherten mit psychischen Störungen, Urogenital- sowie Ernährungs- und Stoffwechselkrankheiten sind hingegen in Mecklenburg-Vorpommern zu finden.

Bei der detaillierteren Analyse des regionalen Krankheitsgeschehens bezüglich der im ambulanten Bereich häufigsten Diagnosehauptgruppen (>>> Tabelle 2.4.1) zeigen sich bei bestimmten Erkrankungsarten insbesondere zwischen den Ost- und Westbundesländern deutliche Unterschiede. Dabei spielen Bevölkerungsfaktoren (u.a. höheres Durchschnittsalter, höhere Arbeitslosenquote usw.) sowie infrastrukturelle Unterschiede (Dichte und Erreichbarkeit von ambulanter Versorgung) in den ostdeutschen Bundesländern sicher eine große Rolle.

Auch der jeweilige Wohnort der Versicherten selbst hat einen Einfluss auf deren Gesundheit – ursächlich hierfür sind unterschiedliche regionale Lebens- und Arbeitsbedingungen (z.B. Wirtschaftskraft, die Beschäftigungs- und Arbeitslosenquote sowie weitere soziokulturelle Bedingungen), aber auch die medizinische Versorgung vor Ort (z.B. Arzt-, Krankenhaus- und Apothekendichte). Nachfolgend werden deshalb die Kennwerte der ambulanten Versorgung regional differenziert betrachtet. Im Vergleich zum Vorjahr zeigen sich dabei auch auf regionaler Ebene die schon beschriebenen Veränderungen, allerdings treten keine besonderen pandemiebedingten Muster zutage, sodass nachfolgend im Wesentlichen keine Details zu Veränderungen zum Vorjahr zu erörtern sind.

> - Sachsen-Anhalt ist weiterhin mit deutlichem Abstand Spitzenreiter bei den Herz-Kreislauf-Erkrankungen: Im Jahr 2023 sind rund 47% der dortigen Versicherten aufgrund dessen in ambulanter Behandlung gewesen. Zum Vergleich: In Hamburg waren es nur etwa 27%.

So sind in den Ostbundesländern in der Regel höhere Versichertenanteile aufgrund von solchen Erkrankungsarten ambulant behandelt worden, die häufiger bei den höheren Altersgruppen diagnostiziert werden (vgl. >>> Kapitel 2.3.1). Dies gilt insbesondere für die Herz-Kreislauf-Erkrankungen: Wie schon in den Vorjahren sind diese mit Abstand am häufigsten in Sachsen-Anhalt festgestellt worden, 47,4% der dort wohnhaften BKK Versicherten sind aufgrund dessen in ambulanter Behandlung gewesen. Auch die nachfolgend höchsten Anteilswerte sind allesamt in den Ostbundesländern zu verorten. Die geringsten Anteile von Versicherten mit einer kardiovaskulären Diagnose weisen wie schon im vergangenen Jahr Hamburg (27,1%) und Baden-Württemberg (30,8%) auf. Weiterhin liegen auch bei den Muskel-Skelett-Erkrankungen (53,6%) die höchsten Anteilswerte wie schon im Vorjahr in Sachsen-Anhalt. Mecklenburg-Vorpommern ist wiederum zum wiederholten Male Spitzenreiter bei den Anteilen derer, die aufgrund von psychischen Störungen (40,2%) sowie Krankheiten des Urogenitalsystems (39,8%) behandelt wurden, zudem waren dort in diesem Jahr

2.4 Ambulante Versorgung in Regionen

Tabelle 2.4.1 Ambulante Versorgung – Anteile der BKK Versicherten mit Diagnose nach ausgewählten Diagnosehauptgruppen und Bundesländern (Wohnort) (Berichtsjahr 2023)

Bundesländer	Infektionen	Ernährung und Stoffwechsel	Psychische Störungen	Herz-Kreislauf-System	Atmungssystem	Verdauungssystem	Haut	Muskel-Skelett-System	Urogenitalsystem	Verletzungen/ Vergiftungen	Faktoren der Inanspruchnahme
					Anteile der BKK Versicherten mit Diagnose in Prozent						
Baden-Württemberg	22,8	35,7	33,5	30,8	46,9	25,3	25,3	43,9	35,1	23,8	70,9
Bayern	24,5	38,7	33,8	32,6	50,7	28,8	26,8	46,8	35,8	26,9	73,1
Berlin	24,3	37,7	38,0	32,0	49,3	27,2	24,5	43,3	33,6	22,8	68,5
Brandenburg	22,7	41,7	36,1	39,6	49,3	27,8	25,7	48,3	37,2	23,9	71,1
Bremen	25,7	37,4	35,8	33,1	47,2	28,4	25,8	43,7	33,8	22,8	69,0
Hamburg	24,1	32,6	35,1	27,1	48,3	24,5	24,0	38,6	31,2	22,2	68,2
Hessen	24,6	39,2	34,3	34,8	52,3	29,4	26,1	46,6	34,9	25,8	71,6
Mecklenburg-Vorpommern	25,0	46,0	40,2	44,6	49,2	31,1	28,3	52,3	39,8	26,2	74,3
Niedersachsen	26,9	40,5	36,9	38,1	51,0	30,3	27,1	49,0	37,0	26,6	72,1
Nordrhein-Westfalen	24,9	42,2	35,0	37,6	52,0	31,7	26,8	47,9	36,9	26,2	72,1
Rheinland-Pfalz	25,0	43,6	35,4	39,2	52,5	32,1	27,5	50,1	38,7	27,4	71,4
Saarland	25,3	42,4	36,6	38,8	53,7	33,5	25,8	50,5	35,7	27,9	71,9
Sachsen	22,4	42,4	37,0	42,5	45,9	28,6	26,3	50,3	37,2	24,3	71,7
Sachsen-Anhalt	24,2	45,7	38,9	47,4	48,5	32,0	28,0	53,6	38,7	26,7	72,7
Schleswig-Holstein	25,9	36,3	34,5	34,9	48,3	28,3	25,7	45,3	33,8	24,9	70,6
Thüringen	22,5	44,1	36,1	46,3	47,9	32,0	27,1	52,8	37,8	27,1	71,6
Gesamt	24,6	39,8	35,1	35,5	50,4	29,3	26,5	47,1	36,2	25,8	71,9

die meisten Versicherten zu finden, die aufgrund von den Ernährungs- und Stoffwechselkrankheiten (46,0%) in Behandlung waren.

An dieser Stelle sei außerdem auf eine Besonderheit bei den Diagnoseraten für Neubildungen in Bremen hingewiesen (nicht in der Tabelle dargestellt): In diesem Bundesland sind in der stationären Versorgung für diese Erkrankungsart sehr viele Fälle und Behandlungstage zu verzeichnen (nähere Erläuterungen hierzu in >>> Kapitel 3.4) – in der ambulanten Versorgung ist hier hingegen der Anteil Versicherter mit einer Neubildungsdiagnose unterdurchschnittlich (17,9%) im Vergleich zum Bundesdurchschnitt (20,9%).

Wie schon bei den Anteilswerten bezogen auf alle Diagnosen erhöht sich auch bei Betrachtung einzelner Erkrankungsarten die Varianz, wenn man die Anteile auf Kreisebene statt für Bundesländer betrachtet. Nachfolgend werden die landkreisbezogenen Kennwerte für vier ausgewählte Diagnosehauptgruppen betrachtet. Diejenigen Diagnosehauptgruppen mit der dabei größten bzw. geringsten Kennwertvarianz werden exemplarisch auch als Diagramm dargestellt.

> **Interaktive Daten zur ambulanten Versorgung**
>
> Auf der Internetseite des BKK Dachverbands können Sie sich zusätzlich schnell und einfach einen Überblick über die regionalen Unterschiede zur ambulanten Versorgung verschaffen und dabei selbstständig nach den für Sie interessanten Kenngrößen, wie bspw. dem Berichtsjahr, ausgewählten Diagnosehauptgruppen sowie dem Geschlecht und der Versichertengruppe filtern.
>
> Das **Diagramm Regionale Daten** finden Sie unter folgendem Link bzw. QR-Code: https://www.bkk-dachverband.de/statistik/kennzahlen-zum-bkk-gesundheitsreport/ambulante-versorgung.
>
>

Krankheiten des Muskel-Skelett-Systems: Waren im Bundesländervergleich die Versicherten in Sachsen-Anhalt den Diagnoseanteilen zufolge am häufigsten von diesen Erkrankungen betroffen, so zeigt sich auch auf Kreisebene insbesondere dort, aber auch in den angrenzenden Bundesländern, eine deutliche Häufung überdurchschnittlicher Anteilswerte. So ist mit 59,0% der höchste Anteil der Versicherten mit einer solchen Diagnose im thüringischen Kreis Hildburghausen zu finden, gefolgt Schmalkalden-Meiningen im gleichen Bundesland (58,4%) sowie dem brandenburgischen Kreis Elbe-Elster (57,9%). Aber auch in den rheinland-pfälzischen Landkreisen in der Nähe zur französischen Grenze sind regelmäßig deutlich überdurchschnittliche Inanspruchnahmequoten aufgrund von Muskel-Skelett-Erkrankungen zu verzeichnen, am höchsten im aktuellen Berichtsjahr im Kreis Südwestpfalz mit immerhin 57,0% der Versicherten, die eine solche Diagnose erhalten haben. In Rheinland-Pfalz ist zugleich auch ein deutlich unterdurchschnittlicher Anteilswert zu finden und zwar in der Stadt Trier, wo nur 39,5% aufgrund von Muskel-Skelett-Erkrankungen in ambulanter Behandlung waren. Ebenfalls beachtlich fällt die Differenz zwischen höchster und niedrigster Inanspruchnahmequote in Hessen aus (Werra-Meißner-Kreis: 55,0% vs. Frankfurt am Main: 37,9%). Die wenigsten Versicherten, die wegen Muskel-Skelett-Erkrankungen behandelt worden sind, sind hingegen auf Kreisebene in Flensburg (34,0%) und Heidelberg (34,2%) zu finden.

Krankheiten des Atmungssystems: Wie anhand von ⏵⏵⏵ Diagramm 2.4.1 zu erkennen ist, sind die Anteile der Versicherten mit einer diagnostizierten Atmungssystem-Erkrankung weniger stark schwankend, viele Anteilswerte in den Kreisen sind relativ nah am Bundesdurchschnitt. War im Bundesländervergleich das Saarland mit einem Anteilswert von 53,7% Spitzenreiter, so sind diejenigen Kreise, in denen entsprechende Diagnosen im aktuellen Berichtsjahr am häufigsten gestellt worden sind, in anderen Bundesländern verortet: Im rheinland-pfälzischen Kreis Kusel waren es 57,0%, im niedersächsischen Salzgitter 56,1% und im bayrischen Landkreis Fürth 56,0% der Versicherten, die aufgrund von Krankheiten des Atmungssystems in ambulanter Behandlung gewesen sind. Die geringsten Anteilswerte sind im aktuellen Berichtsjahr hingegen im baden-württembergischen Kreis Schwäbisch Hall mit 38,9% zu verzeichnen, gefolgt von Görlitz in Sachsen (39,5%) und dem Kreis Saalfeld-Rudolstadt in Thüringen (40,0%).

Krankheiten des Kreislaufsystems: Wie das ⏵⏵⏵ Diagramm 2.4.2 eindrücklich erkennen lässt, sind Herz-Kreislauf-Erkrankungen besonders in den ostdeutschen Kreisen deutlich überdurchschnittlich häufig (d.h. mehr als 15% über dem Bundesdurchschnitt) Grund für eine ambulante Behandlung. Ausnahmen bilden wesentlich nur Berlin, Potsdam und der „Speckgürtel" um diese Städte sowie Leipzig. Hingegen liegen diejenigen sechs Kreise, in denen sogar mehr als die Hälfte der Versicherten aufgrund von Herz-Kreislauf-Erkrankungen in Behandlung sind, allesamt in ostdeutschen Bundesländern. Im aktuellen Berichtsjahr hat dabei der thüringische Kreis Schmalkalden-Meiningen mit 53,5% den Spitzenplatz inne, gefolgt vom Saalekreis in Sachsen-Anhalt (52,5%) und dem sächsischen Kreis Meißen (50,9%). Eine deutliche Häufung von Kreisen, in denen hingegen nur ein deutlich unterdurchschnittlicher Anteil (d.h. mehr als 15% unter dem Bundesdurchschnitt) der Versicherten wegen solcher Beschwerden behandelt worden ist, ist in den süddeutschen Bundesländern Bayern und Baden-Württemberg zu finden (wobei zum Teil auch eine Rolle spielt, dass die dort wohnhaften Versicherten jünger als der Gesamtdurchschnitt sind). So waren in Freiburg im

2.4 Ambulante Versorgung in Regionen

Diagramm 2.4.1 Ambulante Versorgung – Anteile der BKK Versicherten mit Diagnose für Krankheiten des Atmungssystems nach Landkreisen (Wohnort) mit prozentualen Abweichungen vom Bundesdurchschnitt (Berichtsjahr 2023)

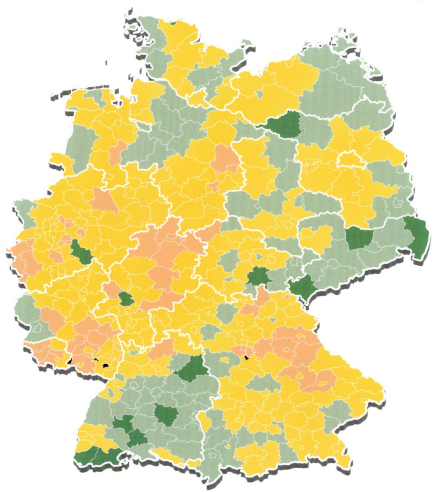

Prozentuale Abweichungen der Anteile der BKK Versicherten mit Diagnose vom Bundesdurchschnitt (50,4%)

- ■ mehr als 15% unter dem Bundesdurchschnitt
- ■ 5 bis 15% unter dem Bundesdurchschnitt
- ■ ± 5% um den Bundesdurchschnitt
- ■ 5 bis 15% über dem Bundesdurchschnitt
- ■ mehr als 15% über dem Bundesdurchschnitt
- ■ keine Angaben*

* Die Landkreise Landau in der Pfalz, Schwabach und Zweibrücken wurden aufgrund zu geringer Angaben nicht in die Auswertung aufgenommen.

Breisgau nur 23,5%, in Heidelberg sogar nur 22,2% der Versicherten aufgrund von Herz-Kreislauf-Erkrankungen behandelt worden, dazwischen sticht zudem noch Flensburg in Schleswig-Holstein mit einem Anteil von 23,1% mit einer Herz-Kreislauf-Diagnose heraus.

Psychische Störungen: In der landkreisbezogenen Auswertung der Anteile von Versicherten mit einer ambulant diagnostizierten psychischen Störung ist die Schwankungsbereite der Werte ähnlich groß wie bei den Muskel-Skelett-Erkrankungen. Wie schon im Vorjahr sind die höchsten Werte in den Küsten-

2 Ambulante Versorgung

Diagramm 2.4.2 Ambulante Versorgung – Anteile der BKK Versicherten mit Diagnose für Krankheiten des Kreislaufsystems nach Landkreisen (Wohnort) mit prozentualen Abweichungen vom Bundesdurchschnitt (Berichtsjahr 2023)

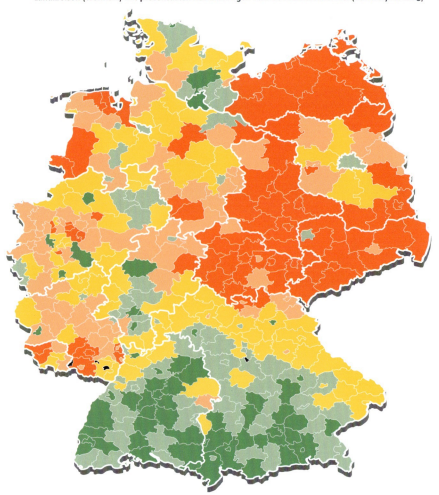

Prozentuale Abweichungen der Anteile der BKK Versicherten mit Diagnose vom Bundesdurchschnitt (35,5%)

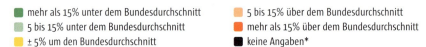

- mehr als 15% unter dem Bundesdurchschnitt
- 5 bis 15% unter dem Bundesdurchschnitt
- ± 5% um den Bundesdurchschnitt
- 5 bis 15% über dem Bundesdurchschnitt
- mehr als 15% über dem Bundesdurchschnitt
- keine Angaben*

* Die Landkreise Landau in der Pfalz, Schwabach und Zweibrücken wurden aufgrund zu geringer Angaben nicht in die Auswertung aufgenommen.

regionen Deutschlands zu finden: Mit einem Anteil von 44,1% sind die meisten Versicherten mit einer solchen Diagnose wie schon im Vorjahr in Rostock in Mecklenburg-Vorpommern zu finden, auch im niedersächsischen Wilhelmshaven (44,1%) oder dem schleswig-holsteinischen Lübeck (41,5%) sind die Anteilswerte erheblich über dem Gesamtdurchschnitt (35,1%). Darüber hinaus ist auffällig, dass deutlich überdurchschnittliche Anteilswerte (mehr als 15% über dem Bundesdurchschnitt) besonders häufig in kleinen Kreisen bzw. Kreisstädten (z.B. Hof, Halle an der Saale) auftreten. Möglicherweise spiegelt dies

2.4 Ambulante Versorgung in Regionen

auch eine angebotsbezogene Nachfrage wider. Deutlich unterdurchschnittliche Anteile sind hingegen eher im süddeutschen Raum vorzufinden, wie etwa im baden-württembergischen Kreis Schwäbisch Hall (26,0%), dem Oberbergischen Kreis in Nordrhein-Westfalen (26,7%) sowie dem bayrischen Kreis Unterallgäu (28,2%).

2.5 Ambulante Versorgung in der Arbeitswelt

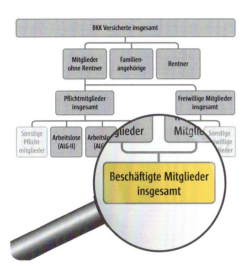

Die nachfolgenden Analysen beziehen zahlreiche arbeitsweltliche Indikatoren ein, so u.a. die Zugehörigkeit des beschäftigenden Unternehmens zu einer Wirtschaftsgruppe, der Beschäftigten selbst zu einer Berufsgruppe, die Vertragsform der Beschäftigung (Befristung, Voll-/Teilzeit), das Anforderungsniveau der Tätigkeit sowie das Arbeiten mit oder ohne Arbeitnehmerüberlassung. Dabei beziehen sich die folgenden Analysen auf die Versichertengruppe der beschäftigten Mitglieder insgesamt.

2.5.1 Auswertungen nach Wirtschaftsgruppen

- Im aktuellen Jahr sind die höchsten Anteile von Beschäftigten mit Diagnose sowohl für die Frauen als auch für die Männer in der öffentlichen Verwaltung, Verteidigung und Sozialversicherung zu finden. Bei diesen sind überdurchschnittlich oft Muskel-Skelett-Erkrankungen, psychische Störungen und Atemwegserkrankungen Grund für eine ambulante Behandlung.

- Gerade in solchen Branchen, in denen der Kontakt zu anderen Menschen einen wichtigen Teil der Arbeit ausmacht, sind die Beschäftigten häufiger wegen Atemwegserkrankungen in Behandlung. Beschäftigte aus Wirtschaftsgruppen, in denen viel körperliche Arbeit verrichtet wird (bspw. Wasserversorgung, Abwasser- und Abfallentsorgung), sind häufiger als der Durchschnitt von Muskel-Skelett-Erkrankungen betroffen.

- Wie schon in den Vorjahren sind die geringsten Anteile für beide Geschlechter bei den Beschäftigten in Land- und Forstwirtschaft zu finden. Dabei sind es insbesondere die dort beschäftigten Männer, die besonders selten in ambulanter Versorgung gewesen sind.

Wie das))) Diagramm 2.5.1 eindrücklich zeigt, bestehen zwischen den Wirtschaftsgruppen teils erhebliche Differenzen hinsichtlich der Anteile der Beschäftigten mit einer ambulant gestellten Diagnose, außerdem sind auch innerhalb einzelner Wirtschaftsgruppen große Geschlechtsunterschiede festzustellen. Wie schon in den Vorjahren ist der Anteil der Beschäftigten mit einer Diagnose insgesamt am niedrigsten in der Land- und Forstwirtschaft. Auch einzeln nach Geschlecht betrachtet weisen diese jeweils sehr niedrige Inanspruchnahmequoten auf: Nur 61,4% der dort tätigen Männer, sowie 75,1% der Frauen in dieser Wirtschaftsgruppe sind im Jahr 2023 in ambulanter Behandlung gewesen. Bei diesen ist zudem im Vergleich zum Vorjahr mit rund −6 Prozentpunkten der größte Rückgang zu verzeichnen. Dabei ist allerdings auch zu berücksichtigen, dass deren Durchschnittsalter niedriger ist als das der Beschäftigten der meisten anderen Wirtschaftsgruppen. Ebenfalls in der Regel deutlich unterdurchschnittlich sind die Anteilswerte der Beschäftigten in den sonstigen wirtschaftlichen Dienstleistungen (u.a. Gebäudebetreuung, Garten- und Landschaftsbau sowie Vermittlung/Überlassung von Arbeitskräften), in privaten Haushalten sowie im Gastgewerbe.

2.5 Ambulante Versorgung in der Arbeitswelt

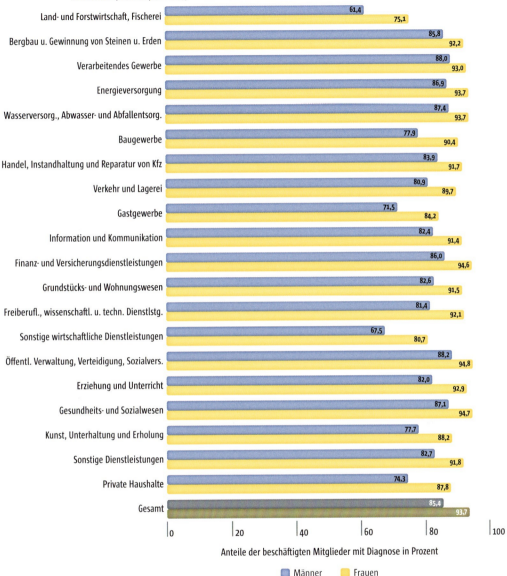

Diagramm 2.5.1 Ambulante Versorgung – Anteile der beschäftigten Mitglieder mit Diagnose nach Wirtschaftsabschnitten und Geschlecht (Berichtsjahr 2023)

Der höchste Anteilswert sowohl bei den Frauen als auch bei den Männern ist im aktuellen Berichtsjahr bei den Beschäftigten der öffentlichen Verwaltung, Verteidigung und Sozialversicherung zu finden: 94,8 % der dort tätigen Frauen sowie 88,2 % der männlichen Kollegen haben im Laufe des Berichtsjahrs 2023 mindestens einmal ambulant eine Diagnose gestellt bekommen. Bei den Männern weist zudem das verarbeitende Gewerbe einen nur leicht geringeren durchschnittlichen Anteilswert auf. Bei den Frauen wiederum sind es die Wirtschaftsgruppen Gesundheits- und Sozialwesen sowie Finanz- und Versicherungsdienstleistungen, deren Anteilswerte nur geringfügig hinter dem Spitzenwert liegen.

Im ▶▶▶ Diagramm 2.5.2 sind zur Betrachtung weiterer Details die Anteile der Beschäftigten mit einer

Diagnose aus den verschiedenen Wirtschaftsabschnitten für die Diagnosehauptgruppen psychische Störungen, Muskel-Skelett-, Atmungssystem- sowie Herz-Kreislauf-Erkrankungen differenziert. Die Beschäftigten in Wasserversorgung, Abwasser- und Abfallentsorgung weisen dabei, wie schon im Vorjahr, die höchsten Anteile derer auf, die wegen Muskel-Skelett-Erkrankungen (52,8 %) sowie aufgrund von Herz-Kreislauf-Erkrankungen (35,6 %) in ambulanter Behandlung waren. In dieser Wirtschaftsgruppe ist das Durchschnittsalter mit 45,6 Jahren recht hoch, womit teilweise das häufigere Auftreten von Herz-Kreislauf-Erkrankungen erklärt werden kann. Außerdem arbeiten dort deutlich mehr Männer als Frauen, diese verrichten insbesondere körperlich anstrengende Tätigkeiten (v.a. Abfallbeseitigung etc.), was wiederum Auswirkungen auf deren Muskel-Skelett-Apparat hat. Psychische Störungen sind bei den im Gesundheits- und Sozialwesen Tätigen wiederum besonders häufig Grund für eine ambulante Behandlung (38,4 %), zudem weisen diese im aktuellen Berichtsjahr für die Krankheiten des Atmungssystems den höchsten Wert auf (61,0 %). Ersichtlich wird in diesem Diagramm aber auch, dass die Beschäftigten in der öffentlichen Verwaltung, Verteidigung und Sozialversicherung in allen hier aufgeführten Erkrankungsarten überdurchschnittliche Diagnoseanteile aufweisen: Sie haben bei allen Erkrankungsarten mit Ausnahme der Herz-Kreislauf-Erkrankungen jeweils den zweithöchsten Anteilswert inne. Jeweils deutlich unterdurchschnittliche Anteilswerte für alle aufgeführten Erkrankungsarten weisen insbesondere die Beschäftigten in der Land- und Forstwirtschaft bzw. Fischerei, den sonstigen wirtschaftlichen Dienstleistungen sowie der Information und Kommunikation auf. Im Vergleich zum Vorjahr ist besonders der starke Rückgang bei den Atemwegserkrankungen um –9 Prozentpunkte bei den Beschäftigten in der Land- und Forstwirtschaft, der Fischerei auffällig. Betrachtet man dazu auch die Daten aus den anderen Leistungsbereichen, zeigt sich ein umfangreicheres Bild. So sei exemplarisch auf die öffentliche Verwaltung, Verteidigung und Sozialversicherung sowie auf das Gesundheits- und Sozialwesen verwiesen, deren Beschäftigte auch i.d.R. überdurchschnittlich viele Tage arbeitsunfähig sind (»» Kapitel 1.5.1), ebenso weisen diese mehr Krankenhaustage auf als der Durchschnitt (»» Kapitel 3.5.1). Zudem bekommen von diesen insbesondere die dort beschäftigten Frauen zu überdurchschnittlichen Anteilen Medikamente verordnet (»» Kapitel 4.5.1).

> **Interaktive Daten zur ambulanten Versorgung**
>
> Auf der Internetseite des BKK Dachverbands können Sie sich zusätzlich schnell und einfach einen Überblick über die regionalen Unterschiede zur ambulanten Versorgung verschaffen und dabei selbstständig nach den für Sie interessanten Kenngrößen, wie bspw. dem Berichtsjahr, ausgewählten Diagnosehauptgruppen sowie dem Geschlecht und der Versichertengruppe filtern.
> Das **Diagramm Wirtschaftsgruppen** finden Sie unter folgendem Link bzw. QR-Code: https://www.bkk-dachverband.de/statistik/kennzahlen-zum-bkk-gesundheitsreport/ambulante-versorgung.
>
>

Auch bei weiterer Differenzierung nach Wirtschaftsabteilungen (»» Tabelle 2.5.1) zeigen sich wie schon in den Vorjahren besonders hohe Anteilswerte für das Gesundheitswesen (in diesem Jahr Spitzenreiter mit einem Anteilswert von 93,8 %), für die öffentliche Verwaltung, Verteidigung und Sozialversicherung, sowie für Heime (ohne Erholungs- und Ferienheime) (zweit- bzw. dritthöchster Anteilswert im Jahr 2023 mit 92,6 % bzw. 92,3 %). Die hohen Anteilswerte haben sicher auch mit der generellen besonderen Nähe zur Gesundheitsversorgung zu tun, allerdings stechen insbesondere die in Heimen Beschäftigten auch bei vielen Erkrankungsarten mit deutlich überdurchschnittlichen Anteilswerten hervor, wie die nachfolgende erweiterte Betrachtung zeigt:

- **Psychische Störungen** sind wie schon in den Vorjahren am häufigsten bei Beschäftigten in Heimen (ohne Erholungs- und Ferienheime) (43,1 %) diagnostiziert worden. Danach folgen in der Rangreihe die Beschäftigten im Sozialwesen (ohne Heime) (40,6 %) sowie diejenigen im Spiel-, Wett- und Lotteriewesen (38,1 %). Die Beschäftigten in der öffentlichen Verwaltung, Verteidigung und Sozialversicherung sowie im Gesundheitswesen weisen hierbei ebenfalls überdurchschnittliche Anteilswerte auf.
- Auch bei den **Muskel-Skelett-Erkrankungen** gehören die Beschäftigten in Heimen zu denjenigen mit den höchsten Anteilswerten: 54,3 % von diesen sind aufgrund dieser Erkrankungsart ambulant behandelt worden. Nur von den Beschäftigten in der Metallerzeugung und -bearbeitung (55,6 %) sowie der Herstellung von Papier, Pappe und Waren daraus (54,8 %) sind noch mehr deswegen bei einer Ärztin oder einem Arzt in Behandlung ge-

2.5 Ambulante Versorgung in der Arbeitswelt

Diagramm 2.5.2 Ambulante Versorgung – Anteile der beschäftigten Mitglieder mit Diagnose nach Wirtschaftsabschnitten und ausgewählten Diagnosehauptgruppen (Berichtsjahr 2023)

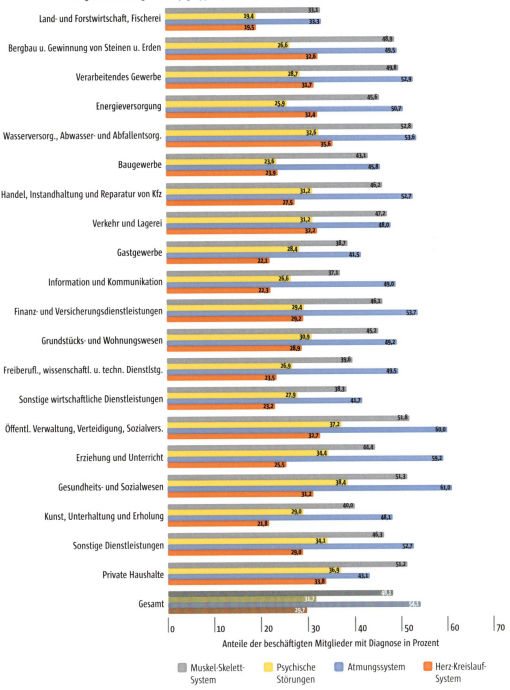

wesen. Ohnehin sind sehr viele Beschäftigte aus Branchen mit überdurchschnittlichen Anteilen für Muskel-Skelett-Erkrankungen aus dem verarbeitenden Gewerbe, was auf entsprechende besondere arbeitsbedingte Belastungen hindeutet.

- Die höchsten Anteile der Beschäftigten mit **Herz-Kreislauf-Erkrankungen** sind wie schon in den Vorjahren ebenfalls bei den Beschäftigten in der Metallerzeugung und -bearbeitung (38,4%) zu finden, gefolgt vom Landverkehr und Transport in Rohrfernleitungen (36,9%), sowie der Sammlung, Behandlung und Beseitigung von Abfällen, Rückgewinnung (36,0%). Hierbei ist aber zu berücksichtigen, dass die drei genannten Branchen ein überdurchschnittliches Alter aufweisen.

- Auch hinsichtlich von **Krankheiten des Atmungssystems** sind oftmals Beschäftigte in bestimmten Wirtschaftsgruppen häufiger betroffen und entsprechend in ambulanter Behandlung als andere. Im aktuellen Berichtsjahr sind die Beschäftigten im Gesundheitswesen (61,2%) am häufigsten wegen entsprechender Diagnosen in Behandlung gewesen, am zweihäufigsten waren dies die Beschäftigten in der öffentlichen Verwaltung, Verteidigung und Sozialversicherung (60,0%), gefolgt von denjenigen, die in Erziehung und Unterricht bzw. in Heimen arbeiten (jeweils 59,2%). Auch den meisten weiteren nachfolgenden Wirtschaftsabteilungen ist gemein, dass bei diesen sehr oft Kontakt zu anderen Menschen zu

Tabelle 2.5.1 Ambulante Versorgung – Anteile der beschäftigten Mitglieder mit Diagnose für die zehn Wirtschaftsabteilungen mit den größten/geringsten Anteilen (Berichtsjahr 2023)

WZ 2008-Code	Wirtschaftsabteilungen	Anteile der beschäftigten Mitglieder mit Diagnose in Prozent
86	Gesundheitswesen	93,8
84	Öffentliche Verwaltung, Verteidigung, Sozialversicherung	92,6
87	Heime (ohne Erholungs- und Ferienheime)	92,3
75	Veterinärwesen	91,6
64	Erbringung von Finanzdienstleistungen	91,5
20	Herstellung von chemischen Erzeugnissen	91,2
36	Wasserversorgung	91,1
65	Versicherungen, Rückversicherungen und Pensionskassen	91,1
88	Sozialwesen (ohne Heime)	90,8
19	Kokerei und Mineralölverarbeitung	90,7
	Gesamt	**89,2**
43	Vorbereitende Baustellenarbeiten, Bauinstallation	79,8
42	Tiefbau	79,4
2	Forstwirtschaft und Holzeinschlag	79,4
81	Gebäudebetreuung; Garten- und Landschaftsbau	78,9
41	Hochbau	78,0
56	Gastronomie	76,4
59	Herstellung, Verleih und Vertrieb von Filmen und Fernsehprogrammen	76,4
53	Post-, Kurier- und Expressdienste	70,7
1	Landwirtschaft, Jagd und damit verbundene Tätigkeiten	65,2
78	Vermittlung und Überlassung von Arbeitskräften	57,2

2.5 Ambulante Versorgung in der Arbeitswelt

deren Arbeitsinhalten gehört und somit ein hohes Risiko für eine Erregerübertragung besteht.

2.5.2 Auswertungen nach Berufsgruppen

- Beschäftigte in Gesundheitsberufen sind 2023 am häufigsten in ambulanter Behandlung gewesen. Dies liegt aber auch daran, dass hier strengere Regeln für den Umgang mit infektiösen Erkrankungen gelten. Die Beschäftigten aus den Gesundheitsberufen sind zudem auch überdurchschnittlich häufig aufgrund von psychischen Störungen in Behandlung gewesen.
- Insgesamt sind Reinigungskräfte seltener als andere Berufsgruppen in ambulanter Behandlung gewesen. Allerdings sind gerade bei den Reinigungskräften am häufigsten Muskel-Skelett-Erkrankungen, psychische Störungen sowie Herz-Kreislauf-Erkrankungen diagnostiziert worden.

Die Beschäftigten in (nicht-)medizinischen Gesundheitsberufen weisen i.d.R. immer den insgesamt höchsten Anteil derer auf, die ambulante Leistungen in Anspruch nehmen: Im aktuellen Berichtsjahr ist bei 93,5 % der Beschäftigten in Gesundheitsberufen mindestens eine Diagnose dokumentiert worden (》》 Diagramm 2.5.3). Geschlechtsspezifisch betrachtet sind es ebenfalls die Frauen in den Gesundheitsberufen, die am häufigsten eine ambulante Diagnose gestellt bekommen haben (94,9 %), aber auch die männlichen Beschäftigten in dieser Berufsgruppe weisen einen deutlich überdurchschnittlichen Wert auf (86,5 %). Die größten Anteile in ambulanter Behandlung von allen männlichen Beschäftigten in diesem Vergleich sind hingegen bei denen in den fertigungstechnischen Berufen (86,9 %) sowie den Fertigungsberufen (86,8 %) zu finden. Auf der anderen Seite sind die wenigsten Versicherten mit einer gestellten Diagnose bei den Land-, Forst- und Garten-

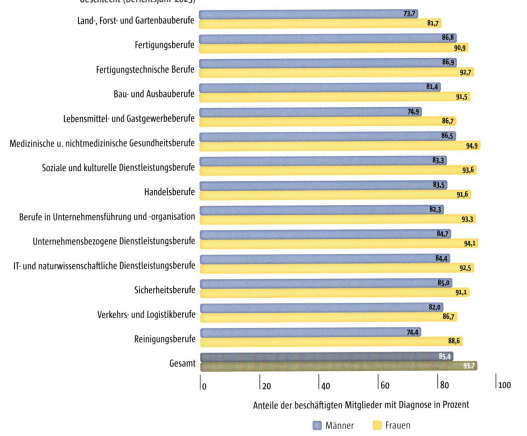

Diagramm 2.5.3   Ambulante Versorgung – Anteile der beschäftigten Mitglieder mit Diagnose nach Berufssegmenten und Geschlecht (Berichtsjahr 2023)

bauberufen zu finden. Auch hierbei weisen jeweils die Frauen wie auch die Männer dieser Branche den jeweils geschlechtsspezifisch niedrigsten Kennwert auf (81,7 % bzw. 73,7 %). Diese gehören allerdings mit einem Durchschnittsalter von jeweils rund 40 Jahren zu den jüngsten in diesem Vergleich. Ein deutlich überdurchschnittliches Alter weisen hingegen Beschäftigte in Reinigungsberufen auf, von denen insbesondere die männlichen Beschäftigten mit dem zweitgeringsten Anteilswert (74,4 %) auffallen. Vergleicht man diese Werte mit den anderen Leistungsbereichen, so zeigt sich für die Reinigungsberufe ein deutlicher Kontrast dahingehend, dass diese nämlich trotz der niedrigsten Inanspruchnahme der ambulanten Versorgung gleichzeitig deutlich überdurchschnittlich viele Arbeitsunfähigkeitstage (⟫⟫ Kapitel 1.5.2), stationäre Behandlungstage (⟫⟫ Kapitel 3.5.2) sowie Tagesdosen bei den Arzneimittelverordnungen aufweisen (⟫⟫ Kapitel 4.5.2).

Im ⟫⟫ Diagramm 2.5.4 sind die Anteile der Beschäftigten mit einer Diagnose aus den Diagnosehauptgruppen psychische Störungen, Muskel-Skelett-, Atmungssystem- sowie Herz-Kreislauf-Erkrankungen differenziert nach Berufssegmenten dargestellt. Hier zeigt sich, dass die Reinigungskräfte trotz hohem Anteil derer, die innerhalb eines Jahres gar nicht in ambulanter Behandlung gewesen sind, bezogen auf diese für die gesundheitliche Versorgung wichtigen Erkrankungsarten doch sehr häufig behandelt worden sind. Die Beschäftigten in den Reinigungsberufen sind – wie schon in den Vorjahren – Spitzenreiter bei den Anteilen mit Diagnose aufgrund von Muskel-Skelett- sowie Herz-Kreislauf-Erkrankungen – dabei sind es vor allem die Frauen in dieser Berufsgruppe, von denen überdurchschnittlich viele wegen der beiden genannten Erkrankungsarten in ambulanter Behandlung gewesen sind. Der größte Anteil der Beschäftigten, die aufgrund von Atmungssystem-Erkrankungen behandelt wurden, ist bei den sozialen und kulturellen Dienstleistungsberufen zu finden, knapp vor den (nicht-)medizinischen Gesundheitsberufen mit dem zweitgrößten Anteil. Hierbei spielt sicherlich eine Rolle, dass die Tätigkeit dieser Berufsgruppen oftmals einen engen Kontakt mit Kindern/Jugendlichen (im Erziehungsbereich) bzw. mit Erkrankten (in Gesundheitsberufen) beinhaltet. Entsprechend sind für diese Berufsgruppen auch die Anteile derer, die wegen Atemwegserkrankungen in ambulanter Behandlung gewesen sind, am höchsten. Die sozialen und kulturellen Dienstleistungsberufe weisen allerdings auch den höchsten Anteilswert derer auf, die wegen einer psychischen Störung behandelt worden sind, gefolgt von den Reinigungs- sowie den Gesundheitsberufen. Für diese drei Berufsgruppen ist allerdings zu berücksichtigen, dass sie jeweils einen hohen Frauenanteil (>75 %) aufweisen. Geschlechtsspezifisch betrachtet stehen allerdings die Sicherheitsberufe (fast drei Viertel der in diesen Berufen Tätigen sind Männer) sowohl bei den Frauen als auch den Männern bezüglich der Anteile, die aufgrund von psychischen Störungen ambulant behandelt wurden, an der Spitze. Am geringsten sind die Anteilswerte bei den Beschäftigten in den Land-, Forst- und Gartenbauberufen – von denen, „nur" 42,8 % wegen Atmungssystem-Erkrankungen behandelt worden sind – rund –11 Prozentpunkte weniger als der Gesamtdurchschnitt. Auch bei den psychischen Störungen und den Herz-Kreislauf-Erkrankungen weisen diese die geringsten Anteilswerte auf, während die Muskel-Skelett-Erkrankungen am seltensten Grund für eine Behandlung bei den Beschäftigten in IT- und naturwissenschaftlichen Dienstleistungsberufen waren.

> **Interaktive Daten zur ambulanten Versorgung**
>
> Auf der Internetseite des BKK Dachverbands können Sie sich zusätzlich schnell und einfach einen Überblick über die ambulante Versorgung der Beschäftigten verschaffen und dabei selbstständig nach den für Sie interessanten Kenngrößen, wie bspw. der Diagnosehauptgruppe, der zugehörigen Kennzahl, dem Berichtsjahr sowie der Berufsgruppe filtern.
>
> Das **Diagramm Berufsgruppen** finden Sie unter folgendem Link bzw. QR-Code: https://www.bkk-dachverband.de/statistik/kennzahlen-zum-bkk-gesundheitsreport/ambulante-versorgung
>
>

Die ⟫⟫ Tabelle 2.5.2 stellt als weitere Differenzierung diejenigen Berufsgruppen dar, welche die höchsten bzw. niedrigsten Anteile beschäftigter Mitglieder mit einer ambulant dokumentierten Diagnose aufweisen. Der geringste Anteilswert ist auch in diesem Jahr für die in der Landwirtschaft Beschäftigten (57,1 %) zu finden. Die höchste Inanspruchnahmequote ist – ebenfalls wie schon in den Vorjahren – bei den Arzt- und Praxishilfen (96,3 %) zu verzeichnen. Des Weiteren fällt auf, dass auch auf den vorderen Rangplätzen viele weitere Gesundheitsberufe vertreten sind, bei einzelnen Erkrankungsarten sind diese indes nicht unbedingt immer auch mit hohen Anteilswerten vertreten. Vielmehr sind bei den nachfolgend aufgelisteten Ergebnissen nach Diagnose-

2.5 Ambulante Versorgung in der Arbeitswelt

Diagramm 2.5.4   Ambulante Versorgung – Anteile der beschäftigten Mitglieder mit Diagnose nach Berufssegmenten und ausgewählten Diagnosehauptgruppen (Berichtsjahr 2023)

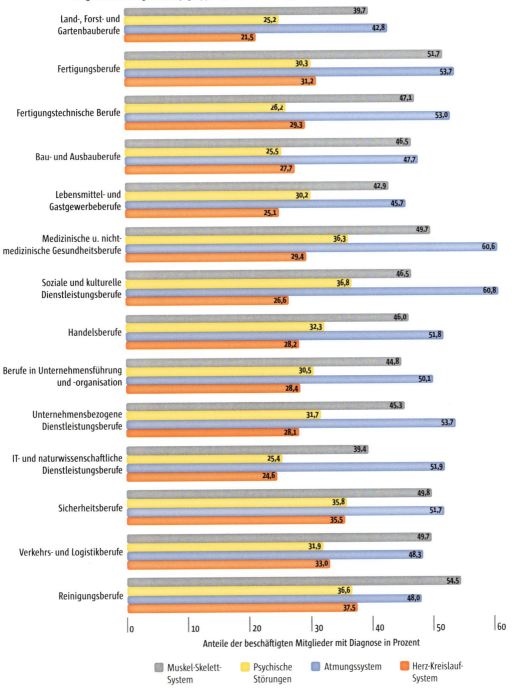

2 Ambulante Versorgung

hauptgruppen die folgenden Berufsgruppen am häufigsten in ambulanter Behandlung gewesen:

- **Psychische Störungen** sind – wie schon in den Vorjahren – am häufigsten bei Beschäftigten in der Altenpflege (44,3%), in der kunsthandwerklichen Keramik- und Glasgestaltung (42,6%) sowie in der Hauswirtschaft und Verbraucherberatung (42,3%) diagnostiziert worden. Auch auf nachfolgenden Rangplätzen sind viele Berufe zu finden, die einen besonders intensiven Umgang mit Menschen beinhalten, oft mit hoher psychischer Belastung einhergehen und einen überproportional hohen Frauenanteil haben.

- Aufgrund von **Muskel-Skelett-Erkrankungen** sind am häufigsten Beschäftigte in der kunsthandwerklichen Keramik- und Glasgestaltung (64,0%), in der Hauswirtschaft und Verbraucherberatung (59,7%) sowie in der Metallerzeugung (59,0%) in Behandlung. Auch auf vielen der darauffolgenden Rangplätze mit überdurchschnittlich hohen Anteilswerten sind weitere Fertigungsberufe zu finden, die häufiger eine körperliche und oftmals einseitige Arbeitsbelastung im Vergleich zu anderen Berufen mit sich bringen.

- Die höchsten Anteile von Beschäftigten mit **Herz-Kreislauf-Erkrankungen** sind ebenfalls auch in diesem

Tabelle 2.5.2 Ambulante Versorgung – Anteile der beschäftigten Mitglieder mit Diagnose für die zehn Berufsgruppen mit den größten/geringsten Anteilen (Berichtsjahr 2023)

KldB-2010-Code	Berufsgruppen	Anteile der beschäftigten Mitglieder mit Diagnose in Prozent
811	Arzt- und Praxishilfe	96,3
831	Erziehung, Sozialarbeit, Heilerziehungspflege	94,0
812	Medizinisches Laboratorium	93,8
817	Nicht ärztliche Therapie und Heilkunde	93,7
732	Verwaltung	92,9
813	Gesundheits- und Krankenpflege, Rettungsdienst und Geburtshilfe	92,8
624	Verkauf von drogerie- und apothekenüblichen Waren, Sanitäts- und Medizinbedarf	92,4
934	Kunsthandwerkliche Keramik- und Glasgestaltung	92,4
733	Medien-, Dokumentations- und Informationsdienste	92,4
825	Medizin-, Orthopädie- und Rehatechnik	92,1
	Gesamt	**89,2**
944	Theater-, Film- und Fernsehproduktion	78,4
633	Gastronomie	78,4
113	Pferdewirtschaft	75,1
333	Aus- und Trockenbau, Isolierung, Zimmerei, Glaserei, Rollladen- und Jalousiebau	74,9
634	Veranstaltungsservice und -management	71,7
321	Hochbau	71,3
112	Tierwirtschaft	70,0
943	Moderation und Unterhaltung	68,0
942	Schauspiel, Tanz und Bewegungskunst	64,3
111	Landwirtschaft	57,1

2.5 Ambulante Versorgung in der Arbeitswelt

Jahr bei den in der kunsthandwerklichen Keramik- und Glasgestaltung Tätigen (49,2%) zu verzeichnen, gefolgt von den Angehörigen gesetzgebender Körperschaften und leitenden Bediensteten von Interessenorganisationen (46,6%). Hierbei ist aber zu berücksichtigen, dass diese mit jeweils durchschnittlich über 50 Jahren zu den ältesten Berufsgruppen gehören.

- Die Beschäftigten in Erziehung, Sozialarbeit und Heilerziehungspflege (66,7%) sind auch in diesem Jahr am häufigsten wegen **Krankheiten des Atmungssystems** in Behandlung gewesen, danach folgen die Arzt- und Praxishilfen (65,8%) sowie die Beschäftigten in nicht-ärztlicher Therapie und Heilkunde (63,9%). In diesen Berufen besteht ohnehin eine ausgeprägte Sensibilität gegenüber jeglicher Art von Infektionen, aber auch das erhöhte eigene Ansteckungsrisiko aufgrund von häufigen Kontakten mit zu betreuenden Personen bzw. Patienten trägt sicherlich zu den hohen Anteilswerten bei.

2.5.3 Auswertungen nach weiteren arbeitsweltlichen Merkmalen

- Von den Beschäftigten, die Helfer- bzw. Anlerntätigkeiten ausführen, sind verglichen mit anderen Beschäftigten geringere Anteile in ambulanter Behandlung.
- Befristet Beschäftigte sind seltener in ambulanter Behandlung als unbefristet Tätige. Eine Ausnahme bilden unbefristet in Teilzeit tätige Männer, von denen ebenfalls nur ein unterdurchschnittlicher Anteil in Behandlung gewesen ist. Diese weisen allerdings in der stationären Versorgung die meisten Krankenhaustage auf.
- Beschäftigte in Leih- oder Zeitarbeit sind in erheblich geringeren Teilen in ambulanter Behandlung. Zwar sind diese auch jünger als die regulär Beschäftigten, aber selbst altersgruppenspezifisch ist eine Inanspruchnahme von weniger als 70% unterdurchschnittlich.

Anforderungsniveau der Berufstätigkeit sowie Aufsichts- und Führungsverantwortung

Anforderungsniveau: Hinsichtlich des Anforderungsniveaus lässt sich in den weiteren Leistungsbereichen, die in den anderen Kapiteln dargestellt sind, recht klar folgender Zusammenhang feststellen: Mit steigendem Anforderungsniveau der Tätigkeit der Beschäftigten geht in der Regel einher, dass diese seltener (und entsprechend in der Summe weniger Tage) arbeitsunfähig (⟩⟩⟩ Kapitel 1.5.3) und ebenso seltener stationär in Behandlung sind (⟩⟩⟩ Kapitel 3.5.3) sowie weniger Medikamente einnehmen (⟩⟩⟩ Kapitel 4.5.3). Für die hier dargestellte allgemei-

Tabelle 2.5.3 Ambulante Versorgung – Anteile mit Diagnose und Durchschnittsalter der beschäftigten Mitglieder nach Anforderungsniveau der beruflichen Tätigkeit, Aufsichts- und Führungsverantwortung und Geschlecht (Berichtsjahr 2023)

Merkmale	Ausprägungen	Durchschnittsalter in Jahren	Männer	Frauen	Gesamt
			Anteile der beschäftigten Mitglieder mit Diagnose in Prozent		
Anforderungsniveau der beruflichen Tätigkeit	Helfer-/Anlerntätigkeiten	44,7	75,3	87,2	81,3
	Fachlich ausgerichtete Tätigkeiten	42,7	86,3	94,2	90,1
	Komplexe Spezialistentätigkeiten	43,6	85,0	93,2	88,5
	Hoch komplexe Tätigkeiten	43,3	82,7	91,7	86,3
Aufsichts- und Führungsverantwortung	Ohne Aufsichts- und Führungsverantwortung	43,0	85,0	93,6	89,0
	Mit Aufsicht- und Führungsverantwortung	46,8	84,9	91,5	86,7
	Gesamt	43,2	85,4	93,7	89,2

ne Inanspruchnahme ambulanter Versorgung muss diese Zusammenhangsaussage hingegen in der Form eingeschränkt werden (**)** Tabelle 2.5.3), dass zwar von den fachlich ausgerichteten Tätigkeiten, über komplexe Spezialisten-Tätigkeiten bis zu hoch komplexen Tätigkeiten der Anteil der Beschäftigten mit Diagnose abnimmt, allerdings der niedrigste Anteilswert bei den Helfer- bzw. Anlerntätigkeiten zu finden ist. Dies gilt auch für das aktuelle Berichtsjahr, in dem nur 81,3 % dieser Gruppe in ambulanter Behandlung gewesen sind. Gegenläufig zur Gesamtentwicklung ist damit deren Anteil, der in ambulanter Behandlung gewesen ist, im Vergleich zum Vorjahr sogar leicht gestiegen, während für alle anderen Anforderungsniveaustufen geringere Anteile zu verzeichnen sind. Dieses Muster findet sich auch getrennt nach Geschlecht. Dennoch bleibt es zwischen diesen bei demselben Muster der letzten Jahre. Entsprechend ist der größte Anteilswert bei den fachlich ausgerichtet tätigen Frauen zu finden, für die bei 94,2 % eine ambulante Diagnose dokumentiert ist, der geringste Anteil Beschäftigter in ambulanter Behandlung ist wiederum bei den Männern mit Helfer- und Anlerntätigkeit vorzufinden (75,3 %).

Aufsichts- und Führungsverantwortung: Wie **)))** Tabelle 2.5.3 zeigt zudem, dass zwischen Beschäftigten mit und ohne Aufsichts- bzw. Führungsverantwortung nur ein relativ geringer Unterschied hinsichtlich der allgemeinen Inanspruchnahme besteht. Differenziert nach Geschlecht sind es die Frauen, für die sich ebenfalls ein – wenn auch eher geringer – Unterschied zwischen denen mit und denen ohne Aufsichts- bzw. Führungsverantwortung zeigt, während bei den Männern zwischen diesen Gruppen die Anteilswerte nur minimal im Nachkommastellenbereich variieren. Wie zu erwarten haben die Frauen aber insgesamt in größeren Anteilen die ambulante Versorgung in Anspruch genommen, diejenigen ohne Aufsichts- bzw. Führungsverantwortung weisen mit 93,6 % den insgesamt höchsten Anteilswert in diesem Vergleich auf.

Vertragsformen sowie Arbeitnehmerüberlassung

Vertragsformen: Im Vergleich der Vertragsformen (**)))** Tabelle 2.5.4) sind insbesondere die Unterschiede der Anteilswerte zwischen Beschäftigten mit befristeten und unbefristeten Teilzeitverträgen sehr groß: Von denjenigen, die unbefristet in Teilzeit arbeiten, waren 90,9 % in ambulanter Behandlung, während 82,2 % der befristet in Teilzeit Beschäftigten im aktuellen Berichtsjahr ambulant eine Diagnose erhalten haben. Hierbei ist zu bedenken, dass die unbefristet in Teilzeit Tätigen die älteste hier abgebildete Gruppe sind und einen sehr hohen Frauenanteil aufweisen, während das Durchschnittsalter der befristet in Teilzeit Beschäftigten demgegenüber mehr als 5 Jahre niedriger ist. Bei den Letztgenannten ist außerdem der Unterschied der Anteile derjenigen mit einer Diagnose zwischen den Geschlechtern mit 18 Prozentpunkten Differenz am größten. Überdies zeigt sich bei den Männern in unbefristeter Teilzeitarbeit ein Kontrast gegenüber der stationären Versorgung (**)))** Kapitel 3.5.3): Von diesen ist nur ein unterdurchschnittlicher Anteil (78,5 %) in ambu-

Tabelle 2.5.4 Ambulante Versorgung – Anteile mit Diagnose und Durchschnittsalter der beschäftigten Mitglieder nach Vertragsformen, Arbeitnehmerüberlassung und Geschlecht (Berichtsjahr 2023)

Merkmale	Ausprägungen	Durchschnittsalter in Jahren	Männer	Frauen	Gesamt
			Anteile der beschäftigten Mitglieder mit Diagnose in Prozent		
Vertragsformen	Unbefristet/Vollzeit	43,9	86,5	93,4	88,7
	Unbefristet/Teilzeit	47,0	78,5	93,8	90,9
	Befristet/Vollzeit	31,6	77,4	87,1	81,4
	Befristet/Teilzeit	41,8	69,0	87,0	82,2
Arbeitnehmerüberlassung	Ohne Arbeitnehmerüberlassung	43,2	86,2	94,1	89,9
	Mit Arbeitnehmerüberlassung	39,5	59,5	71,4	63,3
	Gesamt	43,2	85,4	93,7	89,2

2.5 Ambulante Versorgung in der Arbeitswelt

lanter Behandlung gewesen, an stationären Behandlungsfällen und -tagen weisen diese aber die jeweils höchste Anzahl auf.

Arbeitnehmerüberlassung: Beschäftigte in Arbeitnehmerüberlassung sind im Durchschnitt fast 4 Jahre jünger als jene, die in einem regulären Beschäftigungsverhältnis angestellt sind. Außerdem ist bei der Interpretation der in ⟫ Tabelle 2.5.4 dargestellten Anteilswerte zu berücksichtigen, dass der Männeranteil bei den Leih- und Zeitarbeitern gegenüber den regulären Beschäftigten insgesamt höher ist. Wie schon in den Vorjahren ist der Unterschied hinsichtlich der Inanspruchnahme ambulanter Versorgung zwischen den beiden Beschäftigtengruppen auch im aktuellen Berichtsjahr deutlich: 63,3 % der Beschäftigten in Arbeitnehmerüberlassung, aber 89,9 % der Beschäftigten in anderen Anstellungsverhältnissen sind in ambulanter Behandlung gewesen. Diese Relationen bestehen in ähnlicher Form auch jeweils bei Männern und Frauen. Gerade bei den Leih- und Zeitarbeitern schwankten allerdings die Anteilswerte über die Zeit betrachtet in der Regel deutlich. Im aktuellen Berichtsjahr sind damit die Anteilswerte, gegenläufig zur allgemeinen Entwicklung, leicht gestiegen.

> **Infobox Prävention**
>
> Bei der Betrachtung des ambulanten Versorgungsgeschehens speziell für die beschäftigten Mitglieder zeigen sich, wie in diesem Kapitelabschnitt detailliert beschrieben, für verschiedene arbeitsweltliche Merkmale Zusammenhänge mit den Inanspruchnahmequoten, welche nicht (oder nicht allein) anhand der Alters- und Geschlechtsstruktur der jeweiligen Beschäftigtengruppe erklärt werden können. Besonders fallen dabei die Beschäftigten in Helfer- bzw. Anlerntätigkeiten, aber auch die Beschäftigten ohne einen Schul- bzw. Berufsabschluss auf, die teils deutlich weniger als andere Beschäftigte in ambulanter Behandlung gewesen sind. Auch nehmen Beschäftigte in Arbeitnehmerüberlassung in geringeren Anteilen ambulante Versorgung in Anspruch. Es ist anzunehmen, dass hierbei auch Effekte von sozialer Ungleichheit auf Gesundheit und Gesundheitsverhalten eine Rolle spielen, die auch mit der Inanspruchnahme ambulanter Leistungen zusammenhängen: So ist die subjektiv wahrgenommene Gesundheit bei Personen mit niedrigerem Sozialstatus im Durchschnitt schlechter, zudem sind gesundheitsschädliche Verhaltensweisen (Rauchen, Bewegungsmangel etc.) bei diesen verbreiteter, die Lebenserwartung ist insgesamt geringer[5]. Ebenso kann das Arbeiten unter Unsicherheit (Leih- und Zeitarbeit, Befristung, nach Arbeitslosigkeitserfahrung etc.) ein anderes Inanspruchnahmeverhalten bewirken, so etwa beispielsweise trotz Krankheit zur Arbeit zu erscheinen (Präsentismus) oder Vorsorgeuntersuchungen gar nicht erst wahrzunehmen. Dies verdeutlicht wiederum die Notwendigkeit von Prävention sowohl anhand von individuellem Verhalten als auch anhand der Verhältnisse, in denen das Individuum lebt und arbeitet.

5 Kroll, LE et al. (2017). Regionale Unterschiede in der Gesundheit – Entwicklung eines sozioökonomischen Deprivationsindex für Deutschland. Journal of Health Monitoring, 2(2):103–120.

2.6 Zusammenfassung und Ausblick

Wie schon eingangs dieses Kapitels beschrieben, spiegelt die ambulante Versorgung in wesentlichen Teilen das alltägliche Krankheitsgeschehen wider, d.h. es sind darin all jene medizinischen Versorgungsleistungen wiederzufinden, die nicht aufgrund ihrer Schwere im Krankenhaus behandelt werden müssen. Darüber hinaus werden aber auch in erheblichem Maße nicht krankheitsbedingte Vorsorge- und Früherkennungsmaßnahmen wie z.B. Impfungen, allgemeine Untersuchungen genauso wie die Nachsorge nach stationärem Aufenthalt abgebildet. Entsprechend sind im Schnitt 9 von 10 Versicherte innerhalb eines Jahres zumindest einmal in ambulanter Behandlung (90,8% im aktuellen Berichtsjahr 2023). Es gibt also kaum Personen, die im Laufe eines Kalenderjahres nicht zumindest einmal Kontakt zur ambulanten Versorgung haben. Bei den dabei am meisten vergebenen Diagnosen handelt es sich um als Zusatzinformationen erfasste Faktoren, die Einfluss auf den Gesundheitszustand haben und zur Inanspruchnahme von Gesundheitsleistungen führen – worunter u.a. allgemeine Untersuchungen und Vorsorgemaßnahmen aber auch Laboruntersuchungen gezählt werden. Eine andere Diagnosehauptgruppe, die in der Regel eine wichtige Rolle in der ambulanten Versorgung spielt, sind die Krankheiten des Atmungssystems. Auch wenn diese ohnehin eine in der ambulanten Versorgung häufig zu behandelnde Erkrankungsart sind, so stellte im Vergleich der letzten Jahre das Berichtsjahr 2022 ein besonderes Extrem dar: Mit rund 56% der Versicherten, die aufgrund dessen mindestens einmal behandelt worden sind, wurde der mit Abstand höchste Anteilswert seit Erhebung der Kennzahlen zur ambulanten Versorgung im BKK Gesundheitsreport erreicht. Im darauffolgenden, nun aktuellen Berichtsjahr 2023 ist der damalige Spitzenwert bei weitem nicht erreicht worden, allerdings bleibt dennoch zu konstatieren: Im Jahr 2023 waren Atemwegserkrankungen mit einem Anteilswert von 50% im Vergleich der letzten 10 Jahre deutlich überdurchschnittlich häufig Grund für eine medizinische Konsultation. Bei anderen Erkrankungsarten sind die Anteile der Versicherten mit Diagnose hingegen kaum verändert. So sind wie schon in den Vorjahren Muskel-Skelett-Erkrankungen etwa bei der Hälfte der Versicherten, Ernährungs- und Stoffwechselkrankheiten bei etwa 40%, Krankheiten des Urogenitalsystems, Herz-Kreislauf-Erkrankungen und psychische Störungen bei etwas mehr als einem Drittel der Versicherten diagnostiziert worden. Dabei ist für viele Erkrankungen bekannt, dass mit höherem Alter die Anteile derer zunehmen, die deswegen die ambulante Versorgung aufsuchen. Ebenso sind bei vielen Erkrankungsarten die Anteilswerte bei den Frauen höher im Vergleich zu den Männern, dies gilt vor allem für Urogenital-Erkrankungen sowie Ernährungs- und Stoffwechselkrankheiten, aber auch für psychische Störungen.

Diese „Eckdaten" der Versorgung zeigen auf, dass Versicherte vergleichsweise häufigen Kontakt zum ambulanten Sektor haben. Wie in diesem Kapitel ebenfalls aufgezeigt wird, gibt es dabei zwar zwischen verschiedenen Versichertengruppen eine große Varianz, aber selbst von denjenigen Versichertengruppen mit sehr geringen Anteilswerten haben in der Regel doch zumindest mehr als die Hälfte der Betreffenden wenigstens einmal im Jahr Kontakt zur ambulanten Versorgung. Insbesondere zur hausärztlichen Versorgung ist der Zugang relativ niederschwellig, über alle Altersgruppen der Bevölkerung hinweg wird gerade diese allgemeine Anlaufstelle rege genutzt. Hieraus ergeben sich wiederum besondere Ansatzpunkte für Präventionsmaßnahmen. So besteht oftmals schon über lange Jahre Kontakt und ein Vertrauensverhältnis zwischen den Behandelnden und den Behandlungssuchenden, eine konkrete Konsultation erfolgt dann außerdem mit einem gewissen Anliegen oder sogar Leidensdruck, wodurch das Thema Gesundheit und Gesunderhaltung zudem genau zum Zeitpunkt der Konsultation besonders relevant ist. Demgemäß kann nun genau in dieser

2.6 Zusammenfassung und Ausblick

Konstellation nicht nur kurativ, sondern auch präventiv gehandelt werden, beispielsweise reicht es für die Förderung des Nichtrauchens schon aus, wenn die Ärztin/der Arzt bei der Konsultation nach dem Status bezüglich Rauchen fragt: Raucherinnen/Raucher geben danach häufiger das Rauchen auf, als wenn es dazu keine Nachfrage gibt. Unterstützende Kurzinterventionen, die auch nur wenige Minuten Zeit benötigen, haben sogar noch größere Effekte[6]. Dies zeigt, dass auch mit geringem Aufwand Prävention und Gesundheitsförderung in der ambulanten Versorgung verankert werden können. Konzepte wie Positive Health (siehe dazu den ⟩⟩⟩ Beitrag von Mortsiefer und van den Brekel-Dijkstra) wiederum denken die Möglichkeiten für Prävention in der Gesundheitsversorgung konsequent weiter, hin zu einer umfassenden Sichtweise auf Gesundheit. Dass Gesundheit nicht nur die Abwesenheit von Krankheit ist, wurde schon vor Jahrzehnten von der Weltgesundheitsorganisation beschrieben, es braucht aber in der ambulanten Versorgung genauso wie im Gesundheitswesen allgemein für nachhaltiges präventives Wirken eine Erweiterung der Sichtweise von einer reinen Krankheitsorientierung hin zu einer Gesundheitsorientierung. Eine Zentrierung auf den Menschen und seine Gesundheit, d.h. diesen nicht nur als Patientin oder Patient zu sehen, bedarf wiederum nicht nur einer Sichtweise über Versorgungssektorengrenzen hinaus, sondern diese muss auch die verschiedenen Lebenswelten einer Person einbeziehen. Hierzu muss die Versorgung zudem vernetzter werden. Digitale Anwendungen würden dies nicht nur unterstützen, sondern auch eine Brücke schlagen können in den Alltag der Menschen und damit auch verschiedene Lebenswelten verbinden. Apps wie „MeinPhileo" (siehe dazu den ⟩⟩⟩ Beitrag von Reichardt & Jaworski) beziehen sich zwar wesentlich auf Gesundheitsaspekte, die für die Arbeitswelt relevant sind, die Inhalte sind aber nicht nur in diesem Kontext allein für die Nutzerinnen und Nutzer wichtig. Die Apps werden schließlich nicht nur im Arbeitskontext verwendet, vielmehr sind darin auch alltägliche, nicht-arbeitsbezogene Inhalte integriert. So kann das Thema Gesundheit nicht nur individuell auf den Menschen zugeschnitten werden, Prävention und Gesundheitsförderung ist so auch im Alltag der Menschen kontinuierlich präsent.

---

6   Papadakis, S. et al. (2010). Strategies to increase the delivery of smoking cessation treatments in primary care settings: A systematic review and meta-analysis. Preventive Medicine, 51 (3–4), 199–213.

Schwerpunkt Wissenschaft

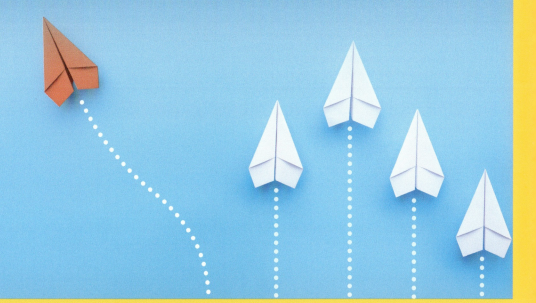

Gesundes Arbeiten: Sollte Prävention Kernstrategie von Unternehmen sein?

Kathleen Otto

Arbeits- und Organisationspsychologie, Philipps-Universität Marburg

Einleitung

Technologische, strukturelle, demografische und kulturelle Veränderungen prägen die Arbeitswelt des 21. Jahrhunderts. Auf Unternehmensseite wird mit Sorge auf den Fachkräftemangel geblickt, auf Beschäftigtenseite der Wunsch nach mehr Work-Life-Balance geäußert. Mitarbeitende sehen sich im Spannungsfeld zwischen zunehmender Flexibilisierung (befristete Arbeitsverträge, Teilzeitarbeit, Arbeitsplatzunsicherheit), Arbeitsintensivierung (Workload, Überforderung, Zeitdruck, Rollenunklarheit) und den Herausforderungen einer adäquaten Grenzziehung zwischen Arbeit und Freizeit (24-Stunden Gesellschaft, Remote Work, digitale Erreichbarkeit auch im Urlaub) [1]. Dabei hat sich die Situation nach der COVID-19-Pandemie weiter verschärft [2].

Auswirkungen zeigen sich sowohl für die Beschäftigten hinsichtlich ihrer Arbeitsbedingungen und ihres Gesundheitszustandes als auch für Unternehmen. So belegen die Statistiken der WHO [3] regelmäßig die hohe Prävalenz psychischer Erkrankungen weltweit; Gesundheitsberichte der Krankenkassen wie beispielsweise der BKK Gesundheitsreport [4] thematisieren ihre Bedeutung für Fehlzeiten und Arbeitsunfähigkeit (AU). Schaut man sich die aktuelle Situation an, dann sind die Zahlen alarmierend: laut Daten des BMAS sind krankheitsbedingte Fehlzeiten aufgrund des Vorliegens einer psychischen Erkrankung innerhalb einer Dekade von 45,4 Millionen AU-Tagen im Jahr 2003 auf 123,3 Millionen AU-Tage im Jahr 2021 und damit auf das mehr als zweieinhalbfache gestiegen [5]. Dabei waren die betroffenen Beschäftigten im Durchschnitt mehr als einen Monat (36,6 Tage) krank [6]; eine Größe, die für Unternehmen, die sich ohnehin mit den Auswirkungen des (drohenden) Fachkräftemangels auseinandersetzen müssen, handlungsleitend sein muss. Die Situation verschärft sich weiter, da in den letzten Jahren nicht nur die krankheitsbedingten Fehltage zunehmen, sondern diese (im Widerspruch zum Wunsch nach längeren Lebensarbeitszeiten) mit einer höheren Anzahl an Frühverrentungen einhergingen, genauer von 52.000 Frühverrentungen im Jahr 2004 auf fast 70.000 im Jahr 2021 [5]. Diese Zahlen sind von volkswirtschaftlicher Relevanz: Die Gesamtkosten für die Versorgung psychisch Erkrankter einschließlich etwaiger Sozialleistungen und weitergehender indirekter Kosten aufgrund gesunkener Produktivität in Unternehmen und öffentlichem Dienst lassen sich auf jährlich 147 Milliarden EUR beziffern [7]. Diese Zahlen verdeutlichen, dass die psychischen Anforderungen der heutigen Arbeitswelt zunehmen und dass Prävention mehr und mehr zur essenziellen Notwendigkeit und damit die Etablierung eines nachhaltigen Betrieblichen Gesundheitsmanagements (BGM) zur Kernaufgabe erfolgreicher Unternehmenspolitik wird.

Im Sinne der Prävention stellen sich die Fragen, ob und wie Unternehmen auf einen gesunden Lebensstil ihrer Mitarbeitenden Einfluss nehmen können, wie gesundheitsförderliche Arbeit gestaltet werden kann, welche besonderen Chancen und Risiken im Zeitalter von New Work in den Blickwinkel genommen werden müssen und welche Voraussetzungen bei den Unternehmen, ihren Führungskräften aber auch den Mitarbeitenden selbst gegeben sein müssen, um gesund(heitsförderlich)es Arbeiten zu ermöglichen.

Verantwortung des Unternehmens für gesunden Lebensstil und gesundes Arbeiten

Aus dem Arbeitsschutzgesetz lässt sich die klare Verpflichtung für Unternehmen bzw. Arbeitgeber ableiten, die Arbeit selbst so zu gestalten, dass Gefährdungen der Gesundheit von Beschäftigten weitestgehend vermieden werden sollen. Hierzu ist die regelmäßige Durchführung von Gefährdungsbeurteilungen unerlässlich, die seit 2013 auch die Erfassung psychischer Belastungen beinhalten. Doch obwohl damit auch eine Gefährdungsbeurteilung psychischer Belastungen gesetzlich vorgeschrieben ist, führt laut eines Forschungsprojektes der Bundesanstalt für Arbeitsschutz und Arbeitsmedizin nur eine Minderheit der Betriebe diese tatsächlich durch; die Wahrscheinlichkeit steigt mit zunehmender Unternehmensgröße [8]. Prävention seitens des Unternehmens muss insofern an allererster Stelle an den Bedingungen ansetzen. Dazu gehört u.a., dass die Arbeit ganzheitlich gestaltet ist (d.h. Aufgaben mit planenden, ausführenden und kontrollierenden Elementen enthält), sie sich durch Anforderungsvielfalt (zur Nutzung unterschiedlicher Fähigkeiten, Kenntnisse, Interessen) auszeichnet, Lern- und Entwicklungsmöglichkeiten eingeräumt werden, Möglichkeiten der sozialen Interaktion und Zusammenarbeit geschaffen werden, Sinnhaftigkeit erlebt wird und für die Ausführung ausreichend Zeit (keine unangemessene Arbeitsverdichtung), Autonomie und eigener Entscheidungsspielraum vorgesehen sind [9]. In der arbeitspsychologischen Forschung spricht man hier von Verhältnisprävention. Diese zielt auf eine beanspruchungsoptimale Gestaltung der zugewiesenen Aufgaben, Arbeitsbedingungen und Arbeitsorganisation ab [10], wobei Arbeit im Idealfall nicht nur ausführbar, schädigungslos und beeinträchtigungsfrei, sondern im Sinne humaner Arbeitsgestaltung auch persönlichkeitsförderlich sein soll.

Neben der Verhältnisprävention lassen sich die Verhaltensprävention, die individuelle Maßnahmen der Gesundheitsförderung (z.B. Trainings zur Stärkung von Achtsamkeit, gemeinsame sportliche Aktivitäten) beinhaltet, sowie die Kulturelle Prävention, d.h. eine gesundheitsbewusste Führungs- und Unternehmenskultur, differenzieren [10]. Gesundheitsförderliche Arbeitsgestaltung lässt sich nur im Zusammenspiel aller drei Komponenten erreichen wie in ❱❱❱ Abbildung 1 dargestellt [10: 872].

Es hat sich gezeigt, dass die Unternehmenskultur in verschiedenen Branchen das Verhalten der Mitarbeitenden beeinflussen und verändern kann [11]. Erreicht wird dies zum Teil dadurch, dass man sich auf gemeinsame Werte, Überzeugungen und Normen einigt. Dies schafft eine Unternehmenskultur, die angibt, welche Verhaltensweisen erwünscht sind, belohnt und somit verstärkt werden. Diese Verhaltensweisen werden dann ausgeführt, um zu der sozialen Gruppe (Team, Organisation) zu gehören [12]. Die Weitergabe von Informationen, das Vorhandensein von Vorbildern und/oder die soziale Unterstützung im Team und durch Führungskräfte kön-

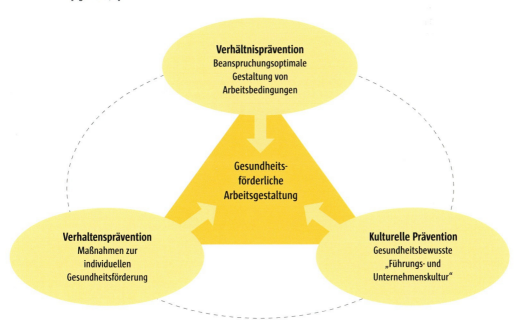

Abbildung 1   Gesundheitsförderliche Arbeitsgestaltung als Integration von Verhältnis-, Verhaltens- und kultureller Prävention [vgl. 10: 872]

nen das Auftreten der gewünschten Verhaltensweisen verstärken [13]. Der Zusammenhang zwischen Unternehmenskultur und Gesundheitsverhalten wurde bereits in einer Reihe von Studien nachgewiesen. So beeinflusst die Unternehmenskultur die Einhaltung von Sicherheitsvorschriften [14], und eine gesundheitsfokussierte Unternehmenskultur wirkt sich begünstigend auf das Gesundheitsverhalten – in Bezug auf Bewegung, Ernährung oder Rauchgewohnheiten – der Mitarbeitenden aus [13, 15]. Das soziale Arbeitsumfeld spielt für das Gesundheitsverhalten eine besondere Rolle und beeinflusst die Essgewohnheiten, aber ebenso, wie aktiv eine Person am Arbeitsplatz ist [16, 17].

Doch ein einseitiger Fokus auf Kulturelle Prävention (gesundheitsorientierte Unternehmenskultur) und Verhaltensprävention (individuelle Gesundheitsförderung) greift zu kurz: Aus der Forschung ist bekannt, dass sich beruflicher Stress negativ auf das Gesundheitsverhalten auswirkt. So wird ein höheres Stressniveau mit einer größeren Wahrscheinlichkeit in Verbindung gebracht, weniger Sport zu treiben, das Rauchen nicht aufzugeben und mehr Alkohol zu trinken [18, 19]. Insgesamt werden mehr gesundheitliche Risikoverhaltensweisen an den Tag gelegt [20].

> Insofern gilt für Unternehmen, dass sich ohne Verhältnisprävention und eine gesundheitsförderliche Gestaltung der Arbeit von Beginn an auch kein gesunder Lebensstil der Mitarbeitenden dauerhaft gewährleisten lässt!

Herausforderungen: Gesundes Arbeiten in einer digitalen, flexiblen und agilen Zukunft

Die Stichwörter Digitalisierung, Flexibilität und Agilität beschreiben den Grad unseres technologischen Fortschritts sowie die Notwendigkeit und die Fähigkeit, sich schnell an sich ändernde Umstände anpassen zu können und zwar aus Sicht von Unternehmen und Mitarbeitenden. In diesem Zusammenhang wird oft der Begriff der VUCA-Welt aufgegriffen; eine Welt, die sich definiert durch Unbeständigkeit (V), Unsicherheit (U), Komplexität (C) und Mehrdeutigkeit (A), wie in))) Abbildung 2 veranschaulicht wird.

Im Zeitalter der VUCA-Welt verändert sich auch die Art zu arbeiten [21]; Wertvorstellungen verschieben sich über Generationen und mit ihnen die Erwartungen an die Inhalte der Arbeitstätigkeit [22]. Als Konsequenz aus den Erfahrungen der COVID-19-Pandemie ist heute für viele Beschäftigte das (zumindest teilweise) Arbeiten aus dem Homeoffice selbstverständlich und ein Zeichen von Arbeitgeberattraktivität [21]: Laut Deloitte Global 2023 Gen Z and Millennial Survey denken in Deutschland 77 % der Generation Z und 83 % der Millennials darüber nach, einen neuen Job zu suchen, sollte ihr Arbeitgeber sie zwingen, vollständig aus dem Büro arbeiten zu müssen/am Arbeitsplatz zugegen zu sein. Die im Zeitalter der Industrialisierung durchgesetzte Trennung von Wohnstätte und Arbeitsstätte ist an vielen Stellen aufgehoben und zugunsten einer besseren Vereinbarkeit von Arbeit und Familie/Freizeit gewichen. Dass mit dem Homeoffice für Mitarbeitende nicht

Abbildung 2 Komponenten der VUCA-Welt

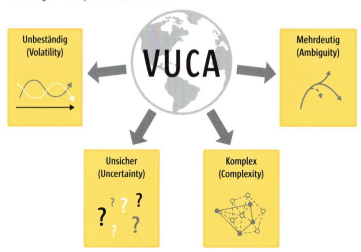

nur Chancen einhergehen, ist seit langem bekannt [23] – beispielsweise werden Erholungsmöglichkeiten (Pausen) nicht genutzt und es steigt das Risiko der Selbstausbeutung.

Für manche wird Arbeitszeit- und Arbeitsortautonomie mit dem Konzept der New Work gleichgesetzt. Wie das „New Work"-Barometer 2022 aufzeigt, wird von den Unternehmen am häufigsten auch die Arbeitsortautonomie (insbesondere Homeoffice) angeboten, die mit großem Abstand einen Spitzenplatz einnimmt [24]. In Bezug auf ihre Auswirkungen besonders positiv bewertet werden von Führungskräften und Mitarbeitenden eine empowermentorientierte Führung, eine hohe Selbstorganisation, die Arbeitsortautonomie, eine offene Fehlerkultur sowie selbstbestimmtes Arbeiten [24]. Fest steht, Mitarbeitende wünschen sich damit genau die Kernmerkmale von Arbeit, die die Elemente der humanen Arbeitsgestaltung darstellen (Autonomie, Sinnerleben; s.o. [9]) und somit gesundheitsförderlich sind. Müssen Beschäftigte einer Arbeit nachgehen, die nicht sinnstiftend und in Übereinstimmung mit ihren Werten ist, sind sie bereit zu kündigen [25].

Zudem ist im Arbeitskontext die Nutzung Künstlicher Intelligenz (generative AI) auf dem Vormarsch. Während hier große Unsicherheit und Sorgen über die Auswirkungen herrschen, glauben insbesondere häufige Nutzer von GenAI daran, dass sie dadurch mehr Zeit haben, ihre Arbeitsweise optimieren und ihre Work-Life-Balance verbessern können [25]. Insofern könnten mit der Nutzung von GenAI für einen Teil der Mitarbeitenden auch gesundheitsförderliche Arbeitsbedingungen für die Zukunft gestaltet werden. Demgegenüber steht der Befund, dass mit häufiger GenAI-Nutzung auch eine höhere Wahrscheinlichkeit gesehen wird, dass durch die GenAI-getriebene Automatisierung Arbeitsplätze wegfallen oder der Einstieg in die Arbeitswelt für jüngere Generationen schwieriger wird. Zu berücksichtigen gilt hier deshalb ebenfalls, dass das Erleben von Unsicherheit zu schlechterem psychischem Wohlbefinden führt.

Gesunde Arbeit: Stellschrauben für Unternehmen, Mitarbeitende und Führungskräfte

Praktische Handlungsempfehlungen zur Förderung der Gesundheit am Arbeitsplatz und Vorwegnahme möglicher gesundheitlicher Einschränkungen können an unterschiedlichen Ebenen ansetzen. Exemplarisch sollen hier einige Ideen für Unternehmen, Mitarbeitende und Führungskräfte verdeutlicht werden.

Unternehmensperspektive: Psychische Gefährdungsbeurteilung und Unternehmenskultur

Ein Unternehmen, welches sich präventiv um die Gesundheit der Mitarbeitenden und Führungskräfte sorgt, sieht die Notwendigkeit der Implementierung eines Betrieblichen Gesundheitsmanagements (BGM) als strategische Kernaufgabe an. Grundlage dafür sind die drei Säulen (1) betrieblicher Arbeits- und Gesundheitsschutz, (2) Betriebliches Eingliederungsmanagement (BEM) und (3) Betriebliche Gesundheitsförderung (BGF), wovon die ersten beiden gesetzlich verankert sind [26]. Gefährdungsbeurteilungen psychischer Belastungen müssen als Teil des BGM etabliert werden und nicht, wie bisweilen in der Praxis üblich, entweder aufgrund fehlender Expertise oder weil man sie als zu vielschichtiges Problem ohne genaue Kennzahlen und spezifische Messinstrumente bewertet [8], negiert werden. Zeigen sich dabei Hinweise auf zu hohe Arbeitsintensität, Regulationsbehinderungen wie Arbeitsunterbrechungen, fehlende Autonomie oder Sinnhaftigkeit, soziale Konflikte im Team oder Führungsversagen sollten diese Erkenntnisse ernst genommen und die Mängel umgehend behoben werden.

Im Zusammenhang mit New Work ist hier zudem zu beachten, dass die gesetzlich vorgeschriebenen psychischen Gefährdungsbeurteilungen Grenzen aufweisen. Zudem darf New Work nicht damit enden, dass Unternehmen eine Betriebsvereinbarung zum Thema Homeoffice abschließen, denn dies greift bei der Bewältigung der komplexen Anforderungen der VUCA-Welt zu kurz [24], und wird allein nicht zu mehr Wohlbefinden beitragen. Allein aufgrund der Privatsphäre im Homeoffice ist der Einfluss auf eine gesundheitsförderliche Arbeitsgestaltung seitens der Unternehmen eingeschränkt. Aber: da kulturelle Prävention im Sinne einer gesundheitsorientierten Unternehmenskultur bedeutet, dass ein Unternehmen auch die Gesundheitsförderlichkeit durch verschiedenste Aktivitäten im Unternehmensalltag „lebt", sind Übertragungseffekte von der Art der Arbeit im Büro zur Arbeit im Homeoffice sehr wahrscheinlich. Werden vor Ort im Büro Pausen gemacht, wird Erholung nach Feierabend wertgeschätzt ohne Zwang zu ständiger Erreichbarkeit, wird dies auch im Homeoffice eher gelingen.

Um gesundes Verhalten am Arbeitsplatz zu fördern, kann auch Nudging (sanftes Stupsen einer Person in Richtung gesunden Verhaltens) behilflich sein [27]. So können z.B. kostenlose Wasserspender aufgestellt werden, um eine ausreichende Flüssigkeitsaufnahme zu gewährleisten, oder Plakate mit Hinweisen auf sportliche Aktivität (z.B. Treppe statt Fahrstuhl) das individuelle Gesundheitsverhalten im Sinne der Verhaltensprävention fördern.

> Eine gesundheitsorientierte Unternehmenskultur lässt sich auch an der Offenheit im Umgang mit dem Thema psychische Belastungen allgemein und psychische Erkrankungen im Speziellen erkennen.

Bekannt ist, dass auch weiterhin große Vorurteile gegenüber Menschen mit einer psychischen Erkrankung im Arbeitskontext bestehen und diese sich vielfältigen Diskriminierungen ausgesetzt sehen [28, 29]. Ist es gewünscht, dass offen über eigene mentale Gesundheitsbeschwerden gesprochen wird, muss dies durch ein unterstützendes Management, Aufklärung (Schaffen von Awareness und Abbau von Vorurteilen) und entsprechende Trainings für Personalverantwortliche unterstützt werden [29].

Perspektive der Beschäftigten selbst: Mitarbeitende und ihr Gesundheitsverhalten

Der seit Jahren ansteigende Wunsch nach mehr Work-Life-Balance [25] deutet darauf hin, dass auch die Mitarbeitenden selbst auf einen gesunden Lebensstil heute mehr Wert legen. Viele Beschäftigte treiben Sport, ernähren sich gesund und praktizieren Achtsamkeit oder Yoga zur Stressbewältigung. Allerdings reicht die Gießkanne verhaltenspräventiver Maßnahmen im Unternehmen zur Gesundheitsförderung bei Mitarbeitenden (z.B. Firmenfitness, gesunde Essensangebote, kostenlose Nutzung von Mindfulness-Apps) keineswegs aus [18, 19].

> Solche Aktivitäten sprechen nämlich vordergründig gesundheitsbewusste Mitarbeitende an, die ohnehin bereits im Vorfeld ihrer Gesundheit einen hohen Stellenwert beigemessen haben und sich dann noch weiter optimieren können.

Auch diese Erkenntnis verlangt einmal mehr nach bedingungsbezogenen (Fokus auf Arbeitsanforderungen) und weniger personenbezogenen Maßnahmen [10].

Interessant ist hier, dass es auch aus der individuellen Perspektive der Mitarbeitenden Ansätze gibt, die Arbeitsanforderungen anzupassen und die Arbeit für sich selbst motivationsförderlicher und abwechslungsreicher zu gestalten und darüber die erlebte Sinnhaftigkeit der Tätigkeit und die eigene Identifikation damit zu verbessern: Beim sogenannten Job Crafting verändern Beschäftigte die Grenzen ihrer Tätigkeit hinsichtlich des Inhalts oder der Bewertung ihrer Aufgaben oder ihrer sozialen Beziehungen [30] durch kleine Anpassungen in einer Art und Weise, dass ihre Tätigkeit ihrem eigenen Rollenverständnis entspricht und ein höherer Person-Job-Fit auftritt. Hierbei zeigen sich auch positive Auswirkungen auf die psychische Gesundheit, denn die erlebte Arbeitsbelastung reduziert sich, während die Arbeitszufriedenheit zunimmt [30]. Vorsicht ist hier aber geboten, wenn allein den Mitarbeitenden die Verantwortung zugewiesen werden soll. Die primäre Gestaltung humaner und gesundheitsförderlicher Arbeitsbedingungen ist und bleibt Aufgabe des Unternehmens.

Perspektive der Führungskräfte: Rollenmodell und Gestalter konkreter Arbeitsbedingungen

Führungskräften kommt aufgrund ihrer Sandwichposition und als Spiegel des Unternehmens für die Prävention eine besondere Aufgabe zu. Zunächst fungieren sie als Rollenmodelle, die durch ihr Verhalten auch die „gewünschte" Unternehmenskultur vorleben. Kommen Führungskräfte beispielsweise wiederholt krank zur Arbeit und Mitarbeitende nehmen war, dass dieses Verhalten vom Unternehmen gefordert oder erwünscht ist, zeigen auch sie im Krankheitsfall sogenannten Präsentismus [31]. Durch ihre Vorbildfunktion können Führungskräfte entsprechend einen großen Einfluss auf das Gesundheitsverhalten ihrer Teams ausüben.

Führungskräfte sind zudem für die Gestaltung der Arbeitsbedingungen in ihren Teams vor Ort zuständig. Dies beinhaltet die (faire) Verteilung der Arbeitsaufgaben, die Klärung von Verantwortlichkeiten (um Rollenunklarheit und Konflikte zu vermeiden) und das konstruktive Geben von Feedback.

> Der klassische Zusammenhang, dass ohne Wertschätzung auch keine Wertschöpfung möglich ist, weist sehr deutlich auf eine sehr einfache und grundlegende Stellschraube zur Gesundheitsförderung hin: Erhalten Mitarbeitende durch ihre Führungskräfte Wertschätzung für die geleistete Arbeit sinkt das Stressniveau und es zeigen sich positive Auswirkungen auf das Wohlbefinden [32].

Wertschätzung kann sich sowohl an positivem Feedback festmachen, aber auch an der Zuweisung anspruchsvoller Aufgaben, die qualifikationsförderlich sind und mit der eigenen beruflichen Rolle übereinstimmen. Auch sollten Führungskräfte dabei die individuellen Bedürfnisse der Mitarbeitenden – die je nach Lebenssituation unterschiedlich sein können – berücksichtigen, da diese Dimension guter Führung die größte Rolle für die Gesundheit von Beschäftigten spielt [33].

Abschließende Gedanken

Es bedarf bestimmter Voraussetzungen, um anstatt dauerhaft Symptombekämpfung zu betreiben und von einer Intervention zur anderen zu hecheln, langfristig und nachhaltig auf Prävention durch gesund(heitsförderlich)e Arbeit umzustellen. Dass Unternehmen mit einer gesundheitsorientierten Unternehmenskultur (kulturelle Prävention) grundsätzlich in der Lage sind, positiv das Gesundheitsverhalten zu verändern, ist belegt [15]. Ein dauerhaft (zu) hoher Workload verhindert jedoch die Investition der Mitarbeitenden in die eigene Gesundheit (Verhaltensprävention) [18, 19] und schränkt zugleich den Spielraum von Führungskräften ein, gesunde Arbeit für alle im Team zu gestalten (Verhältnisprävention). Arbeitsintensivierung und damit ein dauerhaft überhöhter Workload führen dazu, dass nicht nur Mitarbeitende sondern auch Führungskräfte schneller krank werden, was eine Negativspirale in Gang setzt: die Gesundheit (der Führungskräfte) selbst ist nämlich der entscheidende Faktor für gute Führung und Teamleistung [34]. Sind Führungskräfte also selbst an der Grenze ihrer Belastbarkeit, können sie kein konstruktives Führungsverhalten mehr zeigen und ihre Mitarbeitenden werden (ebenfalls) krank. Krankheitsbedingte Fehlzeiten erhöhen dann den Workload für die (noch) Gesunden, da die Arbeit sonst liegen bleibt und noch größerer Produktionsausfall droht.

Fazit: Weltweit wird immer stärker von einem „Mental Health"-Problem ausgegangen [3]: Über Generationen hinweg wächst die Sorge bei Beschäftigten um die psychische Gesundheit [22, 25]. Auch wenn Unterstützung durch Politik und Krankenkassen gegeben sein muss, sollten sich Unternehmen ihrer Rolle in diesem Prozess als potenzieller Verursacher bzw. Verstärker psychischer Beschwerden oder Gestalter und Förderer psychischer Gesundheit durch humane Arbeitsgestaltung bewusstwerden.

Take Home Messages

- Prävention darf sich nicht nur auf Förderung eines gesunden Lebensstils (Verhaltensprävention), eingebettet in eine gesundheitsorientierte Unternehmenskultur (kulturelle Prävention) beschränken, sondern muss eine humane Gestaltung der Arbeitsbedingungen (Verhältnisprävention) beinhalten.
- Mit Etablierung von „New Work"-Methoden, vermehrter Nutzung von KI sowie Wertewandel werden neue Herausforderungen an das BGM und psychische Gefährdungsbeurteilungen gestellt.
- Ansätze zur Prävention müssen sowohl aus der Perspektive der Unternehmen (Möglichkeiten des Nudging), der Mitarbeitenden (Unterstützung von Job Crafting) und der Führungskräfte (Repräsentanten des Unternehmens mit Vorbildfunktion) gedacht werden.
- Arbeitsintensivierung/Workload gilt als größtes Hemmnis für nachhaltiges BGM und sollte möglichst vermieden werden.

Literatur

1. Otto K, Korek S, Baethge A. Veränderungen in der Arbeitswelt: Gestaltungsansätze und Interventionsmöglichkeiten aus Sicht der Arbeits- und Organisationspsychologie. VPP. 2010; 42: 975–986
2. Battisti E, Alfiero S, Leonidou E. Remote working and digital transformation during the COVID-19 pandemic: Economic–financial impacts and psychological drivers for employees. J Bus Res. 2022; 150: 38–50
3. World Health Organization (WHO). Mental disorders, 2022. URL: http://www.who.int/news-room/fact-sheets/detail/mental-disorders (abgerufen am 20. Juni 2024)
4. BKK Gesundheitsreport. Psychische Gesundheit und Arbeit, 2019. URL: https://www.bkk-dachverband.de/publikationen/bkk-gesundheitsreport/bkk-gesundheitsreport-2019 (abgerufen am 20. Juni 2024)
5. Bundesministerium für Arbeit und Soziales (BMAS). Psychische Gesundheit in der Arbeitswelt: Eine Bestandsaufnahme, 2024. URL: https://www.arbeit-sicher-und-gesund.de/psychische-gesundheit/hintergruende/zahlen-daten-fakten (abgerufen am 15. Mai 2024)
6. Statista. Durchschnittliche Arbeitsunfähigkeitsdauer aufgrund von psychischen Erkrankungen im Zeitraum von 2006 bis 2023. URL: https://de.statista.com/statistik/daten/studie/845/umfrage/dauer-von-arbeitsunfaehigkeit-aufgrund-von-psychischen-erkrankungen/ (abgerufen am 15. Mai 2024)
7. Deutsche Gesellschaft für Psychiatrie und Psychotherapie, Psychosomatik und Nervenheilkunde (DGPPN). Psychische Erkrankungen; 2023. URL: https://www.dgppn.de/_Resources/Persistent/6c85d23473cbf71340bd7bff788ad55851cf3982/20231108_Factsheet_Kennzahlen.pdf (abgerufen am 8. Juni 2024)

8. Beck D, Schuller K. Gefährdungsbeurteilung psychischer Belastung in der betrieblichen Praxis. Erkenntnisse und Schlussfolgerungen aus einem Feldforschungsprojekt. baua: Bericht kompakt. Dortmund: Bundesanstalt für Arbeitsschutz und Arbeitsmedizin, 2020
9. Ulich E. Arbeitspsychologie. Zürich: vdf Hochschulverlag AG, 2011
10. Wieland R. Gestaltung gesundheitsförderlicher Arbeitsbedingungen. In: Kleinbeck U, Schmidt K-H (Hrsg.) Enzyklopädie der Psychologie, Bd. 1, Arbeitspsychologie. Göttingen: Hogrefe, 2010
11. Mohanty J, Rath BP. Influence of organizational culture on organizational citizienship behaviour: A three-sector study. GJBR. 2012; 6: 65–76
12. Tajfel H, Turner JC. An integrative theory of intergroup conflict. In: Austin WG, Worchel S (Eds.) The social psychology of intergroup relations. Monterey, CA: Brooks/Cole; 1979
13. Ribisl KM, Reischl TM. Measuring the climate for health at organizations: Development of the worksite health climate scales. J Occup Med. 1993; 35: 812–824
14. Christian MS, Bradley JC, Wallace JC, Burke MJ. Workplace safety: A meta-analysis of the roles of person and situation factors. J Appl Psychol. 2009; 94: 1103–1127
15. Sonnentag S, Pundt A. Organisational health behavior climate: Organisations can encourage healthy eating and physical exercise. Appl Psychol-Int Rev. 2016; 65: 259–286
16. Clohessy S, Walasek L, Meyer C. Factors influencing employees' eating behaviours in the office-based workplace: A systematic review. Obes Rev. 2019; 20: 1771–1780
17. Engelen L, Dhillon HM, Chau JY, Hespe D, Bauman AE. Do active design buildings change health behaviour and workplace perceptions? Occup Med. 2016; 66: 408–411
18. Payne N, Jones F, Harris PR. Employees' perceptions of the impact of work on health behaviours. J Health Psychol. 2013; 18: 887–899
19. Rod NH, Grønbaek M, Schnohr P, Prescott E, Kristensen TS. Perceived stress as a risk factor for changes in health behaviour and cardiac risk profile: A longitudinal study. J Intern Med. 2009; 266: 467–475
20. Siegrist J, Rödel A. Work stress and health risk behavior. Scand J Work Environ Health. 2006; 32: 473–481
21. Deloitte Global 2023 Gen Z and Millennial Survey. URL: https://www2.deloitte.com/de/de/pages/innovation/contents/millennial-survey.html (abgerufen am 30. Juni 2024)
22. Magni F, Manzoni B. Generational differences in workers' expectations: Millennials want more of the same things. Eur Manag Rev. 2020; 17: 901–914
23. Wells J, Scheibein F, Pais L, Rebelo dos Santos N, Dalluege CA, Czakert JP, Berger R. A systematic review of the impact of remote working referenced to the concept of work–life flow on physical and psychological health. Workplace Health Saf. 2023; 71: 507–521
24. Schermuly CC, Meifert C. Auf dem Weg ins postagile Zeitalter? Personalmagazin. 2022; 09/21: 24–30
25. Deloitte 2024 Gen Z and Millennial Survey: Living and working with purpose in a transforming world. URL: https://www.deloitte.com/global/en/issues/work/genz-millennial-survey.html (abgerufen am 30. Juni 2024)
26. Bundesministerium für Gesundheit. Betriebliches Gesundheitsmanagement (BGM), 2024. URL: https://gesund.bund.de/betriebliches-gesundheitsmanagement-bgm (abgerufen am 15. Juni 2024)
27. Vlaev I, King D, Dolan P, Darzi A. The theory and practice of "nudging": changing health behaviors. Public Adm Rev. 2016; 76: 550–561
28. Matousian N, Otto K. How to measure mental illness stigma at work: Development and Validation of the Workplace Mental Illness Stigma Scale (WMISS). Front Psychiatry. 2023; 14: 1225838
29. McGrath MO, Krysinska K, Reavley NJ, Andriessen K, Pirkis J. Disclosure of mental health problems or suicidality at work: A systematic review. Int J Environ Res Public Health. 2023; 20: 5548
30. Rudolph CW, Katz IM, Lavigne KN, Zacher H. Job crafting: A meta-analysis of relationships with individual differences, job characteristics, and work outcomes. J Vocat Behav. 2017; 102: 112–138
31. Dietz C, Zacher H, Scheel T, Otto K, Rigotti T. Leaders as role models: Effects of leader presenteeism on employee presenteeism and sick leave. Work Stress. 2020; 34: 300–322
32. Stocker D, Keller AC, Meier LL, Elfering A, Pfister IB, Jacobshagen N, Semmer NK. Appreciation by supervisors buffers the impact of work interruptions on well-being longitudinally. Int. J. Stress Manag. 2019; 26: 331
33. Arnold KA. Transformational leadership and employee psychological well-being: A review and directions for future research. Journal of occupational health psychology. 2017; 22: 381–393
34. Geibel HV, Rigotti T, Otto K. It all comes back to health: A three-wave cross-lagged study of leaders' well-being, team performance, and transformational leadership. J Appl Soc Psychol. 2022; 52: 532–546

Gesundes Arbeiten: Sollte Prävention Kernstrategie von Unternehmen sein?

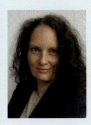

Prof. Dr. Kathleen Otto

Diplom und Promotion in Psychologie (Martin-Luther-Universität Halle-Wittenberg) sowie Masterabschluss in Mediation (FernUniversität Hagen). Zunächst wissenschaftliche Assistentin an der Universität Leipzig, danach Vertretungsprofessorin für Organisations- und Wirtschaftspsychologie an der TU Darmstadt, seit 2013 Leiterin der Arbeitsgruppe für Arbeits- und Organisationspsychologie an der Philipps-Universität Marburg und Lehrbeauftragte an der Universität Luxemburg. Forschungsaufenthalte in Chile (Concepción), China (Hangzhou), Kanada (Waterloo) und der Slowakei (Prešov). Forschungsschwerpunkte: Führung und Gesundheit, Umgang mit beruflichen/organisationalen Veränderungen, Diversität, Auswirkungen elterlicher Arbeitsbedingungen auf Kinder.

Positive Health: ein neues Konzept aus den Niederlanden für die Gesundheitsförderung und Prävention

Achim Mortsiefer[1] und Karolien van den Brekel-Dijkstra[2]
[1]Institut für Allgemeinmedizin und ambulante Gesundheitsversorgung (iamag), Universität Witten/Herdecke
[2]Positive Health International, Utrecht

Trotz ethischer und politischer Rahmenvorgaben zur Förderung von Gesundheitskompetenz und Patientenautonomie fehlt es bisher an praktikablen Konzepten, um die medizinische Beratung von Patient:innen und das Gesundheitssystem in der Breite konsequent zentriert um die bio-psycho-sozialen Bedarfe der Menschen herum zu organisieren [1]. In den Niederlanden hat das von einer Arbeitsgruppe um Machteld Huber entwickelte Konzept Positive Health erfolgreich zu einer patientenzentrierten Neuausrichtung der Prozesse im Gesundheitswesen beigetragen [2]. Das Konzept Positive Health von Huber bildet eine Operationalisierung einer neuen, dynamischen Definition von Gesundheit, wonach Gesundheit die Fähigkeit von Individuen ist, gegenüber körperlichen, geistigen und sozialen Herausforderungen Resilienz zu beweisen und selbst zu managen [3, 4].

Was ist Positive Health und wie unterschiedet sich dieses Konzept von anderen Sichtweisen auf Gesundheit?

Das Beschäftigung mit der Frage, was Gesundheit ist und wie sie zu fördern sei, spielte in der modernen und wissenschaftlichen Medizin lange Zeit eine untergeordnete Rolle. Die Medizin verfügt über eine Vielzahl von ausdifferenzierten Konzepten zu Entstehung und Behandlung von Krankheiten. Doch zu der Frage, was Gesundheit als Gegenpol von Krankheit ist, kann die Medizin der Neuzeit traditionell wenig beitragen. Das liegt aus systemtheoretischer Sicht daran, dass der spezifische binäre Code der Medizin „Krank vs. Gesund" die Besonderheit aufweist, dass der Code „Gesund" im Medizinbetrieb in der Regel eine „Leerstelle" darstellt [5]. Dieser Umstand zeigt sich beispielsweise bei in Arztbriefen gebräuchlichen Begriffen wie „o.B." (ohne Befund) oder „leere Anamnese" für Fälle, in denen nichts Krankhaftes oder kein Risikofaktor detektiert wurde. Die Frage, ob ein Mensch gesund ist, kann nach dieser Logik von der Medizin somit immer nur mit einer Negation, d.h. als „Abwesenheit von ...", beantwortet werden. Entsprechend wird in der Medizin auch heute noch Gesundheitsförderung häufig mit Prävention, d.h. der Vermeidung von Krankheit oder Abmilderung von Risikofaktoren gleichgesetzt.

Die aktuelle WHO-Definition von Gesundheit, die 1948 formuliert wurde, beschreibt Gesundheit als „einen Zustand des vollständigen körperlichen, geistigen und sozialen Wohlbefindens und nicht nur das Fehlen von Krankheit oder Gebrechen". Damals war diese Formulierung aufgrund ihrer Breite und ihres Anspruchs bahnbrechend. Sie überwand die Eingrenzung der Definition von Gesundheit als Abwesenheit von Krankheit und schloss den körperlichen, geistigen und sozialen Bereich ein. Eine häufige Kritik an der WHO-Definition betrifft die Absolutheit des Wortes „vollständig" in Bezug auf das Wohlbefinden. Die Ausrufung dieser Idealnorm befeuere die Medikalisierung der Gesellschaft, da folglich alle Individuen einen potenziell unstillbaren Bedarf haben, ihr Wohlbefinden zu optimieren und ihre Krankheitsrisiken zu minimieren [6]. Prävention als Verhütung von Krankheiten und Zuständen des Nicht-Wohlbefindens kann paradoxerweise ihr Ziel niemals vollständig erreichen und ist spätestens mit dem Tod des Individuums gescheitert.

Von dem amerikanisch-israelischen Gesundheitswissenschaftler Aaron Antonovsky (1923–1994) wurde der Begriff der Salutogenese als Gegenbegriff zur Pathogenese eingeführt. Es müsse nicht nur erforscht werden, wie Krankheiten entstehen (Pathogenese), wie sie verhindert und behandelt werden können. Vielmehr sei es für die Gesundheit der Bevölkerung förderlich zu verstehen, wie Gesundheit entsteht (salus = gesund; genese = Entstehung), wie Menschen angesichts Risiken und Stressoren gesund bleiben und mit Beeinträchtigungen gut leben können [7]. Jede Person befinde sich in einem Kontinuum von gleichzeitig mehr oder weniger Krankheit und Gesundheit. Dies schließt ein, dass auch

Positive Health: ein neues Konzept aus den Niederlanden für die Gesundheitsförderung und Prävention

schwerkranke Menschen gesunde Anteile haben, die stetig neu im Sinne der Salutogenese produziert werden.

Das Ziel für das Individuum besteht somit nicht mehr in der Erreichung einer Idealnorm von Gesundheit, sondern in der Herstellung und Aufrechterhaltung eines aktiven Gleichgewichtszustands und der Fähigkeit, mit schädlichen Einflüssen produktiv umzugehen. Die dafür notwendige psychische Widerstandsfähigkeit wird häufig als Resilienz bezeichnet [2]. Antonovsky spricht von einem „Kohärenzgefühl", welches das Individuum benötigt, um bestmöglich mit den unterschiedlichen Herausforderungen und Belastungen umzugehen.

> **Das Kohärenzgefühl nach Antonovsky schließt folgende drei Komponenten ein [7]:**
> 1. Gefühl der Verstehbarkeit, d.h. eine Person kann die Vorgänge um sie herum kognitiv und emotional verarbeiten und deuten;
> 2. Gefühl von Handhabbarkeit, d.h. eine Person nimmt wahr, dass sie über geeignete Ressourcen zur Bewältigung der Anforderungen verfügt;
> 3. Gefühl von Sinnhaftigkeit, d.h. eine Person empfindet das eigene Leben als sinnvoll und sieht neu auftretende unsichere Umstände zumindest teilweise als willkommene Herausforderungen an, die es zu bewältigen gilt. Dieser motivationale Aspekt wird von Antonovsky als der Wichtigste angesehen.

Etwa zeitgleich mit dem Konzept der Salutogenese entwickelten sich Ansätze, die nicht nur auf das einzelne Individuum, sondern auf die sozialen und ökologischen Aspekte der Gesundheitsentstehung verweisen, wie etwa gemeindeorientierte Programme oder das Konzept des Empowerments [8]. Diese Ansätze und die Salutogenese wurden von der WHO seit ihrer Ottawa-Charta 1986 zu „Health Promotion" nach und nach adaptiert und weiter ausgearbeitet. Nach heutigem Verständnis sollte die Gesundheitsförderung nicht nur die individuelle Ebene im Blick haben. Ihre Aufgabe ist es ebenso, „salutogenetische Prozesse in sozialen Systemen zu initiieren, zu unterstützen" und die Strukturen für Hilfemöglichkeiten zu schaffen [9].

Von der niederländischen Hausärztin und Wissenschaftlerin Machteld Huber wurde 2011 eine Definition von Gesundheit vorgeschlagen, die den Ansatz der Salutogenese aufgreift und fortführt: Gesundheit ist „die Fähigkeit, sich angesichts sozialer, körperlicher und emotionaler Herausforderungen anzupassen und selbst zu managen" [3]. Dieses dynamische Verständnis von Gesundheit greift Forschungsergebnisse auf, die besagen, dass viele Menschen mit chronischen Krankheiten sich durchaus als gesund bezeichnen. Auch viele ältere Menschen sehen sich selbst als gesund an, selbst wenn ihre körperlichen Funktionen stark eingeschränkt sind. Für sie bedeutet gesund zu sein oft, die Fähigkeit zu haben, das eigene Leben zu leben. Für dieses Verständnis ist es – in Übereinstimmung mit Antonovsky – zentral, dass Gesundheit stets sowohl einen subjektiven und einen normativen, d.h. bewertenden Bezug (Meaningfulness) hat und nicht vollständig objektivierbar ist.

Machteld Huber und ihre Arbeitsgruppe machten sich anschließend daran, ein neues Konzept von Gesundheit zu erarbeiten. In einer qualitativen und einer nachfolgenden quantitativen Studie mit 1.938 Teilnehmer:innen, darunter Professionelle im Gesundheitswesen, Patient:innen; Bürger:innen sowie Vertreter:innen aus Politik, Public Health, Krankenkassen und Gesundheitswissenschaften wurden zunächst sechs relevante Dimensionen von Gesundheit herausgearbeitet: Körperliche Funktionen, Mentales Wohlbefinden, Lebensqualität, Möglichkeit zur sozialen Teilhabe, Sinngebung sowie Fähigkeit, im Alltag zurecht zu kommen. Bei der Gewichtung der sechs Dimensionen zeigten sich deutliche Unterschiede zwischen den Stakeholder-Gruppen. Während Politiker:innen und Ärzt:innen die Dimensionen der Sinngebung und der Teilhabe als vergleichsweise weniger relevant bewerteten, wurden von Patient:innen und Krankenpfleger:innen alle sechs Dimension in etwa gleichermaßen hoch bewertet. In die nachfolgende Konzeption eines Instruments zur subjektiven Einschätzung der eigenen Gesundheit wurden die Ratings der Patient:innen am höchsten gewichtet und daher alle 6 Dimensionen aufgenommen [6].

Welche Wirkungen auf Prävention bzw. Versorgung werden durch das Konzept Positive Health intendiert?

Das Gesundheitsförderungskonzept Positive Health tritt mit dem Anspruch an, auf individueller Ebene Menschen dazu zu befähigen, selbst stärker die Regie über ihr Wohlergehen zu übernehmen und ein erfülltes Leben zu führen. Das Konzept wurde in den Niederlanden zunächst in der Primärversorgung entwickelt und erprobt [10]. Später wurde es auch in Krankenhäusern, Schulen, Sozialeinrichtungen sowie auf übergeordneter Ebene in Kommunen und der Gesundheitspolitik eingesetzt [2, 11].

Die individuelle Beratung nach dem Positive Health-Konzept zielt darauf ab, die Beziehungen zwischen Behandler:innen und Patient:innen zu verbessern und während der Konsultationen eine umfassende Perspektive auf die Gesundheit zu fördern. In einem offenen und patienten-zentrierten Dialog zu allen Dimensionen der Gesundheit im Kontext der individuellen Lebenssituation sollen die Ressourcen der Patient:innen exploriert und im Sinne des „Empowerment" aktiviert und gestärkt werden. Für den Gesprächsprozess zur positiven Gesundheit nach Huber wird ein „Spinnennetz-Diagramm" mit den sechs Gesundheitsdimensionen verwendet. Die Patient:innen bzw. die zu beratene Personen werden gebeten, ihre Gesundheit unter der Überschrift „Wie geht es Ihnen?" für alle 6 Komponenten jeweils zwischen Null (schlechtmöglichster Zustand) und Zehn (bestmöglicher Zustand) zu bewerten. Das Ergebnis soll in ein Diagramm in Form eines „Spinnennetzes" aufgetragen werden und bildet den Ausgangspunkt für eine moderierte Selbstreflexion (Abb. 1) [12].

In dem anschließenden „anderen Gespräch" soll die beratende Person das eigene Expertenwissen zurückstellen und zunächst nur zuhören. Dafür werden den Patient:innen/Klient:innen zwei initiale offene Fragen „Was fällt Ihnen auf?" und „Was ist für Sie wichtig?" gestellt. Dabei erhält das Gegenüber die Gelegenheit, eigene Priorisierungen vorzunehmen und angeregt durch die anschließende Leitfrage „Was können Sie tun?" selbst mögliche Veränderungsschritte zu identifizieren. Es kann sich dabei um Schritte handeln, die von den Expert:innen nicht erwartet wurden, die aber – weil sie aus der Eigeninitiative kommen – eine höhere Chance auf Realisierung haben als allgemeine Ratschläge. Das „andere Gespräch" soll mit zwei weiteren Fragen abschließen: „Was ist Ihr erster Schritt?" und „Was brauchen Sie?". Hier ist dann wiederum das Expertenwissen gefragt, wenn die zu beratende Person z.B. darin unterstützt wird, ein bestimmtes gesundheitsförderndes Angebot in der Region zu finden oder eine weitergehende psychosoziale Beratung vermittelt wird [2].

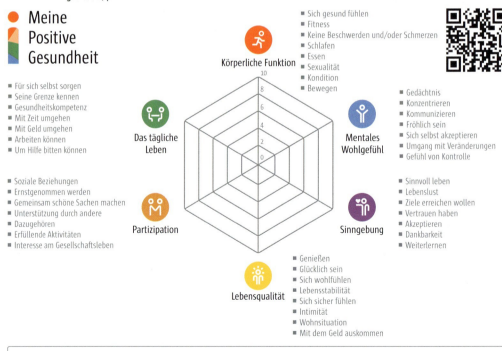

Abbildung 1   Bewertung der Gesundheit anhand von 6 Dimensionen (Quelle: https://positivehealth-international.com/dialogue-tools/)

Der Positive Health-Ansatz setzt somit zum einen stark auf das Empowerment, d.h. auf die Förderung der Eigeninitiative. Zum anderen schließt das Konzept an die Idee des „Social Prescribings" an, bei dem medizinische Behandlungen in der Primärversorgung durch die Verschreibung von solchen Maßnahmen ergänzt werden, die die sozialen und emotionalen Bedürfnisse der Patient:innen fördern [13].

In den Niederlanden entwickelte sich Positive Health in den letzten Jahren auch zu einem Konzept, das in kommunale bzw. regionale Programme zur Gesundheitsförderung eingebunden wird [14]. Das Framework mit den 6 Dimensionen von Gesundheit wird als gemeinsamer Rahmen genutzt, um in einem sozialen Raum, wie z.B. in einem sozial benachteiligten Stadtviertel, unter Einbeziehung der relevanten Stakeholder die Planungen für ein gesundheitsfördernde Initiativen zu unterstützen [15].

Der Positive Health-Ansatz ist in den Niederlanden auch von der Gesundheitspolitik aufgegriffen worden und bildet ein wichtiges Narrativ für Reformen des Gesundheitssystems zur Förderung von Eigeninitiative, Nachhaltigkeit sowie der Verringerung von Unter-, Fehl- und Überversorgung. Das Modell Positive Health bietet eine gemeinsame Sprache für die sektorübergreifende Kommunikation verschiedener Stakeholder über Gesundheit. Es spiegelt die politische Intention der Regierung wider, von einer krankheitsorientierten zu einer gesundheitsorientierten Sichtweise im Hinblick auf die Gestaltung des Gesundheitswesens und weiterer relevanter gesellschaftlicher Bereiche wie etwa der Sozialfürsorge überzugehen [16].

Welche Erkenntnisse zur Wirksamkeit von Positive Health liegen vor?

Seit der Einführung von Positive Health sind zahlreiche wissenschaftliche Publikationen erschienen, die sich mit der Konzeption, der Machbarkeit und den Wirkungen auf individueller und kollektiver Ebene beschäftigen [10]. Studien zu Anwendbarkeit bzw. Machbarkeit zeigen generell eine hohe Akzeptanz des Konzepts Positive Health, die jeweiligen Autoren empfehlen jedoch auch eine weitere Ausarbeitung des Konzepts für die Anwendung in verschiedenen Kontexten und Bevölkerungsgruppen [10, 15]. Es ist zu beachten, dass bei der Verwendung des Positive-Health-Instruments in unterschiedlichen Ländern die jeweiligen kulturellen und kontextspezifischen Perspektiven und Bedürfnisse berücksichtigt werden müssen [17].

Eine einarmige Interventionsstudie ergab, dass die Einführung von Positive Health in einer niederländischen Arztpraxis zur Reduktion von Überweisungen ins Krankenhaus bzw. zu Spezialisten um 25% sowie zu einer höheren Arbeitszufriedenheit im Praxisteam geführt hat [18]. In einer qualitativen Studie konnte gezeigt werden, dass Positive Health das Potenzial besitzt, die Arbeitszufriedenheit von Ärzt:innen bzw. generell medizinischem Personal zu steigern [19].

Untersuchungen zur Validität der aktuellen Version des Spinnennetz-Diagramms (Abb. 1) haben ergeben, dass es eher als Dialoginstrument und weniger als ein Messinstrument geeignet ist [20]. Mit zunehmender Verbreitung von Positive Health in der Praxis steigt jedoch sowohl bei Anwendern und Behandelten sowie auch seitens der Gesundheitspolitik und der Krankenkassen das Interesse, die Auswirkungen zu objektivieren und zu überprüfen. Um diesem Bedarf gerecht zu werden, haben van Vliet et al. [12] in einer psychometrischen Studie ein 17 Punkte umfassendes Messinstrument entwickelt, das angemessene psychometrische Eigenschaften in Bezug auf seinen Inhalt und seine konvergente Validität aufweist [20]. In einer nicht-kontrollierten Interventionsstudie mit 88 Teilnehmer:innen mit Adipositas unter Einsatz von Positive Health zeigte sich nach 8 Monaten neben einer Verbesserung der körperlichen Fitness ein Anstieg für alle Dimensionen des revidierten 17-item Positive Health-Instruments [21]. Aktuell laufen in den Niederlanden weitere Forschungsprojekte, deren Ergebnisse noch ausstehen.

Es gibt noch keine eindeutigen evidenzbasierten Erkenntnisse über die Auswirkungen von Positive Health auf klinische Endpunkte, beispielsweise aus randomisierten kontrollierten Studien. Für den deutschsprachigen Raum liegen noch keine empirischen Studien vor und mit der Einführung des Konzepts in Deutschland besteht weiterer Forschungsbedarf, beginnend mit Machbarkeits- und Proof-of Concept-Studien.

Zusammenfassend lässt sich festhalten, dass zu dem noch jungen Thema Positive Health bereits etliche wissenschaftliche Studien vorliegen, viele Forschungsarbeiten noch im Gange sind, international aber noch Bedarf an weiteren wissenschaftlichen Erkenntnissen besteht [10].

Welche Rahmenbedingungen sind für die Implementierung und Anwendung notwendig?

Nach gegenwärtigen Stand ist das Konzept Positive Health in Deutschland noch weitgehend unbekannt und wird nur punktuell von einigen Ärzt:innen und Sozialarbeiter:innen angewendet. Inhaltlich kann in Deutschland an eine gewisse Tradition für salutogenetisch ausgerichtete Behandlungskonzepte, etwa der „Gesundheitsorientierten Gesprächsführung", angeknüpft werden. Projekte wie „Gesundheitsfördernde Praxen" haben in der hausärztlichen Versorgung jedoch nur eine geringe Verbreitung gefunden [22]. Aufgrund der aktuellen Arbeitsbedingungen in den Hausarztpraxen, die durch Zeit- und Personalmangel sowie organisatorische Herausforderungen (z.B. der Digitalisierung) gekennzeichnet sind, ist nicht zu erwarten, dass sich die Implementierung von Positive Health allein durch Informationen und Fortbildungen mit der Aufforderungen, das Konzept in der Praxis auszuprobieren, erfolgreich realisieren lässt.

Für die Implementierung in Hausarztpraxen kann empfohlen werden, das gesamte Praxisteam in eine Positive Health-Intervention einzubeziehen. Dies trägt dem Umstand Rechnung, dass die Medizinischen Fachangestellten (MFA) der Hausarztpraxen nicht nur organisatorische Aufgaben erfüllen, sondern – noch immer zu wenig beachtet – auch wesentliche Beratungs- und Koordinierungsfunktionen für die Patient:innen im Sinne der interprofessionellen Zusammenarbeit wahrnehmen [23]. Eine gemeinsame salutogenetische Orientierung eignet sich zudem zur Verknüpfung mit Maßnahmen zur Stressreduktion und Betrieblichen Gesundheitsförderung für Ärzt:innen und MFAs und kann die Arbeitskultur im Team nachhaltig verbessern [2].

> **Förderliche Faktoren für eine Implementierung von Positive Health in der Primärversorgung nach gegenwärtigem Wissensstand sind:**
> - Pilotprojekte mit hohem Vorbildcharakter in einzelnen Praxen
> - Unterstützung von interessierten Hausarztpraxen oder anderen Gesundheitseinrichtungen, die Positive Health nutzen möchten durch Coaching und Fortbildungen
> - Entwicklung von Aus-, Fort-, und Weiterbildungskonzepten zu Positive Health für Ärzt:innen und andere Gesundheitsberufe [24]
> - Finanzielle Honorierung des höheren organisatorischen und zeitlichen Aufwands durch den Einsatz von Positive Health in der Hausarztpraxis, wie es bereits in den Niederlanden realisiert wurde [25].

Die Erfahrungen aus den Niederlanden legen jedoch auch nahe, dass bei der Implementierung von Positive Health mehrere Ebenen des Gesundheitssystems und unterschiedliche Akteure gleichzeitig angesprochen werden sollten: Ärzt:innen – Praxisteams – Gesundheitsnetze/Kommunen – Gesundheitspolitik – weitere Stakeholder wie Bürger- und Patientenvertreter:innen [2].

Um eine Implementierung von Positive Health auf kommunaler Ebene zu fördern, bietet sich die Zusammenarbeit mit den in vielen Regionen bereits etablierten Gesundheitsnetzen/Praxisnetzen an. Durch gemeinsame Informationsveranstaltungen, Workshops sowie Öffentlichkeitsarbeit könnten Synergien in Richtung einer Neuausrichtung auf allen Ebenen der Gesundheitsversorgung einer Region oder eines Quartiers erzielt werden.

Im Hinblick auf die mögliche flächendeckende Einführung von „Gesundheitskiosken" als niedrigeschwelliges Beratungsangebot außerhalb der etablierten Strukturen des Gesundheitswesens stellt Positive Health in der Primärversorgung ein komplementäres Konzept dar. Darüber hinaus bietet Positive Health inhaltliche und organisatorische Anknüpfungspunkte zu gesellschaftspolitischen Strategien gegen Einsamkeit sowie zu gesundheitsfördernden Maßnahmen in unterschiedlichen medizinischen Bereichen wie der Arbeitsmedizin oder der Rehabilitation

Fazit

Das Konzept Positive Health stellt eine Weiterentwicklung und Operationalisierung von salutogenetisch ausgerichteten Ansätzen zur Gesundheitsförderung dar. Mit dem „Spinnennetz"-Assessment zu 6 positiven Dimensionen von Gesundheit wurde ein Instrument entwickelt, das in den Niederlanden nicht nur in der Primärversorgung, sondern im kommunalen Gesundheitsförderung sowie der Gesundheitspolitik eine breite Verwendung gefunden hat. Positive Health ist ein potenziell wertvoller Baustein in einem zukünftigen patientenzentrierten Gesundheitssystem mit stärkerer Ausrichtung auf Prävention und Gesundheitsförderung.

Literatur

1. Schaeffer, D. et al. (Hrsg.) (2020). Nationaler Aktionsplan Gesundheitskompetenz. Die Gesundheitskompetenz in Deutschland stärken. Berlin: KomPart.
2. Huber, M.A.S., Jung, H.P., Van den Brekel-Dijkstra, K. (2021) Handbook Positive Health in Primary Care: The Dutch Example; Bohn Stafleu van Loghum: Houten, The Netherlands.
3. Huber, M., Knottnerus, J.A., Green, L. et al. (2011) How should we define health? BMJ. 343:d4163:1–3.
4. Bodryzlova, Y., Moullec, G. (2023) Definitions of positive health: a systematic scoping review. Glob Health Promot. 30(3):6–14.
5. Luhmann, N. (1990) Der medizinische Code. In: ders: Soziologische Aufklärung 5. Konstruktivistische Perspektiven. Opladen. 183–195
6. Huber, M., van Vliet, M., Giezenberg, M., Winkens, B., Heerkens, Y., Dagnelie, P.C., Knottnerus, J.A. (2016) Towards a 'patient-centred' operationalisation of the new dynamic concept of health: a mixed methods study. BMJ Open. 6(1)
7. Antonovsky, A. (1997). Salutogenese. Zur Entmystifizierung der Gesundheit. Tübingen: DGVT-Verlag.
8. Rappaport, J. (1985) Ein Plädoyer für die Widersprüchlichkeit – ein sozialpolitisches Konzept des Empowerments anstelle präventiver Ansätze. Verhaltenstherapie und psychosoziale Praxis 2(17):257–278
9. Freidl, W., Rásky, E., Noack, R.H. (1995): Gesundheitsförderung – aus einer systemtheoretisch-gesundheitswissenschaftlichen Perspektive. Praxis der Klinischen Verhaltenstherapie und Rehabilitation 8:13–17.
10. van Vliet, M., de Kleijn, M., van den Brekel-Dijkstra, K., Huijts, T., van Hogen-Koster, S., Jung, H.P., Huber, M. (2024) Rapid Review on the Concept of Positive Health and Its Implementation in Practice. Healthcare (Basel). 12(6):671.
11. Bock, L.A. et al. (2021) Positive Health dialogue tool and value-based healthcare: a qualitative exploratory study during residents' outpatient consultations. BMJ Open. 11:e052688
12. van Vliet, M.; Doornenbal, B.M.; Boerema, S.; van den Akker-van Marle, E.M. (2021) Development and psychometric evaluation of a Positive Health measurement scale: a factor analysis study based on a Dutch population. BMJ Open. 11:e040816.
13. Kimberlee, R. (2015) What is social prescribing? Adv Soc Sci Res J 2:102–10.
14. Grootjans, S.J.M.; Stijnen, M.M.N.; Kroese, M.E.A.L.; Vermeer, A.J.M.; Ruwaard, D.; Jansen, M.W.J. (2019) Positive Health beyond boundaries in community care: Design of a prospective study on the effects and implementation of an integrated community approach. BMC Public Health. 19:248
15. van Wietmarschen, H.A., Staps, S., Meijer, J., Flinterman, J.F., Jong, M.C. (2022) The Use of the Bolk Model for Positive Health and Living Environment in the Development of an Integrated Health Promotion Approach: A Case Study in a Socioeconomically Deprived Neighbourhood in The Netherlands. Int. J. Environ. Res. Public Health. 19:2478.
16. Johansen, F., Loorbach, D., Stoopendaal, A. (2023) Positieve Gezondheid: Verandering van taal in de gezondheidszorg. Beleid en Maatschappij. 50:4.
17. Sponselee, H., Ter Beek, L., Renders, C.M., Kroeze, W. (2023) Letting people flourish: Defining and suggesting skills for maintaining and improving positive health. Front. Public Health. 11:1224470.
18. Jung, H.P., Jung, T., Liebrand, S., Huber, M., Stupar-Rutenfrans, S., Wensing, M. (2018) Meer tijd voor patiënten, minder verwijzingen. Huisarts. Wet. 61:39–41.
19. Lemmen, C.H.C., Yaron, G, Gifford, R., Spreeuwenberg, M.D. (2021) Positive Health and the happy professional: a qualitative case study. BMC Fam Pract. 22(1):159.
20. Doornenbal, B.M., Vos, R.C., Van Vliet, M., Kiefte-De Jong, J.C., van den Akker-van Marle, M.E. (2022) Measuring positive health: Concurrent and factorial validity based on a representative Dutch sample. Health Soc. Care Community. 30:e2109–e2117.
21. Philippens, N., Janssen, E., Verjans-Janssen, S., Kremers, S., Crutzen, R. (2021) HealthyLIFE, a Combined Lifestyle Intervention for Overweight and Obese Adults: A Descriptive Case Series Study. Int. J. Environ. Res. Public Health. 18:11861.
22. Bahrs, O., Matthiessen, P.F. (2007) Gesundheitsfördernde Praxen: Die Chancen einer salutogenetischen Orientierung in der hausärztlichen Praxis. Dtsch.Ärztebl. 104(47):A-3250/B-2861
23. Kersting, C., Schmidt, A., Maas, M., Weckbecker, K., Mortsiefer, A. (2022) Burden Associated with Telephone Calls on COVID-19: Results of a Flash Mob Study in Family Practices. ZFA. 98:257–62.
24. Karel, Y., Van Vliet, M., Lugtigheid, C. et al. (2019) The concept of Positive Health for students/lecturers in the Netherlands. International Journal of Health Promotion and Education 57(5):286–296.
25. Zorgverzekeraars Nederland (2024) Leidraad 'Meer Tijd Voor de Patiënt' (MTVP). URL: https://www.lhv.nl/wp-content/uploads/2023/02/Leidraad_MTVP_def_versie2.pdf (abgerufen am 21.08.2024)

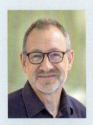

Univ.-Prof. Dr. med. Achim Mortsiefer

Achim Mortsiefer ist seit 2003 niedergelassener Facharzt für Allgemeinmedizin in Köln. Er habilitierte sich 2018 an der Heinrich-Heine-Universität Düsseldorf mit dem Thema „Förderung der ärztlichen Beratungskompetenz in hausärztlicher Praxis und medizinischer Lehre". Seit 2021 ist er Lehrstuhlinhaber für Allgemeinmedizin II und Patientenorientierung in der Primärversorgung am Institut für Allgemeinmedizin und Ambulante Gesundheitsversorgung (IAMAG) der Universität Witten/Herdecke.

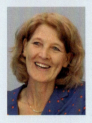

Karolien van den Brekel-Dijkstra, MD, PhD

Karolien van den Brekel-Dijkstra ist seit 20 Jahren Allgemeinmedizinerin und arbeitet im Leidsche Rijn Health Center in Utrecht, Niederlande. Darüber hinaus ist sie seit Jahren im Bereich Prävention, gesunder Lebensstil und positive Gesundheit aktiv. Sie setzt sich lokal, regional und (inter)national für die Umsetzung von Prävention und Positive Health ein und trägt als Direktorin von Positive Health international (positivehealth-international.com) dazu bei, die Umsetzung des PG-Konzepts mit dem Grundprinzip „Gesundheit als Ausgangspunkt und der Mensch im Mittelpunkt" außerhalb der Niederlande umzusetzen. Sie ist eine enthusiastische und innovative Hausärztin und immer noch sehr zufrieden mit ihrer Arbeit. Mit Positive Health führt sie Gespräche mit Menschen, die Einblicke geben und das Selbstmanagement stärken. Die Menschen entdecken (wieder) was für sie von Bedeutung ist, damit sie selbst ein gesünderes Leben führen können.

Erfolgsfaktoren von bewegungsbasierter Prävention

Uwe Tegtbur
Klinik für Rehabilitations- und Sportmedizin, Medizinische Hochschule Hannover

Die Weltgesundheitsorganisation (WHO) hat Mindestanforderungen an Bewegung für Kinder, Jugendliche und Erwachsene definiert. Moderate körperliche Aktivitäten sollten eine Intensität von mindestens des 3-fachen des Ruhe-Energieumsatzes betragen, intensive mindestens das 6-fache. Eine umfassende Übersicht zu Intensitäten verschiedener Aktivitätsformen findet sich im Kompendium von Ainsworth [1].

Die WHO beschreibt umfassende Effekte, die durch das Erreichen ihrer Bewegungsempfehlungen erzielt werden können: Verbesserung der Gesamtmortalität, Reduktion von Leber-, Lungen- und Herz-Kreislauf-Erkrankungen, Bluthochdruck, Krebserkrankungen, Typ-2-Diabetes, Angststörungen, Depression, Adipositas, Verbesserung von Knochengesundheit, kognitiver Gesundheit und Schlaf. Bei älteren Erwachsenen verhindert die körperliche Aktivität Stürze und sturzbedingte Verletzungen [2].

Die WHO erfasst standardisiert die Gesundheitssituation aller Länder. Im Jahresbericht 2022 beschreibt die WHO, wieviel Prozent der Bevölkerung die Mindestanforderungen zu körperlicher Aktivität und Gesundheit erfüllen oder nicht [2]. Die ››› Tabelle 1 zeigt, dass die deutsche Bevölkerung, von Kindern bis zu Älteren, im internationalen Vergleich z.T. erheblich weniger körperlich aktiv ist. Dabei nimmt das mangelhafte körperliche Bewegungsausmaß in Deutschland über Jahrzehnte dramatisch weiter ab.

Kinder und Jugendliche

WHO-Mindestanforderung an körperliche Aktivität
Kinder und Jugendliche im Alter von 5 bis 17 Jahren sollten täglich mindestens 60 Minuten moderat körperlich aktiv sein. Darin enthalten sollten an mindestens drei Tagen intensive ausdauernde und kräftigende Aktivitäten sein, die die Entwicklung von Organen, Muskeln und Knochen fördern [3].

Tabelle 1 Prävalenz körperlicher Inaktivität in verschiedenen Altersgruppen nach WHO-Kriterien in Prozent [2]

Land	11–17 Jahre		18–69 Jahre		70 Jahre +	
	Männlich	Weiblich	Männlich	Weiblich	Männlich	Weiblich
Deutschland	80	88	40	44	56	61
Dänemark	82	87	26	31	39	46
Niederlande	77	84	25	29	39	44
Österreich	71	85	26	34	40	49
Schweden	82	87	22	25	34	39
Slowenien	75	86	28	37	42	53
Spanien	70	84	23	31	36	46
Thailand	70	85	22	27	34	42
USA	64	81	32	48	47	65

> Die WHO-geforderten Aktivitäten fördern in hohem Ausmaß die körperliche und geistige Entwicklung von Kindern und Jugendlichen. Bei Fehlen dieser Bewegungsreize sind die für Kinder essenziellen Entwicklungen im späteren Alter nicht mehr zu kompensieren.

Die Erfüllung der WHO-Mindestanforderungen führen auch bei Kindern und Jugendlichen zu besserer kardiorespiratorischer und muskulärer Fitness und kardiometabolischer Gesundheit, verbessern Blutdruck, Lipidstoffwechsel, Glukose- und Insulinresistenz, Knochengesundheit, kognitive und akademische Leistung, exekutive Funktionen, psychische und mentale Gesundheit und verringern Depressionssymptome und Adipositas [4].

Über 80% der deutschen Kinder und Jugendlichen erreichen die WHO-Mindestkriterien für gesunde körperliche Aktivität jedoch nicht.

Inaktivität bei Kindern und Jugendlichen steigt mit zunehmendem Alter

Wesentliche Ursache für die steigenden Krankheitsrisiken bei Kindern ist die jährlich wachsende Zahl inaktiver Kinder und Jugendlicher. Die bundesweit repräsentative Studie zur Gesundheit von Kindern und Jugendlichen in Deutschland (KiGGS2) zeigt, dass 46% der 3- bis 6-Jährigen in den Jahren 2014–2017 die WHO-Empfehlungen erfüllen, bei den 14- bis 17-Jährigen sind es nur 12% [5]. Ein klarer Trend zu weniger körperlicher Aktivität zeigt sich darin, dass diese Quote innerhalb von fünf Jahren um weitere 5% im Vergleich zu KiGGS1 gesunken ist [6]. Das Aktivitätsniveau der Mädchen liegt in allen Altersgruppen unter dem der Jungen.

Die Gründe für den sehr hohen Prozentanteil der Kinder, die die WHO-Mindestanforderung für Bewegung nicht erreichen, sind wesentlich bedingt durch die gesellschaftliche Entwicklung. In erster Linie sind hier Transport und Medienkonsum zu nennen. Ein aktiver Weg zur Schule und zurück würde oft ausreichen, um eine Stunde pro Tag körperlich aktiv zu sein. Der Medienkonsum steigt von Jahr zu Jahr. Eine gefährliche Entwicklung Jugendlicher ist zusätzlich das zunehmende nächtliche Gaming, was Bewegung und schulische Leistung weiter verschlechtert. Nach Angaben der Landessportbünde reduziert sich die Anzahl der Kinder und Jugendlichen in Sportvereinen, vor allem ab dem 12. Lebensjahr. Immer mehr Bundesländer führen Ganztagsschulen ein. Das hat zur Folge, dass die Anzahl der Kinder in Sportvereinen weiter abnimmt. Die Sportangebote im Ganztag sind in der Regel freiwillig, sodass hier vor allem bewegungsaffine Kinder teilnehmen.

Arteriosklerose beginnt im Jugendalter

Die gesundheitlichen Auswirkungen der Inaktivität wie Krebsentstehung oder Herzinfarkt werden oft erst nach Jahren oder Jahrzehnten klinisch sichtbar. Schaut man auf aktuelle Forschungen, so zeigt sich z.B. bereits bei 11–17-Jährigen, die inaktiv und adipös sind, die Erstmanifestation der Arteriosklerose großer Gefäße [7], und eine französische Fall-Kontrollstudie zeigt, dass Zellen bei inaktiven, übergewichtigen Jugendlichen schneller altern [8].

Hohe Lifetime-Folgekosten bei Adipositas bereits im Jugendalter

Sonntag et al. haben die lebenslangen Kosten analysiert, wenn bereits im Kindes- und Jugendalter Übergewicht oder Adipositas vorliegen. Übergewichtige Kinder sind in der Regel auch im Erwachsenenalter übergewichtig und leiden unter adipositasbedingten Komorbiditäten. Die lebenslangen Gesamtmehrkosten betragen 393 Milliarden Euro bzw. sind 4,15-mal höher als diejenigen normalgewichtiger Kinder [9].

Gesundheitliche Ungleichheiten bei Kindern je nach sozioökonomischem Status und bildungsfernem Hintergrund

Die KiGGS2-Studie untersuchte den Einfluss des sozioökonomischen Status (SES) auf Kinder und Jugendliche (nach Angaben des Statistischen Bundesamts waren 2023 14% armutsgefährdet; www.destatis.de). Bei Kindern mit niedrigem SES ist die Wahrscheinlichkeit, dass ihr Gesundheitszustand mäßig bis sehr schlecht ist, fünfmal höher als bei Kindern mit hohem SES. Bei Kindern und Jugendlichen mit niedrigem SES sind psychische Probleme (23%), geringe körperliche Aktivität (39%), Adipositas (10%) und Übergewicht (24%) sowie der Konsum zuckerhaltiger Erfrischungsgetränke (28%) dreimal häufiger als bei Kindern mit hohem SES [10].

> Ein niedriges Familieneinkommen hat einen massiven Einfluss auf die Gesundheit und das Gesundheitsverhalten von Kindern. Die Autoren von KiGGS2 stellen fest: „Kinder und Jugendliche, die in Armut aufwachsen, sollten eine zentrale Zielgruppe für Prävention und Gesundheitsförderung sein" [11].

J1 Untersuchungen werden nur zu 40% wahrgenommen. Aber alle Kinder in Deutschland werden bei der Einschulung, in der Regel im Alter von 6 Jahren, medizinisch umfassend untersucht.

Ergebnisse der Schuleingangsuntersuchungen als Zugang zu gezielter Prävention

Schuleingangsuntersuchungen sind in Deutschland die vollständige, 100%-Erhebung des Gesundheits- und Entwicklungsstandes einer gesamten Alterskohorte. Für den medizinischen Gesundheitscheck und die Entwicklungsbeurteilung vor der Einschulung gibt es ein standardisiertes Protokoll, das digital dokumentiert wird und die Möglichkeit zur Auswertung bietet [12]. Bei den Schuleingangsuntersuchungen 2015 in Niedersachsen (n = 29.241) lag der Anteil der übergewichtigen Kinder bei 10%. Im Jahr 2021 während der Pandemie (n = 33.367) stieg der durchschnittliche Anteil auf 14%. Noch negativer ist der beobachtete Anstieg bei Kindern aus bildungsfernen Schichten auf 23% und bei Kindern mit Migrationshintergrund auf 20%. Dieser Zustand stellt eine ernsthafte Bedrohung und ein großes Gesundheitsproblem mit weitreichenden wirtschaftlichen Folgen dar. Gründe dafür sind unter anderem der pandemische Anstieg des Medienkonsums und die Verringerung der körperlichen Aktivität. Die gesundheitsschädigenden Verhaltensweisen der Kinder halten auch nach der Pandemie an.

Die Folgen der Zunahme von gesundheitsschädigenden Verhaltensweisen bei Kindern

1. Weiter zunehmende Häufigkeit von Fettleibigkeit, Bluthochdruck und Stoffwechselkrankheiten bei Kindern in Deutschland,
2. Kinder, die übergewichtig sind, zeigen eine Verzögerung in der Entwicklung ihrer motorischen und geistigen Fähigkeiten,
3. der Unterschied zu normalgewichtigen Gleichaltrigen in Bezug auf körperliche Aktivitäten und gesunde Ernährung wächst mit zunehmendem Übergewicht,
4. übergewichtige Kinder sind in der Regel auch im Erwachsenenalter übergewichtig und leiden unter adipositasbedingten Komorbiditäten und
5. Übergewicht und Fettleibigkeit stehen in Verbindung mit mehr depressiven Symptomen bei Kindern.

Diese Fakten sind ein dringender Aufruf zum Handeln. Es sollten Präventionsprogramme für Kinder aufgelegt werden, die auf mehr Bewegung, gesündere Ernährung und weniger Medienkonsum abzielen, vorzugsweise für sozial benachteiligte Kinder.

Gesundheitsförderndes Verhalten ist im Grundschulalter besonders beeinflussbar und veränderbar

Die Kultusministerkonferenz hat 2012 beschlossen, dass die Gesundheitsförderung ein Ziel der Schule ist. Hierzu gehören neben Lerninhalten zur Gesundheit auch gezielte Maßnahmen zu Ernährung und Bewegung während des Schulalltags. Um Eltern stärker an der positiven Gesundentwicklung ihrer Kinder zu beteiligen, können auch administrative Entscheidungen zur Einschränkung oder Anpassung der Mediennutzung beitragen. Um die von der WHO beschriebenen, o.g. Gesundheitseffekte sowie körperliche und geistige Entwicklung zu fördern, sind wiederholte und z.T. auch anstrengende Bewegungsreize während des Schultags, auch z.B. während der Schulstunden, notwendig. Die Machbarkeit und Wirksamkeit wurden eindrucksvoll nachgewiesen [13]. Positiver Begleiteffekt von 2–5 Minuten langen Bewegungsreizen während der Schulstunde ist, dass dadurch Konzentration und Aufmerksamkeit verbessert und Lerneffekte gesteigert werden, berichteten auch die Lehrkräfte.

Präventive Interventionen in der Schule sollten so früh wie möglich beginnen. Kinder in der 2./3. Klasse zeigen nach einem Jahr standardisierter Schulpräventionsprogramme signifikant bessere Gesundheitseffekte als Kinder in der 5./6. Klasse [13].

In Baden-Württemberg („Komm mit in das gesunde Boot"), in Niedersachsen und Nordrhein-Westfalen (Rebirth active school) wurden in cluster-randomisierten Studien Effekte von präventiven Maßnahmen im Schulalltag untersucht. „Komm mit in das gesunde Boot" in der Grundschule adressiert primär Lehrkräfte, die die Gesundheitsförderung in der Schule in 20 Unterrichtsstunden umsetzen. Zahlreiche Publikationen dieser Initiative belegen auch die Bedeutung der Eltern als wesentlichen Faktor für bessere Gesundheit der Kinder [14]. Daher werden die Eltern auch gezielt angesprochen. Während des Schulalltags finden täglich zwei Bewegungsübungen von 5–10 Minuten Dauer statt. Die Kinder, die am Programm teilnahmen, bewegten sich tendenziell mehr, hatten eine bessere Ausdauer, hatten seltener abdominale Adipositas, nahmen weniger zuckerhaltige Getränke zu sich und frühstückten häufiger. In „Rebirth active school" werden Lehrkräfte in digitalen Fortbildungen geschult, wie Gesundheitsförderung und Bewegung in den Schulalltag bei Klassen der 2.–6. Jahrgangsstufe integriert werden können. Ziel ist es hier u.a., 60 Minuten Bewegung entsprechend der WHO-Kriterien im täglichen Schulalltag zu platzieren. Die Übungen von 2–15 Minuten Dauer adressieren im Wechsel Kräftigung, Ausdauer, Schnelligkeit, Beweglichkeit und Entspannung. Etwa 50% der Bewegungsziele wurden realisiert. Das führte in „Rebirth active school" zu signifikanten Verbesserungen bei Ausdauer, Koordination, Kraft und Schnelligkeit im Vergleich zur randomisierten Kontrollgruppe [13].

Zugänge zur Prävention risikoadaptiert

Aufgrund der offenbar sehr großen Zahl betroffener Kinder sollten die Ergebnisse der etablierten Vorsorgeuntersuchungen und der Schuleingangsuntersuchungen bei Kindern zu gezielten präventiven Interventionen führen. Darüber hinaus sollte eine personalisierte Prävention alle verfügbaren individuellen Merkmale und Gesundheitsdaten berücksichtigen, um mit effizienten Maßnahmen zu versuchen, den beobachteten alarmierenden Gesundheitszustand von Grundschulkindern zu verbessern.

> Ein niedrigschwelliger Zugang für Kinder und Eltern ist mit besonderem Augenmerk auf benachteiligte Personen oder Personen mit Migrationshintergrund zu legen:
>
> - Kindern mit hohen gesundheitlichen Risiken, diagnostiziert in U/J-Untersuchungen oder Schuleingangsuntersuchungen, sollten mit ihren Eltern schwellenarm individuelle Präventionsmaßnahmen angeboten werden.
> - Grundschulen mit höherem Anteil an Kindern mit gesundheitlichem Risikopotenzial sollten gefördert werden. Lehrkräfte für Gesundheit sollten den Lehrkörper unterstützen.
> - Grundschulen, Kindergärten, Hauptschulen
> - Alle weiterführenden Schulen inkl. Berufsschulen

Erwachsene und Ältere: Prävention risikobasiert steuern

WHO-Mindestanforderung an körperliche Aktivität

Erwachsene und Ältere sollten sich mindestens 150 Minuten pro Woche ausdauernd mit moderater Intensität bewegen (z.B. Radfahren mit ≥ 10 km/h; Gehen mit ≥ 4,2 km/h). Für intensivere Aktivitäten wie Radfahren mit z.B. > 20 km/h reduziert sich die Anforderung auf 75 Minuten pro Woche, bzw. eine äquivalente Kombination aus beidem. Die WHO empfiehlt für noch bessere Gesundheitseffekte, die Bewegungsumfänge auf 300 bzw. 150 Minuten pro Woche zu steigern. Muskelstärkende Aktivitäten großer Muskelgruppen sollten mindestens zweimal wöchentlich einbezogen sein.

Wie die ▶▶▶ Tabellen 1 und 2 zeigen, sind über 40% der deutschen Bevölkerung weniger als 150 Minuten pro Woche körperlich mindestens moderat aktiv, 54% sind übergewichtig. Durch den Bewegungsmangel sinkt der tägliche Kalorienverbrauch, was zu einer stetigen Zunahme von Übergewicht und Adipositas führt. So führen 100 Minuten weniger an moderater Aktivität zu einem Minder-Kalorienverbrauch von ca. 300–500 kcal pro Woche, was pro Jahr im Mittel einer Gewichtszunahme von 2 kg Fett entspricht.

> ▶▶▶ Die WHO-Daten legen nahe, dass alle großen Volkskrankheiten bedingt durch den Bewegungsmangel und das resultierende Übergewicht stetig zunehmen werden.

Während es 2022 20 Mio. neue Krebserkrankte gab, rechnet die WHO mit ca. 35 Mio. Neuerkrankungen im Jahr 2050 [15]. Wegen der demografischen Entwicklung ist in Deutschland mit noch höheren Steigerungsraten zu rechnen. Geschätzt könnten durch Primärprävention 30–50% der Neuerkrankungen vermieden werden.

Tabelle 2 Prävalenz von Adipositas und Übergewicht bei Erwachsenen (18–69 Jahre, Angaben in Prozent) [2]

Land	Adipositas		Übergewicht	
	Männlich	Weiblich	Männlich	Weiblich
Deutschland	22	18	63	45
Dänemark	15	11	54	36
Niederlande	15	15	52	40
Österreich	19	12	57	33
Spanien	19	13	60	40

Die Internationale Diabetes Föderation hat 2021 im Diabetes Atlas hochgerechnet, dass die Zahl der Diabetiker weltweit von 537 Mio. Menschen 2021 auf 783 Mio. Betroffene im Jahr 2045 steigt [16].

Das präventive Potenzial in Deutschland wird nicht ausreichend effektiv und mit ausreichender Power adressiert: Die Krankenkassen zahlen für alle Präventionsleistungen knapp 8 Euro pro Versichertem pro Jahr. Dabei sind die präventiven Maßnahmen oft nicht am Problem orientiert. Ein zentrales Präventionsangebot der Krankenkassen zur Bewegungsförderung sind die § 20 Kurse. Laut Auswertungen der Krankenkassen liegt der Anteil männlicher Teilnehmer nur bei 20%, was in keiner Weise dem Bedarf gerecht wird. Allein das gibt Grund zur Annahme, dass Zugänge zu Prävention individueller gesteuert und die Maßnahmen zielgerichteter auf die Risikosituation der Menschen personalisiert werden sollten.

Prävention personalisiert gestalten

Im Gegensatz zu früheren, wenig effektiven Programmen ohne personalisierte Methodik beschreiben Burdorf und Robroek zentrale Faktoren für eine erfolgreiche betriebliche Prävention: Identifikation und Angebot für Risikopersonen der Belegschaft, Support durch m-Health mit Face-to-Face-Feedback, parallele Kommunikationsstrategien wie Online-Meetings, App-Messaging und persönlicher Ansprache, multikomponente Interventionen, um Bedarfe von Frauen/Männern, Schichtarbeitenden, körperlich bzw. sitzend Tätigen zu adressieren [17].

Im betrieblichen Setting wurden diese Faktoren im MET-Syndrom (Met-S)-Projekt von VW Gesundheitswesen, Audi BKK und Medizinischer Hochschule Hannover umgesetzt. In betriebsinternen Check-Ups erfolgte eine Einstufung des gesundheitlichen Risikos [18]. Mit dieser selektiven Interventionsstrategie wurden nur Arbeitnehmer/-innen mit erhöhtem Gesundheitsrisiko, hier das metabolische Syndrom, und nicht die gesamte Belegschaft rekrutiert. Im Gegensatz zum sonst so hohen Frauenanteil nahmen im Verhältnis zur Belegschaft gleichviele Männer wie Frauen teil. Der risikobasierte Ansatz Check-Up in Verbindung mit einer Präventionsmaßnahme hat dazu geführt, dass auch Teilnehmende motiviert wurden, die sonst nicht an Prävention teilnehmen. Ein weiterer zentraler Interventionsbaustein war die Kombination von Gesundheitswissen mit Maßnahmen zum Selbstmanagement und Unterstützung durch telemedizinische Beratungen. Auch der Einsatz digitaler Technologien wie Wearables und deren Bewertung durch die Teilnehmenden selbst unterstützen die nachhaltigen Gesundheitseffekte. Innerhalb von zwei Wochen haben sich 543 Mitarbeitende gemeldet, um am Met-S-Projekt teilzunehmen. 314 wurden in Interventions- und Warte-Kontrollgruppen randomisiert. Ziel der 6 Monate andauernden Intervention war es, den Score des Met-S (Triglyceride, LDL-Cholesterin, Taillenumfang, Blutdruck, Blutzucker) durch die Erfüllung der WHO-Anforderungen von 150 Minuten mindestens moderater Aktivität signifikant zu verbessern. Auf Basis von den fünf Faktoren Risiken/Erkrankungen, Bewegungsapparat(-beschwerden), psycho-soziale Situation, objektive physische Belastbarkeit/Sporterfahrung sowie eigene Wünschen/Interessen der Teilnehmenden wurden nach dem Check-Up personalisierte Maßnahmen definiert. Die 150 wöchentlichen Bewegungsminuten wurden sechs Monate lang zu 96,3% erreicht. Hauptgrund hierfür war der aktive Alltag und Transport. Damit reduzierte sich der Met-S-Score klinisch relevant um 32%. Auch nach den sechs Monaten Intervention haben die Teilnehmenden als Zeichen der Nachhaltigkeit ihre erheblich verbesserte Gesundheit halten können (››› Abb. 1).

Überrascht war die Projektgruppe von „Nebenergebnissen": Blue collar worker und Schichtarbeitende verbesserten den Index ihrer Arbeitsfähigkeit besser als Büroarbeitende. Bei 37% gab es pathologische Leberwerte vor der Maßnahme, nach sechs Monaten waren es nur noch 14%. Das Ausmaß der Verbesserungen war dabei assoziiert mit der Höhe der Leistungssteigerung. Bei 17% gab es auffällige Depressionsscores vor der Maßnahme, nach sechs Monaten waren es nur noch 5%.

Zugänge zu risikostratifizierter Prävention sollten für die jeweiligen Altersgruppen definiert werden, damit Maßnahmen wirkungsvoller und finanzielle Mittel ökonomischer eingesetzt werden können. In Kombination mit den Zugängen ist es notwendig, zeitnah zielgerichtete Präventionsmaßnahmen anzubieten. Das umfasst sowohl verhältnis- als auch verhaltensbezogene Inhalte. Die Inanspruchnahme der Präventionsleistungen auch durch schwer erreichbare Gruppen (z.B. männlich, inaktiv, übergewichtig) konnte eindrucksvoll im betrieblichen Ansatz gezeigt werden.

Sturzprävention wie in Neuseeland

Ein hohes Präventionspotenzial mit direkten positiven und auch gesundheitsökonomischen Auswirkungen hat die Vermeidung von Stürzen. Der körperliche Funktionszustand und die Behandlung der Erkrankungen spielen dabei eine große Rolle. Bei Älte-

Schwerpunkt Wissenschaft

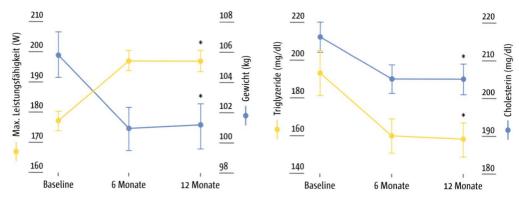

Abbildung 1 Die Teilnehmenden der Met-S-Präventionsmaßnahme konnten nach der 6-monatigen Intervention die Effekte auf Leistungsfähigkeit und Gesundheit nachhaltig stabilisieren.

* = signifikant zu Baseline

ren ab 70 Jahren ist die körperliche Inaktivität in Deutschland besonders ausgeprägt (**»** Tab. 1). Nur etwa 40% sind körperlich ausreichend aktiv. Hiermit negativ assoziiert ist das Sturzrisiko.

Mit der demografischen Entwicklung werden Stürze und Schenkelhalsfrakturen in den kommenden Jahren massiv zunehmen. Etwa 50–60% der Älteren stürzen mindestens einmal pro Jahr. In prospektiven Studien liegen diese Zahlen noch höher, bis ca. 70%. Stürze führen in Deutschland zu über 100.000 Schenkelhalsfrakturen pro Jahr und zu Behandlungskosten in Höhe von ca. drei Milliarden Euro [19]. Wegen muskulärer Schwäche, Komorbiditäten und verminderter Knochendichte sind vor allem Ältere betroffen. Das Risiko, eine Schenkelhalsfraktur zu erleiden, liegt im Verlauf des Lebens bei 10–20%; bei Frauen etwa doppelt so hoch wie bei Männern. Nach einem Oberschenkelhalsbruch werden ca. 20% der Patienten Pflegefälle. Schenkelhalsfrakturen werden in den nächsten Jahren um bis zu 40% steigen, und damit entsprechend die jährlichen Behandlungskosten.

Großes Potenzial für die Vermeidung von Stürzen und deren Folgen kann das Otago-Sturzpräventionsprogramm aus Neuseeland bieten [20]. Dies ist ein strukturiertes Präventionsprogramm, was breit wissenschaftlich validiert ist. Fachkräfte wie Physiotherapeuten schulen und leiten Ältere zur regelmäßigen Durchführung von gezielten Übungen zur Kräftigung und Balance zu Hause an. Die Übungen werden mehrmals wöchentlich absolviert. Die Fachkräf-

te überprüfen in regelmäßigen telemedizinischen Visiten deren Durchführung und neue smarte Technologien erlauben auch die Kontrolle der korrekten Durchführung im häuslichen Umfeld. Entscheidend zur Erlangung der hohen Adhärenz ist hier die persönliche Ansprache und das Feedback. Etwa ¼ der Stürze wurden durch das Otago-Programm verhindert.

In Neuseeland wird aus einem Teil der eingesparten stationären Kosten das Otago-Progamm finanziert, ein großer Gewinn für Ältere und für das Gesundheitssystem. Frankreich hat 2022 ein nationales Präventionsprogramm aufgelegt, um Stürze um 20% zu reduzieren. Nach WHO-Empfehlungen umfassen die Maßnahmen auch Pflegeeinrichtungen und die Einrichtung der eigenen Wohnung.

Zugang ICD-basiert steuern

Bei Vorliegen von Sturzneigung (ICD 29.6) und einer Kombination aus bestimmten Komorbiditäten (Polyneuropathie, Schwindel, Herzinsuffizienz, Osteoporose und zahlreiche weitere) könnten Krankenkassen z.B. das Otago-Programm an Ältere adressieren. Wichtig ist auch die Schulung der Ärzte, damit Sturzneigung auch korrekt dokumentiert wird.

Ältere suchen gehäuft Apotheken auf. Der Muskelstatus wäre dort mit BIA-Waagen einfach zu messen. In Kombination mit Rezepteinlösungen ist auch die Apotheke ein initialer Zugangsweg zur Sturzprävention.

> **Take Home Messages**
> - Größtes langfristiges Potenzial liegt in der Prävention von Bewegungsmangel und Übergewicht im Schulalter, das am schnellsten sichtbare bei Älteren.
> - Prävention kann in Deutschland erheblich gestärkt werden: Menschen mit Gesundheitsrisiko in frühen Stadien erkennen, u.a. durch U/J- und Schuleingangsuntersuchungen, Check-Ups bei Haus-/Betriebsärzten, individuelle Daten der Krankenkassen (Diagnosen, Leistungen).
> - Personalisierte Prävention basiert auf den Faktoren Erkrankungsrisiken, Bewegungsapparat, physische, psychische und soziale Situation und Interessen der Betroffenen; Digitalisierung, Monitoring und Feedback für individuelle, multidimensionale Maßnahmen einsetzen.
> - Erreichen der WHO-Bewegungsziele durch aktiven Alltag, damit ist Prävention nachhaltig und körperliche wie psychische Gesundheit verbessert.
> - Schulbasierte Prävention adressiert Kinder, Eltern und Lehrkräfte. 60 min körperliche Aktivität im Schulalltag erreichen.
> - Inanspruchnahme von Prävention ist auch bei Männern hoch, wenn Angebote und Maßnahmen unverzüglich auf Vorsorgeuntersuchung folgen (schwellenarmer Zugang), auch im betrieblichen Setting.
> - Darüber hinaus braucht es auch einen gesamtgesellschaftlichen Ansatz: Um die fatalen gesundheitlichen Auswirkungen langfristig zu vermeiden, sind gesundheitspolitische wie gesellschaftliche Weichenstellungen z.B. zur Reduktion des Medienkonsums oder in Verbindung mit infrastrukturellen Anstrengungen wie „Hamburg active city" oder der Förderung des Radverkehrs wie in Dänemark oder den Niederlanden erforderlich.

Literatur

1. Ainsworth BE, Haskell WL, Herrmann SD, Meckes N, Bassett DR Jr, Tudor-Locke C, Greer JL, Vezina J, Whitt-Glover MC, Leon AS (2011). Med Sci Sports Exerc. 2011 Compendium of Physical Activities: a second update of codes and MET values. 43(8):1575–81.
2. World Health Organization (2022). Global status report on physical activity 2022. Geneva: WHO. Licence: CC BY-NC-SA 3.0 IGO.
3. World Health Organization (2020). WHO guidelines on physical activity and sedentary behaviour. Geneva: WHO. Licence: CC BY-NC-SA 3.0 IGO.
4. Janssen I, LeBlanc AG (2010). Systematic review of the health benefits of physical activity and fitness in school-aged children and youth. Int J Behav Nutr Phys Act t7:40.
5. Robert Koch-Institut (RKI) (2020). AdiMon-Themenblatt: Körperliche Aktivität (Stand: 1. Juli 2020).
6. Manz K, Schlack R, Poethko-Müller C, Mensink G, Finger J, Lampert T (2014). Körperlich-sportliche Aktivität und Nutzung elektronischer Medien im Kindes- und Jugendalter. Ergebnisse der KiGGS-Studie – Erste Folgebefragung (KiGGS Welle 1). Bundesgesundheitsbl–Gesundheitsforsch– Gesundheitsschutz 57(7):840–848.
7. Bacha F, Edmundowicz D, Sutton-Tyrell K, Lee S, Tfayli H, Arslanian SA (2014). Coronary artery calcification in obese youth: what are the phenotypic and metabolic determinants? Diabetes Care 37:2632–2639.
8. Buxton JL, Walters RG, Visvikis-Siest S, Meyre D, Froguel P, Blakemore AI (2011). Childhood obesity is associated with shorter leukocyte telomere length. J Clin Endocrinol Metab 96(5):1500–5.
9. Sonntag D, Ali S, De Bock F (2016). Lifetime indirect cost of childhood overweight and obesity: A decision analytic model. Obesity (Silver Spring) 24:200–206.
10. Lampert T, Hoebel J, Kuntz B, Finger JD, Hölling H, Lange M, Mauz E, Mensink GBM, Poethko-Müller C, Schienkiewitz A, Starker A, Zeiher J, Kurth B (2019). Health inequalities among children and adolescents in Germany. Developments over time and trends from the KiGGS study. J Health Monit 4:15–37.
11. Lampert T, Kuntz B (2019). Auswirkungen von Armut auf den Gesundheitszustand und das Gesundheitsverhalten von Kindern und Jugendlichen. Bundesgesundheitsbl 62:1263–1274.
12. Niedersächsisches Landesgesundheitsamt (2024). Ergebnisse der Schuleingangsuntersuchung. URL: https://www.nlga.niedersachsen.de/download/206387/Bericht_2024_Ergebnisse_der_Schuleingangsuntersuchung_vor_waehrend_und_nach_der_Corona-Pandemie.pdf (abgerufen am 20.08.2024).
13. Homeyer D, Memaran N, Kück M, Grams L, von den Born J, Bauer E, Schwalba M, Kerling A, von Maltzahn N, Albrecht A, Haverich A, Stiesch M, Melk A, Tegtbur U (2023). Participating in a School-Integrated Daily Exercise Program Improves Motor Performance Significantly in School-Children. Int J Environ Res Public Health 8;20(6):4764.
14. Baden-Württemberg Stiftung gGmbH (2024). Das gesunde Boot. URL: https://www.gesundes-boot.de/programm/wissenschaft/evaluationen-und-studien (abgerufen am 07.08.2024).
15. WHO (2024). Global cancer burden growing, amidst mounting need for services. URL: https://www.who.int/news/item/01-02-2024-global-cancer-burden-growing–amidst-mounting-need-for-services (abgerufen am 07.08.2024).
16. International Diabetes Federation (2022). IDF Diabetes Atlas 2021. URL: https://diabetesatlas.org/atlas/tenth-edition (abgerufen am 07.08.2024).
17. Burdorf A, Robroek S (2019). Promoting work ability through exercise programmes. Lancet Public Health 4(7):e316-e317.
18. Haufe S, Kerling A, Protte G, Bayerle P, Stenner HT, Rolff S, Sundermeier T, Kück M, Ensslen R, Nachbar L, Lauenstein D, Böthig D, Bara C, Hanke AA, Terkamp C, Stiesch M, Hilfiker-Kleiner D, Haverich A, Tegtbur U (2019). Telemonitoring-supported exercise training, metabolic syndrome severity, and work ability in company employees: a randomised controlled trial. Lancet Public Health 4(7):e343-e352.
19. Stöckle U, Lucke M, Haas NP (2005). Zertifizierte medizinische Fortbildung: Der Oberschenkelhalsbruch Dtsch Ärztebl 102(49):A-3426/B-2894/C-2710.

20. Yi M, Zhang W, Zhang X, Zhou J, Wang Z (2023). The effectiveness of Otago exercise program in older adults with frailty or pre-frailty: A systematic review and meta-analysis. Arch Gerontol Geriatr 114:10508.

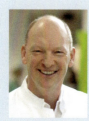

Prof. Dr. med. Uwe Tegtbur

Uwe Tegtbur ist Direktor der Klinik für Rehabilitations- und Sportmedizin an der Medizinischen Hochschule Hannover (MHH) sowie Leiter des Sportmedizinischen Zentrums des Olympiastützpunkts Niedersachsen. Er forscht insbesondere zu Auswirkungen von körperlicher Aktivität auf den Organismus und deren Effekte in Prävention, Therapie und Rehabilitation.

3
Stationäre Versorgung

Matthias Richter, Karin Kliner und Dirk Rennert

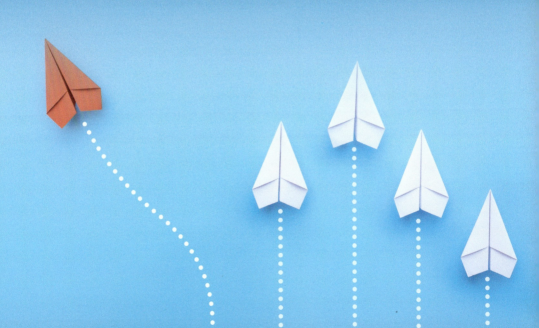

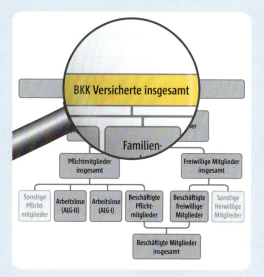

Äquivalent zu den Analysen für die ambulante Versorgung werden auch bei der Betrachtung des stationären Sektors hauptsächlich die Daten aller BKK Versicherten zugrunde gelegt. Für das Berichtsjahr 2023 sind dabei rund 9,7 Mio. BKK Versicherte einbezogen worden.

3.1 Stationäre Versorgung im Überblick

- Die Kennwerte für die stationäre Versorgung verbleiben weiter auf niedrigem Niveau im Vergleich zur Vorpandemie-Zeit: In 2023 sind im Durchschnitt je 1.000 Versicherte 176 stationäre Behandlungen mit 1.590 Behandlungstagen erfolgt.
- Gegenüber dem Vorjahr ist die Anzahl der stationären Behandlungsfälle und -tage nur leicht gestiegen (+3,3% mehr Fälle und +3,8% mehr Tage).
- Die Verweildauer beträgt wie schon in den Vorjahren durchschnittlich 9 Tage je Fall. Rund zwei Drittel aller Fälle sind nach höchstens einer Woche abgeschlossen, nur 3,3% dauern länger als 6 Wochen. Auf solche Langzeitfälle geht allerdings fast jeder vierte stationäre Behandlungstag zurück.
- Insgesamt wird immer nur ein relativ kleiner Teil aller Versicherten innerhalb eines Jahres stationär behandelt. Im aktuellen Berichtsjahr waren dies knapp 11%.

Die in diesem Kapitel dargestellten Ergebnisse basieren auf 1,7 Mio. voll- oder teilstationären Krankenhausfällen (KH-Fälle ohne Entbindungsfälle und ohne ambulante Operationen), die im Jahr 2023 abgerechnet wurden. Dies entspricht, bezogen auf alle BKK Versicherten, einem Durchschnittswert von rund 17,6 Fällen je 100 BKK Versicherte (⟩⟩⟩ Diagramm 3.1.1). In dieser Statistik werden – anders als z.B. bei den Analysen des Statistischen Bundesamtes – auch der Aufnahme- und Entlassungstag bei der Ermittlung der Behandlungsdauer einbezogen

Diagramm 3.1.1 Stationäre Versorgung – KH-Kennzahlen der BKK Versicherten im Zeitverlauf (2005–2023)

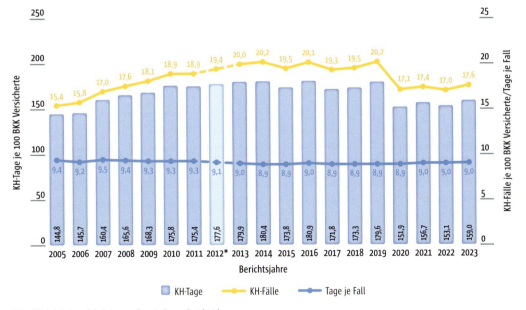

* Geschätzt, da keine valide Datengrundlage in diesem Berichtsjahr.

(**))** Methodische Hinweise). Im aktuellen Berichtsjahr 2023 sind 15,4 Mio. Krankenhaustage (KH-Tage) für die BKK Versicherten insgesamt dokumentiert worden, was einem Durchschnitt von 159,0 Behandlungstagen je 100 BKK Versicherte entspricht. Die daraus resultierende mittlere Behandlungsdauer bleibt hingegen mit durchschnittlich 9,0 Tagen konstant wie in den Vorjahren.

Damit sind die Durchschnittswerte für KH-Fälle und -Tage gegenüber dem Vorjahr leicht gestiegen: Gegenüber 2022 sind +3,3% mehr stationäre Behandlungsfälle und +3,8% mehr Behandlungstage zu verzeichnen. Trotzdem verbleiben diese Kennzahlen damit weiterhin deutlich unter dem Niveau von 2019 und davor. Eine ähnlich geringe Anzahl an stationären Behandlungsfällen bzw. -tagen war zuletzt vor mehr als 15 Jahren zu beobachten. Ursache für die weiterhin verringerten Kennwerte dürften dabei Nachwirkungen der Coronavirus-Pandemie sein.

Dank der noch weiter zurückreichenden BKK Versichertenstatistiken sind auch Vergleiche zu noch deutlich älteren Berichtsjahren möglich (da diese allerdings nicht für alle Jahrgänge vorliegen sind sie hier nicht im Zeitreihendiagramm aufgeführt), die Unterschiede zwischen den Kennzahlen über mehr als zwei Jahrzehnte sind allerdings nur sehr begrenzt interpretierbar, dies ist unter anderem beschränkt durch eine differierende zugrundeliegende Versichertenpopulation (erst ab 1994 vollständige Erfassung der ostdeutschen Leistungsfälle im stationären Bereich) sowie die unterschiedliche Klassifikation der Krankheitsarten (Kodierung der stationären Diagnosen vollständig nach ICD-10 ab 2001). Andererseits werden aber bei so einer Betrachtung die enormen Veränderungen in der stationären Versorgung in den vergangenen Dekaden erkennbar, sowohl durch die Verbesserungen in den Behandlungsmöglichkeiten (beispielsweise durch Etablierung minimalinvasiver Operationsmethoden in den 1990er-Jahren) genauso wie durch tiefgreifende Veränderungen aufgrund unterschiedlicher Abrechnungsprinzipien (Liegezeiten vor Einführung des DRG-Systems).

> **Liegezeiten vor Einführung des DRG-Systems**
>
> Bemühungen um kürzere Liegezeiten haben lange vor Einführung des Klassifikationssystems der diagnosebezogenen Fallgruppen (Diagnosis Related Groups, DRG)[1] in den Jahren 2003/2004 eingesetzt. Das DRG-System erzeugte

hierbei aber eine zusätzliche Dynamik, da die Vergütung – vereinfacht ausgedrückt – pauschalisiert und unabhängig von der eigentlichen Liegezeit erfolgt. Lag die durchschnittliche Krankenhausverweildauer der BKK Versicherten im Jahr 1990 noch bei 15,2 Tagen, so wurde diese in den nachfolgenden Jahren kontinuierlich abgesenkt: 1995 betrug die durchschnittliche Liegedauer bundesweit nur noch 12,8 Tage, im „Optionsjahr" der DRG-Einführung 2003 (Beteiligung auf freiwilliger Grundlage und budgetneutral, d.h. die DRG-Anwendung führte noch nicht zu Gewinnen oder Verlusten) waren es dann 9,6 Tage.

Anders als im somatischen Bereich sind in der psychiatrischen/psychosomatischen stationären Versorgung in den letzten Jahren die durchschnittlichen Falldauern eher noch gestiegen. In diesem Bereich findet das DRG-System keine Anwendung, für die Vergütung wird hier vielmehr das sogenannte Pauschalierende Entgeltsystem Psychiatrie und Psychosomatik (PEPP)[2] verwendet, das sich nach einer freiwilligen Optionsphase (ab 2013) nun seit Beginn 2018 verpflichtend in Anwendung befindet. Die Vergütung erfolgt anhand einheitlicher Bewertungsrelationen sowie krankenhausindividueller Entgelte, seit 2020 werden dabei außerdem Personalmindestvorgaben des Gemeinsamen Bundesausschusses (G-BA) berücksichtigt. Entsprechend ist ein direkter Vergleich der stationären Kennzahlen von somatischen und psychiatrischen Fällen nur eingeschränkt möglich.

Allgemein gilt für die stationäre Versorgung, dass diese aufgrund ihrer zentralen Ausrichtung auf eine schwerwiegende, oft auch akute Erkrankungssymptomatik entsprechend nur von einem relativ kleinen Teil der Bevölkerung in Anspruch genommen wird bzw. werden muss. Im Jahr 2023 waren dies nur 11,1% der Versicherten (**))** Tabelle 3.1.1). Dabei bleibt es bei den meisten bei einem Aufenthalt (7,9% aller Versicherten), nur 3,2% der Versicherten sind mehrmals in stationärer Behandlung gewesen. Im Ver-

---

1   Für diese und weitere Informationen siehe www.g-drg.de.

2   Für diese und weitere Informationen siehe www.g-drg.de.

Tabelle 3.1.1   Stationäre Versorgung – KH-Quoten der BKK Versicherten (Berichtsjahr 2023)

Anzahl der KH-Aufenthalte	Anteile der BKK Versicherten in Prozent
kein Aufenthalt	88,9
1 Aufenthalt	7,9
2 Aufenthalte	2,0
3 und mehr Aufenthalte	1,2

3.1 Stationäre Versorgung im Überblick

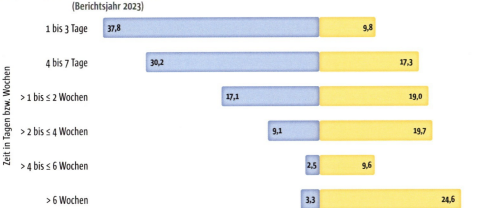

Diagramm 3.1.2 Stationäre Versorgung – KH-Kennzahlen der BKK Versicherten – Verteilung nach Dauerklassen (Berichtsjahr 2023)

gleich zum Vorjahr sind diese Anteilswerte nahezu unverändert.

Im Falle eines Krankenhausaufenthalts ist die Aufenthaltsdauer weiterhin in der Regel kurz, im Berichtsjahr 2023 wurden mit 68,0 % wiederum die meisten der Krankenhausfälle innerhalb einer Woche abgeschlossen, 37,8 % sogar innerhalb von 3 Tagen (»» Diagramm 3.1.2). Über eine längere Zeitspanne betrachtet ist insbesondere bei letztgenannter Gruppe eine starke Zunahme zu beobachten: 2008 wurden nur 29,8 % aller KH-Fälle innerhalb von 3 Tagen beendet. Der größte Rückgang ist hingegen bei den Fällen mit einer Aufenthaltsdauer von 1–2 Wochen zu verzeichnen (2008: 22,4 %; 2023: 17,1 %). Auf der anderen Seite sind aktuell die Fälle mit mehr als sechs Wochen Liegezeit nur für einen Anteil von 3,3 % verantwortlich. Auf diese damit vergleichsweise seltenen Langzeitbehandlungsfälle ist allerdings fast jeder vierte Krankenhaustag (24,6 %) zurückzuführen.

Hinsichtlich der Aufnahme- und Entlassungstage zeigt sich seit Jahren ein sehr ähnliches Muster:
- Auch im aktuellen Berichtsjahr erfolgten Krankenhausaufnahmen am häufigsten an einem Montag, 20,0 % aller Aufenthalte haben an diesem Tag begonnen. Am Wochenende werden in der Regel nur Notfälle aufgenommen, entsprechend sind hier im Vergleich die wenigsten Aufnahmen zu verzeichnen (5,8 % der Aufnahmen erfolgten samstags und 6,8 % der Aufnahmen sonntags).
- Die Entlassung aus stationärer Behandlung erfolgt wiederum am häufigsten kurz vor dem Wochenende, so endeten 21,4 % der Krankenhausaufenthalte freitags, donnerstags waren es weitere 17,6 %. Wiederum ebenfalls nur wenige Aufenthalte wurden an Wochenenden beendet: Den geringsten Anteil machen hier die Sonntage mit 5,4 % aus, immerhin 10,5 % wurden an einem Samstag entlassen.

3.2 Stationäre Versorgung nach Krankheitsarten

3.2.1 Diagnosehauptgruppen im Überblick

- Das Versorgungsgeschehen, betrachtet nach Erkrankungsarten, zeigt gegenüber den Vorjahren ein in weiten Teilen unverändertes Bild: Auch im Jahr 2023 gehen die meisten Fälle auf Krankheiten des Herz-Kreislauf-Systems zurück, gefolgt von Neubildungen und Erkrankungen des Verdauungssystems.
- Die weitaus meisten stationären Behandlungstage gehen auf psychische Störungen zurück. Für diese erreicht im aktuellen Berichtsjahr die durchschnittliche Verweildauer mit 30 Tagen je Fall ein weiteres Mal einen neuen Höchstwert.
- Die Kennzahlen sind insbesondere bei den psychischen Störungen aber auch bei den Muskel-Skelett-Erkrankungen überdurchschnittlich gestiegen. Zudem hat die Zahl der Behandlungsfälle aufgrund von Atemwegskrankheiten zugenommen. Letztere waren in hohem Maße Kurzzeitfälle, die in Verbindung mit der Grippe- und Erkältungswelle standen.
- Im Langzeitvergleich sind vor allem die Kennwerte bei den Muskel-Skelett-Erkrankungen zurückgegangen: Seit 2014 sind rund ein Fünftel weniger stationäre Fälle und sogar ein Viertel weniger Behandlungstage aufgrund dessen erfolgt.

Diagramm 3.2.1 Stationäre Versorgung – KH-Kennzahlen der BKK Versicherten – Verteilung der wichtigsten Diagnosehauptgruppen (Berichtsjahr 2023)

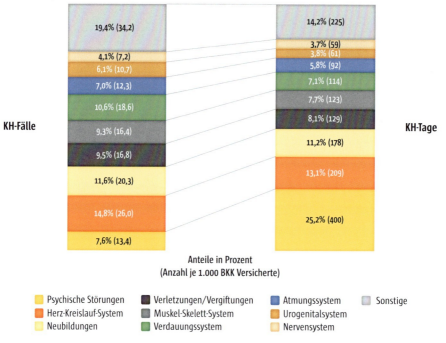

3.2 Stationäre Versorgung nach Krankheitsarten

Auch bei einer detaillierteren Betrachtung nach Krankheitsarten zeigt sich in weiten Teilen eine Reduktion der Kennzahlen gegenüber dem „Vorpandemiejahr" 2019. Dabei ist diese Differenz bei fast allen Diagnosehauptgruppen zu verzeichnen. In Relation zueinander sind die Erkrankungsarten in ihren Anteilen am Versorgungsgeschehen hingegen wesentlich gleichgeblieben, so haben auch im aktuellen Berichtsjahr die Krankheiten des Herz-Kreislauf-Systems am häufigsten zu einem Krankenhausaufenthalt geführt: Je 1.000 Versicherte sind für diese Diagnosegruppe 26,0 KH-Fälle zu verzeichnen (▶▶▶ Diagramm 3.2.1), damit gehen allein 14,8% aller Behandlungsfälle auf diese Erkrankungsart zurück. Zweithäufigster Behandlungsgrund sind Neubildungen (20,3 KH-Fälle je 1.000 BKK Versicherte) gefolgt von Erkrankungen des Verdauungssystems (18,6 KH-Fälle je 1.000 BKK Versicherte). Psychische Störungen machen hingegen mit 13,4 KH-Fällen je 1.000 BKK Versicherte nur 7,6% aller stationären Behandlungsfälle aus. Die im Arbeitsunfähigkeitsgeschehen sowie in der ambulanten Versorgung sehr häufig vorkommenden Erkrankungen des Atmungssystems spielen wiederum bei den stationären Kennwerten nur eine untergeordnete Rolle. Allerdings sind gerade für diese Erkrankungsart die stationären Behandlungsfälle ein weiteres Mal im Vergleich zum Vorjahr um +8,1% gestiegen (12,3 KH-Fälle je 1.000 BKK Versicherte in 2023 vs. 11,4 KH-Fälle je 1.000 BKK Versicherte in 2022). Darüber hinaus nahmen auch die Fallzahlen bei den Muskel-Skelett-Erkrankungen sowie den psychischen Störungen mit etwa +5% Steigerung überdurchschnittlich zu.

Bei der Betrachtung der Behandlungstage je nach Erkrankungsart zeigt sich hingegen ein anderes Bild als bei den Fallzahlen: Mit 400 KH-Tagen je 1.000 BKK Versicherte liegen hier die psychischen Störungen deutlich an der Spitze, dies entspricht mehr als einem Viertel aller KH-Tage. Gegenüber dem Vorjahr ist für diese Erkrankungsart außerdem die größte Steigerung mit +9,0% zu verzeichnen (2022: 367 KH-Tage je 1.000 BKK Versicherte). Auf Herz-Kreislauf-Erkrankungen gehen wiederum 13,1% der Behandlungstage zurück, wegen Neubildungen sind es 11,2%. Somit erfolgt rund jeder zweite Behandlungstag aufgrund einer dieser drei genannten Erkrankungsarten.

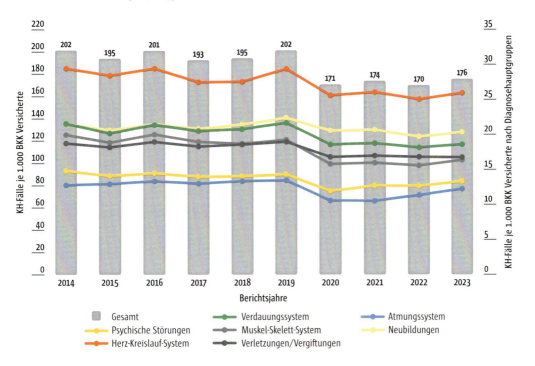

Diagramm 3.2.2 Stationäre Versorgung – KH-Fälle der BKK Versicherten nach ausgewählten Diagnosehauptgruppen im Zeitverlauf (2014–2023)

Der schon allgemein beschriebene Rückgang der Kennzahlen bei allen Diagnosehauptgruppen ab 2020 ist anhand von))) Diagramm 3.2.2 und))) Diagramm 3.2.3 im Einzelnen nachvollziehbar. Besonders stark war dabei die Reduktion der stationären Behandlungsfälle und -tage gegenüber 2019 bei den Erkrankungsarten der psychischen Störungen sowie den Krankheiten des Herz-Kreislauf-, des Muskel-Skelett- sowie des Verdauungssystems. Von diesen nahmen die Kennwerte insbesondere bei den psychischen Störungen wieder zu. Im aktuellen Berichtsjahr hat die durchschnittliche Zahl von Behandlungstagen aufgrund von psychischen Störungen wie zuvor schon erwähnt ein weiteres Mal zugenommen, dieser Kennwert hat damit wieder das Vorpandemieniveau erreicht. Dies geht außerdem einher mit einem neuen Höchststand bei der Verweildauer: Jeder stationäre Fall aufgrund dieser Erkrankungsart dauerte im Schnitt 30,0 Tage. Zum Vergleich: 2014 waren es noch 25,0 Tage je Fall. Die durchschnittliche Verweildauer bei somatischen Erkrankungen ist mit durchschnittlich weniger als 10 Tagen (Beispiel: Herz-Kreislauf-Erkrankungen: 8,0 Tage je Fall; Neubildungen: 8,7 Tage je Fall) zudem erheblich kürzer. Entsprechend erfolgen Langzeitbehandlungen bei weitem am häufigsten aufgrund von psychischen Störungen: Auf diese sind für das Berichtsjahr 2023 65,1 % aller Fälle mit mehr als sechs Wochen Dauer zurückzuführen. Den zweitgrößten Teil machen Neubildungen mit 10,4 % der Langzeitfälle aus, gefolgt von Erkrankungen des Herz-Kreislauf-Systems mit einem Anteil von 5,8 %. Zudem zeigen die beiden Diagramme bei den Muskel-Skelett-Erkrankungen einen Langzeittrend auf, der schon vor der Pandemie eingesetzt hat: So sind die Kennwerte für diese Erkrankungsart auch in den Jahren zuvor gesunken (–3,6 % bei den KH-Fällen bzw. –7,7 % bei den KH-Tagen von 2014 bis 2019). Zwar sind im aktuellen Berichtsjahr die Kennwerte gegenüber dem Vorjahr leicht gestiegen, dennoch sind verglichen mit 2014 rund ein Fünftel weniger stationäre Fälle und ein Viertel weniger Behandlungstage aufgrund von Muskel-Skelett-Erkrankungen zu verzeichnen.

Betrachtet man wiederum für diese Erkrankungsarten die Quoten derjenigen Versicherten, die aufgrund dessen stationäre Behandlung(en) in Anspruch genommen haben ())) Tabelle 3.2.1), so fällt auf, dass die Anteilswerte jeweils nur sehr gering sind. So waren nur 0,9 % der BKK Versicherten wegen psychischer Störungen bzw. der Atmungssystem-

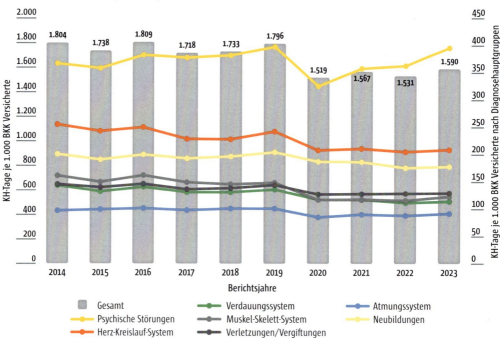

Diagramm 3.2.3 Stationäre Versorgung – KH-Tage der BKK Versicherten nach ausgewählten Diagnosehauptgruppen im Zeitverlauf (2014–2023)

3.2 Stationäre Versorgung nach Krankheitsarten

Tabelle 3.2.1 Stationäre Versorgung – KH-Quoten der BKK Versicherten nach ausgewählten Diagnosehauptgruppen (Berichtsjahr 2023)

Anzahl der KH-Fälle	Psychische Störungen	Herz-Kreis-lauf-System	Neu-bildungen	Verdauungs-system	Muskel-Ske-lett-System	Verletzungen/ Vergiftungen	Atmungs-system	Gesamt
				Anteile in Prozent				
kein KH-Fall	99,1	98,1	98,9	98,5	98,6	98,6	99,0	88,9
1 KH-Fall	0,7	1,4	0,8	1,3	1,3	1,3	0,9	7,9
mehr als 1 KH-Fall	0,2	0,4	0,4	0,2	0,1	0,2	0,1	3,2

Erkrankungen mindestens einmal im Krankenhaus. Die höchste Quote, die allerdings auch nur 1,8 % der Versicherten umfasst, war wiederum bei den Herz-Kreislauf-Erkrankungen zu finden. Diese geringen Quoten zeigen nochmal sehr eindrücklich, dass es eher selten vorkommt, dass Patienten innerhalb eines Jahres aufgrund einer einzelnen Erkrankungsart stationär behandelt werden. Außerdem wird anhand der dargestellten Aufschlüsselung hinsichtlich der Anzahl der Aufenthalte offensichtlich, dass die Mehrzahl jeweils nur einmal im Jahr behandelt wird. Den höchsten Anteil von Versicherten mit mehr als einem Aufenthalt weisen in diesem Vergleich noch die Neubildungen auf: Von den insgesamt 1,2 % Versicherten, die deshalb stationär behandelt wurden, war jeder Dritte mehrfach im Krankenhaus.

3.2.2 Die wichtigsten Diagnosehauptgruppen und Diagnosen im Detail

- Wie in den Vorjahren sind bei den Einzeldiagnosen die mit Abstand meisten stationären Behandlungstage für die rezidivierende depressive Störung (F33) zu verzeichnen. Die meisten Behandlungsfälle wiederum gehen auf Herzinsuffizienz (I50) zurück.
- Neben der rezidivierenden depressiven Störung (F33) weisen auch die depressive Episode (F32) sowie die Schizophrenie (F20) mit einer durchschnittlichen Behandlungszeit von 5–6 Wochen deutlich überdurchschnittliche Falldauern auf.
- Wie schon im Vorjahr ist für die Behandlungen von Hüft- bzw. Kniegelenksarthrose (M16 bzw. M17) eine deutliche Zunahme der Fallzahlen zu beobachten.

Wie schon in den Vorjahren sind es auf Ebene der Einzeldiagnosen ebenfalls mehrere psychische Störungen, aufgrund derer viele Behandlungstage anfallen (››› Tabelle 3.2.2). Die mit Abstand meisten Krankenhaustage sind wie schon im Vorjahr aufgrund einer rezidivierenden depressiven Störung (F33) erfolgt (120,5 KH-Tage je 1.000 Versicherte), gefolgt von Behandlungen aufgrund einer depressiven Episode (65,7 KH-Tage je 1.000 Versicherte). Dabei sticht im Vergleich zum Vorjahr besonders die rezidivierende depressive Störung (F33) mit einem deutlichen Plus bei den stationären Behandlungsfällen (+9,6 % gegenüber 2022) und -tagen (+11,8 % gegenüber 2022) heraus. Die beiden Depressionsdiagnosen sind zudem häufige Ursache für Langzeitbehandlungen mit mehr als 6 Wochen stationärem Aufenthalt: Im aktuellen Berichtsjahr waren 43,5 % aller wegen einer depressiven Episode (F32) stationär behandelten Fälle Langzeitbehandlungen, von allen stationär behandelten rezidivierenden depressiven Störungen (F33) weisen sogar 48,9 % eine Verweildauer länger als 6 Wochen auf. Nach den beiden Depressionsdiagnosen folgt an dritter Stelle nach Behandlungstagen die Herzinsuffizienz (I50) – dies ist wiederum diejenige Diagnose mit der höchsten durchschnittlichen Fallzahl – gefolgt vom Hirninfarkt (I63) und psychischen und Verhaltensstörungen durch Alkohol (F10). Auch die weiteren Einzeldiagnosen in dieser Liste der wichtigsten Diagnosen sind schon im Vorjahr darin aufgeführt gewesen, ebenso hat sich deren Position nicht verändert. Allerdings stechen wie schon im Vorjahr insbesondere die Arthrose-Erkrankungen des Kniegelenks (M17) sowie des Hüftgelenks (M16) mit deutlich gestiegenen Fallzahlen heraus (+16,9 bzw. +11,6 %). Hierbei spielt wahrscheinlich auch ein Nachholeffekt für ausgefallene Operationen während der Pandemiezeit eine Rolle, da diese Diagnosen oftmals mit elektiven Eingriffen verbunden sind, die in den Jahren zuvor verschoben worden sind. Durch die Fallzahlsteigerung ist insbesondere bei der Gonarthrose (M17) auch die durchschnittliche Zahl der Behandlungstage gestiegen (+12,4 %), ähnlich hoch sind die Steigerungsraten nur bei der

3 Stationäre Versorgung

Tabelle 3.2.2 Stationäre Versorgung – KH-Kennzahlen der BKK Versicherten für die zehn wichtigsten Diagnosen (Berichtsjahr 2023)

ICD-10-Code	Diagnosen	KH-Fälle	KH-Tage	Tage je Fall
		je 1.000 BKK Versicherte		
F33	Rezidivierende depressive Störung	2,9	120,5	42,1
F32	Depressive Episode	1,7	65,7	39,8
I50	Herzinsuffizienz	4,1	45,7	11,1
I63	Hirninfarkt	2,3	29,7	12,6
F10	Psychische und Verhaltensstörungen durch Alkohol	2,3	27,1	11,9
F20	Schizophrenie	0,7	26,8	37,6
S72	Fraktur des Femurs	1,7	26,2	15,0
M17	Gonarthrose [Arthrose des Kniegelenkes]	2,4	20,0	8,2
C34	Bösartige Neubildung der Bronchien und der Lunge	2,0	19,1	9,8
M16	Koxarthrose [Arthrose des Hüftgelenkes]	2,1	18,0	8,5

Behandlung von Schizophrenie (+12,1%) und, wie schon erwähnt, bei den rezidivierenden depressiven Störungen (F33).

Wie die bisherigen Auswertungen zeigen, kommt den psychischen und Verhaltensstörungen, den Krankheiten des Herz-Kreislauf-Systems sowie den Neubildungen in der stationären Versorgung eine besondere Bedeutung zu. Im Folgenden werden daher diese drei Diagnosehauptgruppen hinsichtlich ausgewählter Einzeldiagnosen detaillierter betrachtet.

Psychische und Verhaltensstörungen

- Bei Frauen gehen von allen Behandlungstagen aufgrund psychischer Störungen fast die Hälfte auf Depressionen (F32 bzw. F33) zurück. Bei Männern beträgt dieser Anteil ebenfalls immerhin mehr als 40%.
- Für die meisten psychischen Erkrankungen gilt, dass Frauen deshalb häufiger in stationärer Behandlung sind als Männer. Deutlich umgekehrt ist das Verhältnis hingegen insbesondere bei psychischen und Verhaltensstörungen durch Alkohol (F10): Männer weisen hierbei mehr als doppelt so viele stationäre Behandlungsfälle und -tage im Vergleich zu den Frauen auf.

Die Diagnosegruppe der psychischen Störungen hat bezüglich der durchschnittlichen Anzahl der darauf zurückzuführenden stationären Behandlungstage schon seit 2007 die Spitzenposition inne. Damals entfielen erstmals mehr KH-Tage auf diese Erkrankungsart anstatt auf Kreislauf-Erkrankungen, die bis dahin für die meisten Behandlungstage ursächlich waren. Bei der Bewertung dieser Kennzahlenentwicklung sind aber auch Besonderheiten der Psychiatrie/Psychosomatik, gegenüber dem akut somatischen Bereich zu berücksichtigen. Dazu zählen vor allem Unterschiede in den jeweiligen Entgeltsystemen (siehe ⟫⟫ Liegezeiten vor Einführung des DRG-Systems). So ist für die psychischen Störungen keine so starke Verweildauerreduzierung wie im somatischen Bereich zu beobachten – im Gegenteil: wie schon erwähnt hat die Falldauer bei dieser Erkrankungsart im aktuellen Berichtsjahr mit 30 Tagen je Fall einen weiteren neuen Höchstwert erreicht.

In der Betrachtung der Einzeldiagnosen aus dem Spektrum der psychischen Störungen zeigen sich teilweise deutliche Unterschiede zwischen Männern und Frauen (⟫⟫ Tabelle 3.2.3). Frauen sind häufiger als Männer von Depressionen betroffen, was anhand der deutlich höheren Fallzahl und einer damit einhergehenden höheren Anzahl von Krankenhaustagen abzulesen ist. Allein die rezidivierende depressive Störung (F33) und die depressive Episode (F32) zusammengenommen verursachen rund die Hälfte aller psychisch bedingten Krankenhaustage bei den Frauen. Auch bei den Männern sind dies die häufigsten Einzeldiagnosen, zusammen verursachen diese aber „nur" rund 42% aller psychisch bedingten Krankenhaustage. Darüber hinaus ist bei Männern eine höhere Prävalenz von Alkoholmissbrauch und -ab-

3.2 Stationäre Versorgung nach Krankheitsarten

Tabelle 3.2.3 Stationäre Versorgung – KH-Kennzahlen der BKK Versicherten für die zehn wichtigsten Diagnosen der Psychischen Störungen nach Geschlecht (Berichtsjahr 2023)

ICD-10-Code	Diagnosen	KH-Fälle	KH-Tage	Tage je Fall
		je 1.000 BKK Versicherte		
	Männer			
F33	Rezidivierende depressive Störung	2,2	92,7	41,6
F32	Depressive Episode	1,4	54,1	39,2
F10	Psychische und Verhaltensstörungen durch Alkohol	3,2	39,1	12,1
F20	Schizophrenie	0,9	32,6	36,5
F43	Reaktionen auf schwere Belastungen und Anpassungsstörungen	0,5	10,5	20,1
F31	Bipolare affektive Störung	0,3	10,4	38,5
F45	Somatoforme Störungen	0,5	10,1	20,5
F90	Hyperkinetische Störungen	0,2	9,7	49,4
F05	Delir, nicht durch Alkohol oder andere psychotrope Substanzen bedingt	0,4	8,2	22,7
F25	Schizoaffektive Störungen	0,2	8,1	38,4
	Frauen			
F33	Rezidivierende depressive Störung	3,5	148,4	42,5
F32	Depressive Episode	1,9	77,3	40,1
F43	Reaktionen auf schwere Belastungen und Anpassungsstörungen	0,8	25,6	30,9
F60	Spezifische Persönlichkeitsstörungen	0,7	22,6	32,3
F50	Essstörungen	0,5	21,0	39,6
F45	Somatoforme Störungen	1,0	20,4	19,6
F20	Schizophrenie	0,4	19,0	53,2
F10	Psychische und Verhaltensstörungen durch Alkohol	1,3	15,1	11,3
F31	Bipolare affektive Störung	0,3	13,4	40,7
F25	Schizoaffektive Störungen	0,3	13,0	41,5

hängigkeit im Vergleich zu Frauen bekannt[3], was sich in den deutlich höheren Fallzahlen zur entsprechenden ICD-Diagnose (Psychische und Verhaltensstörungen durch Alkohol, F10) widerspiegelt. Dabei ist die durchschnittliche stationäre Behandlungsdauer von jeweils 11,9 Tagen je Fall deutlich kürzer als die aller anderen hier aufgeführten psychischen Störungen. Ein weiterer Geschlechtsunterschied bei der Behandlungsdauer zeigt sich bei den Anpassungsstörungen (F43): Frauen werden aufgrund dessen rund 10 Tage länger stationär behandelt als Männer (30,9 vs. 20,1 Tage je Fall).

---

3 Vgl. z.B. Deutsches Krebsforschungszentrum in der Helmholtz-Gemeinschaft (2022). Alkoholatlas Deutschland 2022. Pabst Science Publishers: Lengerich.

Krankheiten des Herz-Kreislauf-Systems

- Wie schon in den letzten Jahren sind sowohl bei den Männern als auch bei den Frauen Herzinsuffizienz (I50) und Hirninfarkt (I63) die häufigsten Einzeldiagnosen bei den Erkrankungen des Herz-Kreislauf-Systems.
- Ein deutlicher Geschlechtsunterschied zeigt sich bei der chronischen ischämischen Herzkrankheit (I25): Männer sind deshalb mehr als dreimal so häufig wie Frauen in stationärer Behandlung. Frauen sind hingegen deutlich häufiger als Männer wegen Bluthochdruck (I10) im Krankenhaus.
- Der Rückgang der stationären Bluthochdruckbehandlungen hat sich in der Pandemiezeit beschleunigt: Im Vergleich zu 2019 sind sowohl die Anzahl der stationären Fälle als auch der Behandlungstage aufgrund dieser Einzeldiagnose um rund ein Drittel zurückgegangen.

Wie anhand von))) Tabelle 3.2.4 zu erkennen ist, gehen die meisten stationären Behandlungstage aufgrund von Herz-Kreislauf-Erkrankungen sowohl bei den Männern als auch bei den Frauen auf die Einzeldiagnosen Herzinsuffizienz (I50) und Hirninfarkt (I63) zurück. Ist bei diesen beiden Diagnosen nur ein

Tabelle 3.2.4 Stationäre Versorgung – KH-Kennzahlen der BKK Versicherten für die zehn wichtigsten Diagnosen des Herz-Kreislauf-Systems nach Geschlecht (Berichtsjahr 2023)

ICD-10-Code	Diagnosen	KH-Fälle	KH-Tage	Tage je Fall
		je 1.000 BKK Versicherte		
Männer				
I50	Herzinsuffizienz	4,5	50,5	11,2
I63	Hirninfarkt	2,6	33,1	12,5
I70	Atherosklerose	2,3	22,9	9,8
I21	Akuter Myokardinfarkt	2,8	21,3	7,7
I48	Vorhofflimmern und Vorhofflattern	4,2	18,4	4,3
I25	Chronische ischämische Herzkrankheit	2,9	14,6	5,0
I20	Angina pectoris	2,4	10,7	4,4
I35	Nichtrheumatische Aortenklappenkrankheiten	0,9	10,1	11,0
I61	Intrazerebrale Blutung	0,3	6,4	20,1
I71	Aortenaneurysma und -dissektion	0,4	5,1	11,5
Frauen				
I50	Herzinsuffizienz	3,7	40,9	11,0
I63	Hirninfarkt	2,0	26,2	12,8
I48	Vorhofflimmern und Vorhofflattern	3,1	15,4	5,0
I70	Atherosklerose	1,2	11,2	9,6
I10	Essenzielle (primäre) Hypertonie	1,9	8,7	4,7
I21	Akuter Myokardinfarkt	1,1	8,6	7,9
I35	Nichtrheumatische Aortenklappenkrankheiten	0,5	5,2	10,3
I20	Angina pectoris	1,1	5,0	4,4
I61	Intrazerebrale Blutung	0,3	5,0	18,0
I26	Lungenembolie	0,5	4,5	8,3

3.2 Stationäre Versorgung nach Krankheitsarten

relativ kleiner Geschlechtsunterschied zu erkennen (bei beiden Diagnosen weisen Männer gegenüber Frauen die leicht höheren Kennwerte auf), so ist diese Differenz bei anderen Einzeldiagnosen deutlich ausgeprägter. Dies zeigt sich besonders bei der chronischen ischämischen Herzkrankheit (I25): Männer weisen mehr als dreimal so viele KH-Fälle und sogar mehr als sechsmal so viele KH-Tage im Vergleich zu den Frauen auf. Auch beim akuten Myokardinfarkt (I21), Angina Pectoris (I20), sowie bei Atherosklerose (I70) sind die Fall- und Behandlungstage bei den Männern mindestens doppelt so hoch wie bei den Frauen. Andersherum ist das Verhältnis hingegen bei der Behandlung von Bluthochdruck (I10): Wie schon in den Vorjahren sind Männer (bei den Männern zählt diese mittlerweile nicht mehr zu den zehn wichtigsten Diagnosen) gegenüber Frauen nur etwa halb so oft deshalb im Krankenhaus behandelt worden, auch die Anzahl der zugehörigen Krankenhaustage ist nur etwa halb so groß. Nahm die Bedeutung der stationären Blutdruckbehandlung schon in der Vorpandemie-Zeit ab, so beschleunigte sich diese Entwicklung in den letzten Jahren rapide: Im Vergleich zu 2019 sind sowohl die Anzahl der stationären Fälle als auch der Behandlungstage aufgrund dieser Einzeldiagnose um rund ein Drittel zurückgegangen.

Neubildungen

- Bösartige Neubildungen der Bronchien und Lunge (C34) sind wie schon in den Vorjahren die häufigste Krebs-Diagnose, wegen der BKK Versicherte in stationärer Behandlung gewesen sind. Dies ist die häufigste Einzeldiagnose bei Männern sowie bei Frauen nach Brustkrebs (C50) die zweithäufigste.
- Gegenüber dem Vorjahr sind bei beiden Geschlechtern insbesondere die Zahl der Magenkrebs-Diagnosen (C16) gestiegen. Ebenfalls überdurchschnittlich ist der Kennwertanstieg bei den Frauen bezogen auf bösartige Neubildungen der Pankreas (C25) sowie bei den Männern für das nicht follikuläre Lymphom (C83).

In der Diagnosehauptgruppe „Neubildungen" werden verschiedene sowohl gut- als auch bösartige Gewebewucherungen zusammengefasst. Aufgrund der Notwendigkeit einer schnellen und umfassenden Behandlung insbesondere bei bösartigen Neubildungen sind diese vorrangig in der stationären Versorgung (in der hier betrachteten Akutversorgung sowie darüber hinaus auch in der stationären Rehabilitation) vorzufinden. Die Fallzahlen und daraus resultierende Behandlungstage aufgrund von Neubildungen waren in den letzten Jahren recht stabil (vgl. u.a. Diagramm 3.2.2 und Diagramm 3.2.3), auch seit Beginn der Pandemie fielen die Schwankungen der Kennwerte verglichen mit anderen Erkrankungsarten nur moderat aus. In der Betrachtung der Einzeldiagnosen fallen allerdings im aktuellen Berichtsjahr einige größere Steigerungsraten auf. An der Spitze dieser Liste der wichtigsten Diagnosen aus dem Bereich der Neubildungen (Tabelle 3.2.5) zeigt sich hingegen keine Veränderung: Die meisten Behandlungsfälle und daraus resultierenden Krankenhaustage sind bei den Frauen auf eine Brustkrebserkrankung (C50) zurückzuführen. Nach KH-Tagen folgen bei den Frauen an zweiter Stelle mit deutlichem Abstand die Neubildungen in Bronchien und Lunge (C34). Bei den Männern sind hingegen mit dieser Diagnose die meisten Krankenhaustage verbunden, was auch in etwa das Rauchverhalten – Männer rauchen deutlich häufiger als Frauen[4] – in der Bevölkerung widerspiegelt. Größer noch ist der Geschlechtsunterschied bei bösartigen Neubildungen des Rektums (C20) und des Magens (C16): Bei beiden Einzeldiagnosen weisen Männer im Vergleich zu den Frauen rund doppelt so viele Krankenhausfälle und -tage auf. Bei bösartigen Neubildungen der Harnblase (C67) sind die Kennwerte bei den Männern sogar dreimal so hoch wie bei den Frauen. Dabei stechen bei beiden Geschlechtern insbesondere die Magenkrebs-Diagnosen (C16) mit einer starken Zunahme im Vergleich zum Vorjahr heraus: Aufgrund dessen nahm die durchschnittliche Anzahl der stationären Behandlungsfälle bei Männern und Frauen um jeweils rund +12% zu, bei den Frauen stieg dabei die Zahl der Behandlungstage um +16%, bei den Männern immerhin um +10%. In etwa so groß ist der Kennwertanstieg bei den Frauen bei den bösartigen Neubildungen der Pankreas (C25) sowie bei den Männern für das nicht follikuläre Lymphom (C83). Damit sind die Fallzahlen für diese Erkrankungen nach einem Rückgang im 2022 wieder auf dem Niveau früherer Jahre.

Es ist anzumerken, dass die Neubildungen in anderen Leistungsbereichen keine so große Rolle spielen wie in der stationären Versorgung. Dennoch lassen sich beispielsweise in der ambulanten Versorgung (Kapitel 2) recht ähnliche alters- und geschlechtsspezifische Muster erkennen: In der Regel

---

[4] vgl. z.B. Deutsches Krebsforschungszentrum in der Helmholtz-Gemeinschaft (2020). Tabakatlas Deutschland 2020. Pabst Science Publishers: Lengerich.

Tabelle 3.2.5 Stationäre Versorgung – KH-Kennzahlen der BKK Versicherten für die zehn wichtigsten Diagnosen der Neubildungen nach Geschlecht (Berichtsjahr 2023)

ICD-10-Code	Diagnosen	KH-Fälle	KH-Tage	Tage je Fall
		je 1.000 BKK Versicherte		
Männer				
C34	Bösartige Neubildung der Bronchien und der Lunge	2,2	21,7	9,8
C61	Bösartige Neubildung der Prostata	2,1	15,5	7,3
C67	Bösartige Neubildung der Harnblase	1,7	11,6	6,7
C18	Bösartige Neubildung des Kolons	0,8	10,8	13,3
C20	Bösartige Neubildung des Rektums	0,7	8,3	11,6
C25	Bösartige Neubildung des Pankreas	0,7	8,0	12,1
C16	Bösartige Neubildung des Magens	0,7	7,6	11,5
C83	Nicht follikuläres Lymphom	0,6	6,7	10,9
C44	Sonstige bösartige Neubildungen der Haut	1,2	6,0	5,0
C90	Plasmozytom und bösartige Plasmazellen-Neubildungen	0,3	5,7	16,4
Frauen				
C50	Bösartige Neubildung der Brustdrüse [Mamma]	3,0	25,1	8,5
C34	Bösartige Neubildung der Bronchien und der Lunge	1,7	16,6	9,8
C18	Bösartige Neubildung des Kolons	0,7	8,7	12,9
C25	Bösartige Neubildung des Pankreas	0,6	7,1	12,7
C56	Bösartige Neubildung des Ovars	0,5	6,5	12,4
D25	Leiomyom des Uterus	1,2	5,1	4,3
C79	Sekundäre bösartige Neubildung an sonstigen und nicht näher bezeichneten Lokalisationen	0,4	4,7	12,1
C20	Bösartige Neubildung des Rektums	0,4	4,4	11,8
C92	Myeloische Leukämie	0,2	4,2	19,0
C16	Bösartige Neubildung des Magens	0,3	4,0	12,4

sind in der ambulanten Versorgung die Anteile von weiblichen Versicherten aufgrund eines Mamakarzinoms (C50) ebenfalls schon ab dem 45. Lebensjahr deutlich ansteigend, während sich Prostatakarzinom-Patienten vor allem jenseits des 65. Lebensjahrs verstärkt in Behandlung begeben. Ein ähnliches Bild findet sich zudem auch bei den Arzneimittelverordnungen (⟫⟫ Kapitel 4) bezüglich antineoplastischer Mittel (L01) sowie bei Arbeitsunfähigkeitsfällen (⟫⟫ Kapitel 1) aufgrund von Neubildungen, wobei im AU-Geschehen die Kennzahlen – gegenläufig zu den ambulanten und stationären Fallzahlen – aufgrund des *healthy worker effects* bei den 65-jährigen Beschäftigten stark zurückgehen.

Exkurs COVID-19

COVID-19-Infektionen sind in den Jahren 2020 bis 2023 – trotz der pandemischen Gefahr, die von diesen ausging – von den reinen Fallzahlen her im Verhältnis zu anderen Krankheitsarten eher selten Grund für einen stationären Aufenthalt gewesen. Die nachfolgend dargestellten Kennzahlen belegen diese nur untergeordnete Rolle, obwohl hierfür sogar eine umfassendere Zählweise der Fälle angewendet wurde: Grundlage der nachfolgenden Kennzahlen ist nicht, wie sonst in diesem Kapitel, allein die Entlassdiagnose (⟫⟫ Methodische Hinweise), sondern auch alle

3.2 Stationäre Versorgung nach Krankheitsarten

Tabelle 3.2.6 Stationäre Versorgung – Kennzahlen der BKK Versicherten im Zusammenhang mit einer COVID-19-Diagnose (U07.1 oder U07.2)* nach Geschlecht im Zeitverlauf (2020–2023)

Jahre	Geschlecht	KH-Fälle	KH-Tage	Tage je Fall
		je 1.000 BKK Versicherte		
2020	Männer	4,5	52,1	11,5
	Frauen	3,9	42,0	10,9
	Gesamt	4,2	47,1	11,2
2021	Männer	5,3	73,7	13,9
	Frauen	4,3	59,0	13,8
	Gesamt	4,8	66,4	13,9
2022	Männer	8,9	126,1	14,2
	Frauen	7,8	113,5	14,6
	Gesamt	8,3	119,9	14,4
2023	Männer	4,9	79,4	16,3
	Frauen	4,3	74,1	17,2
	Gesamt	4,6	76,7	16,7

* unter Einbezug aller einem stationären Fall zugeordneten Diagnosen, d.h. hier sind nicht allein Entlassdiagnosen abgebildet

vorherigen Diagnosestellungen in der Fallgeschichte. Dies trägt dem Umstand Rechnung, dass bei der Bestimmung der finalen Entlassdiagnose, die sich daran orientiert, was maßgebliche Ursache des Behandlungsbedarfs war, eine COVID-19-Infektion nur selten als der ausschlaggebende Anlass für die stationäre Behandlung angegeben wurde. Vor diesem Hintergrund sind die in ▶▶▶ Tabelle 3.2.6 dargestellten Fallzahlen trotz der erweiterten Zählweise weiterhin als relativ gering einzuschätzen, zumal auch im Vergleich zum Vorjahr die Kennzahlen deutlich zurückgegangen sind. So sind im Jahr 2023 durchschnittlich 4,6 Behandlungsfälle je 1.000 Versicherte im Zusammenhang mit einer COVID-19-Diagnose erfolgt, daraus resultierten wiederum 76,7 Behandlungstage je 1.000 Versicherte. Dabei sind die Kennwerte bei Frauen und Männern in etwa gleichermaßen zurückgegangen, dennoch weisen Frauen wie schon in den Vorjahren weiterhin weniger Behandlungsfälle und -tage auf als Männer. Ebenfalls wie in den Vorjahren hat sich die durchschnittliche Falldauer ein weiteres Mal erhöht, im Jahr 2023 betrug sie durchschnittlich 16,7 Tage.

3.3 Stationäre Versorgung nach soziodemografischen Merkmalen

Krankenhausbehandlungen werden im Gegensatz zur Arbeitsunfähigkeit, die sich nur auf die krankengeldberechtigen BKK Mitglieder bezieht, von allen Versichertengruppen, d.h. von Kindern bis hin zu Rentnerinnen und Rentnern, in Anspruch genommen (dies gilt auch für das im vorherigen))) Kapitel 2 dargestellte Geschehen in der ambulanten Versorgung). Allerdings ist in der stationären Versorgung das Krankheitsspektrum ein deutlich anderes: Viele Erkrankungen – mitunter selbst schwerwiegende und chronische –, die in der ambulanten Versorgung gehäuft auftreten, führen nicht zwangsläufig zu einem Krankenhausaufenthalt.

3.3.1 Stationäre Versorgung nach Alter und Geschlecht

- Männer sind insgesamt nur geringfügig häufiger in stationärer Behandlung als Frauen. Die durchschnittliche Anzahl an Behandlungstagen ist sogar aktuell annähernd gleich.
- Herz-Kreislauf-Erkrankungen zeigen einen deutlichen Zusammenhang mit dem Lebensalter: Ab dem 60. Lebensjahr ist dies vor allem für Männer der häufigste Grund einer stationären Behandlung.
- Anders bei den psychischen Störungen: Auf diese gehen bei den unter 60-Jährigen die meisten stationären Fälle und daraus resultierenden Behandlungstage zurück. Dabei sind Frauen nicht häufiger, aber im Schnitt deutlich länger in Behandlung als Männer.
- Gegenüber dem Vorjahr sind insbesondere Frauen im Alter zwischen 25 und 29 Jahren häufiger und länger stationär wegen psychischer Störungen behandelt worden.

Erwartungsgemäß sind Krankenhausbehandlungen bei jungen Menschen eher selten. Erst in der zweiten Lebenshälfte (etwa ab dem 45. Lebensjahr) werden die Behandlungen häufiger, mit steigendem Alter nimmt dann sowohl die Anzahl der Krankenhausfälle als auch die der -tage zu. So sind in den Altersgruppen jünger als 40 Jahre weniger als 100 stationäre Behandlungsfälle je 1.000 Versicherte dokumentiert. Wie erwähnt steigen die Kennwerte in der zweiten Lebenshälfte deutlich, sodass im Renteneintrittsalter (Altersgruppe 65 bis 69 Jahre) die Fallzahl mit 275,1 Fällen je 1.000 Versicherte demgegenüber fast dreimal so groß ist. Bei den über 80-Jährigen beträgt die Anzahl der Behandlungsfälle mit 607,1 Fällen je 1.000 Versicherte sogar rund das Sechsfache. Dem entsprechend nehmen auch die Krankenhaustage mit dem Alter zu: Alle Altersgruppen jünger als 60 Jahre weisen weniger Behandlungstage als der Durchschnitt aller Versicherten auf. Versicherte ab 80 Jahren sind hingegen durchschnittlich fast 6 Tage in stationärer Behandlung.

In der Betrachtung der stationären Behandlungsfälle und -tage der Altersgruppen getrennt nach Geschlecht ()) Diagramm 3.3.1), werden weitere Auffälligkeiten in bestimmten Lebensabschnitten ersichtlich. So sind Jungen bis zur Pubertät das „anfälligere" Geschlecht (i.d.R. weisen diese höhere Kennwerte bei Atmungssystem-Erkrankungen, angeborenen Fehlbildungen sowie bei Verletzungen/Vergiftungen auf). Sie sind in der Altersgruppe bis 15 Jahre mit 95,1 KH-Fällen je 1.000 Versicherte häufiger in stationärer Behandlung als Mädchen (81,2 KH-Fälle je 1.000 Versicherte). In den Altersgruppen zwischen dem 15. und 39. Lebensjahr sind hingegen die Fallzahlen und die damit einhergehenden Behandlungstage bei den Frauen höher als bei den Männern (hier spielen v.a. stationäre Aufenthalte aufgrund von Schwangerschaft, Geburt und Wochenbett mit in der Spitze knapp 30 KH-Fällen je 1.000 weibliche Versicherte in der Altersgruppe der 30- bis 34-Jährigen eine besondere Rolle), während ab etwa 55 Jahren Männer wieder höhere Kennzahlen aufweisen.

Die unterschiedlichen Fallzahlen je nach Alter spiegeln sich auch in den altersgestaffelten Inanspruchnahmequoten wider ()) Tabelle 3.3.1). So ha-

3.3 Stationäre Versorgung nach soziodemografischen Merkmalen

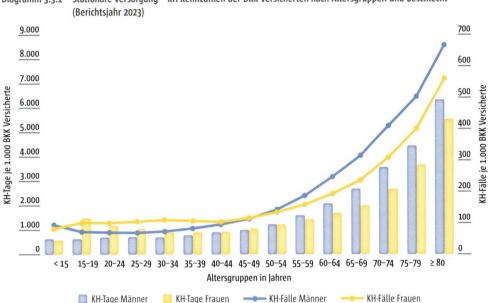

Diagramm 3.3.1 Stationäre Versorgung – KH-Kennzahlen der BKK Versicherten nach Altersgruppen und Geschlecht (Berichtsjahr 2023)

ben bei den unter 35-Jährigen mit 94,3 % (Männer) bzw. 93,3 % (Frauen) die überwiegende Mehrheit im Jahr 2023 gar keinen Krankenhausaufenthalt gehabt. War eine stationäre Behandlung für Personen dieser Altersgruppe nötig, dann in den meisten Fällen nur einmal: Rund 5 % sowohl bei Männern als auch bei Frauen dieser Altersgruppe wiesen nur einen KH-Fall im aktuellen Berichtsjahr auf, nur etwa 1 Prozent musste öfter stationär behandelt werden. Bei den Versicherten ab dem Rentenalter (65 Jahre und älter) ist der Anteil derer, die eine stationäre Behandlung in Anspruch genommen haben, generell höher (25,8 % der Männer und 22,7 % der Frauen weisen mindestens einen Krankenhausfall auf). In dieser Altersgruppe ist auch der Anteil der Mehrfachbehandlungen deutlich höher als bei den jüngeren Altersgruppen: Über ein Drittel weist mehr als eine stationäre Behandlung auf. Von allen Versicherten in dieser Altersgruppe sind sogar 4,6 % der Männer sowie 3,3 % der Frauen dreimal oder öfter im aktuellen Berichtsjahr im Krankenhaus zur Behandlung gewesen.

Insgesamt sind Männer in der Regel nur geringfügig öfter in stationärer Behandlung als Frauen, so sind im aktuellen Berichtsjahr für die Männer 180,3 KH-Fälle je 1.000 BKK Versicherte zu verzeichnen, für Frauen sind es 171,6 KH-Fälle je 1.000 BKK Versicherte). Die durchschnittliche Anzahl der daraus resultierenden Krankenhaustage ist sogar annä-

Tabelle 3.3.1 Stationäre Versorgung – KH-Quoten der BKK Versicherten nach Altersgruppen und Geschlecht (Berichtsjahr 2023)

Anzahl der KH-Fälle	unter 35 Jahre		35 bis 64 Jahre		65 Jahre und älter		Gesamt	
	Männer	Frauen	Männer	Frauen	Männer	Frauen	Männer	Frauen
	Anteile in Prozent							
kein KH-Fall	94,3	93,3	90,1	90,3	74,2	77,3	88,9	88,8
1 KH-Fall	4,8	5,4	7,3	7,4	15,5	14,6	7,8	8,1
2 KH-Fälle	0,7	0,9	1,6	1,5	5,7	4,8	2,0	1,9
3 und mehr KH-Fälle	0,3	0,4	1,0	0,8	4,6	3,3	1,3	1,1

hernd gleich (Männer: 1.590 KH-Tage je 1.000 Versicherte; Frauen: 1.589 KH-Tage je 1.000 Versicherte). Gegenüber dem Vorjahr sind diese Kennwerte bei beiden Geschlechtern nur leicht gestiegen (+3,2 – +4,2%). In der Betrachtung der Geschlechtsunterschiede je nach Erkrankungsart ())) Diagramm 3.3.2) sticht jedoch besonders die sehr große Differenz bei den Behandlungstagen aufgrund von psychischen Störungen heraus: Die Frauen weisen fast ein Drittel mehr Behandlungstage auf als die Männer (452 KH-Tage vs. 348 KH-Tage je 1.000 Versicherte). Dabei fällt allerdings auch auf, dass Frauen aufgrund von psychischen Erkrankungen nicht wesentlich häufiger behandelt werden, woraus resultiert, dass Frauen im Schnitt länger in Behandlung sind als Männer (33,0 vs. 26,8 Tage je Fall). Die schon erwähnte erneute Steigerung der Falldauer bei psychischen Störungen gegenüber dem Vorjahr ist auch für beide Geschlechter zu konstatieren. Ein noch größerer Geschlechtsunterschied besteht wiederum bei den Kennzahlen für die Herz-Kreislauf-Erkrankungen: Hierbei weisen Männer etwa +45% mehr Behandlungsfälle und -Tage auf als Frauen. Bei Ernährungs- und Stoffwechselkrankheiten besteht wiederum eine größere durchschnittliche Fallzahl bei den Frauen, allerdings kaum ein Unterschied zwischen den Geschlechtern hinsichtlich der durchschnittlichen Anzahl der Behandlungstage. Dies ergibt sich aus dem Umstand, dass die durchschnittliche Falldauer für Männer höher ist als für Frauen (9,0 vs. 7,2 Tage je Fall). Wie schon in den Vorjahren weisen die Männer bei den Krankheiten des Atmungssystems mehr Behandlungsfälle und -tage auf als die Frauen. Diese Differenz hatte sich in den ersten bei-

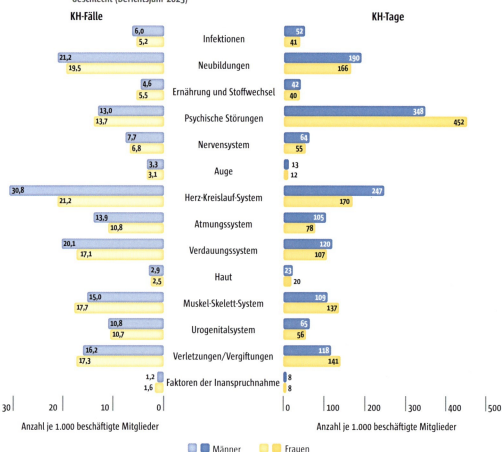

Diagramm 3.3.2 Stationäre Versorgung – KH-Kennzahlen der BKK Versicherten nach ausgewählten Diagnosehauptgruppen und Geschlecht (Berichtsjahr 2023)

3.3 Stationäre Versorgung nach soziodemografischen Merkmalen

den Pandemiejahren sogar noch deutlich vergrößert, im Vorjahr nahmen hingegen die Kennwerte bei den Frauen deutlich stärker zu als bei den Männern, was sich auch in 2023 fortsetzt: So nahmen die Fälle aufgrund dieser Erkrankungsart bei den Frauen um +10,2 % zu, bei den Männern hingegen „nur" um +6,7 %.

⟫⟫⟫ Diagramm 3.3.3 und ⟫⟫⟫ Diagramm 3.3.4 zeigen für ausgewählte Krankheitsarten die jeweiligen Krankenhausfälle bzw. -tage. Dabei ist zu erkennen, dass stationäre Behandlungen von Kindern und Jugendlichen in der Altersgruppe **unter 15 Jahren** insgesamt selten sind. Im Jahr 2023 sind wie schon im Vorjahr die Krankheiten des Atmungssystems am häufigsten Grund für eine Krankenhausbehandlung (16,7 KH-Fälle je 1.000 Versicherte). Andere Behandlungen wie etwa die aufgrund psychischer Störungen sind relativ selten: So waren im aktuellen Berichtsjahr für diese durchschnittlich nur 5,1 KH-Fälle je 1.000 Versicherte und 183 Behandlungstage je 1.000 Versicherte in dieser Altersgruppe zu verzeichnen.

In der Altersgruppe von 15 bis 19 Jahren verändert sich das Verhältnis der Kennwerte von männlichen und weiblichen Versicherten: Weibliche Jugendliche dieses Alters sind deutlich häufiger in stationärer Behandlung als männliche – was auch damit zusammenhängt, dass in dieser Altersgruppe die stationären Behandlungen aufgrund von psychischen Störungen zunehmen: Jeder vierte Krankenhausfall bei den 15- bis 19-Jährigen insgesamt ist aufgrund einer diagnostizierten psychischen Erkrankung erfolgt, sogar mehr als zwei Drittel der Krankenhaustage gehen auf diese Diagnosehauptgruppe zurück. Dabei ist der geschlechtsbezogene Unterschied der Falldauer bei psychischen Störungen in keiner anderen Altersgruppe so groß wie in dieser (Frauen: 36,8 KH-Tage je Fall vs. Männer: 25,8 KH-Tage je Fall). In die entgegengesetzte Richtung besteht zumindest bei einer Erkrankung ein wesentlicher Unterschied zwischen den Geschlechtern: Aufgrund von Verletzungen und Vergiftungen sind männliche Jugendliche mit 14,7 Fällen je 1.000 Versicherte häufiger betroffen als weibliche (9,3 KH-Fälle je 1.000 Versicherte).

In den jüngeren Erwachsenengruppen bis etwa 39 Jahre werden Frauen durchweg deutlich häufiger als Männer stationär behandelt. Die Unterschiede erklären sich wie schon erwähnt wesentlich aus Schwangerschaft und Geburt (so führen in der Regel

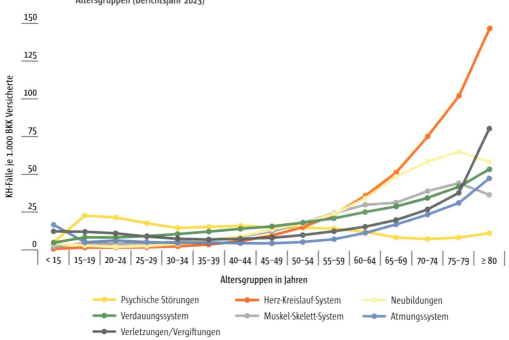

Diagramm 3.3.3 Stationäre Versorgung – KH-Fälle der BKK Versicherten nach ausgewählten Diagnosehauptgruppen und Altersgruppen (Berichtsjahr 2023)

zwischen 25 und 39 Jahren Schwangerschaft und Entbindung bei Frauen am häufigsten zu einem Krankenhausaufenthalt), aber auch geschlechtsspezifische Urogenitalerkrankungen und Neubildungen tragen dazu bei. Das Morbiditätsspektrum der Männer zwischen 20 und 39 Jahren ist hingegen anders geprägt: Diese sind am häufigsten aufgrund psychischer Krankheiten in stationärer Behandlung, darunter vielfach wegen Alkoholabhängigkeit. Da psychische und Verhaltensstörungen durch Alkohol (F10) eine relativ kurze Falldauer aufweisen ()) Tabelle 3.2.3), ist die durchschnittliche Behandlungsdauer psychischer Störungen bei den Männern in diesem Altersbereich etwa eine Woche kürzer als die der Frauen. Anzumerken ist außerdem, dass insbesondere bei den 25- bis 29-Jährigen eine Steigerung der Kennwerte für diese Erkrankungsart im Vergleich zum Vorjahr zu verzeichnen ist, was wiederum vor allem auf die Frauen in diesem Alter zurückzuführen ist.

In den Altersgruppen bis zum 60. Lebensjahr dominieren wiederum die psychischen Störungen mit dem größten Anteil an den stationären Behandlungstagen. Erst danach gehen die Kennwerte aufgrund psychischer Erkrankungen zurück, während insbesondere die Neubildungen sowie die Herz-Kreislauf-Erkrankungen zunehmen. Die stationären Behandlungen aufgrund von Neubildungen nehmen ab dem 40. Lebensjahr vor allem bei den Frauen zu, so sind im aktuellen Berichtsjahr bei den 45- bis 54-Jährigen Neubildungen häufigster Aufnahmegrund bei den weiblichen Versicherten.

Krankheiten des Herz-Kreislauf-Systems sind wiederum **ab 65 Jahren** sowohl bei den Männern als auch bei den Frauen die häufigste stationäre Diagnose – wobei dennoch Frauen im Vergleich zu den Männern auch in den höheren Altersgruppen durchweg deutlich geringere Fallhäufigkeiten und entsprechend weniger Behandlungstage aufweisen. Bei den über 80-Jährigen geht schließlich fast jeder vierte Behandlungsfall und -tag auf eine Herz-Kreislauf-Erkrankung zurück. Zweithäufigster Behandlungsgrund in dieser Altersgruppe sind die Verletzungen und Vergiftungen, wobei Frauen häufiger aus diesem Grund in stationärer Behandlung sind als Männer (92,9 vs. 66,0 KH-Fälle je 1.000 Versicherte im aktuellen Berichtsjahr). Ein wesentlicher Grund hierfür dürfte die in dieser Altersgruppe stark zuneh-

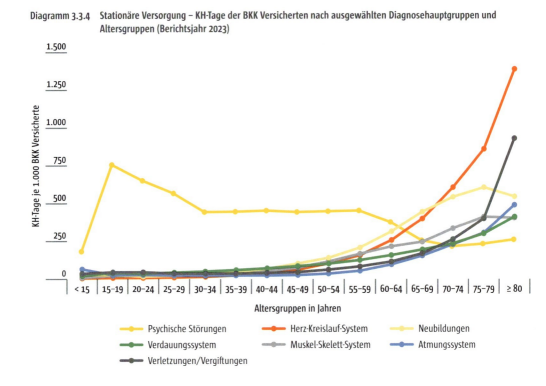

Diagramm 3.3.4 Stationäre Versorgung – KH-Tage der BKK Versicherten nach ausgewählten Diagnosehauptgruppen und Altersgruppen (Berichtsjahr 2023)

3.3 Stationäre Versorgung nach soziodemografischen Merkmalen

mende Zahl von Sturzunfällen sein, insbesondere im Zusammenhang mit altersbedingten Schädigungen im Muskel-Skelett-System (u.a. Osteoporose).

Vergleicht man die stationäre Versorgung psychischer Störungen mit dem Geschehen in anderen Leistungsbereichen, zeigen sich einige Unterschiede: Die hohen stationären Fallzahlen spiegeln sich bei den 15- bis 19-Jährigen nicht in gleicher Weise in Kennwerten aus der ambulanten Versorgung (🕨 Kapitel 2.3) oder bei Arzneimittelverordnungen (🕨 Kapitel 4.3) wider, in diesen Leistungssektoren sind die höchsten Kennwerte vielmehr in der zweiten Lebenshälfte zu verzeichnen. So sind ambulante Behandlungen genauso wie Psychopharmaka-Verordnungen gerade bei Versicherten im Rentenalter ungebrochen häufig. Hierbei ist aber ähnlich wie bei den stationären Behandlungen zumindest teilweise ein Kennwertrückgang für Versicherte im Bereich des Renteneintrittsalters zu erkennen.

Anders als für die stationäre Versorgung beschrieben, nehmen eine ambulante Behandlung wegen Herz-Kreislauf-Erkrankungen eher mehr Frauen in Anspruch (🕨 Kapitel 2.3), diese bekommen auch tendenziell häufiger Medikamente für Herz- und Kreislauf-Erkrankungen als die Männer verordnet (🕨 Kapitel 4.3).

> **Infobox Prävention**
>
> Wie können Geschlechtsunterschiede wie der bei den zuvor berichteten Herz-Kreislauf-Erkrankungen (aber auch bei anderen Krankheitsarten) begründet sein und welche Auswirkungen hat dies auf Präventionsmaßnahmen? Antworten darauf versucht die Gendermedizin[5] zu finden, die sich mit den Unterschieden zwischen den (biologischen und sozialen) Geschlechtern und deren Zusammenhang zu Erkrankungen beschäftigt. Dabei ist geschlechtsspezifisch unterschiedliches Gesundheits- und Inanspruchnahme-Verhalten (worauf die zuvor beschriebenen Versorgungs-Kennzahlen hindeuten: Frauen suchen häufiger schon recht früh medizinische Hilfe auf und können somit früher im Krankheitsverlauf behandelt werden, während Männer medizinische Versorgung seltener bzw. später und mit schwerwiegenderen Symptomen aufsuchen, dadurch steigt die Wahrscheinlichkeit für längere Ausfallzeiten, mehr Medikamente bzw. für die Notwendigkeit stationärer Behandlung) nur ein Puzzlestein in einem komplexen Bild. So spielen (epi-)genetische, hormonelle und biologische Faktoren sowie die Symptomäußerung, die Reaktion im persönlichen Umfeld genauso wie im medizinischen Setting eine Rolle. So ist beispielsweise für Herz-Kreislauf-Erkrankungen bekannt, dass Östrogene, die weiblichen Geschlechtshormone, protektiv auf Herz und Gefäße wirken, andererseits aber bei Frauen Herzinfarktsymptome anders und oftmals sehr viel unspezifischer sind als bei Männern. Gerade bei jungen Frauen ist daher das Risiko einer Fehldiagnose höher als bei gleichaltrigen Männern. Dieses Beispiel zeigt, dass Erkenntnisse aus der Gendermedizin Schlüssel zu einem besseren Verständnis der Krankheiten sind und daraus bessere Diagnostik und Therapien genauso wie eine bessere Prävention entstehen können.

3.3.2 Stationäre Versorgung nach Versichertengruppen

> - Rentnerinnen/Rentner sind um ein Mehrfaches öfter und länger in stationärer Behandlung als Beschäftigte oder Familienangehörige. Häufigster Grund für einen stationären Aufenthalt bei diesen sind Herz-Kreislauf-Erkrankungen: Jeder fünfte Behandlungstag der Rentnerinnen/Rentner ist darauf zurückzuführen.
> - Auch Arbeitslose weisen überdurchschnittlich viele Behandlungsfälle und -tage auf. Diese sind am häufigsten aufgrund von psychischen Störungen im Krankenhaus: Mehr als die Hälfte aller Behandlungstage geht in dieser Versichertengruppe auf diese Krankheitsart zurück.

Die Gruppe der Versicherten besteht aus verschiedenen Subgruppen (🕨 Abbildung 1) von denen nachfolgend die beschäftigten Mitglieder, die Arbeitslosen (unterschieden zwischen ALG-I- und ALG-II-Empfängern), die Familienangehörigen sowie die Rentnerinnen und Rentner differenziert betrachtet werden.

Da zu den Familienangehörigen vor allem Kinder und Jugendliche zählen, sind hier die entsprechenden Kennzahlen erwartungsgemäß am niedrigsten (🕨 Tabelle 3.3.2): Im aktuellen Berichtsjahr 2023 sind 97,9 KH-Fälle und 842 KH-Tage je 1.000 Familienangehörige aufgetreten. Da wiederum die weiblichen Familienangehörigen ein höheres Durchschnittsalter aufweisen als die männlichen, ist auch wie zu erwarten die durchschnittliche Anzahl der Behandlungsfälle bei den weiblichen Familienangehörigen höher als bei den männlichen (101,5 vs. 93,2 KH-Fälle je 1.000 Versicherte). Diese Differenz ist bei den damit verbundenen Behandlungstagen sogar noch deutlich größer (935 vs. 719 KH-Tage je 1.000 Versicherte). Für die beschäftigten Mitglieder – die weitaus größte Versichertengruppe in diesem Vergleich – sind ähnlich viele Behandlungstage wie bei den Familienangehörigen zu verzeichnen (838 KH-Tage je 1.000 Versicherte), auch bei diesen weisen die Frau-

---

5 Mauvais-Jarvis, F. et al. (2020). Sex and gender: modifiers of health, disease, and medicine. Lancet, 396 (10250), 565–582.

3 Stationäre Versorgung

en mehr stationäre Fälle und Tage auf als die Männer. Bei allen weiteren Versichertengruppen sind die Kennwerte deutlich höher: Die Gruppe der Rentnerinnen und Rentner weist mit Abstand die meisten Krankenhausfälle und -tage auf. So waren diese im Durchschnitt im Jahr 2023 rund 4 Tage in stationärer Behandlung und auch die Inanspruchnahmequote ist mit Abstand am höchsten: Mehr als jede fünfte berentete Frau (22,4%) und sogar jeder vierte berentete Mann (25,3%) ist innerhalb eines Jahres mindestens einmal im Krankenhaus gewesen. Aber auch für Arbeitslose (sowohl bei ALG-I- als auch ALG-II-Empfängerinnen und -Empfängern) sind hohe Kennzahlen zu verzeichnen, in der Regel sind es mehr als doppelt so viele Fälle und mehr als dreimal so viele Behandlungstage wie bei den Familienangehörigen und beschäftigten Mitgliedern. Bei den ALG-I-Empfängerinnen und -Empfängern fällt darüber hinaus die geringe Krankenhausquote auf: Trotz der relativ hohen durchschnittlichen Zahl an Behandlungsfällen und -tagen ist der Anteil derer, die eine stationäre Behandlung in Anspruch genommen haben, im Vergleich der Versichertengruppen die zweitniedrigste. Seit Beginn der Coronavirus-Pandemie im Jahr 2020 sind bei allen Versichertengruppen die Kennwerte deutlich zurückgegangen (–15 bis –20% gegenüber 2019). Das Vorpandemie-Niveau ist seitdem nicht wieder erreicht. Auch im aktuellen Berichtsjahr verharren in allen Versichertengruppen die Kennwerte weiterhin darunter. Gegenüber dem Vorjahr sind bei allen Versichertengruppen nur leichte Steigerungen zu beobachten, insgesamt am größten sind diese noch bei den Beschäftigten sowie denjenigen in ALG-I-Bezug, für welche die durchschnittliche Fallzahl um rund +3% sowie die Behandlungstage um +6% gegenüber 2022 gestiegen sind.

Differenziert man für die genannten Versichertengruppen wiederum nach Erkrankungsarten, so

Tabelle 3.3.2 Stationäre Versorgung – KH-Kennzahlen der BKK Versicherten nach Versichertengruppen und Geschlecht (Berichtsjahr 2023)

Versichertengruppen	Geschlecht	KH-Fälle	KH-Tage	Tage je Fall	KH-Quote
		je 1.000 BKK Versicherte			in Prozent
Beschäftigte Mitglieder insgesamt	Männer	103,3	800	7,7	7,1
	Frauen	108,1	882	8,2	7,7
	Gesamt	105,5	838	7,9	7,3
Arbeitslose (ALG-I)	Männer	253,8	2.825	11,1	7,1
	Frauen	232,1	2.958	12,7	6,8
	Gesamt	243,9	2.885	11,8	7,0
Arbeitslose (ALG-II)	Männer	256,1	3.178	12,4	11,2
	Frauen	217,5	2.430	11,2	11,0
	Gesamt	236,2	2.791	11,8	11,1
Familienangehörige	Männer	93,2	719	7,7	6,4
	Frauen	101,5	935	9,2	6,7
	Gesamt	97,9	842	8,6	6,5
Rentnerinnen und Rentner	Männer	474,2	4.393	9,3	25,3
	Frauen	387,4	3.718	9,6	22,4
	Gesamt	428,0	4.034	9,4	23,8
BKK Versicherte insgesamt	Männer	180,3	1.590	8,8	11,1
	Frauen	171,6	1.589	9,3	11,2
	Gesamt	175,9	1.590	9,0	11,1

3.3 Stationäre Versorgung nach soziodemografischen Merkmalen

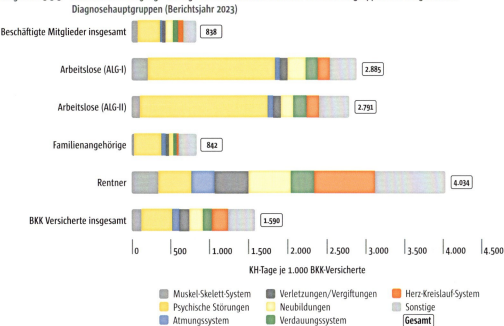

Diagramm 3.3.5 Stationäre Versorgung – KH-Tage der BKK Versicherten nach Versichertengruppen und ausgewählten Diagnosehauptgruppen (Berichtsjahr 2023)

zeigen sich deutliche Unterschiede im Krankheitsgeschehen ())) Diagramm 3.3.5). Bei den Rentnerinnen und Rentnern fallen bei fast jeder der hier aufgeführten Diagnosehauptgruppen – mit Ausnahme der psychischen Störungen – mehr Behandlungstage als bei allen anderen Versichertengruppen an. Wie schon die Darstellungen für die Erkrankungsarten in Abhängigkeit vom Alter vermuten lassen, sind es die Krankheiten des Herz-Kreislauf-Systems, welche die meisten stationären Behandlungstage bei den Rentnern verursachen: Relativ betrachtet machen diese rund 20% aller Behandlungstage aus. In diesem Vergleich sticht aber noch stärker die große Anzahl bzw. die Anteile an Behandlungstagen aufgrund psychischer Störungen bei den Arbeitslosen hervor: Sowohl bei den ALG-I- als auch den ALG-II-Empfängerinnen und -Empfängern geht mehr als jeder zweite Behandlungstag auf Erkrankungen aus diesem Diagnosespektrum zurück. Es ist zudem zu konstatieren, dass die Zahl der Behandlungstage bei allen Erkrankungsarten mit Ausnahme der psychischen Störungen weiterhin unter dem Vorpandemie-Niveau bleibt. Bei den psychischen Störungen wiederum stechen die Familienangehörigen heraus, die gegenüber dem Jahr 2019 sogar eine um rund +8% höhere durchschnittliche Behandlungstageanzahl aufweisen. Gegenüber dem Vorjahr sind es wiederum diejenigen in ALG-I-Bezug, die mit einer Zunahme von +11,6% die größte Steigerung bei den Behandlungstagen zu verzeichnen haben. Der größte Rückgang im Vergleich zum Vorjahr in dieser Darstellung ist hingegen ebenfalls bei den Arbeitslosen in ALG-I-Bezug für die Verletzungen/Vergiftungen (−15,7%) zu finden.

3 Stationäre Versorgung

Fokus Beschäftigte Mitglieder

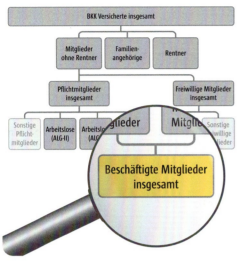

- Beschäftigte weisen rund ein Viertel weniger Behandlungstage auf als die Versicherten insgesamt.
- Gegenüber dem Vorjahr sind die Kennwerte für die Beschäftigten besonders bei den Krankheiten des Atmungssystems gestiegen. Hierbei nahmen insbesondere bei den 35- bis 39-Jährigen die stationären Behandlungsfälle und -tage zu.
- Ein weiteres Mal sind bei den Beschäftigten die Kennzahlen aufgrund von psychischen Störungen im Vergleich zum Vorjahr gestiegen, besonders groß war die Zunahme in der Altersgruppe der 25- bis 39-Jährigen.

Da die die Gruppe der beschäftigten Mitglieder fast die Hälfte aller Versicherten ausmacht und in diesem Kapitel bei den nachfolgenden arbeitsweltlichen Analysen im Fokus steht, wird an dieser Stelle gesondert auf weitere Details zu den Beschäftigten eingegangen. Für diese Versichertengruppe wurde schon zuvor festgestellt, dass deren KH-Kennzahlen

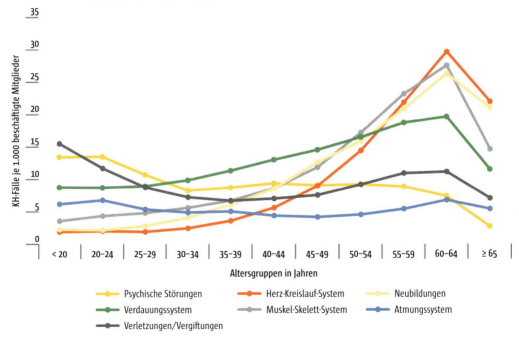

Diagramm 3.3.6 Stationäre Versorgung – KH-Fälle der beschäftigten Mitglieder nach ausgewählten Diagnosehauptgruppen und Altersgruppen (Berichtsjahr 2023)

210

3.3 Stationäre Versorgung nach soziodemografischen Merkmalen

relativ zu den anderen Gruppen sehr niedrig sind. Auch bei der Differenzierung nach Alter fallen die Kennwerte bei den Beschäftigten (⫸ Diagramm 3.3.6 und ⫸ Diagramm 3.3.7) im Vergleich zu allen Versicherten (⫸ Diagramm 3.3.3 und ⫸ Diagramm 3.3.4) niedriger aus. So ist etwa die durchschnittliche Anzahl an stationären Behandlungstagen durchweg um rund ein Viertel niedriger, Zudem ist bei den Beschäftigten ab 65 Jahren – anders als bei den Versicherten insgesamt – nochmals eine deutliche Reduktion der Kennwerte zu beobachten: Erreichen sowohl die Fallzahlen als auch die daraus resultierenden Behandlungstage Höchststände bei der Gruppe der Beschäftigten zwischen dem 60. und 64. Lebensjahr, so gehen bei den Älteren die Kennwerte um rund ein Drittel zurück. Dies ist auf den sogenannten *healthy worker effect* zurückzuführen, wie er auch in den meisten anderen Leistungsbereichen zu beobachten ist. Demnach sind Erwerbstätige, die kurz vor dem Renteneintrittsalter stehen (bzw. eigentlich schon im Rentenalter sind), meist gesünder als jüngere Beschäftigte, was aber wesentlich einen vorherigen Selektionseffekt widerspiegelt: Personen mit chronischen bzw. schweren Erkrankungen sind häufig schon vorzeitig aus dem Erwerbsleben ausgeschieden, sodass diese in der Gruppe der Beschäftigten ab 65 Jahren nicht mehr enthalten sind. Dieser Effekt ist mehr oder weniger stark bei allen dargestellten Erkrankungsarten zu beobachten. Während aber beispielsweise bei Atmungssystem-Erkrankungen oder Verletzungen und Vergiftungen die Behandlungstage nur in relativ geringem Maße zurückgehen, fällt diese Reduktion hingegen insbesondere bei den Behandlungstagen aufgrund von psychischen Störungen besonders stark aus und setzt sogar früher als bei den anderen Diagnosehauptgruppen ein. Bei den psychischen Störungen ist außerdem im Vergleich zum Vorjahr eine besondere Steigerung der Zahl der Behandlungstage bei den Beschäftigten zwischen 25 und 39 Jahren mit rund +13% zu verzeichnen. Außerdem sind gegenüber dem Vorjahr die Kennzahlen bei den Atmungssystem-Erkrankungen der Beschäftigten zwischen 35 und 39 Jahren gestiegen: Rund ein Drittel mehr Behandlungsfälle und -tage sind für diese zu verzeichnen.

Wie man schon anhand der Anteilsdarstellung im ⫸ Diagramm 3.3.5 ablesen konnte, bestimmen auch bei den Beschäftigten in etwa die gleichen Erkrankungsarten wie bei den Versicherten insgesamt deren stationäre Inanspruchnahme. Aufgrund der unterschiedlichen Altersstruktur machen allerdings

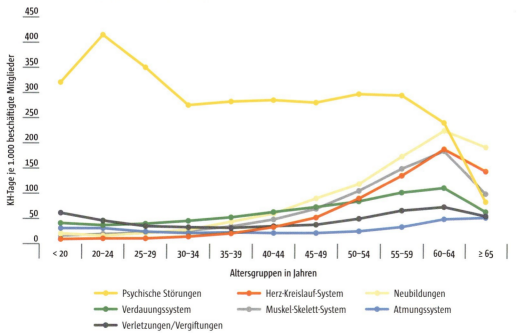

Diagramm 3.3.7 Stationäre Versorgung – KH-Tage der beschäftigten Mitglieder nach ausgewählten Diagnosehauptgruppen und Altersgruppen (Berichtsjahr 2023)

Tabelle 3.3.3 Stationäre Versorgung – KH-Kennzahlen der beschäftigten Mitglieder für die zehn wichtigsten Diagnosen (Berichtsjahr 2023)

ICD-10-Code	Diagnosen	KH-Fälle	KH-Tage	Tage je Fall
		je 1.000 beschäftigte Mitglieder		
F33	Rezidivierende depressive Störung	2,7	119,0	44,6
F32	Depressive Episode	1,5	62,5	41,8
F10	Psychische und Verhaltensstörungen durch Alkohol	1,7	19,3	11,3
F45	Somatoforme Störungen	0,7	15,0	21,0
F43	Reaktionen auf schwere Belastungen und Anpassungsstörungen	0,5	13,8	26,9
K80	Cholelithiasis	2,2	10,9	4,9
M17	Gonarthrose [Arthrose des Kniegelenkes]	1,4	10,4	7,3
C50	Bösartige Neubildung der Brustdrüse [Mamma]	1,2	9,8	8,4
F60	Spezifische Persönlichkeitsstörungen	0,2	9,0	37,4
M16	Koxarthrose [Arthrose des Hüftgelenkes]	1,2	8,9	7,3

die psychischen Störungen einen größeren Anteil (35,2%) der stationären Behandlungstage aus, als sie beim Durchschnitt aller Versicherten der Fall ist (25,2%). Herz-Kreislauf-Erkrankungen sind hingegen bei den Beschäftigten in deutlich geringerem Maße (7,8%) für stationäre Behandlungstage ursächlich als bei den Versicherten insgesamt (13,1%).

Beim Blick auf die Einzeldiagnosen für die Beschäftigten (⟩⟩⟩ Tabelle 3.3.3) zeigt sich wiederum in einigen Bereichen eine deutliche Verschiebung im Krankheitsgeschehen im Vergleich zu den Versicherten insgesamt (⟩⟩⟩ Tabelle 3.2.2). Zwar sind auch bei den Beschäftigten die beiden Depressionsdiagnosen (F32, F33) diejenigen mit den meisten Behandlungstagen, danach folgen aber noch weitere psychische Störungen, nämlich die psychischen und Verhaltensstörungen durch Alkohol (F10), die somatoformen Störungen (F45) sowie die Reaktionen auf schwere Belastungen und Anpassungsstörungen (F43). Bei letztgenannter Diagnose ist dabei auch die Behandlungsdauer je Fall um durchschnittlich 2,6 Tage gegenüber dem Vorjahr gestiegen, damit einher geht eine Steigerung der Anzahl der Behandlungstage um +17,9% (+2,1 KH-Tage je 1.000 Beschäftigte). Ebenfalls deutlich gestiegen sind die Kennwerte für die Gonarthrose (M17) mit +18,0% mehr stationären Fällen (+0,2 KH-Tage je 1.000 Beschäftigte) und +13,4% mehr Behandlungstagen (+1,2 KH-Tage je 1.000 Beschäftigte) als im Jahr 2022.

3.3.3 Stationäre Versorgung nach weiteren soziodemografischen Merkmalen

Für die weitere Analyse stationärer Versorgungsdaten hinsichtlich der Unterschiede nach höchstem erreichten Schul- und Ausbildungsabschluss wird ebenfalls die Gruppe der beschäftigten Mitglieder insgesamt betrachtet, da nur bei dieser Versichertengruppe diese Zuordnung entsprechend der Klassifikation der Berufe 2010 (KldB 2010) vorliegt.

Höchster Schul- und Berufsabschluss

- Je höher der Schulabschluss der Beschäftigten, desto seltener sind diese in stationärer medizinischer Behandlung: Beschäftigte mit (Fach-)Abitur weisen rund ein Drittel weniger Behandlungsfälle und -tage auf als diejenigen mit Haupt-/Volksschulabschluss.
- Auch bei den Berufsausbildungsabschlüssen sind die Kennwerte mit höherem Niveau geringer. So sind diese bei Hochschulabsolventen um etwa ein Drittel geringer als bei denjenigen mit einem einfacheren Ausbildungsabschluss.

Ähnlich wie in den anderen Leistungssektoren zeigt sich auch in der stationären Versorgung, dass bei denjenigen mit einem bekannten Schulabschluss mit höherem schulischen Bildungsgrad eine Abnahme der Kennzahlen einhergeht (⟩⟩⟩ Tabelle 3.3.4). Im

3.3 Stationäre Versorgung nach soziodemografischen Merkmalen

Vergleich zwischen den verschiedenen Schulabschlüssen – genauso wie der nachfolgend dargestellte höchste Ausbildungsabschluss ist dies ein mittelbarer Indikator für den sozialen Status der Beschäftigten – ist dabei die Gruppe mit Haupt- bzw. Volksschulabschluss diejenige, die insgesamt im Schnitt am häufigsten stationär behandelt wurde (129,9 KH-Fälle je 1.000 Beschäftigte) und entsprechend die meisten Behandlungstage aufweist (982 KH-Tage je 1.000 Beschäftigte). Für die Beschäftigten mit (Fach-)Abitur sind hingegen die niedrigsten Kennwerte festzustellen, immerhin rund ein Viertel weniger Behandlungsfälle und -tage als der Durchschnitt aller Beschäftigten und sogar rund ein Drittel weniger als Beschäftigte mit Haupt- bzw. Volksschulabschluss. Bei denjenigen mit (Fach-)Abitur besteht zudem die größte relative Differenz zwischen den Geschlechtern: Für Frauen mit (Fach-)Abitur sind rund +17 % mehr Krankenhausfälle und +26 % mehr Behandlungstage dokumentiert als für Männer mit gleichem Schulabschluss.

Auch in den Kennzahlen differenziert nach höchstem beruflichen Ausbildungsabschluss ist ein Muster erkennbar, hierbei ist allerdings zu berücksichtigen, dass zwei Versichertengruppen relativ zu allen anderen sehr jung sind: Die Beschäftigten ohne einen beruflichen Ausbildungsabschluss sowie diejenigen mit einem Bachelor-Abschluss sind mit einem Durchschnittsalter von 34 bzw. 35 Jahren mehr als 8 Jahre jünger als der Durchschnitt aller Beschäftigten (2023: 43,2 Jahre). Die höchsten Werte in diesem Vergleich sind mit 112,9 KH-Fällen bzw. 882 KH-Tagen je 1.000 Beschäftigte bei denjenigen mit einer abgeschlossenen anerkannten Berufsausbildung zu finden. Nur wenig geringer sind allerdings die Kennzahlen bei den Beschäftigten ohne einen beruflichen Ausbildungsabschluss. Zu letztgenannter Gruppe zählen viele Auszubildende, es sind aber auch ältere Personen darunter, die aus anderen Gründen keinen Abschluss erlangt haben oder dieser nicht anerkannt wurde. Die ebenfalls wie erwähnt sehr jungen Bachelor-Absolventen hingegen weisen wie zu erwarten deutlich unterdurchschnittliche Behandlungsfälle und -tage auf. Dabei sind die Kennwerte im Vergleich zu den Beschäftigten insgesamt bei den Frauen um rund ein Viertel geringer, bei den Männern sind sie sogar fast nur halb so hoch. Bei den weiteren Ausbildungsabschlüssen ist wiederum

Tabelle 3.3.4 Stationäre Versorgung – KH-Kennzahlen und Durchschnittsalter der beschäftigten Mitglieder nach höchstem Schul- und Berufsabschluss und Geschlecht (Berichtsjahr 2023)

Merkmale	Ausprägungen	Durch-schnittsalter in Jahren	KH-Fälle			KH-Tage		
			Männer	Frauen	Gesamt	Männer	Frauen	Gesamt
			je 1.000 beschäftigte Mitglieder					
Höchster Schulabschluss	Ohne Schulabschluss	43,4	120,8	124,5	121,9	881	839	868
	Haupt-/Volksschulabschluss	46,6	127,7	134,4	129,9	966	1.012	982
	Mittlere Reife oder gleichwertig	42,8	103,2	113,4	108,4	798	909	855
	Abitur/Fachabitur	40,4	75,2	88,0	81,6	579	729	655
Höchster Berufsabschluss	Ohne beruflichen Ausbildungsabschluss	34,3	95,3	114,6	103,7	737	972	838
	Abschluss einer anerkannten Berufsausbildung	44,9	113,0	112,9	112,9	872	893	882
	Meister/Techniker oder gleichwertig	46,7	103,8	97,7	102,2	758	762	759
	Bachelor	35,0	57,6	80,3	69,0	431	665	549
	Diplom/Magister/Master/Staatsexamen	44,6	75,4	82,8	78,8	567	670	614
	Promotion	45,3	69,1	80,3	74,0	448	613	519
	Gesamt	**43,2**	**103,3**	**108,1**	**105,5**	**800**	**882**	**838**

eine ähnliche Tendenz wie bei den Schulabschlüssen zu erkennen: Mit höherem Abschlussniveau gehen niedrigere Kennwerte einher. So sind diese bei Hochschulabsolventen (Diplom/Magister/Master/Staatsexamen) um etwa ein Drittel geringer als bei denjenigen mit einer anerkannten Berufsausbildung. Promovierte weisen gegenüber erstgenannten Hochschulabsolventen sogar noch geringere Werte auf.

3.4 Stationäre Versorgung in Regionen

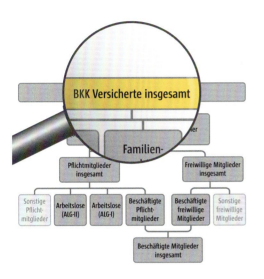

Die Gesundheit der Versicherten wird auch durch regionale Faktoren beeinflusst, so spielen neben den Lebensbedingungen an den Wohnorten der Versicherten, den dortigen Arbeitsbedingungen genauso wie die allgemeine Wirtschaftskraft in der Region, die Beschäftigungs- und Arbeitslosenquote sowie die soziokulturellen Bedingungen vor Ort eine Rolle. Darüber hinaus haben auch die regionalen Strukturen der medizinischen Versorgung, wie z.B. die Arzt-, Krankenhaus- und Apothekendichte einen Einfluss. Nachfolgend werden deshalb die Kennwerte der stationären Versorgung auf Ebene der Bundesländer sowie der Kreise zugeordnet nach dem Wohnort der Versicherten dargestellt und analysiert.

- Wie schon in den Vorjahren weist von allen Bundesländern Baden-Württemberg die wenigsten Krankenhausfälle und -tage pro Kopf auf. Hinsichtlich der höchsten Kennwerte ist Sachsen-Anhalt ebenfalls erneut Spitzenreiter mit den meisten KH-Tagen, bei der Anzahl der Fälle ist hingegen Thüringen knapp führend.
- Ebenfalls unverändert ist, dass in Sachsen-Anhalt deutlich überdurchschnittlich viele Behandlungstage aufgrund von Herz-Kreislauf-Erkrankungen auftreten, in Mecklenburg-Vorpommern sind die psychischen Störungen für überdurchschnittlich viele Behandlungstage ursächlich.
- In Bremen geht mehr als jeder vierte stationäre Behandlungstag auf Neubildungen zurück – so viele, wie in keinem anderen Bundesland. Dies ist wesentlich auf besondere Versorgungsstrukturen in Bremen zurückzuführen, eine tatsächliche regionale Häufung von Krebserkrankungen liegt indes nicht vor.

Die Häufigkeit und die Dauer von Krankenhausaufenthalten sowie die dafür als ursächlich diagnostizierten Erkrankungen unterscheiden sich zwischen den Bundesländern zum Teil deutlich, wie der Bundesländervergleich für die Gesamtwerte in))) Tabelle 3.4.1 zeigt. Demnach weist Baden-Württemberg wie schon in den Vorjahren die niedrigsten Kennzahlen auf (132,2 KH-Fälle bzw. 1.208 KH Tage je 1.000 BKK Versicherte). Die durchschnittlich meisten Krankenhausfälle sind hingegen in Thüringen zu finden (230,0 KH-Fälle je 1.000 BKK Versicherte), die meisten Krankenhaustage in Sachsen-Anhalt (2.123 KH-Tage je 1.000 BKK Versicherte). Zwar ist dabei zu bedenken, dass Sachsen-Anhalt dasjenige Bundesland mit den ältesten BKK Versicherten ist, während die Versicherten in Baden-Württemberg zu den jüngsten zählen. Aber auch bei statistischer Bereinigung der Kennzahlen um den Einfluss von Alter und Geschlecht (hier nicht dargestellt) ist es Baden-Württemberg, das die niedrigsten Kennwerte im Vergleich aufweist. An erster Stelle nach standardisierter Durchschnittsanzahl der stationären Behandlungstage ist hingegen der Stadtstaat Bremen (1.998 KH-Tage je 1.000 BKK Versicherte), wobei hier auch die mit Abstand höchste durchschnittliche Verweildauer von 11,2 Tagen je Fall ins Auge fällt. Dies ist allerdings auf eine Besonderheit bei der Krebsbe-

3 Stationäre Versorgung

Tabelle 3.4.1 Stationäre Versorgung – KH-Kennzahlen der BKK Versicherten nach Bundesländern (Wohnort) (Berichtsjahr 2023)

Bundesländer	KH-Fälle	KH-Tage	Tage je Fall
	je 1.000 BKK Versicherte		
Baden-Württemberg	132,2	1.208	9,1
Bayern	161,1	1.444	9,0
Berlin	162,7	1.549	9,5
Brandenburg	195,2	1.781	9,1
Bremen	172,1	1.928	11,2
Hamburg	152,3	1.558	10,2
Hessen	174,2	1.542	8,9
Mecklenburg-Vorpommern	213,9	2.010	9,4
Niedersachsen	178,9	1.596	8,9
Nordrhein-Westfalen	209,8	1.860	8,9
Rheinland-Pfalz	191,2	1.709	8,9
Saarland	197,1	1.762	8,9
Sachsen	201,9	1.922	9,5
Sachsen-Anhalt	229,2	2.123	9,3
Schleswig-Holstein	179,6	1.703	9,5
Thüringen	230,0	2.004	8,7
Gesamt	**175,9**	**1.590**	**9,0**

handlung in Bremen zurückzuführen (hierauf wird später noch genauer eingegangen).

> **Interaktive Daten zur stationären Versorgung**
>
> Auf der Internetseite des BKK Dachverbands können Sie sich zusätzlich schnell und einfach einen Überblick über die regionalen Unterschiede zur stationären Versorgung verschaffen und dabei selbstständig nach den für Sie interessanten Kenngrößen, wie bspw. die Krankenhausfälle und -tage sowie die zugehörige Falldauer, dem Berichtsjahr, ausgewählten Diagnosehauptgruppen sowie dem Geschlecht und der Versichertengruppe filtern.
> Das **Diagramm Regionale Daten** finden Sie unter folgendem Link bzw. QR-Code: https://www.bkk-dachverband.de/statistik/kennzahlen-zum-bkk-gesundheitsreport/stationaere-versorgung.
>
>

Das ❯❯❯ Diagramm 3.4.1 stellt die durchschnittliche Anzahl an Krankenhaustagen auf Kreisebene dar.

Wie die darin farblich dargestellten Abweichungen vom Bundesdurchschnitt verdeutlichen, sind auch innerhalb der Bundesländer teils deutliche Unterschiede vorhanden. Im aktuellen Berichtsjahr 2023 sind die Versicherten im nordrhein-westfälischen Herne im Schnitt die meisten Tage pro Kopf im Krankenhaus gewesen (durchschnittlich 2.710 KH-Tage je 1.000 Versicherte), gefolgt vom sächsischen Landkreis Görlitz (2.690 KH-Tage je 1.000 Versicherte) sowie dem sachsen-anhaltinischen Kreis Stendal (2.659 KH-Tage je 1.000 Versicherte). Mit mehr als einem Tag Differenz im Vergleich zum Spitzenwert innerhalb des Bundeslandes liegt hingegen der Kreis Minden-Lübbecke in Nordrhein-Westfalen deutlich unter dem Bundesdurchschnitt. Ähnlich große Differenzen sind auch für Sachsen und Rheinland-Pfalz zu verzeichnen. Wie die Landkarte aber zudem eindrücklich vermittelt, weisen die weitaus meisten süddeutschen Kreise eine Anzahl an stationären Behandlungstagen auf, die sehr deutlich unter dem Bundesdurchschnitt liegt. Die wenigsten Krankenhaustage sind dabei im Jahr 2023 im baden-württem-

3.4 Stationäre Versorgung in Regionen

bergischen Baden-Baden (942 KH-Tage je 1.000 Versicherte) erfolgt, gefolgt von Böblingen und Ravensburg (beide ebenfalls in Baden-Württemberg).

Auch die Verteilung der Krankenhausdiagnosen stellt sich in den einzelnen Bundesländern zum Teil sehr unterschiedlich dar, wie das))) Diagramm 3.4.2 zeigt. Wie schon zuvor erwähnt wurde, fällt besonders Bremen auf, wo Neubildungen – wie bereits seit vielen Jahren – das stationäre Versorgungsgeschehen stark prägen: Der Anteil an allen Krankenhaustagen aufgrund derartiger Erkrankungen ist mit 21,1 % fast doppelt so hoch wie der Anteil auf Bundesebene

Diagramm 3.4.1 Stationäre Versorgung – KH-Tage der BKK Versicherten nach Landkreisen (Wohnort) mit prozentualen Abweichungen vom Bundesdurchschnitt (Berichtsjahr 2023)

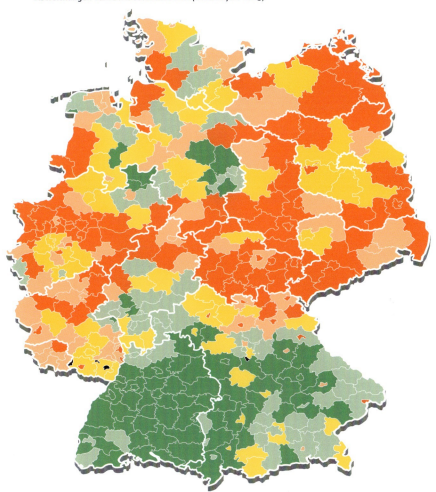

Prozentuale Abweichungen der KH-Tage der BKK Versicherten vom Bundesdurchschnitt (1.590 KH-Tage je 1.000 BKK Versicherte)

- ■ mehr als 15% unter dem Bundesdurchschnitt
- ■ 5 bis 15% unter dem Bundesdurchschnitt
- ■ ± 5% um den Bundesdurchschnitt
- ■ 5 bis 15% über dem Bundesdurchschnitt
- ■ mehr als 15% über dem Bundesdurchschnitt
- ■ keine Angaben*

* Die Landkreise Landau in der Pfalz, Schwabach und Zweibrücken wurden aufgrund zu geringer Angaben nicht in die Auswertung aufgenommen.

(11,2 %). Es sei aber an dieser Stelle darauf hingewiesen, dass – in diesem Berichtsjahr wie auch schon in den vergangenen Jahren – in der ambulanten Versorgung ())) Kapitel 2.4) für Bremen keine besonders hohen Diagnoseraten weder allgemein noch speziell bei Neubildungen zu verzeichnen sind. Es liegt in Bremen also keine besondere Häufung von Neubildungserkrankungen vor, vielmehr geht die Besonderheit in der hier aufgeführten Statistik auf regionale Besonderheiten in der Versorgung zurück, insbesondere auf die stärker eingebundene teilstationäre Versorgung von Krebspatienten (entsprechend

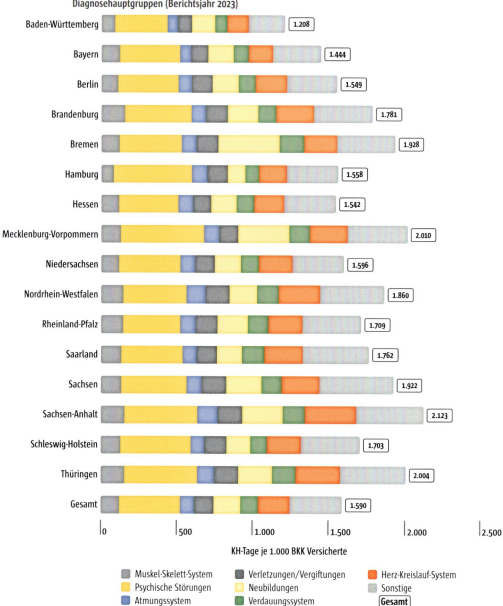

Diagramm 3.4.2 Stationäre Versorgung – KH-Tage der BKK Versicherten nach Bundesländern (Wohnort) und ausgewählten Diagnosehauptgruppen (Berichtsjahr 2023)

3.4 Stationäre Versorgung in Regionen

sind auch in Bremen deutlich mehr Langzeitbehandlungsfälle zu verzeichnen). Ebenfalls ein immer wiederkehrendes Phänomen ist es, dass bei den Herz-Kreislauf-Erkrankungen das Bundesland Sachsen-Anhalt mit Abstand Spitzenreiter ist (335 KH-Tage je 1.000 Versicherte). Anders als bei den Neubildungen gibt es hierzu allerdings auch eine Entsprechung im ambulanten Sektor, auch dort sind hohe Anteile Versicherter mit Herz-Kreislauf-Erkrankungen zu finden. Sachsen-Anhalt weist außerdem wie schon im Vorjahr die meisten stationären Behandlungstage aufgrund von Krankheiten des Atmungssystems auf. Hinsichtlich der stationären Versorgung psychischer Erkrankungen ist wiederum Mecklenburg-Vorpommern hervorzuheben: Dieses Bundesland weist zum wiederholten Male gegenüber den anderen Bundesländern den höchsten Wert auf (547 KH-Tage je 1.000 Versicherte).

Infobox Prävention

Ungleiche regionale Verteilungen sind auf verschiedene Faktoren zurückzuführen. So spielt bei der zuvor berichteten deutlichen Häufung von Herz-Kreislauf-Erkrankungen auch ein merklicher Altersunterschied eine Rolle (das Durchschnittsalter in den Ostbundesländern liegt durchweg über dem Bundesdurchschnitt), dabei stehen Verschleißauswirkungen im Herz-Kreislauf-System mit dem Alter im Zusammenhang. Es sind aber darüber hinaus auch weitere Faktoren (u.a. Bewegungsmangel, Alkoholkonsum, Adipositas, Diabetes) bekannt, die ebenfalls in den Ostbundesländern häufiger vorkommen[6], und als Risikofaktoren für Herz-Kreislauf-Erkrankungen bekannt sind. Darüber hinaus sind naheliegenderweise auch die jeweiligen regionalen Strukturen des Gesundheitssystems relevant, die notwendigerweise in Wechselwirkung mit der jeweiligen Bevölkerungsstruktur in der Region stehen. Dies gilt für die Behandlung genauso wie für die Prävention von Erkrankungen. Entsprechend ist auch als Ziel der nationalen Präventionskonferenz formuliert, Strukturen für Prävention und Gesundheitsförderung insbesondere auf kommunaler Ebene zu etablieren sowie übergreifende Vernetzungsprozesse zu unterstützen. Diese sollen sich wiederum auch in den Landesrahmenvereinbarungen zur Umsetzung der nationalen Präventionsstrategie wiederfinden[7]. Prävention benötigt also auch jeweils eine regionale Betrachtung und Verankerung, z.B. in Gesundheitsregionen, Versorgungsnetzwerken aber auch Betrieben[8]. So können die Akteurinnen und Akteure jeweils vor Ort Lage und Bedarf am besten beurteilen und dazu passgenaue Maßnahmen entwickeln. Solche Lösungen mit lokalem Bezug bewirken dann wiederum eine höhere Akzeptanz und Bindung bei den Zielgruppen.

---

6 Lampert T, Müters S, Kuntz B, Dahm S, Nowossadeck E (2019). 30 Jahre nach dem Fall der Mauer: Regionale Unterschiede in der Gesundheit der Bevölkerung Deutschlands. Journal of Health Monitoring, 4 (S2), 1–25.

7 Die Nationale Präventionskonferenz. Bundesrahmenempfehlungen. https://www.npk-info.de/praeventionsstrategie/bundesrahmenempfehlungen [abgerufen 8.8.2024]

8 So bieten im Arbeitswelt-Setting die BGF-Koordinierungsstellen (www.bgf-koordinierungsstelle.de) auch regionalspezifisch Unterstützung.

3.5 Stationäre Versorgung in der Arbeitswelt

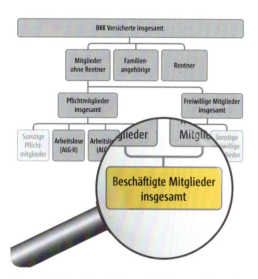

Die nachfolgenden arbeitsweltlichen Analysen beziehen sich auf die Versichertengruppe der beschäftigten Mitglieder (allgemeine Kennzahlen hierzu sind bereits in))) Kapitel 3.3.2 beschrieben). Dabei werden zahlreiche arbeitsweltliche Indikatoren – die Zugehörigkeit zu einer Wirtschaftsgruppe bzw. Berufsgruppe, das Anforderungsniveau der beruflichen Tätigkeit, das Vorhandensein einer Führungs- bzw. Aufsichtsfunktion, die Vertragsform sowie die vertraglich vereinbarte Arbeitszeit – in die Auswertung einbezogen.

3.5.1 Auswertungen nach Wirtschaftsgruppen

- Deutlich überdurchschnittlich viele Behandlungstage weisen auch in diesem Jahr erneut die Beschäftigten im Gesundheits- und Sozialwesen auf, gefolgt von den Branchen Erziehung und Unterricht sowie Öffentliche Verwaltung, Verteidigung, Sozialversicherung. Diese sind auch bei den Behandlungstagen aufgrund von psychischen Störungen führend.

- Für die Beschäftigten im Bereich Bergbau und Gewinnung von Steinen und Erden sind die meisten stationären Behandlungsfälle und -tage zu verzeichnen. Die Steigerung gegenüber dem Vorjahr ist dabei fast ausschließlich auf die in dieser Branche beschäftigten Männer zurückzuführen.

- Im Schnitt die wenigsten Behandlungstage weisen diejenigen Beschäftigten auf, die freiberufliche, wissenschaftliche und technische Dienstleistungen erbringen. Zudem ist dieser Kennwert gegenüber dem Vorjahr um −20% zurückgegangen. Die geringste Anzahl an Behandlungsfällen ist wiederum im Bereich Information und Kommunikation zu finden.

Branchenspezifische Auswertungen fördern teils deutliche Unterschiede zu Tage, welche zum einen auf Besonderheiten der Beschäftigten in den jeweiligen Branchen und zum anderen auch auf besondere Arbeitsbelastungen zurückzuführen sind. So waren im aktuellen Berichtsjahr 2023 insgesamt betrachtet die Beschäftigten, die freiberufliche, wissenschaftliche und technische Dienstleistungen erbringen, nur 647 KH-Tage je 1.000 Beschäftigte in Behandlung. Dies ist die geringste durchschnittliche Tagesanzahl, knapp vor den Beschäftigten der Land-/Forstwirtschaft und Fischerei sowie den Beschäftigten in der Branche Information und Kommunikation (letztere weisen mit 81,6 KH-Fällen je 1.000 Beschäftigte gleichzeitig die geringste durchschnittliche Anzahl an Behandlungsfällen auf). Für die Beschäftigten in der Energieversorgung – im Vorjahr noch diejenigen mit den durchschnittlich wenigsten Behandlungstagen – sind die Kennzahlen hingegen jeweils rund ein Drittel gestiegen. Ähnlich hoch ist die Steigerungsquote für die Behandlungstage der Beschäftigten im Bergbau und der Gewinnung von Steinen und Erden, die damit sogar in diesem Jahr mit insgesamt 987 Tagen je 1.000 Beschäftigte die meisten Behandlungstage in stationärer Behandlung waren. Für letztgenannten Wirtschaftsabschnitt sind allerdings in den letzten Jahren häufig Schwankun-

3.5 Stationäre Versorgung in der Arbeitswelt

Diagramm 3.5.1 Stationäre Versorgung – KH-Kennzahlen der beschäftigten Mitglieder nach Wirtschaftsabschnitten und Geschlecht (Berichtsjahr 2023)

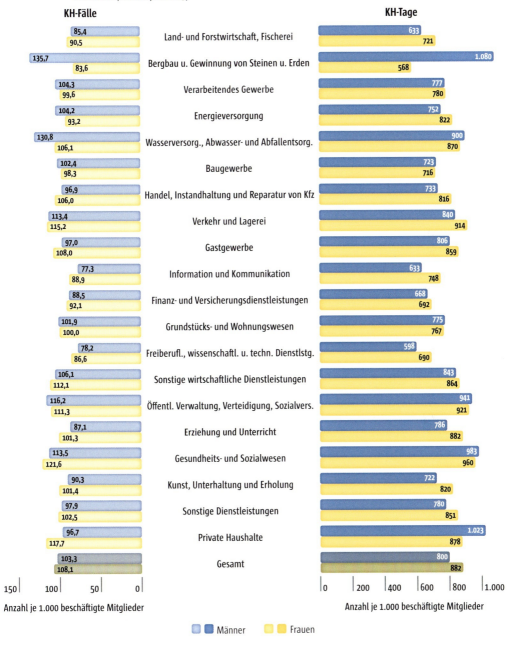

gen zu beobachten, was auch in hohem Maße mit der relativ geringen Anzahl der Beschäftigten in diesem Abschnitt zusammenhängt. Deutlich größer ist die Beschäftigtenzahl hingegen im Gesundheits- und Sozialwesen sowie der öffentlichen Verwaltung, Verteidigung, Sozialversicherung. Für beide Wirtschaftsabschnitte sind in den letzten Jahren kontinuierlich deutlich überdurchschnittliche Kennwerte zu beobachten gewesen, im aktuellen Berichtsjahr sind für diese die zweit- bzw. drittmeisten Behandlungstage zu verzeichnen.

Beim Vergleich der Kennwerte nach Geschlecht der Beschäftigten innerhalb der Wirtschaftsabschnitte (››› Diagramm 3.5.1), fallen ebenfalls die Beschäftigten in den Wirtschaftsgruppen Bergbau und Gewinnung von Steinen und Erden sowie diejenigen in privaten Haushalten besonders auf: Die Männer in diesen Wirtschaftsgruppen stechen – entgegen des Gesamttrends mit leicht höheren Kennwerten für die Frauen – mit einer besonders hohen durchschnittlichen Anzahl an Behandlungstagen hervor. Dieser Umstand ist auch schon in den Vorjahren zu beobachten gewesen, im aktuellen Berichtsjahr ist allerdings zudem zu konstatieren, dass bei den Beschäftigten im Bergbau und der Gewinnung von Steinen und Erden die Steigerung der Kennwerte allein bei den männlichen Beschäftigten zu beobachten ist während die Frauen in dieser Branche sogar rückläu-

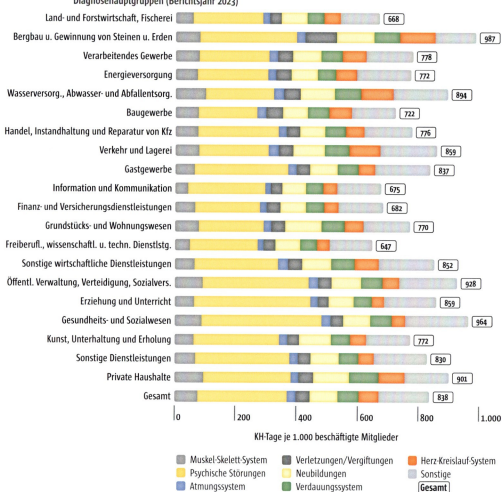

Diagramm 3.5.2 Stationäre Versorgung – KH-Tage der beschäftigten Mitglieder nach Wirtschaftsabschnitten und ausgewählten Diagnosehauptgruppen (Berichtsjahr 2023)

3.5 Stationäre Versorgung in der Arbeitswelt

fige Kennzahlen aufweisen. Da es sich allerdings wie erwähnt um eine Branche mit einer relativ geringen Anzahl an Beschäftigten handelt (vgl. ❱❱❱ Tabelle A.9), können hier schon wenige zusätzliche (Langzeit-)Fälle zu einer solchen Steigung führen. Bei den Beschäftigten in privaten Haushalten weisen die männlichen Beschäftigten ebenfalls eine Besonderheit auf, da für sie mit durchschnittlich 10,6 Tagen je Fall eine besonders lange Verweildauer zu verzeichnen ist, diese ist 3 Tage länger als bei ihren Kolleginnen.

Welche Krankheitsarten in den unterschiedlichen Wirtschaftsgruppen relevante Anteile an der Gesamtmenge an stationären Aufenthaltstagen pro Beschäftigten ausmachen, ist im ❱❱❱ Diagramm 3.5.2 ablesbar. Aus den Anteilen der darin dargestellten einzelnen Erkrankungsarten lässt sich ableiten, dass auch hier das Alter und das Geschlecht Einfluss auf die jeweiligen Kennwerte der Wirtschaftsgruppen nehmen. Dabei zeigt sich im aktuellen Berichtsjahr für die Beschäftigten in Bergbau und Gewinnung von Steinen und Erden zudem große Steigerungen hinsichtlich der Behandlungstage bei einer Reihe von Erkrankungsarten: So haben sich diese etwa bezüglich psychischer Störungen mehr als verdoppelt. Darüber hinaus weisen sie in diesem Jahr auch aufgrund starker Steigerungen die durchschnittlich meisten Behandlungstage aufgrund von Neubildungen sowie Herz-Kreislauf-Erkrankungen auf und auch bei den Verletzungen/Vergiftungen ist diese Wirtschaftsgruppe in diesem Jahr Spitzenreiter. Bei letzterem wirkt sich sicher auch die stark körperlich geprägte Arbeit in diesem Bereich aus, auch in den Vorjahren war für diese Beschäftigtengruppe der Kennwert deutlich überdurchschnittlich. Die meisten Behandlungstage aufgrund von Krankheiten des Atmungssystems sowie des Muskel-Skelett-Systems sind wiederum für die Beschäftigten im Bereich Wasserversorgung, Abwasser- und Abfallentsorgung zu verzeichnen. Auch hierbei handelt es sich um eine Wirtschaftsgruppe mit hohem Anteil an körperlich geprägter Arbeit, in der vorwiegend Männer (78,5%) tätig sind. Ein anderes Bild zeigt sich bei den Beschäftigten im Bereich Erziehung und Unterricht – einer Wirtschaftsgruppe mit hohem Frauenanteil (75,9%): Für diese sind knapp die zweitmeisten Krankenhaustage aufgrund von psychischen Störungen zu verzeichnen, während andere Erkrankungsarten für diese nur mit unterdurchschnittlich vielen Behandlungstagen einhergehen. Auch die Branchen Gesundheits- und Sozialwesen sowie Öffentliche Verwaltung, Verteidigung, Sozialversicherung – in denen ebenfalls mehr Frauen (82,1% bzw. 66,6%) als Männer tätig sind – weisen eine ähnlich hohe Anzahl an Behandlungstagen aufgrund von psychischen Störungen auf, wobei in diesem Jahr die Beschäftigten im Gesundheits- und Sozialwesen den Spitzenplatz mit 394 KH-Tagen je 1.000 Beschäftigte hinsichtlich der Behandlungstage aufgrund von psychischen Störungen innehaben.

> **Interaktive Daten zur stationären Versorgung**
>
> Auf der Internetseite des BKK Dachverbands können Sie sich zusätzlich schnell und einfach einen Überblick über die stationäre Versorgung der Beschäftigten verschaffen und dabei selbstständig nach den für Sie interessanten Kenngrößen, wie bspw. der Diagnosehauptgruppe, der zugehörigen Kennzahl, dem Berichtsjahr sowie der Wirtschaftsgruppe filtern.
>
> Das **Diagramm Wirtschaftsgruppen** finden Sie unter folgendem Link bzw. QR-Code: https://www.bkk-dachverband.de/statistik/kennzahlen-zum-bkk-gesundheitsreport/stationaere-versorgung.
>
>

In Anbetracht der geringeren Fallhäufigkeit und der damit einhergehenden Zahl an Behandlungstagen wird im Folgenden, anders als in den vorhergehenden Kapiteln, die detailliertere Betrachtung der Wirtschaftsabteilungen nicht diagnosespezifisch, sondern auf Ebene der Gesamtkennwerte durchgeführt. Wie ❱❱❱ Tabelle 3.5.1 zeigt, sind die Beschäftigten in Heimen diejenigen, welche wie schon im Vorjahr knapp die meisten stationären Behandlungstage aufweisen (1.167 KH-Tage je 1.000 Beschäftigte), gefolgt von den Beschäftigten in Wach- und Sicherheitsdiensten sowie Detekteien, sowie denjenigen in der Gewinnung von Steinen und Erden und sonstigem Bergbau. Für die Wach- und Sicherheitsdienste sind wiederum zusammen mit der Metallerzeugung und -bearbeitung die meisten Behandlungsfälle erfolgt (135,9 KH-Fälle je 1.000 Beschäftigte). Die wenigsten Krankenhausfälle in diesem Vergleich sind hingegen mit 76,9 KH-Fällen je 1.000 Beschäftigte bei den in Werbung und Marktforschung Tätigen dokumentiert. Die wenigsten Behandlungstage weisen wiederum die Beschäftigten in der Tabakverarbeitung (553 KH-Tage je 1.000 Beschäftigte) auf, wobei es sich um eine sehr kleine Wirtschaftsgruppe handelt, deren Kennwerte entsprechend stärker schwanken können (so waren im Vorjahr die Kennwerte für die Tabakverarbeitung noch überdurchschnittlich).

3 Stationäre Versorgung

Tabelle 3.5.1 Stationäre Versorgung – KH-Kennzahlen der beschäftigten Mitglieder – die zehn Wirtschaftsabteilungen mit den meisten/wenigsten KH-Tagen insgesamt (Berichtsjahr 2023)

WZ-2008-Code	Wirtschaftsabteilungen	KH-Fälle	KH-Tage	Tage je Fall
		je 1.000 beschäftigte Mitglieder		
87	Heime	135,3	1.167	8,6
80	Wach- und Sicherheitsdienste sowie Detekteien	135,9	1.111	8,2
8	Gewinnung von Steinen und Erden, sonstiger Bergbau	132,7	1.082	8,2
88	Sozialwesen	120,7	1.012	8,4
24	Metallerzeugung und -bearbeitung	135,9	981	7,2
92	Spiel-, Wett- und Lotteriewesen	123,8	947	7,6
49	Landverkehr und Transport in Rohrfernleitungen	123,4	944	7,6
95	Reparatur von Datenverarbeitungsgeräten und Gebrauchsgütern	101,8	939	9,2
84	Öffentliche Verwaltung, Verteidigung, Sozialversicherung	113,0	928	8,2
38	Sammlung, Behandlung und Beseitigung von Abfällen	131,8	924	7,0
	Gesamt	**105,5**	**838**	**7,9**
64	Finanzdienstleistungen	87,7	658	7,5
62	Dienstleistungen der Informationstechnologie	80,6	656	8,1
72	Forschung und Entwicklung	81,0	651	8,0
93	Dienstleistungen des Sports, der Unterhaltung und der Erholung	84,4	647	7,7
73	Werbung und Marktforschung	76,9	647	8,4
71	Architektur- und Ingenieurbüros	80,4	631	7,8
69	Rechts- und Steuerberatung, Wirtschaftsprüfung	79,4	626	7,9
51	Luftfahrt	81,2	615	7,6
2	Forstwirtschaft und Holzeinschlag	81,4	565	6,9
12	Tabakverarbeitung	122,7	553	4,5

3.5.2 Auswertungen nach Berufsgruppen

- Beschäftigte in Sicherheitsberufen sind wie schon im Vorjahr im Vergleich der Berufsgruppen Spitzenreiter bei der Anzahl stationärer Behandlungstage. Diese weisen außerdem die meisten Behandlungstage aufgrund von Herz-Kreislauf-Erkrankungen sowie Krankheiten des Verdauungssystems und des Atmungssystems auf.
- Soziale und kulturelle Dienstleistungsberufe (z.B. Erziehende und Lehrende) weisen auch im Jahr 2023 wieder die meisten Behandlungstage aufgrund von

psychischen Störungen auf, rund 45% aller Behandlungstage innerhalb dieser Berufsgruppe gehen darauf zurück.

Auch bei der Differenzierung nach Berufssegmenten zeigt sich, dass in der Regel solche mit hohem Frauenanteil mehr Behandlungstage als solche mit hohem Männeranteil aufweisen ())) Diagramm 3.5.3). Am größten ist der geschlechtsspezifische Unterschied in der Regel und auch in diesem Jahr wieder bei den sozialen und kulturellen Dienstleistungsberufen sowie den Handelsberufen, hier weisen die Frauen jeweils 15–20% mehr stationäre Behandlungs-

3.5 Stationäre Versorgung in der Arbeitswelt

Diagramm 3.5.3 Stationäre Versorgung – KH-Kennzahlen der beschäftigten Mitglieder nach Berufssegmenten und Geschlecht (Berichtsjahr 2023)

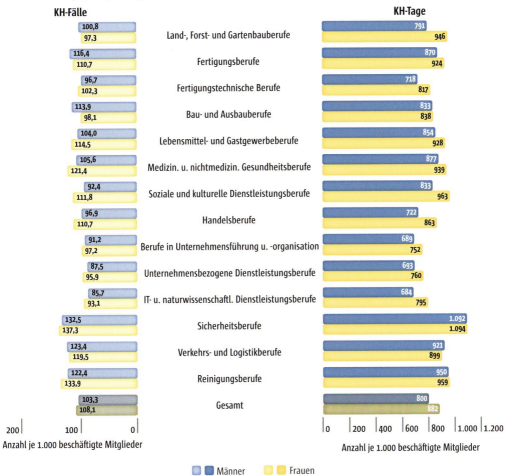

fälle und -tage auf als die Männer. Bei diesen geschlechtsspezifischen Kennwertunterschieden spielt allerdings auch eine wesentliche Rolle, dass es zusätzlich innerhalb der Berufsgruppen Unterschiede zwischen Männern und Frauen hinsichtlich des Anforderungsniveaus der ausgeübten Tätigkeit sowie des Alters gibt.

⟩⟩⟩ Beispiel soziale und kulturelle Dienstleistungsberufe

Nur etwa ein Viertel aller Beschäftigten in diesen Berufen sind Männer, allerdings verrichten von diesen knapp die Hälfte hochkomplexe Tätigkeiten – vermutlich geht dies dann auch mit höherem schulischen- bzw. beruflichen Bildungsgrad (⟩⟩⟩ Kapitel 3.3.3) sowie einer Position in Führung oder Aufsicht einher (⟩⟩⟩ Kapitel 3.5.3), während wiederum etwa die Hälfte aller in diesem Berufsfeld tätigen Frauen fachlich ausgerichtet oder als Helfer/Angelernte arbeitet. Gerade bei diesen Anforderungsstufen ist der Anteil der Frauen überproportional groß, zudem sind dabei die männlichen Kollegen deutlich jünger als die Frauen.

Den „Spitzenplatz" sowohl bei den Behandlungsfällen als auch den -tagen haben sowohl bei den Frauen (137,3 KH-Fälle bzw. 1.094 KH-Tage je 1.000 Beschäftigte) als auch bei den Männern (132,5 KH-Fälle bzw. 1.092 KH-Tage je 1.000 Beschäftigte) die Sicherheitsberufe inne. Regelmäßig weisen zudem die Verkehrs- und Logistikberufe deutlich überdurchschnittliche Kennwerte auf, in diesem Jahr folgen diese in dieser Rangfolge nach den Gesamtwerten betrachtet auf dem zweiten und dritten Platz. Die wenigsten Behandlungsfälle und -tage erfolgten für Beschäftigte in den IT- und naturwissenschaftlichen Dienstleistungsberufen. Dabei sind für beide Geschlechter die jeweiligen Kennwerte sehr niedrig, allerdings stechen besonders die Männer mit der geringsten Anzahl an stationären Behandlungstagen noch etwas mehr heraus. Ebenfalls deutlich unter dem Gesamtdurchschnitt liegen wie in den Vorjahren die Fallzahlen und Behandlungstage für die Beschäftigten in Unternehmensführung und -organisation sowie in unternehmensbezogenen Dienstleistungsberufen.

Ähnlich wie bei den Wirtschaftsgruppen lassen sich auch bei der Analyse nach Berufssegmenten anhand der Differenzierung nach Diagnosehauptgruppen Erkrankungsschwerpunkte ausmachen (❱❱❱ Diagramm 3.5.4). So erkennt man bei den Sicherheitsberufen, die wie erwähnt die durchschnittlich meisten stationären Behandlungstage auf sich vereinen, deutliche Schwerpunkte im Krankheitsgeschehen. Die in Sicherheitsberufen Beschäftigten weisen bei

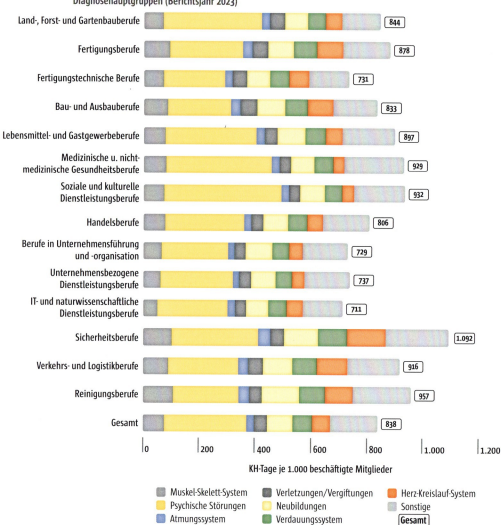

Diagramm 3.5.4   Stationäre Versorgung – KH-Tage der beschäftigten Mitglieder nach Berufssegmenten und ausgewählten Diagnosehauptgruppen (Berichtsjahr 2023)

3.5 Stationäre Versorgung in der Arbeitswelt

einer Reihe Erkrankungsarten die meisten Behandlungstage in diesem Vergleich auf. Diese liegen bei den Herz-Kreislauf-Erkrankungen am deutlichsten über dem Durchschnitt aller Beschäftigten, die Anzahl der Behandlungstage ist hierbei zudem noch mit +20,3% gegenüber dem Vorjahr stark gestiegen. Aber auch bei den Krankheiten des Verdauungssystems sowie des Atmungssystems sind sie Spitzenreiter nach Anzahl der Behandlungstage. Ähnlich ist das Krankheitsgeschehen bei Beschäftigten in Reinigungsberufen, die ebenfalls bei den genannten Erkrankungsarten überdurchschnittlich hohe Kennwerte aufweisen. Außerdem haben sie bei den Muskel-Skelett-Erkrankungen sowie der Neubildungen sogar jeweils den höchsten Wert inne. Von psychischen Störungen sind hingegen andere Berufsgruppen stark betroffen, besonders stechen hierbei die sozialen und kulturellen Dienstleistungsberufe (z.B. Erziehende und Lehrende) hervor: Für diese fallen mit 417 KH-Tagen je 1.000 Beschäftigte die meisten Behandlungstage in diesem Vergleich an – das sind 44,8% der Behandlungstage der Beschäftigten in diesem Berufssegment (Gesamtdurchschnitt: 35,2%). Die zweitgrößte Anzahl stationärer Behandlungstage aufgrund psychischer Störungen weisen die (nicht-)medizinischen Gesundheitsberufe (u.a. Pflegeberufe) auf. Eine deutliche Steigerung gegenüber dem Vorjahr zeigt sich bei dieser Erkrankungsart außerdem noch zusätzlich bei den Land-, Forst- und Gartenbauberufen, für die etwa ein Fünftel mehr Be-

Tabelle 3.5.2 Stationäre Versorgung – KH-Kennzahlen der beschäftigten Mitglieder – die zehn Berufsgruppen mit den meisten/wenigsten KH-Tagen insgesamt (Berichtsjahr 2023)

KldB-2010-Code	Berufsgruppen	KH-Fälle	KH-Tage	Tage je Fall
		je 1.000 beschäftigte Mitglieder		
115	Tierpflege	111,7	1.287	11,5
821	Altenpflege	149,8	1.245	8,3
533	Gewerbe- und Gesundheitsaufsicht, Desinfektion	130,6	1.166	8,9
933	Kunsthandwerk und bildende Kunst	113,7	1.115	9,8
341	Gebäudetechnik	137,1	1.102	8,0
531	Objekt-, Personen-, Brandschutz, Arbeitssicherheit	134,0	1.093	8,2
832	Hauswirtschaft und Verbraucherberatung	138,3	1.080	7,8
625	Buch-, Kunst-, Antiquitäten- und Musikfachhandel	79,4	1.076	13,5
212	Naturstein- und Mineralaufbereitung und -verarbeitung und Baustoffherstellung	138,2	1.069	7,7
525	Bau- und Transportgeräteführung	149,3	1.059	7,1
	Gesamt	**105,5**	**838**	**7,9**
261	Mechatronik und Automatisierungstechnik	71,7	574	8,0
421	Geologie, Geografie und Meteorologie	58,7	544	9,3
815	Tiermedizin und Tierheilkunde	84,7	534	6,3
271	Technische Forschung und Entwicklung	69,6	532	7,6
912	Geisteswissenschaften	85,2	491	5,8
814	Human- und Zahnmedizin	72,4	478	6,6
931	Produkt- und Industriedesign	69,1	456	6,6
843	Lehr- und Forschungstätigkeit an Hochschulen	56,2	444	7,9
523	Fahrzeugführung im Flugverkehr	68,1	262	3,9
942	Schauspiel, Tanz und Bewegungskunst	54,0	232	4,3

handlungstage im Vergleich zum Vorjahr zu verzeichnen sind.

> **Interaktive Daten zur stationären Versorgung**
>
> Auf der Internetseite des BKK Dachverbands können Sie sich zusätzlich schnell und einfach einen Überblick über die stationäre Versorgung der Beschäftigten verschaffen und dabei selbstständig nach den für Sie interessanten Kenngrößen, wie bspw. der Diagnosehauptgruppe, der zugehörigen Kennzahl, dem Berichtsjahr sowie der Berufsgruppe filtern.
> Das **Diagramm Berufsgruppen** finden Sie unter folgendem Link bzw. QR-Code: https://www.bkk-dachverband.de/statistik/kennzahlen-zum-bkk-gesundheitsreport/stationaere-versorgung.

Wie ⟫ Tabelle 3.5.2 zeigt, weisen Tierpflegekräfte im aktuellen Berichtsjahr die meisten stationären Behandlungstage auf (1.287 KH-Tage je 1.000 Beschäftigte) und liegen nur knapp vor den Beschäftigten in der Altenpflege (1.245 KH-Tage je 1.000 Beschäftigte), die im Vorjahr den Spitzenplatz innehatten. Hierbei ist anzumerken, dass gerade die Altenpflege eine sehr große Berufsgruppe ist, die schon seit einigen Jahren immer unter denjenigen Berufsgruppen zu finden ist, die deutlich überdurchschnittliche Kennwerte aufgewiesen haben (eine genauere Betrachtung dieser Berufsgruppe ist im Schwerpunktthema des BKK Gesundheitsreports 2022 zu finden). Die wenigsten Behandlungstage sind hingegen dokumentiert für Beschäftigte in Schauspiel, Tanz und Bewegungskunst (232 KH-Tage je 1.000 Beschäftigte) – das entspricht nur etwa einem Drittel des Gesamtdurchschnitts aller Beschäftigten. Diese weisen mit rund 30 Jahren das geringste Durchschnittsalter aller Berufsgruppen auf. Insgesamt zeigt sich bei dieser Auswertung ein deutlicher Zusammenhang zum Alter, da diejenigen mit unterdurchschnittlichen Werten auch durchweg jünger als der Durchschnitt sind. Dass das Alter aber nicht alleinig die Kennwerte erklärt, zeigt sich allerdings wiederum bei den schon beschriebenen Spitzenreitern: So sind die Beschäftigten in der Tierpflege ebenfalls etwas jünger als der Gesamtdurchschnitt, die Altenpflegekräfte liegen zumindest knapp unter dem Durchschnitt aller Beschäftigten. Insbesondere die weiblichen Beschäftigten weisen dabei hohe Anteile mit Behandlungen aufgrund von psychischen Störungen auf.

3.5.3 Auswertungen nach weiteren arbeitsweltlichen Merkmalen

Neben der Unterscheidung nach Wirtschafts- und Berufsgruppen stehen noch weitere arbeitsweltliche Indikatoren für eine differenzierte Betrachtung zur Verfügung. So erschließen sich über den Tätigkeitsschlüssel der jeweiligen Beschäftigten weitere Auswertungsmöglichkeiten. Daraus abgeleitet wird nachfolgend zwischen verschiedenen Stufen des Anforderungsniveaus der ausgeübten Tätigkeit, nach Wahrnehmung einer Aufsichts- bzw. Führungsfunktion, zwischen verschiedenen Vertragsformen (Voll- und Teilzeitbeschäftigte bzw. Beschäftigte mit und ohne befristetem Arbeitsvertrag) sowie nach Beschäftigung in Arbeitnehmerüberlassung (Leih- bzw. Zeitarbeit) unterschieden.

Anforderungsniveau der Berufstätigkeit sowie Aufsichts- und Führungsverantwortung

> - Mit steigendem beruflichen Anforderungsniveau der Tätigkeit nimmt die durchschnittliche Zahl der Behandlungsfälle und -tage in stationärer Versorgung bei den Beschäftigten ab.
> - Bei Beschäftigten in Helfer-/Anlerntätigkeiten sind die Anzahl der Behandlungstage im Vergleich zum Vorjahr stärker gestiegen als bei anderen Beschäftigten. Insgesamt weisen Helfer bzw. Angelernte um die Hälfte mehr Behandlungsfälle und -tage gegenüber Beschäftigten mit hoch komplexen Tätigkeiten auf.
> - Auch bei den Beschäftigten mit Aufsichts- bzw. Führungsverantwortung sind die Fallzahlen und Behandlungstage im Vergleich zum Vorjahr stärker gestiegen als bei denen ohne eine solche Funktion. Gemessen am höheren Altersdurchschnitt der Erstgenannten sind diese aber seltener und kürzer in stationärer Behandlung als Beschäftigte ohne eine solche Funktion.

Anforderungsniveau der beruflichen Tätigkeit: Bei differenzierter Betrachtung der Kennwerte je nach Anforderungsniveau der beruflichen Tätigkeit ist zu berücksichtigen, dass dieses Merkmal in der Regel mit bestimmten schulischen bzw. beruflichen Bildungsabschlüssen als Vorbedingung verbunden ist (Beispiel: Hochschulabschluss auf Diplom-/Masterniveau als Voraussetzung für Berufe mit hoch komplexen Tätigkeiten). Entsprechend gibt es Überschneidungen zu den Kennwerten nach höchstem beruflichem Bildungsabschluss (vgl. ⟫ Tabelle 3.3.4). Wie die ⟫ Ta-

3.5 Stationäre Versorgung in der Arbeitswelt

Tabelle 3.5.3 Stationäre Versorgung – KH-Kennzahlen und Durchschnittsalter der beschäftigten Mitglieder nach Anforderungsniveau der beruflichen Tätigkeit, Aufsichts- und Führungsverantwortung und Geschlecht (Berichtsjahr 2023)

Merkmale	Ausprägungen	Durchschnittsalter in Jahren	KH-Fälle			KH-Tage		
			Männer	Frauen	Gesamt	Männer	Frauen	Gesamt
			je 1.000 beschäftigte Mitglieder					
Anforderungsniveau der beruflichen Tätigkeit	Helfer-/Anlerntätigkeiten	44,7	118,4	130,6	124,8	942	1.007	976
	Fachlich ausgerichtete Tätigkeiten	42,7	108,0	109,8	108,9	827	871	848
	Komplexe Spezialistentätigkeiten	43,6	95,0	97,1	95,9	713	797	749
	Hoch komplexe Tätigkeiten	43,3	81,1	87,5	83,6	592	696	633
Aufsichts- und Führungsverantwortung	Ohne Aufsichts- und Führungsverantwortung	43,0	103,5	108,5	105,8	807	888	845
	Mit Aufsicht- und Führungsverantwortung	46,8	100,9	97,8	100,1	706	717	709
	Gesamt	43,2	103,3	108,1	105,5	800	882	838

belle 3.5.3 erkennen lässt, nehmen mit steigendem Anforderungsniveau der beruflichen Tätigkeit sowohl die Fallzahlen als auch die daraus resultierenden Behandlungstage kontinuierlich ab. Dies gilt sowohl insgesamt als auch geschlechtsspezifisch. Entsprechend sind die höchsten Kennwerte bei den Frauen in Helfer- und Anlerntätigkeiten dokumentiert (130,6 KH-Fälle sowie 1.007 KH-Tage je 1.000 Beschäftigte). Die niedrigsten Werte sind hingegen bei den Männern in hoch komplexen Tätigkeiten zu finden (81,1 KH-Fälle sowie 592 KH-Tage je 1.000 Beschäftigte). Im Vergleich zum Vorjahr ist insbesondere die Anzahl der Behandlungstage bei den Beschäftigten in Helfer-/Anlerntätigkeiten stärker gestiegen als bei anderen Beschäftigten (+7,1 %). Insgesamt weisen Helfer bzw. Angelernte um die Hälfte mehr Behandlungsfälle und -tage gegenüber Beschäftigten mit hoch komplexen Tätigkeiten auf.

Aufsichts-/Führungsverantwortung: Zwar sind in der Gegenüberstellung von berufstätigen Personen mit bzw. ohne Aufsichts- bzw. Führungsfunktion in der Regel nicht so stark ausgeprägte Unterschiede der KH-Kennzahlen wie etwa beim zuvor dargestellten Anforderungsniveau der Tätigkeit festzustellen, es spiegelt sich aber auch hier das Muster wider, dass mit höherem Sozialstatus die Kennwerte niedriger ausfallen. Dies ist insofern auch eine Besonderheit, da Aufsichts-/Führungskräfte ein um fast 4 Jahre höheres Durchschnittsalter aufweisen als die Beschäftigten ohne eine solche Funktion. Dabei fällt zudem auf, dass die weiblichen Aufsichts- und Führungspersonen anders als in der Tendenz bei den Beschäftigten insgesamt kaum unterschiedliche Kennwerte im Vergleich mit Männern in dieser Position aufweisen. Vergleicht man darüber hinaus innerhalb äquivalenter Altersgruppen so sind Fallzahlen und entsprechende Behandlungstage nicht nur durchweg bei den Führungs- und Aufsichtskräften niedriger als bei denjenigen ohne eine solche Funktion, die Differenz fällt auch oftmals größer aus als bei den Gesamtwerten. Auch insgesamt betrachtet weisen die Aufsichts- bzw. Führungskräfte eine kürzere Verweildauer auf als die übrigen Beschäftigten (7,1 vs. 8,0 KH-Tage je Fall).

Vertragsformen sowie Arbeitnehmerüberlassung

- Befristet in Vollzeit Beschäftigte – und von diesen insbesondere die Männer – sind deutlich seltener in stationärer Behandlung als Beschäftigte aller anderen Vertragsformen, was aber auch damit zusammenhängt, dass diese im Durchschnitt – insbesondere wegen der darin enthaltenen Gruppe der Auszubildenden – deutlich jünger sind.

> ■ Die Beschäftigten mit einem unbefristeten Teilzeitvertrag weisen die höchste Anzahl an Behandlungsfällen und -tagen auf. Diese zum Großteil weiblichen Berufstätigen sind indes älter als der Gesamtdurchschnitt aller Beschäftigten. Auch getrennt nach Geschlecht sind bei den unbefristet in Teilzeit Beschäftigten die höchsten Kennwerte zu finden, wobei hier die Männer gegen den Trend sogar mehr Behandlungsfälle und -tage aufweisen als die Frauen.

Vertragsformen: Die ››› Tabelle 3.5.4 stellt die Kennzahlen der stationären Versorgung für unterschiedliche Vertragsformen in Voll- und Teilzeit sowie jeweils mit und ohne Befristung dar. Von den vier möglichen Kombinationen sind es wie schon in den Vorjahren die Beschäftigten mit einem unbefristeten Teilzeitvertrag, die im Durchschnitt am häufigsten in stationärer Behandlung waren und die meisten Behandlungstage aufweisen (112,1 KH-Fälle bzw. 895 KH-Tage je 1.000 Beschäftigte). Diese Beschäftigtengruppe ist mit im Schnitt 47,0 Jahren allerdings auch überdurchschnittlich alt. Es sind bei den unbefristet in Teilzeit Tätigen auch in diesem Jahr wieder die Männer, die – gegenläufig zu den meisten anderen geschlechtsspezifischen Analysen – mehr Behandlungsfälle und -tage als die Frauen aufweisen. Hingegen die wenigsten Behandlungsfälle und -tage sind für die Beschäftigten mit einem befristeten Vollzeitvertrag dokumentiert (87,2 KH-Fälle bzw. 718 KH-Tage je 1.000 Beschäftigte). Beschäftigte mit einer solchen Vertragsform sind wiederum mit einem Durchschnittsalter von 31,6 Jahren allerdings auch deutlich jünger als alle anderen hier dargestellten Gruppen, da hierunter auch in großen Teilen Auszubildende und Berufseinsteiger zählen. Zudem ist auffällig, dass insbesondere die Männer mit befristeten Verträgen (Vollzeit genauso wie Teilzeit) deutlich unterdurchschnittliche Fallzahlen aufweisen und damit die Differenz gegenüber ihren unbefristet angestellten Geschlechtsgenossen besonders groß ist. Diese Differenzen sind bei den Frauen hingegen deutlich kleiner.

Arbeitnehmerüberlassung: Im Vergleich der Beschäftigten in Arbeitnehmerüberlassung (Leih- bzw. Zeitarbeit) mit denjenigen, die direkt bei einem Arbeitgeber angestellt sind, ist zu berücksichtigen, dass erstgenannte Beschäftigtengruppe etwas jünger als der Durchschnitt und insgesamt relativ klein ist. Gerade bei den in Leih- und Zeitarbeit Beschäftigten zeigt sich im Vergleich zum Vorjahr eine deutliche Steigerung der Kennwerte (+7,8 % mehr KH-Fälle, +9,2 % mehr KH-Tage). Dennoch sind die Unterschiede zwischen diesen und den regulär Beschäftigten verglichen etwa zu den zuvor beschriebenen unterschiedlichen Vertragsformen weiterhin nur moderat. Dabei sind die größten Differenzen wiederum bei den Frauen zu erkennen. So weisen im aktuellen Berichtsjahr die weiblichen Leih- und Zeitarbeiterinnen die durchschnittlich meisten stationären Behandlungsfälle auf (122,9 KH-Fälle je 1.000 Beschäftigte), für diese sind außerdem auch die meisten stationären Behandlungstage (916 KH-Fälle je 1.000 Beschäftigte) dokumentiert.

Tabelle 3.5.4 Stationäre Versorgung – KH-Kennzahlen und Durchschnittsalter der beschäftigten BKK Mitglieder nach Vertragsformen, Arbeitnehmerüberlassung und Geschlecht (Berichtsjahr 2023)

Merkmale	Ausprägungen	Durchschnittsalter in Jahren	KH-Fälle			KH-Tage		
			Männer	Frauen	Gesamt	Männer	Frauen	Gesamt
			je 1.000 beschäftigte Mitglieder					
Vertragsformen	Unbefristet/Vollzeit	43,9	105,2	106,4	105,6	786	835	801
	Unbefristet/Teilzeit	47,0	113,5	111,8	112,1	977	878	895
	Befristet/Vollzeit	31,6	80,3	96,9	87,2	630	842	718
	Befristet/Teilzeit	41,8	83,5	106,8	101,4	748	863	836
Arbeitnehmerüberlassung	Ohne Arbeitnehmerüberlassung	43,2	102,3	107,6	104,8	780	855	815
	Mit Arbeitnehmerüberlassung	39,5	102,4	122,9	109,2	786	916	829
	Gesamt	43,2	103,3	108,1	105,5	800	882	838

3.6 Zusammenfassung und Ausblick

Die stationäre Versorgung ist wesentlich auf die Behandlung schwerwiegender Erkrankungen ausgerichtet, mit nur etwa 10 bis 12% der BKK Versicherten nimmt jedes Jahr nur ein relativ kleiner Teil diese in Anspruch, darunter sind vor allem ältere Versicherte zu finden. Entsprechend gehen die meisten Behandlungsfälle auf altersbedingte Erkrankungen aus dem Bereich des Herz-Kreislauf-Systems zurück, etwa jeder siebte Behandlungsfall ist dieser Diagnosehauptgruppe zuzuschreiben. Gerade bei dieser Diagnosegruppe sind diejenigen ab dem 70. Lebensjahr besonders betroffen, für diese gehen die meisten Behandlungsfälle und -tage auf diese Erkrankungsart zurück. Ebenso wie in den letzten Jahren haben weiterhin die psychischen Störungen in der stationären Versorgung eine besondere Rolle inne: Mehr als jeder fünfte Behandlungstag ist auf psychische Störungen zurückzuführen, dabei weisen diese schon seit geraumer Zeit eine deutlich längere Behandlungsdauer auf als andere Erkrankungsarten, im aktuellen Berichtsjahr wurde sogar mit 30 Behandlungstagen je Fall ein neuer Spitzenwert erreicht. Abseits dessen sind die Kennzahlen in der stationären Versorgung aber i.d.R. weiterhin auf niedrigerem Niveau als vor dem Beginn der Coronavirus-Pandemie im Jahr 2020. Zwar ist insgesamt die durchschnittliche Anzahl an Behandlungstagen und -fällen gegenüber dem Vorjahr gestiegen, die Zunahme der Kennwerte fällt mit rund +3% (AU-Fälle) bzw. +4% (AU-Tage) allerdings nur moderat aus. Dabei sind wie schon im Vorjahr vor allem höhere Fallzahlen bei den Krankheiten des Atmungssystems zu verzeichnen, was auf eine weitere starke Grippe- und Erkältungswelle zurückzuführen ist, die sich auch in den Statistiken der anderen Versorgungsbereiche widerspiegelt. Entsprechend sind dies in größerem Maße Kurzzeitfälle gewesen, sodass die Anzahl der Behandlungstage insgesamt deutlich weniger stark zugenommen hat. Hingegen sind sowohl Fallzahlen als auch Behandlungstage bei den psychischen Störungen sowie den Muskel-Skelett-Erkrankungen gestiegen. Andere Erkrankungsarten weisen hingegen nur geringe Steigerungen auf, prognostizierte Nachholeffekte sind weiterhin nicht zu beobachten.

In der Betrachtung der stationären Versorgung aus Präventionssicht – dem aktuellen Schwerpunktthema des Gesundheitsreports – ist insbesondere augenfällig, dass die älteren Beschäftigten deutlich häufiger und länger in stationärer Behandlung sind. Mit steigendem Alter nimmt auch die Wahrscheinlichkeit für eine stationäre Behandlung deutlich zu, rund ein Viertel der Versicherten ab dem 65. Lebensjahr weisen mindestens einen stationären Behandlungsfall auf. Wie eingangs dieser Zusammenfassung angemerkt wurde, ist aber zu bedenken, dass die Daten dieses Kapitels in Bezug auf Erkrankungen in der Bevölkerung eben wesentlich die „Spitze des Eisbergs" sichtbar machen, dies sind in erster Linie akute Vorfälle mit dringendem Behandlungsbedarf. Viele (Vor-)Erkrankungen, welche diesen oftmals zugrunde liegen (bspw. Bluthochdruck, was Jahre später zu Herzinfarkt oder Schlaganfall führen kann), beginnen aber schon deutlich früher und werden dann eher in anderen Versorgungsebenen des Gesundheitswesens sichtbar oder sind sogar vorher unbehandelt und damit undokumentiert geblieben. Wie schon im letztjährigen BKK Gesundheitsreport dargelegt, ist es aus diesem Grund ratsam, Krankheiten schon im jungen Alter entgegenzuwirken, statt diese später mit dann i.d.R. größerem Aufwand zu bekämpfen und daraus folgende Einschränkungen und Beschwerden – sofern überhaupt möglich – mühsam rückgängig machen zu wollen. Gesunde Ernährung und ausreichende körperliche Aktivität zählen mit zu den wirksamsten Maßnahmen zum Erhalt körperlicher wie psychischer Gesundheit wie der ▶▶ Beitrag von Tegtbur in diesem Buch eindrucksvoll aufzeigt. Dies bedeutet allerdings nicht, dass der stationäre Sektor nur für Kuration zuständig ist und Prävention bzw. Gesundheitsförderung keine relevante Rolle spielt. Vielmehr erfüllt die stationäre Versorgung hierzu mehrere hochrelevante Aufgaben. So ist es bei der Akutversorgung schwerwiegender Ereignisse wie bspw. einem Schlaganfall genauso relevant wie zeitkritisch, die Verschlimmerung bzw. sogar eventuell bleibende Schädigungen zu verhindern (frühestmögliche Intervention in Stroke Units, Frührehabilitation). Darüber hinaus besteht wie schon erwähnt für manche Personen der erste Kontakt zum Gesundheitssystem in der Krankenhausbehandlung. Zu diesen Personen bietet die stationäre Versorgung eine wesentliche Zugangsmöglichkeit. Dabei gilt es, nicht nur eine Verschlimmerung zu verhindern, sondern bei der Gelegenheit des Kontaktes auch andere oder sekundäre Erkrankungen früh zu erkennen, sowie Risikofaktoren für noch nicht eingetretene Krankheiten zu identifizieren und entsprechende Präventionsmaßnahmen vorzunehmen oder einzuleiten[9]. Darüber hinaus sind Krankenhäuser auch eine ‚Lebenswelt' für die dort Beschäftigten und zudem ein relevanter Faktor für die Gesundheit im regionalen Umfeld. Die Weltgesundheitsorganisation (WHO) hat in ihrem Zielbild für Gesundheitsfördernde Krankenhäuser[10] diese Zielgruppen ebenfalls berücksichtigt und dabei auch die Bedeutung der Vernetzung und sektorenübergreifenden Kooperation sowie der Nachhaltigkeit betont. Dies ist sicher eine ambitionierte, aber auch lohnenswerte Perspektive für die Weiterentwicklung des stationären Sektors.

---

9 Dietscher, C., Metzler, B. & Pelikan, J.M. (2024). Gesundheitsförderndes Krankenhaus. In: Bundeszentrale für gesundheitliche Aufklärung (BZgA) (Hrsg.). Leitbegriffe der Gesundheitsförderung und Prävention. Glossar zu Konzepten, Strategien und Methoden. https://leitbegriffe.bzga.de/alphabetisches-verzeichnis/gesundheitsfoerderung-und-krankenhaus-das-gesundheitsfoerdernde-krankenhaus/ [abgerufen: 8.8.2024]

10 World Health Organisation (2024). https://www.who.int/southeastasia/activities/health-promoting-hospital [abgerufen 8.8.2024]

Schwerpunkt Politik

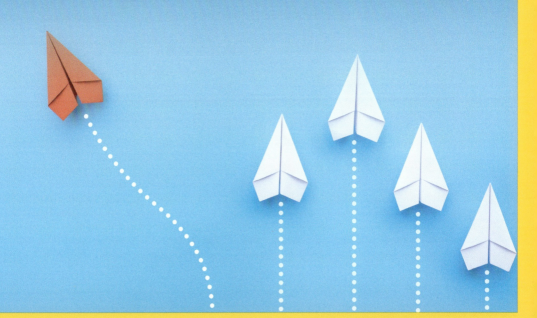

Interview mit Dagmar Schmidt

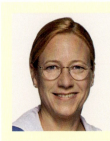

Dagmar Schmidt
Mitglied des Deutschen Bundestages, SPD

Macht Arbeit krank und sollte deshalb reguläre Vollzeitarbeit auf eine 4-Tage-Woche beschränkt werden? Ist dies realistisch umsetzbar und welche organisationalen wie individuellen Voraussetzungen braucht es dafür?

Arbeit macht natürlich nicht per se krank, gute Arbeit ist identitätsstiftend und konstitutiv für unseren sozialen Zusammenhalt. Jedoch können lange Arbeitszeiten, Termindruck oder etwa fehlende Wertschätzung zu gesundheitlichen Belastungen führen. Die 4-Tage-Woche kann dabei je nach Ausgestaltung hilfreich sein. Überlegungen der Arbeitgeberverbände, die 40 Stunden einfach in 4 Tage zu zwängen, sind dabei wenig förderlich. Modelle mit Arbeitszeitverkürzung hingegen können für Arbeitnehmer/-innen eine Verbesserung ihrer Work-Life-Balance bedeuten und sowohl Freiräume für Familie oder Hobbies schaffen als auch die Produktivität erhöhen. Die 4-Tage-Woche befindet sich aber in einem Spannungsfeld. Auf der einen Seite stehen die berechtigten Wünsche der Beschäftigten nach Arbeitszeitverkürzung und bei richtiger Umsetzung eine Reduzierung gesundheitlicher Risiken. Auf der anderen Seite steht der gewaltige Bedarf an Fachkräften, die wir benötigen, damit unsere Kinder auch weiterhin gut betreut sind, um zeitnahe Arzttermine zu bekommen oder damit genügend Windräder aufgestellt werden können. In Anbetracht des Fachkräftebedarfs kann eine 4-Tage-Woche für Unternehmen aber auch ein Wettbewerbsvorteil sein. Damit Beschäftigte ihre Arbeitszeit tatsächlich verkürzen können, ohne dass sie beruflich auf dem Abstellgleis landen, ist aber ein Wandel der betrieblichen und gesellschaftlichen Arbeitszeitkultur nötig. Die Erwartung, Erwerbsarbeit allen anderen Verpflichtungen des Lebens voranzustellen und über die gesundheitlichen Grenzen hinaus zu arbeiten, muss durch eine neue Arbeitszeitnorm ersetzt werden, die den Lebensrealitäten auch tatsächlich Rechnung trägt. Wenn in geringerer Zeit produktiver gearbeitet wird oder eine Arbeitszeitanpassung an die jeweilige Lebenslage dafür sorgt, gesund bis zum Renteneintrittsalter weiter arbeiten zu können, haben alle gewonnen. Die Politik kann diesen Wandel nicht von oben verordnen. Aber was wir können und in der Vergangenheit auch bereits vorangetrieben haben, ist, die rechtlichen Rahmenbedingungen so zu gestalten, dass Arbeit besser zu den jeweiligen Lebensphasen passt. Die aktuelle Präsenz des Themas ist in jedem Fall ein guter Anlass, um über die Zukunft der Arbeit zu sprechen und neue flexiblere Arbeitszeitmodelle zu finden.

Sollten Betriebsärztinnen und Betriebsärzte besser in bereits vorhandene Versorgungsstrukturen eingebunden werden? Welche politischen Rahmenbedingungen sind ggf. dafür notwendig?

Betriebsärztinnen und -ärzte leisten in der Arbeitswelt einen großen Beitrag für die gesundheitliche Versorgung. Ihre Expertise aus dem beruflichen Kontext kann auch in vielen anderen Bereichen hilfreich eingesetzt werden. In der Gesetzlichen Krankenversicherung haben wir umfassende Reformen auf den Weg gebracht, um die Versorgung aller Patientinnen und Patienten abzusichern, zu verbessern und überall den Zugang zu ermöglichen. Dabei liegt ein Au-

Interview mit Dagmar Schmidt

genmerk auf den sogenannten Sektorengrenzen, also der Schnittstelle zwischen ambulant und stationär, aber auch zwischen den unterschiedlichen Leistungsträgern wie Krankenversicherung, Rentenversicherung, Unfallversicherung, Pflegeversicherung und weiteren. Wir denken Versorgung von den Menschen aus. Egal wo jemand lebt, egal ob jemand in das Arbeitsleben eingebunden oder nicht erwerbstätig ist. Die gesundheitliche Versorgung wollen wir flexibler gestalten, die Kommunen vor Ort sollen bspw. besser eingebunden werden. In Gesundheitsregionen können Netzwerke geschlossen werden, die Expertise bündeln und die Patientinnen und Patienten bestmöglich versorgen. Und natürlich macht der Fachkräftemangel auch vor dem Gesundheitswesen nicht halt. Daher ist es so wichtig, dass wir die Abläufe und den Einsatz von Ärztinnen und Ärzten optimieren. Wir werden bei den Beratungen zum Versorgungsgesetz daher auch die Betriebsärztinnen und Betriebsärzte im Blick behalten, um zu schauen, wie deren spezifische Qualität ergänzend genutzt werden kann. Da, wo es sinnvoll ist, an den Schnittstellen zwischen dem Arbeitsleben und dem Alltag der Menschen.

Wie kann Gesundheitskompetenz auch in der Arbeitswelt vermittelt werden? Braucht es darüber hinaus sogar ein Schulfach „Gesundheit"?

Gesundheit ist eines der wenigen Themen, das alle Menschen betrifft. Hierbei zeigt sich bereits heute eine ausgeprägte soziale Ungleichheit, weswegen es wichtig ist, dass gesundheitliche Bildung an vielen unterschiedlichen Orten stattfindet und alle eine ausreichende Gesundheitskompetenz erlangen. Dazu gehört natürlich auch die Schule als Ort, an dem gesundheitliche Bildung gelehrt wird. Doch Gesundheitskompetenz entwickelt man nicht nur von Klasse 1 bis 10. Sie muss kontinuierlich mit uns wachsen. Prävention am Arbeitsplatz braucht beispielsweise eine andere Herangehensweise als im Kindergarten. Hier gibt es inzwischen sehr viele gute Beispiele in Betrieben und Unternehmen. Wir brauchen aber darüber hinaus ein Verständnis dafür, dass uns das Thema Gesundheit von der Geburt bis zum Tod begleiten wird. Es geht um Ernährung, Bewegung, Bildung und vieles mehr, wenn wir von Gesundheitskompetenz sprechen. Aber auch um Transparenz und einfache Verständlichkeit. Wir setzen einen Schwerpunkt auf Prävention unter besserer Einbindung des öffentlichen Gesundheitsdienstes. Vom Gesundheitsamt über die betriebliche Gesundheitsvorsorge bis hin zur Prävention in der Pflege: In jedem Bereich des Lebens müssen wir ein Verständnis dafür schaffen, dass die Gesundheit unser höchstes Gut ist.

Interview mit Jens Teutrine

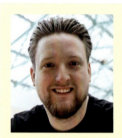

Jens Teutrine
Mitglied des Deutschen Bundestages, FDP

Macht Arbeit krank und sollte deshalb reguläre Vollzeitarbeit auf eine 4-Tage-Woche beschränkt werden? Ist dies realistisch umsetzbar und welche organisationalen wie individuellen Voraussetzungen braucht es dafür?

Wir sollten den Wert von Arbeit in unseren politischen Debatten rehabilitieren. Arbeit ist nicht nur eine lästige Quelle von Einkommen und Freizeit ist nicht der einzige lebenswerte Teil. Arbeit strukturiert den Alltag. Arbeit sorgt für soziale Teilhabe. Arbeit vermittelt Sinn. Arbeit gibt Menschen das Gefühl, gebraucht zu werden. Sprechen Sie gern mit Langzeitarbeitslosen, welche Auswirkungen dies sozial, psychisch und gesundheitlich haben kann. Deshalb ist Arbeit von hohem Wert. Ich weiß sehr wohl, dass es schwierige Jobs gibt, die keinen Spaß machen und sehr belastend – auch für die Gesundheit – sind. Ich weiß auch, dass nicht alle Menschen zufrieden sind mit ihrem jetzigen Beschäftigungsverhältnis und vielleicht ein anderes wollen, brauchen und verdient haben. Sozial ist es aber nicht, dafür zu sorgen, dass Menschen sich Arbeitslosigkeit leisten können und weniger zu arbeiten das Standardmodell wird. Mir ist kein Land bekannt, dass mit weniger Arbeit mehr Wohlstand erwirtschaftet hat. Sozial ist, dafür zu sorgen, dass sowohl gesundes Arbeiten im Fokus der Debatte steht als auch mehr Menschen Freude daran haben, sich mit Arbeit in unserer Gesellschaft einzubringen, weil sie mit ihrer Arbeit zufrieden sind.

Sollten Betriebsärztinnen und Betriebsärzte besser in bereits vorhandene Versorgungsstrukturen eingebunden werden? Welche politischen Rahmenbedingungen sind ggf. dafür notwendig?

Es darf keine Denkverbote für die Zukunftsfähigkeit und Verbesserung unserer Gesundheitsversorgung geben. Wir Freie Demokraten stehen diesem Vorschlag offen gegenüber. Insbesondere im Sinne der Bestrebung, Doppelstrukturen und Ineffizienzen im Gesundheitswesen zu vermeiden. Gerade im Bereich Prävention, wenn wir beispielsweise über Impfschutz reden, können Betriebsärzte einen positiven Beitrag leisten, um die Versorgungsstruktur zu bereichern. Bei solchen politischen Fragen liegt der Teufel häufig im Detail. Wir müssen dabei beachten, dass durch solche Vorhaben keine neue Bürokratie oder Zwänge für Gesundheitsversorger oder Patienten entstehen. Zur Erhöhung der Verbindlichkeit dieser bereits bestehenden gesetzlich vorgesehenen Möglichkeiten bedarf es einer Novellierung des Präventionsgesetzes, die wir noch in dieser Legislaturperiode anstreben. Ich war gerade erst auf einer Delegationsreise in Finnland. Da gehört Arbeitsmedizin zum Standard der vernetzen Versorgung und wir könnten uns davon noch mehr inspirieren lassen.

Wie kann Gesundheitskompetenz auch in der Arbeitswelt vermittelt werden? Braucht es darüber hinaus sogar ein Schulfach „Gesundheit"?

Stärken wir den mündigen Bürger. Es kann keine One-Size-Lösung für alle geben. Menschen sind sehr unterschiedlich, haben individuelle Lebensentwürfe und durchaus auch unterschiedliche Vorstellungen von einem gesunden Leben. Mit einer frühzeitigen Vermittlung von Wissen und Kompetenz stärken wir die nötige Eigenverantwortung. Wir sollten aber nicht glauben, dass das Vermitteln von Gesundheitskompetenz in der Arbeitswelt allein eine Frage der Gesetzgebung sei, es ist vielmehr auch eine Frage von Kultur. In vielen Bundesländern ist Bildung über Gesundheit in unterschiedlichen Fächern bereits vorgesehen. Anstatt ein neues Schulfach zu schaffen, bräuchten Schulen mehr Freiräume, um Schwerpunkte auch im Bereich der Gesundheitsbildung entsprechend der individuellen Bedürfnisse von Schülern vor Ort zu setzen.

Interview mit Kirsten Kappert-Gonther

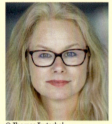

Dr. Kirsten Kappert-Gonther
Mitglied des Deutschen Bundestages, Bündnis 90/ Die Grünen

© Thomas Trutschel

Präventive statt kurative Medizin: Soll zukünftig in unserem Gesundheitswesen die Verhinderung statt der Behandlung von Krankheiten eine höhere Relevanz auch im Sinne von ökonomischen Anreizen haben?

„Präventive Medizin" – hier schlage ich direkt vor, den Blick zu erweitern. Prävention umfasst viel mehr als nur den medizinischen Bereich. Gesundheit entwickelt sich im Alltag. Darum sind Kern guter Prävention gesundheitsfördernde Lebenswelten und neben einem verhaltenspräventiven vor allem auch ein verhältnispräventiver Ansatz. Wer an einer stark befahrenen Straße mit hoher Luftverschmutzung und Lärm wohnt, hat ein höheres Risiko zu erkranken – sowohl körperlich als auch seelisch. Die Feinstaubbelastung steht nicht nur mit Lungen- und Kreislaufbelastungen in Verbindung, sondern auch mit Depressivität und Demenz. Durch die Klimakrise ist zu erwarten, dass in Zukunft noch häufiger erhöhte Feinstaubbelastungen in Kombination mit Hitze auftreten werden. Die Erderhitzung führt beispielsweise zu mehr Hitzetoten, mehr Früh-, Fehl- und Totgeburten und zu einer Zunahme von Depressionen und Angsterkrankungen. In Hitzeperioden nehmen Suizidalität und Aggressivität zu. Die Klimakrise ist die größte Gesundheitsgefahr unserer Zeit. Wir wissen, dass ärmere Menschen stärker von den Auswirkungen der Klimakrise betroffen sind, obwohl sie am wenigsten dazu beitragen. Nicht nur hier wird deutlich, dass sich soziale Gerechtigkeit direkt und indirekt auf die Gesundheitschancen auswirkt. Länder, die eine geringere soziale Ungleichheit und zum Beispiel auch eine stärkere Gleichberechtigung zwischen den Geschlechtern aufweisen, erzeugen bessere Gesundheitschancen für alle Menschen. Nicht nur im Großen Ganzen ist Verhältnisprävention relevant, sondern auch auf kleinerer Bühne wie beispielsweise in der Städteplanung. Wenn man sich mit kurzen oder langen Beinen sicher zu Fuß oder auf dem Fahrrad in seiner Umgebung bewegen kann, und ausreichend Grünflächen vorhanden sind, hat man bessere Chancen gesund zu werden und zu bleiben. Auch Einsamkeit lässt sich durch bauliche Maßnahmen verringern, indem unwahrscheinliche Begegnungen wahrscheinlicher gemacht werden. Einsamkeit ist häufig und kann körperlich und seelisch krank machen. Wie wir unsere Städte bauen, unser Wohnen und unsere Mobilität organisieren, kann Krankheit fördern oder, wenn wir es klug anstellen, eben relevant zur Gesundheitsförderung beitragen.

Natürlich gibt es auch gute Gründe für Verhaltensprävention. In meinem schönen Bundesland Bremen läuft derzeit ein von der EU gefördertes Projekt, das Social Prescribing ermöglicht. Dabei können Ärzt:innen Menschen, die gefährdet oder bereits psychisch erkrankt sind, anstelle von Pillen, künstlerische und kulturelle Aktivitäten in einer Gruppe verschreiben. Ziel des Projekts ist die Förderung der seelischen Gesundheit. Das führt nicht nur zu direkten positiven Effekten auf die Gesundheit, sondern schafft sowohl bei den Patient:innen, als auch den Fachkräften ein größeres Bewusstsein dafür, dass Gesundheit nicht nur die Abwesenheit von Krankheit ist und viele soziale Determinanten für Gesundheit eine Rolle spielen. Dies ist nur ein Beispiel, wie durch finanzielle Anreize eine Verschiebung von ku-

Interview mit Kirsten Kappert-Gonther

rativen zu präventiven Ansätzen stattfinden kann. Es braucht auch im Gesundheitswesen selbst Anreize – denn Prävention ist die beste Medizin.

Wie können die Leistungsanbieter vernetzter und digitaler werden? Welche politischen Rahmenbedingungen sind dafür notwendig?

Wir haben in unseren Hilfesystemen viele unterschiedliche Angebote, die individuelle Hilfen ermöglichen und gleichzeitig gehen viele Menschen an den Schnittstellen zwischen diesen Angeboten verloren. Ich rede hier bewusst im Plural, weil wir nicht nur Schnittstellenprobleme zwischen dem stationären und ambulanten Sektor haben, sondern auch in Bezug auf andere Sozialgesetzbücher. Gerade im Bereich der seelischen Gesundheit wird das sehr deutlich. Wenn ein Kind schwer psychisch erkrankt, brauchen das Kind und seine An- und Zugehörigen häufig nicht nur Unterstützung im medizinischen oder therapeutischen sondern auch im sozialen Bereich. Therapeut:innen, Pflegekräfte, Ärzt:innen und andere Gesundheitsberufe müssen untereinander gut vernetzt sein und auch mit anderen Trägern wie der Jugendhilfe oder den Sozialämtern zusammenarbeiten können. Hierfür müssen angemessene gesetzliche Rahmenbedingungen geschaffen werden. Deshalb kann die neue Richtlinie des Gemeinsamen Bundesausschuss über die berufsgruppenübergreifende, koordinierte und strukturierte Versorgung insbesondere für schwer psychisch kranke Kinder und Jugendliche mit komplexem psychiatrischem oder psychotherapeutischem Behandlungsbedarf (KJ-KSVPsych-RL) eine große Chance sein, um besser vernetztes Arbeiten in diesem Bereich zu ermöglichen. Auch in anderen Bereichen müssen die Hilfesysteme besser ineinandergreifen. Um dies zu fördern, sollten für Leistungserbringer Anreize geschaffen und Vernetzung verpflichtend festgeschrieben werden. Die Digitalisierung kann dabei ein Katalysator sein. Wir haben in dieser Legislatur mit dem Digital-Gesetz einen Meilenstein erreicht. Die Einführung der Opt-out-ePA und die Ausweitung von Telemedizin sind alles Werkzeuge, die zukünftig noch stärker genutzt werden sollten, um sich besser zu vernetzen. Ich gehe davon aus, dass auch die Künstliche Intelligenz in Zukunft noch deutlicher Einfluss auf die Prävention und Versorgung von Erkrankungen haben wird. Wir müssen hier einen differenzierten gesellschaftlichen Diskurs führen und die gesetzlichen Rahmenbedingungen schaffen, sodass Potenziale erweitert und nicht eingeschränkt, gleichzeitig Datenschutz gewährleistet, Bias reduziert und Gesundheitsoutcomes verbessert werden können.

Wie kann insgesamt ein Health-in-all-policies-Ansatz in Deutschland verankert werden? Welchen Beitrag kann dabei das angekündigte Bundesinstitut für Prävention und Aufklärung in der Medizin (BIPAM) leisten?

Wie Sie in Ihrer ersten Frage auch schon impliziert haben, sind wir in Deutschland gut bezüglich des kurativen Ansatzes und müssen deutlich besser werden im Fokus auf Prävention und Gesundheitsförderung. Ich halte den vorgeschlagenen Namen für das Bundesinstitut für nicht gut. Bei Prävention und Gesundheitsförderung geht es um weit mehr als den medizinischen Bereich. Schaut man sich die Ergebnisse zahlreicher wissenschaftlicher Studien und die Empfehlungen von Organisationen wie der WHO an, wird deutlich, dass alle Politikbereiche einen Einfluss auf die Gesundheit nehmen. Wie bereits erwähnt, konstituiert sich die Chance, gesund alt zu werden in den Lebenswelten. Deshalb sollte es einen Gesundheits-Check für jedes erlassene Gesetz geben. Das Bundesinstitut kann eine große Chance darstellen, um Public (Mental) Health mehr in den Fokus zu rücken – wenn es denn richtig ausgestaltet wird. Gerade im Bereich öffentlicher Gesundheit wird es die Vernetzung und Möglichkeiten von Datenerhebung und -auswertung fördern. Meine Hoffnung ist zudem, dass Prävention und Gesundheitsförderung nicht mehr nur als „nice to have" angesehen werden, sondern die wissenschaftliche Evidenz, die wir in vielen Bereich haben, endlich auch ernst genommen und in politische Maßnahmen umgesetzt wird. Laut WHO könnten wir 10.000 vorzeitige Todesfälle pro Jahr in der EU verhindern, wenn das empfohlene Maß an Bewegung von allen Menschen erreicht werden würde. Dabei dürfen wir den Bewegungsmangel nicht allein einem individuellen Fehlverhalten zuschreiben, sondern müssen uns vor allem die gesellschaftlichen und auch baulichen Rahmenbedingungen anschauen. „Make the healthy choice, the easy choice" – dieser vielverwendete und leider noch vielfach ignorierte Satz sollte ein Leitbild unserer Politik und gesellschaftlicher Entwicklungen sein.

Interview mit Ates Gürpinar

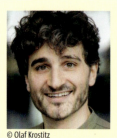

Ates Gürpinar
Mitglied des Deutschen
Bundestages, Gruppe Die Linke
© Olaf Krostitz

Präventive statt kurative Medizin: Soll zukünftig in unserem Gesundheitswesen die Verhinderung statt der Behandlung von Krankheiten eine höhere Relevanz auch im Sinne von ökonomischen Anreizen haben?

Präventive statt kurativer Medizin muss einen viel größeren Stellenwert in unserem Gesundheitswesen einnehmen. Um das zu erreichen, ist eine Umkehr der ökonomischen Anreize notwendig. Unser Krankenversicherungssystem setzt allerdings unzureichende Anreize für Präventionsleistungen. Zwar spielen die Gesetzlichen Krankenkassen eine wichtige Rolle bei der Finanzierung und Bereitstellung von Präventionsleistungen. Der politisch gewollte Wettbewerb im Krankenversicherungssystem führt jedoch zu einem Unterangebot an Präventionsleistungen. Grund dafür ist zum einen, dass es für eine Krankenkasse wenig ökonomische Anreize gibt, in Präventionsmaßnahmen über das Pflichtmaß hinaus zu investieren. Zwischen den Kosten der Prävention und auftretenden Nutzen liegt unter Umständen ein langer Zeitraum. Verbunden mit dem Wechselrecht der Versicherten könnte es passieren, dass eine andere Kasse von der Prävention finanziell profitiert. Zum anderen beschränken sich gerade Maßnahmen der dringend notwendigen Verhältnisprävention nicht nur auf den eigenen Versichertenkreis. In diesem Setting gemeinsam zu handeln, widerspricht den Strukturen des Systems. Mangelnde finanzielle Anreize für Präventionsmaßnahmen finden sich auch in der privaten Krankenversicherung, da diese Kostensteigerungen an ihre Versicherten umwälzen können.

Neben einer Umkehr der Finanzierungslogik braucht es jedoch auch dringend homogene und aufeinander abgestimmte Public-health-Strukturen. Die stark fragmentierten Strukturen erschweren den Grundsatz, Gesundheitsförderung in allen Politikfeldern zu verankern (health in all policies). Eine Zusammenführung funktioniert jedoch nicht ohne eine Bereitstellung zusätzlicher finanziellen Mittel. Die Linke setzt sich im Bundestag klar für eine Gesundheitsversorgung ein, die Prävention und Bedarfsgerechtigkeit in den Mittelpunkt stellt.

Wie können die Leistungsanbieter vernetzter und digitaler werden? Welche politischen Rahmenbedingungen sind dafür notwendig?

Klar ist, dass die zunehmende Vernetzung Abläufe auch im Gesundheitsbereich immer digitaler macht, ja sie immer digitaler machen muss. Gut umgesetzt wird dies Abläufe erleichtern und dazu beitragen, dass auch räumliche und soziale Hürden abgebaut werden können. Dabei ist aber vonseiten der politischen Entscheider darauf zu achten, dass dadurch nicht weitere oder neue Hürden aufgebaut werden – insbesondere in dem kritischen Bereich der Gesundheitsinfrastruktur. So ist es zum einen Aufgabe des Bundes, der Länder und Kommunen für eine ausreichende und gut funktionierende Infrastruktur zu sorgen, sodass diese Vernetzung zum Beispiel in ländlichen Gebieten nicht ganz banal am fehlenden Breitbandausbau scheitert. Außerdem ist es im Sinne aller Nutzenden, wenn keine ökonomischen Erwägungen die Entscheidungen in diesem sensiblen Bereich leiten, sondern nicht-kommerzielle Akteure gestärkt werden.

Interview mit Ates Gürpinar

Wie kann insgesamt ein Health-in-all-policies-Ansatz in Deutschland verankert werden? Welchen Beitrag kann dabei das angekündigte Bundesinstitut für Prävention und Aufklärung in der Medizin (BIPAM) leisten?

Wir brauchen große Anstrengung in der Prävention, das steht fest. Dabei muss im Mittelpunkt stehen, dass Armut der wichtigste Risikofaktor für Krankheit und vorzeitigen Tod ist. Eine Politik, die Gesundheitsförderung in allen Politikfeldern umsetzen will, muss also vor allem die Verhältnisse ändern, in denen wir leben. Dieser ganzheitliche Ansatz steht im Widerspruch zu Lauterbachs Plänen, die ein veraltetes und nicht mehr den wissenschaftlichen Erkenntnissen entsprechendes Verständnis von Prävention widerspiegeln.

Wir brauchen endlich eine Nationale Public-health-Strategie, die diesen Namen auch verdient. Ein Teil davon ist sicherlich ein Bundesinstitut für öffentliche Gesundheit, das unabhängig von politischen Weisungen, aber auch und vor allem vom Einfluss von Wirtschafts- und Lobbyinteressen sein muss. Das kann gut unter dem Dach des RKI errichtet werden. Es muss sich aber, um dieser wichtigen Aufgabe gerecht zu werden, komplett von Lauterbachs Plänen für ein BIPAM unterscheiden. Eine Kritik im Übrigen, die vor allem auch von Verbänden, Institutionen und Wissenschaftler:innen kommt, die sich ganz praktisch für Gesundheitsförderung und Prävention einsetzen. Deren Expertise ist gefragt, um eine nachhaltige Koordination der Akteure umzusetzen und health in all policies endlich zu einer Leitlinie des politischen Handelns zu machen.

Interview mit Dietrich Monstadt

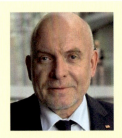

Dietrich Monstadt
Mitglied des Deutschen
Bundestages, CDU/CSU

Präventive statt kurative Medizin: Soll zukünftig in unserem Gesundheitswesen die Verhinderung statt der Behandlung von Krankheiten eine höhere Relevanz auch im Sinne von ökonomischen Anreizen haben?

Absolut, die Prävention sollte eine bedeutendere Rolle in unserem Gesundheitswesen einnehmen. Präventive Maßnahmen sind nicht nur effektiver, sondern auch kosteneffizienter im Vergleich zur Behandlung bereits ausgebrochener Krankheiten. Es ist wichtig, dass wir ökonomische Anreize schaffen, um sowohl Patientinnen und Patienten als auch Leistungserbringer zu präventivem Handeln zu motivieren. Dies kann durch finanzielle Anreize, wie Bonusprogramme für präventive Gesundheitsmaßnahmen oder steuerliche Erleichterungen für Unternehmen, die in die Gesundheit ihrer Mitarbeitenden investieren, erreicht werden. Langfristig führt dies zu einer Entlastung unseres Gesundheitssystems und einer verbesserten Lebensqualität.

Wie können die Leistungsanbieter vernetzter und digitaler werden? Welche politischen Rahmenbedingungen sind dafür notwendig?

Eine stärkere Vernetzung und Digitalisierung der Leistungserbringer ist essenziell, um die Effizienz und Qualität der Gesundheitsversorgung zu verbessern. Dafür brauchen wir klare und verlässliche politische Rahmenbedingungen. Zum einen müssen wir die Infrastruktur ausbauen, indem wir den flächendeckenden Ausbau von Breitband-Internet sicherstellen. Zum anderen sollten wir Standards für die Interoperabilität digitaler Gesundheitssysteme festlegen, um einen reibungslosen Datenaustausch zwischen verschiedenen Akteuren zu ermöglichen. Datenschutz und Datensicherheit müssen hierbei höchste Priorität haben aber auch nicht behindern, um das Vertrauen der Bevölkerung in digitale Gesundheitslösungen zu gewährleisten. Zudem sollten wir Investitionen in digitale Gesundheitskompetenzen und Schulungen für medizinisches Personal fördern.

Wie kann insgesamt ein Health-in-all-policies-Ansatz in Deutschland verankert werden? Welchen Beitrag kann dabei das angekündigte Bundesinstitut für Prävention und Aufklärung in der Medizin (BIPAM) leisten?

Überfraktionell ist man unzufrieden mit dem bisherigen Prozess und den Plänen für das neue Bundesinstitut für Prävention und Aufklärung in der Medizin (BIPAM). Deutliche Nachbesserungen oder sogar ein Neustart des Projekts werden gefordert. Auch der Personalrat des Robert Koch-Instituts (RKI) äußert Kritik und schlägt eine Fusion mit der Bundeszentrale für gesundheitliche Aufklärung (BZgA) statt einer Neugründung vor. Die Pläne für das BIPAM, das sich auf drei Krankheitsfelder konzentrieren soll, werden als zu eng gefasst kritisiert. Es gibt zudem Bedenken hinsichtlich der Unabhängigkeit des RKI und der Aufteilung von Zuständigkeiten für übertragbare und nicht-übertragbare Krankheiten.

Meiner Meinung nach braucht die erfolgreiche Verankerung des HiAP-Ansatzes in Deutschland keine neue Behörde. Stattdessen sind sorgfältige Planung, ausreichende Ressourcen und eine enge Zusammenarbeit aller relevanten Akteure notwendig. Das BIPAM könnte zwar einen wichtigen Beitrag leisten, wenn es gut ausgestattet, unabhängig und interdisziplinär ausgerichtet ist. Doch eine neue Behörde wäre kostspielig und ressourcenintensiv.

Stattdessen sollten wir die vorhandenen Strukturen deutlich verbessern und stärken. Eine Fusion von RKI und BZgA könnte Synergien schaffen und die Effizienz steigern. Die aktuellen Diskussionen und Forderungen nach Nachbesserungen sind daher ein wichtiger Schritt in Richtung einer effektiven und integrativen Gesundheitsförderungspolitik. Durch eine optimierte Nutzung der bestehenden Institutionen können wir die Ziele des HiAP-Ansatzes erreichen, ohne zusätzliche Bürokratie zu schaffen.

Transformation durch Prävention – wie wir wirklich von einem Reparatur- zu einem Gesundheitssystem kommen

Anne-Kathrin Klemm
BKK Dachverband e.V., Berlin

„Gesundheit ist zwar nicht alles, aber ohne Gesundheit ist alles nichts." Dieses über 150 Jahre alte Zitat von Schopenhauer bringt auf den Punkt, warum wir für uns selbst und unsere Liebsten viel und langanhaltende Gesundheit wünschen. Dennoch handeln wir weder gesellschaftlich, politisch noch als Einzelner überwiegend so, damit dieser Wunsch für die Meisten in Erfüllung geht. Stattdessen akzeptieren und forcieren wir Umwelt- und Ernährungsveränderungen, die Art wie wir Wohnen, Leben, Arbeiten, uns fortbewegen etc., obwohl uns dabei viele Faktoren wissentlich krankmachen. Gleichzeitig fokussiert sich das Gesundheitswesen auf einen Reparaturbetrieb statt auf Krankheitsvermeidung. Damit stoßen wir aus vielerlei Gründen nun an unsere Grenzen und es ist Zeit, unser Krankheits- zu einem Gesundheitssystem zu transformieren. Der Schlüssel hierzu: Prävention, aber neu gedacht und anders gemacht.

Prävention heute: gut, aber nicht gut genug

Gesundheitsförderung und Prävention sind zu Recht im deutschen Gesundheitssystem insbesondere als Auftrag der Gesetzlichen Kranken- bzw. Pflegekassen verankert[1]: Sie sollen die Gesundheit der Versicherten erhalten, wiederherstellen oder ihren Gesundheitszustand bessern. Das umfasst auch die Förderung der gesundheitlichen Eigenkompetenz und Eigenverantwortung der Versicherten. Dabei sind eine geschlechter-, alters-, einschränkungs- und kultursensible Verhaltens- und Verhältnisprävention zentral – also das zielgruppenspezifische Adressieren von Lebensstil und Lebensumständen.

Die gesetzlichen Regelungen und der Präventionsleitfaden der GKV geben klare Vorgaben, mit welchem finanziellen Umfang, in welchen Handlungsfeldern und mit welchen Qualitätsanforderungen die Krankenkassen Maßnahmen der Gesundheitsförderung und Prävention fördern dürfen oder müssen. Die Maßnahmen greifen in der Individualprävention, Gesundheitsförderung und Prävention in den verschiedensten Lebenswelten wie z.B. Kindergärten oder Schulen und Betriebliche Gesundheitsförderung (BGF) in den Unternehmen. Hier werden diverse Programme zu Themen wie Ernährung, Bewegung, mentale Gesundheit/Stressreduktion, Sucht und viele mehr durchgeführt.

Prävention erreicht die Menschen

Der Präventionsbericht 2023 [2] zeigt den erfreulichen Trend, dass nach der Corona-Pandemie die Ausgaben für Gesundheitsförderung und Prävention wieder gestiegen sind. Rund 17% der GKV-Versicherten, also 12,5 Mio. Versicherte wurden im Jahr 2022 durch zahlreiche Maßnahmen aller Krankenkassen direkt erreicht. Die GKV-Ausgaben lagen bei 584 Mio. Euro. Die Pflegekassen finanzierten ferner stationäre bzw. teilstationäre Präventionsaktivitäten, die 101.199 pflegebedürftige Menschen in 2.529 stationären Pflegeeinrichtungen erreichten. Dies entspricht Ausgaben in Höhe von rund 18,5 Mio. Euro. In den diversen Lebenswelten wie Kindergärten, Schulen und Kommunen sowie insbesondere in Betrieben sind die Betriebskrankenkassen traditionell Vorreiter und Gestalter digitaler und analoger BGF-Maßnahmen. Insbesondere in der Arbeitswelt sind die Präventionsmaßnahmen eng mit den Unternehmen erarbeitet und auf ihre Bedarfe zugeschnitten[2]. Der engen Zu-

---

1 Neben den Krankenkassen sind auch weitere Sozialversicherungsträger mit der Gesundheitsförderung und Prävention gesetzlich beauftragt. Ausführlicher zu den Aufgaben siehe z.B. [1]. Aus Platzgründen liegt der Fokus dieses Artikels auf den Aufgaben der Gesetzlichen Kranken- und Sozialen Pflegeversicherung.

2 Siehe hierzu ausführlicher die Gastbeiträge im „Schwerpunkt Praxis" in diesem Buch.

Transformation durch Prävention – wie wir wirklich von einem Reparatur- zu einem Gesundheitssystem kommen

sammenarbeit mit Werks- und Betriebsärzten kommt dabei eine besondere Rolle zu: In den Betrieben können alle sozioökonomischen Schichten spezifisch angesprochen werden. Ein weiterer Aspekt: 60% der Präventionsaktivitäten werden im Unternehmen von Männern wahrgenommen. Eine wichtige Zahl, erfolgt die Nutzung von Präventionsmaßnahmen sonst überwiegend durch Frauen [2]. Diese guten Ergebnisse können und dürfen jedoch nicht darüber hinwegtäuschen, dass unser heutiges „Gesundheitssystem" genau genommen noch nie eines war.

> Genau genommen war unser heutiges „Gesundheitssystem" schon immer ein „Krankheitssystem" – und das müssen wir jetzt ändern.

Unser Gesundheitssystem heute: viel Ressourceneinsatz – mittelmäßiges Ergebnis

Wir sehen vielmehr ein Krankheitssystem, das auf das Kurieren von Symptomen und Erkrankungen fokussiert ist. Finanz- und Umverteilungssysteme setzen den Anreiz, viele Ressourcen – menschliche und finanzielle – zu verbrauchen. Zu Recht startet das zum Zeitpunkt des Entstehens dieses Beitrages sich noch im Stadium eines Referentenentwurfs befindliche „Gesundes-Herz-Gesetz" des Bundesministeriums für Gesundheit (BMG) mit folgenden Worten:

„Deutschland gibt so viel wie kein anderes Land in der Europäischen Union (EU) im Bereich Gesundheit aus: knapp 5.000 Euro pro Einwohner und Jahr, das sind 52,9 Prozent mehr als der EU-Durchschnitt (3.159 Euro, OECD). Trotzdem liegt die Lebenserwartung in Deutschland mit 80,8 Jahren nur knapp über dem EU-Durchschnitt (80,1 Jahre) im Vergleich zu vielen westeuropäischen Ländern sogar deutlich darunter" [3].

Dies ist keine neue Erkenntnis, denn Über-, Unter- und Fehlversorgung sowie Ineffizienzen werden seit Jahrzehnten im System bemängelt. Auch mit Blick auf die Klimaveränderungen ist festzuhalten, dass das Gesundheitssystem selbst ein Klimakiller ist: Es trägt mit rund 6% zu den Gesamtnettoemissionen von Treibhausgasen (CO_2) (EU-Durchschnitt = 4,7%) bei und verbraucht heute 80% mehr Rohstoffe als Mitte der 1990er-Jahre. Diese abstrakten Zahlen bedeuten:

Wir werden älter – verbringen aber trotz einer im internationalen Vergleich übermäßigen Bereitstellung von Leistungen [4] und Nutzung des Medizinbetriebs [5] auch mehr Zeit in Krankheit [6]. Bei dem pro Pro-Kopf-Alkohol-Konsum, Rauchen und Übergewicht liegt Deutschland im internationalen Vergleich über dem OECD-Durchschnitt. Demnach waren bei der Datenerhebung im Jahr 2019 60% der Bevölkerung ab 15 Jahren übergewichtig (BMI ≥ 25), 18,8% von diesen rauchten regelmäßig und konsumierten durchschnittlich pro Kopf und Jahr 10,6 Liter Alkohol. Wie die ››› Abbildung 1 verdeutlicht, ist Deutschland damit weit entfernt von den „best performern" [7].

Doch auch Diabetes, Lungenkrebs und Demenz haben viel damit zu tun, wo und wie wir leben und arbeiten [8]. Und gleichzeitig steigen die hieraus re-

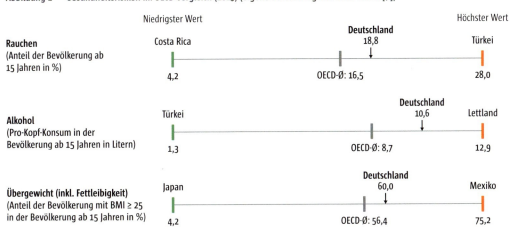

Abbildung 1 Gesundheitsrisiken im OECD-Vergleich (2019) (eigene Darstellung von OECD-Daten [7])

sultierenden Ausgaben im Gesundheitsbereich immer weiter.

Ein Großteil der Krankheitslast steht im Zusammenhang mit Lebensstil oder Umweltfaktoren. Allein bis zu 70% der Herz-Kreislauf-Erkrankungen ließen sich durch einen anderen Lebensstil mit mehr Bewegung, gesunder Ernährung, weniger Rauchen und weniger Alkoholkonsum beheben [3]. Neue Gesundheitsrisiken durch den Klimawandel verschärfen das Problem und erhöhen den Behandlungsbedarf und damit den Verbrauch an Ressourcen. Damit verschlechtert sich der Zugang zur und die Qualität in der Versorgung bei weiter steigenden Ausgaben. Dies geht einher mit einer schwindenden, solidarischen Bezahlbarkeit und Akzeptanz einer solchen Entwicklung.

Silo-Strukturen statt Gesunderhaltung „first"

Die logische Konsequenz daraus wäre, an den Ursachen anzusetzen und gesamtpolitisch alles daran zu setzen, damit die Bevölkerung gesund bleibt bzw. wieder gesünder wird. Das Stichwort hierzu ist der „Health in All Policies"-Ansatz. Er fußt auf der von der WHO seit 1983 verfolgten Strategie einer ressort- sowie politikfeldübergreifenden Zusammenarbeit und versteht Gesundheit als gesamtgesellschaftliche Aufgabe [9, 10]. Dass dieser Ansatz in Deutschland noch wenig gelebt wird, darüber können auch die Ernährungs- oder Nachhaltigkeitsstrategien der Bundesregierung nicht hinwegtäuschen. Gesundheits- oder gar Klimakompetenz wird weder in Schulen noch Ausbildungsberufen vermittelt. Prävention und Gesundheitsförderung wiederum findet allein im Silo der GKV bzw. den anderen Silos der Renten- und Unfallversicherung statt. Bei der Vernetzung der Akteure auf Bundes-, Länder- und kommunaler Ebene sind gemeinsame, transparente und vor allem verbindliche Maßnahmen kaum vorhanden. Der mit klaren Handlungsfeldern und Qualitätsvorgaben verfasste Präventionsleitfaden sichert, dass Prävention nicht für Marketingzwecke entfremdet wird. Notwendig ist jedoch unabhängig davon eine noch engere Verbindung zwischen Prävention, Versorgung, Rehabilitation und Pflege. Prävention muss ganzheitlich gedacht und über die Früherkennung und Vorsorge hinausgehen, alle weiteren Leistungsbereiche müssen aufeinander aufsetzen und fließend ineinander übergehen.

Ferner findet bislang keine Verknüpfung der werks- bzw. betriebsärztlichen Präventions- und Gesundheitsförderungsmaßnahmen mit Maßnahmen der Kassen- und der ärztlichen wie nicht-ärztlichen Versorgung statt.

Macht man sich außerdem bewusst, dass die Ausgaben der GKV für Prävention im Jahr 2022 nur rund 2,5% der Gesamtausgaben der GKV ausmachten, wird deutlich: Mit dem aktuellen Fokus auf Kuration und den aktuellen Rahmenbedingungen für Präventions- und Gesundheitsförderungs-Maßnahmen ist es mit dem Versuch, die Versicherten gesund zu halten, wie das Anlaufen gegen Windmühlen.

Politisch ist aktuell jedoch kein Umdenken in Sicht – im Gegenteil: Das Narrativ „nur mehr Medizin hilft viel" wird vom amtierenden Gesundheitsminister befeuert und die Wirkung von Präventionsmaßnahmen – und hier insbesondere die Primärprävention – infrage gestellt. Gerade die Aktivitäten also, die an Lebensstilveränderungen ansetzen, stehen in der Kritik. Achselzuckend wird nicht nur hingenommen, sondern befördert, dass sich weder Industrie noch Bildung, noch die Akteure im Gesundheitswesen – und dazu gehören auch die Patienten – verändern müssen. Dazu passt, dass das zur Stärkung der Öffentlichen Gesundheit verankerte Bundesinstitut für Prävention und Aufklärung in der Medizin (BIPAM) gerade nicht den Ausbau und die Unterstützung des „Health in All Policies"-Ansatzes vorsieht [11].

Ein Zukunftsbild: eine integrative Prävention entlang des Lebenspfades

Umso mehr ist es Zeit für einen Gegenentwurf, wollen wir gesamtgesellschaftlich und auch als Wirtschaftsstandort personell und finanziell nicht weiter international abgehängt werden. Ein „Weiter so" – oder gar die Verschlimmbesserung, wie vom Minister derzeit vorgesehen - ist keine Antwort. Hingegen muss sich das heutige Krankheitssystem zu einem echten Gesundheitssystem transformieren. Der massive finanzielle und personelle Druck im System birgt die Chance, dass es trotz der politischen Wirrungen gelingen kann. Wie kann es also konkret gehen?

> **Der beste Patientenpfad ist der, der nicht entsteht.**

Die Idee des Versicherten- oder Patientenpfades ist nichts Neues, wird im klinischen oder pflegerischen Setting jedoch durchaus unterschiedlich definiert: als Ablaufplan zur Steuerung und Durchführung medizinischer Behandlungen im Sinne eines Entscheidungsbaumes, als Instrument zur Patientenorientierung oder – humorvoll doch lesenswert – übersetzt in die gefahrenvolle Reise eines Helden im Videospiel [12, 13, 14]. Strukturierte Versorgungs- und Behandlungspfade verfolgen seit den 1950er-Jahren die Idee eines gesteuerten Vorgehens insbesondere von chronischen Krankheiten u.a. in Disease Management Programmen [15]. Gemein ist diesen Ansätzen bzw. Definitionen jedoch, dass sie erst dann und dort ansetzen, wenn „das Kind in den Brunnen gefallen ist", also erste Symptome oder Anzeichen für eine Erkrankung oder Pflegebedarf auftreten.

Die „neue Prävention" setzt hingegen auf Krankheitsvermeidung, aktive Gesunderhaltung – auch in Krankheit – und in diesem Sinne Maßnahmen entlang des Kontinuums des Lebensweges eines Menschen im Gesundheitssystem. Um sich nicht zu verzetteln, wird mit diesem Vorgehen für konkrete Indikationen der Versicherten-/Patientenpfad durchdekliniert und evidenzbasierte Prävention bzw. Versorgung organisiert: So wird die gesamte Interventionsbreite der Primär-, Sekundär-, Tertiär- und Quartärprävention inkl. der Behandlungen selbst abgedeckt. Dabei steht die jeweilige Lebenssituation der Versicherten im Zentrum aller Maßnahmen und entspricht dem Menschenbild, des „sich-selbst-(immer-noch)-helfen-Könnens". Es tritt an die Stelle des bislang dominierenden defizitären Bildes des kränkelnden Patienten, dem punktuell und eher paternalistisch geholfen wird. Prävention und Kuration und damit Salutogenese und Pathogenese sind demnach kein Gegensatz – im Gegenteil: Im Versorgungspfad gehen sie Hand in Hand und bedingen einander und an die Stelle des derzeitigen Fokus auf das Kurieren von Krankheiten tritt also ein „integratives Präventionssystem". Die ››› Abbildung 2 verdeutlicht die Überlegungen.

Sowohl populationsbezogene Ansätze für vulnerable Personengruppen als auch auf die Versicherten zugeschnittene, individuelle Maßnahmen sind notwendig, um das Entstehen von Krankheiten zu vermeiden bzw. Krankheitsverläufe oder Pflegebedarf mit vernetzen Maßnahmen aus Prävention und Behandlung zu verbessern oder zumindest abzumildern. Was sind hierbei die relevanten Stellschrauben?

Gesundheits- sowie Klimakompetenz und Selbstwirksamkeit fördern

Gesundheits- und Klimakompetenz sind ein zentraler Schlüssel dafür, dass die Bürgerinnen und Bürger so weit wie möglich selbstreflektiert ihre Gesundheit und Gesunderhaltung in die Hand nehmen [16]. Die Vermittlung von altersgruppengerechtem Wissen gehört demnach in die Kindergärten, Schulen und entlang des gesamten Ausbildungs- und Berufsweges. Und auch beim Übergang vom Berufsleben ins Rentnerdasein ist dies wichtig. Doch gerade auch im Fall einer akuten oder chronischen Erkrankung kommt es darauf an, dass adressatengerecht der Sachverhalt von medizinischen und nicht-medizinischen Leistungserbringern so erklärt wird, dass die Patientin bzw. der Patient bei der Behandlung mitentscheidet und selbstwirksam unterstützt. Ansätze wie Positive Health [17, 18] oder Choosing Wisely [19] geben Werkzeuge in die Hand, um den Menschen in seiner Gesamtheit und Lebensdimensionen zu erfassen, Ursachen für Störungen klar zu identifizieren und hieraus zusammen mit den Betroffenen die pas-

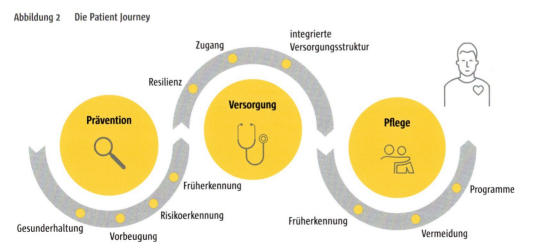

Abbildung 2   Die Patient Journey

senden Maßnahmen abzuleiten. Dies fördert nicht nur die Selbstwirksamkeit und Resilienz der Versicherten, sondern führt insgesamt zu einer höheren Zufriedenheit [20] mit der Gesundheitsversorgung und spart zudem wichtige Ressourcen. Und auch im Falle der Behandlung einer akuten oder chronischen Krankheit oder Pflegesituation verhindert oder reduziert zumindest die Selbstbefähigung ein weiteres Abrutschen ins Nichtstun und damit einer Verschlechterung der Gesamtsituation. Die elektronische Patientenakte (ePA) muss entsprechend neben den Behandlungsdaten zu einer Informationsplattform ausgebaut werden, um auch digital gestützt Informationen und Begleitungsmaßnahmen z.B. durch Kassen zu ermöglichen.

Daten, Daten, Daten

Für die Identifikation und Analyse der für die jeweiligen Krankheitsbilder relevanten Daten sind auch regionale und nationale sozio-ökomischen Informationen wichtig: Sie bilden neben Routinedaten der Kassen die Grundlage für gezielte Maßnahmen in der Präventionsstrategie. Z.B. können Schuleingangsuntersuchungen Aufschluss darüber geben, welche Bewegungskapazitäten bei den Kindern vorhanden sind oder nicht. Diese Daten sollten auch für die Krankenkassen verfügbar gemacht werden. Damit können sie die Präventionsaktivitäten entsprechend fokussieren und zusammen mit den Schulen umsetzen.

Auf Basis von Informationen aus U-Untersuchungen von Kindern und anderen medizinischen Erkenntnissen wie z.B. Früherkennung sowie definierter Aufgreifkriterien für relevante Krankheitsbilder erfolgt künftig ein Risiko-Assessment. Dies kann in der Arztpraxis oder je nach Krankheitsbild durch nicht-medizinische Fachkräfte erfolgen. Sind Maßnahmen vorhanden, die nach Schaden-Nutzen-Bewertung sinnvoll sind, müssen diese seitens der Leistungsanbieter durchgeführt werden. Idealerweise erfolgt dann an die Krankenkassen ein Hinweis und die Abstimmung zur unterstützenden Begleitung der Maßnahmen z.B. durch einen hierfür geschulten Patientenbegleiter. Alternativ oder zusätzlich werden Routinedaten von den Krankenkassen analysiert und genutzt, um Versicherte frühzeitig über die gesundheitlichen Gefahren aufzuklären und zu helfen. Der neue § 25b SGB V bietet hierfür die Grundlage. Idealerweise sind die Empfehlungen und Maßnahmen des medizinischen Personals und der Krankenkassen eng verzahnt, damit die ggf. notwendigen Lebensstil-verändernden Aktivitäten umgesetzt und durchgehalten werden. Dabei kommt einer zielgruppengerechten und verhaltenstheoretisch basierten Kommunikation und passgenauen Begleitung eine große Bedeutung zu. Die ePA sollte alle Maßnahmen der unterschiedlichen Akteure enthalten, um sie für weitere Aktivitäten nutzbar zu machen. Auch Werks- und Betriebsärzte sollten die Möglichkeit erhalten, ihre Erkenntnisse zum Gesundheitszustand von Beschäftigten in die ePA einzuspeisen und umgekehrt zu nutzen.

Perspektivisch wird auch die prädikative Krankheitsdetektion eine Rolle spielen. Die Erwartungen und Heilsversprechen sind jeweils hoch, auf der Basis von Genanalysen und Biomarkern Krankheiten bzw. Krankheitspotenzial frühzeitig zu erkennen und ggf. präventiv den Ausbruch vermeiden bzw. mildern zu können. Hier gilt es abzuwägen, ob die Entdeckung und Versichertenansprache zu einer potenziellen Erkrankung unter ethischen und ganz praktischen Gründen angezeigt ist bzw. wie sie erfolgen kann. So besteht zum einen das Recht auf Unwissenheit und zum anderen muss es überhaupt Präventions-, Behandlungs- bzw. Versorgungsmöglichkeiten geben. Ansonsten bestünde kein Mehrwert bzw. nachweisbarer Nutzen für den Versicherten. Umso wichtiger ist es daher, an konkreten Krankheitsbildern Versorgungspfade zu entwickeln, die abwägen, ob und wenn ja wie eine gezielte genombasierte Analyse möglich und sinnvoll ist. Damit würde auch die Finanzierbarkeit durch die Solidargemeinschaft betrachtet und Über- oder Fehlversorgung vermieden. Auch Forderungen nach pauschalen Massen-Screenings zum Erkennen neuer Risikofaktoren für Erkrankungen würden sich damit den präventiven und therapeutischen Möglichkeiten zur Vermeidung der Krankheitsentstehung unterordnen müssen.

Wer soll das bezahlen?

Alle diese Maßnahmen sind zunächst im Sinne des Präventionsparadoxons Investitionen in die Gesundheit der Versicherten. Auch eine Änderung von Prozessen, Strukturen und Vergütungssystemen gibt es erstmal nicht umsonst. Damit stellt sich unmittelbar die Frage nach den wirtschaftlichen Folgen. Es leuchtet zwar ein, dass jede vermiedene Krankheit sowohl für den Betroffenen als auch mit Blick auf finanzielle und menschliche Ressourcen wirtschaftlicher ist, als eine sich ggf. dynamisierende Erkrankung mit kontinuierlichen Behandlungsmaßnahmen. Eine Evaluation von Präventionsmaßnahmen und ihre Effekte in die Zukunft ist jedoch schwierig. Teilnahmequoten an Präventionsprogrammen sagen letztlich nichts darüber aus, wie nachhaltig sie oder andere Faktoren sich auf die Gesundheit ausgewirkt haben. Beim Ansetzen an einem konkreten Krankheitsbild und entlang des Versorgungspfades kann das Präventions- und damit Einsparpotenzial daher eher mit Zahlen belegt werden, als bei unspezifischen bzw. allgemeinen Präventionsprogrammen. Auf Basis einer Arbeitshypothese, dass z.B. durch die gezielte Intervention an bestimmten Punkten des Krankheitsbildes teure Medikation oder Krankenhausaufenthalte verhindert oder zumindest hinausgezögert werden, ließe sich wissenschaftlich fundiert der Erfolg oder Misserfolg anhand von Kennzahlen eher belegen. Der Einbezug weiterer, exogener Faktoren ist dabei wünschenswert, soweit dies umsetzbar ist.

Soll sich der Fokus von Menge in der Kuration hin zu Prävention verschieben, muss sich künftig nicht Krankheit, sondern Gesundheit für alle im System Beteiligten lohnen. Was also, wenn z.B. die Umsetzung von „Positive Health" oder Nutzung des „Grünen Rezeptes" mit aktiv begleiteten Präventionsempfehlungen der Ärzte höher vergütet würden, als das „rosa" Rezept für Medikamente? Oder wenn die Zahlungen an die Kassenärztlichen Vereinigungen für die ambulant tätigen Ärzte statt morbiditätsorientiert gesundheits- und gesundungsbasiert erfolgten? Wie würde sich ein Krankenhaus umstellen, wenn z.B. die Leistung der Dialyse geringer honoriert würde als die evidenzbasierte, medikamentöse ambulante/stationäre Behandlung? Jedes Thema für sich ist ein dickes Brett, das es zu bohren gilt. Die bisherigen Systeme können jedoch nicht quasi über Nacht in diesem Sinne verändert werden. Entlang eines konkreten Präventions- und Versorgungspfades hingegen ließen sich die neuen, notwendigen Vergütungs-, Anreiz- und ggf. auch Sanktionsmechanismen leichter gestalten und mit Beteiligten – auch anhand des Outcomes – verhandeln.

Die Krankenkassen haben nicht nur den klaren Auftrag, nein es ist sogar die Erwartung der Versicherten, dass sie Versorgung in diesem Sinne gestalten [21].

Fazit

Die Zeiten, in denen immer wieder mit denselben alten Antworten die Lösung von Problemen letztlich vertagt wird, sind vorbei. Finanzielle und menschliche Engpässe und exogene Faktoren wie der Klimawandel erfordern neue Überlegungen und Vorgehensweisen. Der Fokus muss sich daher auf die Gesunderhaltung der Bürgerinnen und Bürger bzw. Versicherten statt auf Kuration von Erkrankungen richten. Schließlich hat die im internationalen Vergleich überbordende Medikalisierung bei überdurchschnittlich hohem Ressourceneinsatz nicht zu den gesundheitlichen Resultaten geführt, die damit bezweckt werden – im Gegenteil. Eine radikale Umstellung des gesamten Gesundheitssystems auf „integrative Prävention" ist zwar wünschenswert, aber nicht realistisch. Anhand von Krankheitsbildern und der Entwicklung spezifischer Präventions- und Versorgungspfade lässt sich jedoch schrittweise die notwendige Veränderung starten. Entwickelte Pfade können dann als Blaupause für weitere Krankheitsbilder dienen. So verändern sich Strukturen, Prozesse, Vergütungs- und Anreizsysteme und nicht zuletzt auch das Bewusstsein der Versicherten. Auf den Gesetzgeber muss man hierfür (zunächst) nicht warten, sondern kann mit den identifizierten Akteuren und anhand der rechtlichen Rahmenbedingungen bereits viel auf den Weg bringen. Perspektivisch müssen jedoch auch die Rahmenbedingungen so verändert werden, dass die neue Prävention sich finanziell lohnt, eng mit Versorgung vernetzt und die „Sektorengrenzen" zwischen beiden Aspekten abgeschafft werden.

Damit käme man dem Zielbild eines „Gesundheits- statt Krankheitssystems" schon einen erheblichen Schritt näher.

Literatur

1. Gerlinger T. Sozialversicherungsträger im Handlungsfeld Gesundheitsförderung und Prävention. In: Bundeszentrale für gesundheitliche Aufklärung (BZgA) (Hrsg.). Leitbegriffe der Gesundheitsförderung und Prävention. Glossar zu Konzepten, Strategien und Methoden, 2023. DOI: https://doi.org/10.17623/BZGA:Q4-i135-1.0
2. Schempp N, Kaun L. Präventionsbericht 2023 – Leistungen der gesetzlichen Krankenversicherung: Primärprävention und Gesundheitsförderung, Leistungen der sozialen Pflegeversicherung: Prävention in stationären Pflegeeinrichtungen. Medizinischer Bund (MD Bund) und GKV Spitzenverband (Hrsg.), 2023. URL: https://www.gkv-spitzenverband.de/media/dokumente/krankenversicherung_1/praevention__selbsthilfe__beratung/praevention/praeventionsbericht/2023_GKV_MD_Praeventionsbericht_2._Auflage_barrierefrei.pdf (abgerufen am 07. August 2024)
3. Bundesministerium für Gesundheit. Entwurf eines Gesetzes zur Stärkung der Herzgesundheit (Gesundes-Herz-Gesetz – GHG), 2024. URL: https://www.bundesgesundheitsministerium.de/fileadmin/Dateien/3_Downloads/Gesetze_und_Verordnungen/GuV/G/GHG_RefE_bf.pdf (abgerufen am 07. August 2024)
4. Busse R, Karagiannidis C, Augurzky B, Schmitt J, Bschor T. Der Vorschlag der Regierungskommission für eine grundlegende

Reform der Krankenhausvergütung. In: Klauber J, Wasem J, Beivers A, Mostert C. (Hrsg.) Krankenhaus-Report 2023, Schwerpunkt: Personal, 2023. URL: https://library.oapen.org/bitstream/handle/20.500.12657/63027/978-3-662-66881-8.pdf?sequence=1#page=278 (abgerufen am 07. August 2024)
5. Janson M. Deutsche häufig beim Arzt und in der Ambulanz, 2020. https://de.statista.com/infografik/22308/anzahl-von-arztbesuchen-pro-person-und-jahr/ (abgerufen am 07. August 2024)
6. McKinsey Health Institute. Adding years to life and life to years, 2022. https://www.mckinsey.com/mhi/our-insights/adding-years-to-life-and-life-to-years (abgerufen am 07. August 2024)
7. OECD. Health at a Glance 2021: OECD Indicators, OECD Publishing, Paris, 2021. DOI: https://doi.org/10.1787/ae3016b9-en
8. Destatis. Health – Causes of death, 2024. URL: https://www.destatis.de/EN/Themes/Society-Environment/Health/Causes-Death/_node.html (abgerufen am 07. August 2024)
9. WHO. Promoting Health in All Policies and intersectoral action capacities. URL: https://www.who.int/activities/promoting-health-in-all-policies-and-intersectoral-action-capacities (abgerufen am 07. August 2024)
10. Köckler H, Geene R. Gesundheit in allen Politikfeldern/Health in All Policies (HiAP). In: Bundeszentrale für gesundheitliche Aufklärung (BZgA) (Hrsg.). Leitbegriffe der Gesundheitsförderung und Prävention. Glossar zu Konzepten, Strategien und Methoden, 2022. DOI: https://doi.org/10.17623/BZGA:Q4-i157-1.0
11. Referentenentwurf des Bundesministeriums für Gesundheit – Entwurf eines Gesetzes zur Stärkung der Öffentlichen Gesundheit. Entwurf eines Gesetzes zur Stärkung der Öffentlichen Gesundheit, 2024. URL: https://www.bundesgesundheitsministerium.de/fileadmin/Dateien/3_Downloads/Gesetze_und_Verordnungen/GuV/G/Gesetz_zur_Staerkung_der_Oeffentlichen_Gesundheit_RefE.pdf (abgerufen am 07. August 2024)
12. Richter P. Patientenpfad-basiertes Qualitätsmanagement in integrierten Versorgungsnetzwerken, 2020. URL: https://care4saxony.de/?p=3848 (abgerufen am 07. August 2024)
13. Barbara H. Behandlungs- und Pflegepfade: Instrument zur Patientenorientierung oder -ignorierung? In: PFLEGE & GESELLSCHAFT, 9. JAHRGANG 3/2004, 2004. URL: https://dg-pflegewissenschaft.de/wp-content/uploads/2017/06/PG-3-2004-Hellige.pdf (abgerufen am 07. August 2024)
14. Atef. The Patient's Journey. Vorlesungsreihe M24 – Der diagnostische Blick – When Art meets Medicine, Institut für Geschichte der Medizin und Ethik der Medizin, 2022/23. URL: https://medizingeschichte.charite.de/fileadmin/user_upload/microsites/m_cc01/medizingeschichte/Lehre/M24-Atef_The_Patient_s_Journey-WS23-24.pdf (abgerufen am 07. August 2024)
15. Klemm A-K. Vernetzte, patientenzentrierte, teambasierte Versorgung: eine Utopie? In. Gesundheitspolitik – Akteure, Aufgaben, Lösungen. Knieps F. (Hrsg.), Medizinisch Wissenschaftliche Verlagsgesellschaft. Berlin, 2017: 85–107
16. Deutsches Netzwerk Gesundheitskompetenz (2024). Was ist Gesundheitskompetenz? URL: https://dngk.de/definition/ (abgerufen am 07. August 2024)
17. Positive Health International 2024. URL: https://positivehealth-international.com/ (abgerufen am 07. August 2024)
18. Huber M, Jung HP, van den Brekel-Dijkstra K. Handbuch Positive Gesundheit in der Hausarztpraxis – Gemeinsam an einer sinnvollen Versorgung arbeiten. Springer Berlin, Heidelberg, 2024
19. BertelsmannStiftung. Choosing Wisely – Internationale Ärzteinitiative geht gegen Überversorgung vor, 2024. URL: https://www.bertelsmann-stiftung.de/de/unsere-projekte/patient-mitwirkung/projektthemen/choosing-wisely (abgerufen am 07. August 2024)
20. Positive Gesundheit Deutschland, 2024. URL: https://positivegesundheit.eu/ (abgerufen am 07. August 2024)
21. Knieps F, Schrappe M, Demmler G. (Hrsg.). Qualität von Krankenkassen – Fokus Versichertenperspektive. Medizinisch Wissenschaftliche Verlagsgesellschaft, 2021. URL: https://www.bkk-dachverband.de/fileadmin/user_upload/BKK_Kundenreport_2021_E-Book-PDF_an_BKK.pdf (abgerufen am 07. August 2024)

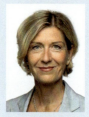

Anne-Kathrin Klemm

Anne-Kathrin Klemm, Vorständin im BKK Dachverband e.V., ist Dipl.-Volkswirtin und arbeitet seit 26 Jahren im Gesundheitssystem: beim BKK Dachverband, der Techniker Krankenkasse, dem AOK Bundesverband und der Kassenärztlichen Vereinigung Südbaden. Ihre umfassende Expertise brachte sie auch in internationalen Konferenzen und als Consultant für die GTZ im asiatischen Raum ein. Ihr ist der Blick ins Ausland wichtig, um Best Practice-Erfahrungen für das deutsche Gesundheitssystem zu adaptieren.

4

Arzneimittelverordnungen

Dirk Rennert, Karin Kliner und Matthias Richter

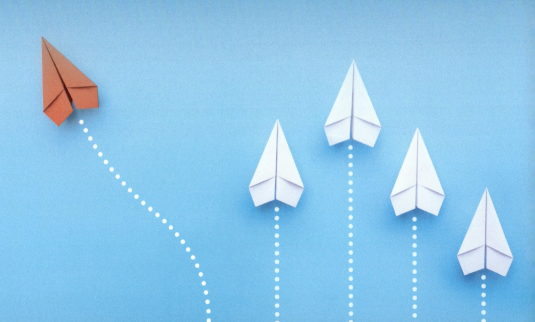

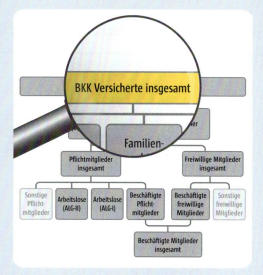

Die Auswertungen zu den Arzneimittelverordnungen vervollständigen die Analysen der Routinedaten und ergänzen somit das Gesamtbild zum Krankheitsgeschehen der BKK Versicherten sowie der beschäftigten BKK Mitglieder.

Die Auswertung erfolgt anhand der anatomisch-therapeutisch-chemischen Klassifikation (kurz: ATC-Klassifikation)[1]. Diese Klassifikation systematisiert Wirkstoffe anhand ihrer chemischen Eigenschaften, ihres therapeutischen Einsatzgebietes sowie ihrer anatomischen Kriterien. Deren Anwendungsgebiete sind nach Organsystemen in 14 anatomische Hauptgruppen unterteilt. Zur Einordnung und Interpretation der verwendeten Kenngrößen sei an dieser Stelle nochmals auf das Kapitel ⟫⟫⟫ Methodische Hinweise verwiesen.

---

1 Bundesinstitut für Arzneimittel und Medizinprodukte (Hrsg.) Anatomisch-therapeutisch-chemische Klassifikation 2023. https://www.bfarm.de/SharedDocs/Downloads/DE/Kodiersysteme/ATC/atc-ddd-amtlich-2023.html [abgerufen am 22.05.2024].

4.1 Arzneimittelverordnungen im Überblick

> - Der Anteil der Versicherten, die mindestens ein Arzneimittel verordnet bekommen haben, ist im Jahr 2023 zwar auf 72,7% angestiegen, hat aber damit noch nicht wieder das vorpandemische Niveau erreicht (2013–2019: 73,0%–74,9%).
> - Mit durchschnittlich 546 verordneten Tagesdosen je BKK Versicherten wird im Jahr 2023 hingegen ein neuer Höchstwert für die vergangenen 10 Jahre erreicht.

Insgesamt haben die ca. 9,7 Millionen BKK Versicherten im Jahr 2023 76,9 Millionen Einzelverordnungen (EVO) erhalten. Das entspricht einem durchschnittlichen Wert von 7,9 EVO je BKK Versicherten, die zugehörige Menge der definierten Tagesdosen (DDD) beläuft sich auf 546 DDD je BKK Versicherten. Fast drei Viertel (72,7%) aller BKK Versicherten haben im Jahr 2023 mindestens eine Arzneimittelverordnung erhalten.

In ▶ Tabelle 4.1.1 sind die wichtigsten Kennzahlen der Arzneimittelverordnungen für die einzelnen Versichertengruppen dargestellt. Der größte Anteil der Versicherten (91,0%) mit mindestens einer Arzneimittelverordnung ist in der Gruppe der Rentner zu finden. Dies gilt auch für die Anzahl der Einzelverordnungen (19,4 EVO je Rentner) sowie für die definierten Tagesdosen (1.495 DDD je Rentner). Mit durchschnittlich 187 DDD weist dagegen die Gruppe der Familienangehörigen die niedrigsten Tagesdosen im Vergleich auf. Gleichzeitig liegen auch die Einzelverordnungen (4,5 EVO je Familienversicherten) deutlich unter denen aller anderen Versichertengruppen. Ein wesentlicher Grund ist, dass in dieser Gruppe zum Großteil Kinder und Jugendliche unter 20 Jahren (75,1%) zu finden sind. Da in dieser Altersgruppe eher akute Erkrankungen (bspw. Atemwegserkrankungen oder Infektionen) von kurzer Dauer dominieren, ist zwar der Verordnungsanteil mit 65,9% im Verhältnis zu den anderen beiden Kennzahlen relativ hoch, es werden aber meist nur Medikamente mit einer geringen Anwendungsdauer und geringen Tagesdosen (DDD) verschrieben. Hingegen hat nur die Hälfte (50,1%) der Arbeitslosen mit ALG-I-Bezug eine Arzneimittelverordnung erhalten. Damit ist für diese Gruppe der niedrigste Anteil im Vergleich zu verzeichnen. Diese Versichertengruppe weist allerdings bei den Einzelverordnungen (8,4 EVO je Arbeitsloser im ALG-I-Bezug) sowie auch bei den definierten Tagesdosen (595 DDD je Arbeitsloser im ALG-I-Bezug) zusammen mit den ALG-II-Empfängerinnen und -Empfängern (444 DDD je Arbeitsloser im ALG-II-Bezug) die höchsten Werte nach den Rentnern auf. Weitere Detailbetrachtun-

Tabelle 4.1.1 Arzneimittelverordnungen – Kennzahlen der BKK Versicherten nach Versichertengruppen (Berichtsjahr 2023)

Versichertengruppen	EVO je BKK Versicherten	DDD je BKK Versicherten	Anteile der BKK Versicherten mit Verordnung in Prozent
Beschäftigte Mitglieder insgesamt	5,1	340	67,2
Arbeitslose (ALG-I)	8,4	595	50,1
Arbeitslose (ALG-II)	6,9	444	58,0
Familienangehörige	4,5	187	65,9
Rentnerinnen und Rentner	19,4	1.495	91,0
BKK Versicherte insgesamt	7,9	546	72,7

Tabelle 4.1.2 Arzneimittelverordnungen – Kennzahlen der BKK Versicherten im Zeitverlauf (2013–2023)

Berichtsjahre	EVO je BKK Versicherten	DDD je BKK Versicherten	Anteile der BKK Versicherten mit Verordnung in Prozent
2013	7,5	447	74,9
2014	7,5	462	74,0
2015	7,6	470	73,8
2016	7,7	486	74,0
2017	7,3	465	73,0
2018	7,5	478	73,3
2019	7,7	505	73,0
2020	7,5	515	69,8
2021	7,4	518	68,9
2022	7,8	537	71,7
2023	7,9	546	72,7

gen zu den Arzneimittelverordnungen nach Versichertengruppen sind im ⟩⟩⟩ Kapitel 4.3.2 zu finden.

Wie in ⟩⟩⟩ Tabelle 4.1.2 zu sehen ist, ist der Verordnungsanteil im Jahr 2023 im Vergleich zum Vorjahr angestiegen (+1,0 Prozentpunkte), liegt aber immer noch unterhalb des Niveaus der vorpandemischen Werte bis zum Jahr 2019 (73,0 %–74,9 %). Dagegen ist die Anzahl der Einzelverordnungen nur wenig verändert, während gleichzeitig die definierten Tagesdosen nochmals angestiegen sind. Die definierten Tagesdosen haben seit 2013 um durchschnittlich +99 DDD je BKK Versicherten zugenommen. Diese Diskrepanz zwischen Verordnungsanteilen und -mengen (DDD) ist vor allem mit den Veränderungen im Verordnungsgeschehen und dem demografischen Wandel zu erklären. Welche Veränderungen dabei bezogen auf Verordnungshauptgruppen im Einzelnen zu beobachten sind und welche Ursachen es für diese Entwicklung gibt, soll im Folgenden näher betrachtet werden.

4.2 Die wichtigsten Verordnungshauptgruppen

- Arzneimittel mit Wirkung auf das Herz-Kreislauf-System, auf das Ernährungs- und Verdauungssystem sowie auf das Nervensystem vereinen bei den BKK Versicherten im Jahr 2023 die Mehrheit aller Einzelverordnungen und definierten Tagesdosen auf sich.

Wie in 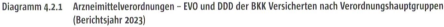 Diagramm 4.2.1 für das aktuelle Berichtsjahr zu sehen ist, werden weiterhin die Anteile der Einzelverordnungen sowie der definierten Tagesdosen von den Mitteln mit Wirkung auf das kardiovaskuläre System dominiert. Mehr als jede vierte Einzelverordnung (28,8%) sowie fast die Hälfte (46,5%) aller definierten Tagesdosen gehen allein auf diese Wirkstoffgruppe zurück. Die Mittel mit Wirkung auf das alimentäre System und den Stoffwechsel (Ernährungs- und Verdauungssystem) bilden mit 11,9% den drittgrößten Anteil der Einzelverordnungen und mit 15,9% den zweitgrößten Anteil aller verordneten Tagesdosen. An dritter Stelle folgen die Mittel mit Wirkung auf das Nervensystem, die für 16,2% aller Einzelverordnungen und 8,5% aller Tagesdosen verantwortlich sind. Zusammen sind allein diese drei Wirkstoffgruppen im Jahr 2023 für die Mehrheit (56,9%) aller Einzelverordnungen und für mehr als zwei Drittel (70,9%) aller verordneten Tagesdosen bei den BKK Versicherten verantwortlich. Wirkstoffgruppen, die hingegen meist bei saisonalen bzw. kurzeitigen Erkrankungen (bspw. Atem-

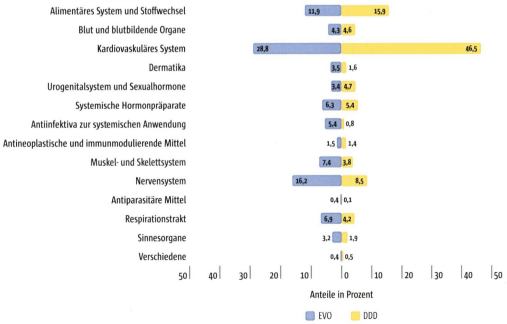

Diagramm 4.2.1 Arzneimittelverordnungen – EVO und DDD der BKK Versicherten nach Verordnungshauptgruppen (Berichtsjahr 2023)

wegsinfekten) in geringen Mengen verordnet werden, spielen bei den Anteilen an den Einzelverordnungen und definierten Tagesdosen nur eine untergeordnete Rolle. Dies trifft beispielsweise auf Antiinfektiva zur systemischen Anwendung und Mittel mit Wirkung auf den Respirationstrakt zu.

- Im Vergleich zum Jahr 2022 sind vor allem die Verordnungsanteile für Antiinfektiva zur systemischen Anwendung, im Zusammenhang mit überdurchschnittlich vielen Atemwegsinfekten, nochmals um +3,3 Prozentpunkte angestiegen.
- In der langfristigen Betrachtung sind es hingegen die Mittel mit Wirkung auf das Herz-Kreislauf-System, die sowohl bei den Verordnungsanteilen (+2,2 Prozentpunkte seit 2013) als auch bei den definierten Tagesdosen (+28,4% seit 2013) die größten Zuwächse zu verzeichnen haben.

In ››› Diagramm 4.2.2 sind die jeweiligen Anteile der BKK Versicherten mit mindestens einer Arzneimittelverordnung für ausgewählte anatomische Hauptgruppen im Zeitverlauf zwischen 2013 und 2023 dargestellt. Sowohl in der Reihung als auch in der Ausprägung der Anteile ist bis 2019 für die meisten hier dargestellten Wirkstoffgruppen nur wenig Dynamik zu erkennen. Ab dem Jahr 2020 zeigt sich, vor allem beeinflusst durch die Coronavirus-Pandemie und die zugehörigen Schutzmaßnahmen, allerdings eine deutlich höhere Variabilität der Kennzahlen, wobei die Gruppe der Antiinfektiva zur systemischen Anwendung sowie die Mittel mit Wirkung auf den Respirationstrakt die deutlichsten Rückgänge zwischen 2019 und 2021 zu verzeichnen haben. Dagegen ist im aktuellen Berichtsjahr insbesondere für die Antiinfektiva zur systemischen Anwendung wiederum ein deutlicher Anstieg erkennbar, der im Zusammenhang mit dem gleichzeitig überdurchschnittlich stark ausgeprägten Auftreten von akuten Atemwegserkrankungen steht. Etwa jeder vierte BKK Versicherte (24,6%) hat im Jahr 2023 ein Mittel aus der Gruppe der Antiinfektiva verordnet bekommen. Trotz des nochmaligen Anstiegs im Vergleich zum Jahr 2022 (+3,3 Prozentpunkte), liegt der Wert im unteren Bereich der Spanne der Jahre 2013–2019 (24,5%–31,2%). Ein Grund hierfür ist der deutliche Rückgang der Antibiotikaverordnungen in den vergangenen 10 Jahren. Für alle anderen Verordnungshauptgruppen zeigen sich nur minimale Veränderungen im Vorjahresvergleich (–0,1 bis +0,5 Prozent-

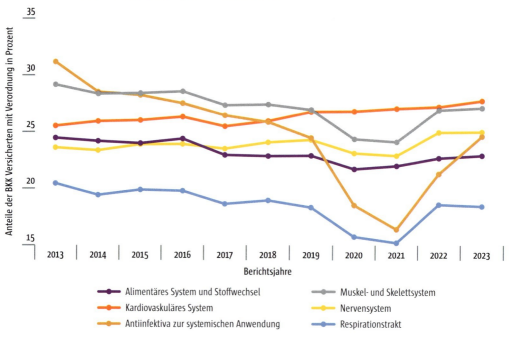

Diagramm 4.2.2   Arzneimittelverordnungen – Anteile der BKK Versicherten mit Verordnung nach ausgewählten Verordnungshauptgruppen im Zeitverlauf (2013–2023)

4.2 Die wichtigsten Verordnungshauptgruppen

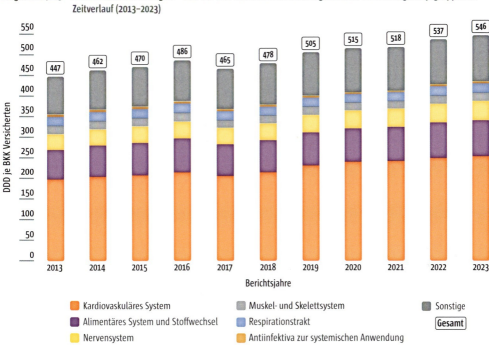

Diagramm 4.2.3 Arzneimittelverordnungen – DDD der BKK Versicherten nach ausgewählten Verordnungshauptgruppen im Zeitverlauf (2013–2023)

punkte). Die größte Zunahme der Verordnungsanteile zwischen 2013 und 2023 zeigt sich bei den Mitteln mit Wirkung auf das Herz-Kreislauf-System (+2,2% Prozentpunkte). Im aktuellen Berichtsjahr bekommt mehr als jeder vierte BKK Versicherte (27,8%) mindestens einmal im Jahr ein Mittel aus dieser Wirkstoffgruppe verordnet.

Im))) Diagramm 4.2.3 sind ergänzend zum))) Diagramm 4.2.2 die definierten Tagesdosen der sechs wichtigsten anatomischen Hauptgruppen im Zeitverlauf zu sehen. Im Vergleich zum Vorjahr ist hier die größte anteilige Zunahme bei den definierten Tagesdosen für die Antiinfektiva zur systemischen Anwendung (+15,8%) zu beobachten. Da es sich bei Herz-Kreislauf-Erkrankungen meist um Langzeiterkrankungen handelt, ist dort häufig eine Langzeitmedikation notwendig. Entsprechend sind die zugehörigen definierten Tagesdosen dieser Wirkstoffgruppe sowohl in ihrer Ausprägung (254 DDD je BKK Versicherten) als auch in ihren Anteilen (46,5% aller verordneten DDD gehen auf diese Wirkstoffgruppe zurück) die mit Abstand bedeutendste im Verordnungsgeschehen der BKK Versicherten. Dies zeigt sich zudem auch in der Betrachtung der Entwicklung der DDD der vergangenen 10 Jahre: Mit +28,4% ist bei den Herz-Kreislauf-Mitteln der anteilig höchste Anstieg zu beobachten, gefolgt von den Mitteln mit Wirkung auf das Nervensystem (+25,3%) und den Mitteln mit Wirkung auf das alimentäre System und den Stoffwechsel (+20,3%). Ein deutlicher Rückgang ist im gleichen Zeitraum hingegen bei den Antiinfektiva zur systemischen Anwendung (−20,4%) – trotz des eingangs erwähnten Anstieges im Vorjahresvergleich – zu erkennen.

4.3 Arzneimittelverordnungen nach soziodemografischen Merkmalen

Wie bereits in den bisherigen Betrachtungen sichtbar wurde, stehen die soziodemografischen Merkmale der BKK Versicherten in einem engen Zusammenhang mit deren Versorgungsgeschehen bzw. deren gesundheitlicher Lage. Inwiefern dies auch für die Arzneimittelverordnungen zutrifft, wird im folgenden Abschnitt sichtbar. Parallel zu den vorhergehenden Auswertungen werden dabei neben dem Alter und dem Geschlecht auch die Zugehörigkeit zu einer bestimmten Versichertengruppe sowie der höchste schulische bzw. berufliche Abschluss betrachtet.

4.3.1 Arzneimittelverordnungen nach Alter und Geschlecht

- Mit 54,6% sind im Jahr 2023 die niedrigsten Verordnungsanteile bei den 10- bis 14-jährigen BKK Versicherten zu finden, während 95,6% der höchste Anteil in der Gruppe der 85- bis 89-Jährigen auftritt.
- Mit 23,6 Prozentpunkten tritt der größte Geschlechtsunterschied bei den Verordnungsanteilen in der Gruppe der 20- bis 24-Jährigen auf. Dies ist vor allem auf Verhütungsmittel-Verordnungen bei den jungen Frauen zurückzuführen.
- Ab dem 30. Lebensjahr steigen die verordneten Tagesdosen sukzessive, gleichzeitig nähern sich die Kennwerte von Frauen und Männern dabei immer mehr an.

Im))) Diagramm 4.3.1 sind die Anteile der BKK Versicherten mit mindestens einer Arzneimittelverordnung im Jahr 2023 differenziert nach Alter und Geschlecht zu sehen. Arzneimittelverordnungen bei Kindern und Jugendlichen bis zu einem Alter von 14 Jahren treten demnach bei beiden Geschlechtern nahezu gleich häufig auf, wobei die Anteile vom Kleinkind- bis zum frühen Jugendalter gleichzeitig deutlich abnehmen. In dieser Altersgruppe sind – analog zu den ambulanten Diagnosedaten ())) Kapitel 2.2) – vor allem den Respirationstrakt betreffende, entzündungshemmende und fiebersenkende Arzneimittel die am häufigsten verordneten Wirkstoffe. Ein weiterer Grund für den hohen Anteil von Verordnungen bei jungen BKK Versicherten wird vermutlich auch die Erstattungsfähigkeit beispielsweise von Mund- und Rachentherapeutika sowie Erkältungsmedikamenten für Heranwachsende bis zu zwölf Jahren sein[2]. Durch die Verordnung auf ein Kassenrezept werden dabei auch solche Medikamente erfasst, die für Betroffene anderer Altersklassen in der Regel nicht erstattungsfähig sind und somit durch die vorliegende Statistik nicht abgebildet werden können.

Ab einem Alter von 15 Jahren unterscheiden sich die geschlechtsspezifischen Verordnungshäufigkeiten hingegen deutlich. In der Altersgruppe der 20- bis 24-Jährigen ist dieser Unterschied am auffälligsten – der Verordnungsanteil liegt bei den jungen Frauen um +23,6 Prozentpunkte höher als bei den gleichaltrigen Männern, was vor allem durch Verordnungen von Kontrazeptiva (Verhütungsmittel) begründet ist. Bis zum Jahr 2018 war der größte Unterschied immer in der Altersgruppe der 15- bis 19-Jährigen beobachtbar, eine Gesetzesänderung im Jahr 2019 (§ 24a SGB V), die das Alter für eine Verordnung auf Kassenrezept vom vollendeten 20. auf das vollendete 22. Lebensjahr verlängert hat, ist primäre Ursache für diese Verschiebung. Die insbesondere bei den Frauen dann folgende deutliche Abnahme des Verordnungsanteils ist wiederum dadurch erklärbar, dass Kontrazeptiva nach dem 22. Lebensjahr in der Regel nicht mehr zulasten der GKV verordnet werden und somit nicht in der Statistik abgebildet sind.

---

2 G-BA (2023) Richtlinie über die Verordnung von Arzneimitteln in der vertragsärztlichen Versorgung (Arzneimittel-Richtlinie). https://www.g-ba.de/richtlinien/3/ [abgerufen am: 25.05.2024].

4.3 Arzneimittelverordnungen nach soziodemografischen Merkmalen

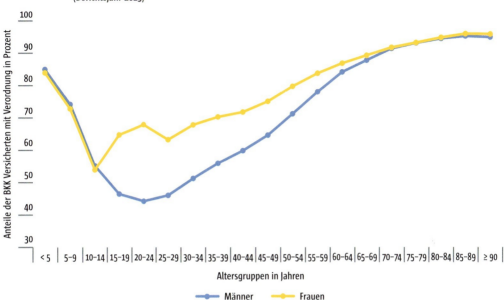

Diagramm 4.3.1 Arzneimittelverordnungen – Anteile der BKK Versicherten mit Verordnung nach Altersgruppen und Geschlecht (Berichtsjahr 2023)

Mit zunehmendem Alter steigt der Anteil der BKK Versicherten mit einer Verordnung insgesamt an, wobei gleichzeitig der Geschlechtsunterschied immer mehr abnimmt. Ab dem 70. Lebensjahr erhalten mehr als 9 von 10 BKK Versicherten mindestens ein Arzneimittel (Gesamt: 91,5–95,5%) pro Jahr verordnet.

Im Vorjahresvergleich zeigt sich ein deutlicher Anstieg der Verordnungsanteile, der vor allem die jüngeren Altersgruppen betrifft. So sind mit jeweils +11,5 bzw. +7,9 Prozentpunkten die größten Zunahmen der Anteile der Versicherten mit einer Verordnung bei den 5- bis 9-Jährigen bzw. den 10- bis 14-Jährigen zu verzeichnen. Dieser Anstieg wird wiederum wesentlich durch die Zunahme von Verordnungen, die im Zusammenhang mit Infektionen und Atemwegserkrankungen stehen (v.a. Antiinfektiva zur systemischen Anwendung bzw. Mittel mit Wirkung auf den Respirationstrakt) verursacht, da die zugrundeliegenden Erkrankungen im Jahr 2023 ebenfalls insgesamt zugenommen haben ())) Kapitel 2.2). Im Vergleich zu den Daten aus dem Jahr 2019 zeigt sich dagegen, dass die Verordnungsanteile in allen Altersgruppen weiterhin niedriger als vor der Coronavirus-Pandemie ausfallen. Am größten sind dabei die Differenzen in den jüngeren Altersgruppen (10–14-Jährige: –5,4 Prozentpunkte; 15–19-Jährige: –4,2 Prozentpunkte) ausgeprägt, während bei den älteren BKK Versicherten ab dem 60. Lebensjahr nur geringe Abweichungen (–0,1 bis –0,5 Prozentpunkte) zu beobachten sind.

4 Arzneimittelverordnungen

Diagramm 4.3.2 Arzneimittelverordnungen – EVO und DDD der BKK Versicherten nach Altersgruppen und Geschlecht (Berichtsjahr 2023)

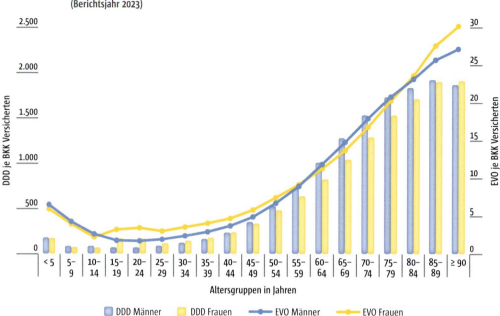

Bei der Betrachtung der Einzelverordnungen sowie definierten Tagesdosen der BKK Versicherten (**>>>** Diagramm 4.3.2) zeigt sich sowohl bezogen auf das Alter als auch auf das Geschlecht ein ähnliches Muster, wie es bereits bei den Verordnungsanteilen zu erkennen ist. Hier ist ebenfalls ein sichtbarer Geschlechtsunterschied bei den 15- bis 19-Jährigen bzw. bei den 20- bis 24-Jährigen für die EVO und DDD mit den deutlich höheren Werten für die Frauen – vor allem bedingt durch die Verordnung von Verhütungsmitteln – festzustellen. Bei den Einzelverordnungen weisen Frauen ab dem 85. Lebensjahr deutlich höhere Werte auf, während Männer insbesondere zwischen dem 60. und dem 75. Lebensjahr mehr Einzelverordnungen und vor allem deutlich mehr definierte Tagesdosen erhalten. Besonders stark steigen beide Verordnungskennzahlen ab dem 60. Lebensjahr an, was unter anderem mit dem Übergang von der Arbeits- in die Ruhestandsphase zusammenhängen dürfte. Ein ähnliches Verlaufsmuster ist in der ambulanten (**>>>** Kapitel 2.3) und in der stationären (**>>>** Kapitel 3.3) Versorgung mit besonderem Bezug zu den Herz-Kreislauf-Erkrankungen zu beobachten.

- Rund drei Viertel (75,3%) der BKK Versicherten ab 65 Jahren erhalten mindestens einmal im Jahr ein Mittel mit Wirkung auf das Herz-Kreislauf-System, wobei gleichzeitig mehr als die Hälfte der Tagesdosen (54,0%) in dieser Altersgruppe auf diese Arzneimittelgruppe entfällt.
- Nur geringfügige alters- und geschlechtsspezifische Unterschiede zeigen sich hingegen bei den Antiinfektiva zur systemischen Anwendung, da die hier zugrundeliegenden Erkrankungen altersunabhängig gleich häufig auftreten.

4.3 Arzneimittelverordnungen nach soziodemografischen Merkmalen

Diagramm 4.3.3 Arzneimittelverordnungen – Anteile der BKK Versicherten mit Verordnung für ausgewählte Verordnungshauptgruppen nach Altersgruppen und Geschlecht (Berichtsjahr 2023)

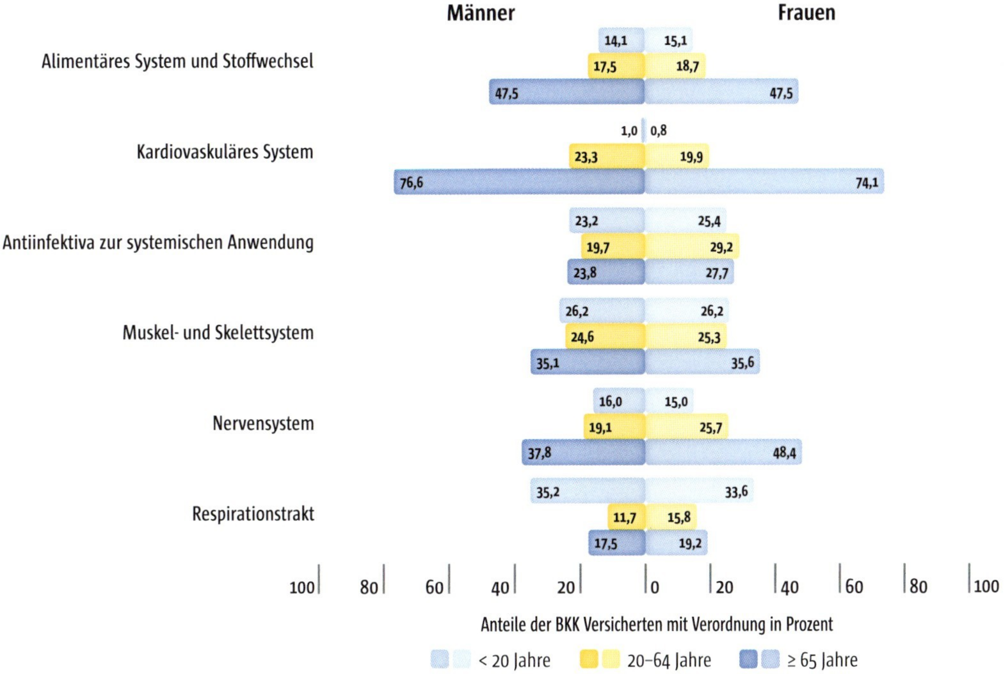

Verordnungshauptgruppe	Männer < 20	Männer 20–64	Männer ≥ 65	Frauen < 20	Frauen 20–64	Frauen ≥ 65
Alimentäres System und Stoffwechsel	14,1	17,5	47,5	15,1	18,7	47,5
Kardiovaskuläres System	1,0	23,3	76,6	0,8	19,9	74,1
Antiinfektiva zur systemischen Anwendung	23,2	19,7	23,8	25,4	29,2	27,7
Muskel- und Skelettsystem	26,2	24,6	35,1	26,2	25,3	35,6
Nervensystem	16,0	19,1	37,8	15,0	25,7	48,4
Respirationstrakt	35,2	11,7	17,5	33,6	15,8	19,2

Anteile der BKK Versicherten mit Verordnung in Prozent

< 20 Jahre · 20–64 Jahre · ≥ 65 Jahre

Das Diagramm 4.3.3 zeigt die Verordnungsanteile für die wichtigsten Verordnungshauptgruppen im Jahr 2023, differenziert nach Alter und Geschlecht. Deutlich vom Alter der Versicherten abhängige Verordnungsanteile sind vor allem für die Mittel mit Wirkung auf das Herz-Kreislauf-System erkennbar, die unter anderem im Zusammenhang mit der höheren Prävalenz von Herz-Kreislauf-Diagnosen in der Gruppe der älteren Versicherten stehen (Kapitel 2.2). Bei den unter 20-Jährigen findet man solche Verordnungen hingegen sehr selten, da die zugrundeliegenden Krankheitsbilder in dieser Altersgruppe nahezu nicht auftreten. Ein ähnliches Muster ist auch für die Mittel mit Wirkung auf das alimentäre System und den Stoffwechsel zu beobachten.

Wesentlich geringere Altersunterschiede finden sich dagegen bei Arzneimitteln, die beispielsweise bei Atemwegserkrankungen verordnet werden, wie es bei den Antiinfektiva bzw. den Mitteln mit Wirkung auf den Respirationstrakt der Fall ist. Insbesondere bei letztgenannten nehmen die Verordnungsanteile – entgegen dem allgemeinen Trend – mit zunehmendem Alter sogar ab. Dabei ist für dieses Muster vor allem die bereits erwähnte Verordnungsfähigkeit zu Lasten der Krankenkassen bis zum 12. Lebensjahr maßgeblich.

Auch werden bei dieser Gegenüberstellung Geschlechtsunterschiede sichtbar: Während Frauen bei den Herz-Kreislauf-Mitteln in allen Altersgruppen tendenziell weniger Verordnungsanteile als die Männer aufweisen, zeigt sich bei den Mitteln mit Wirkung auf das Nervensystem ab dem 20. Lebensjahr ein umgekehrtes Muster.

4 Arzneimittelverordnungen

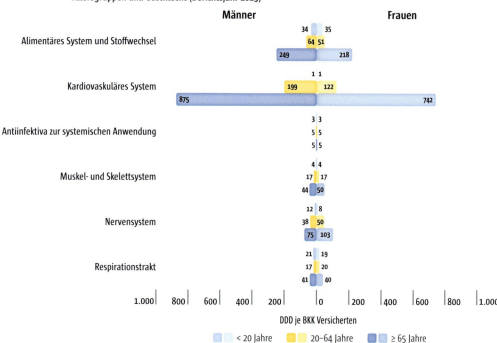

Diagramm 4.3.4 Arzneimittelverordnungen – DDD der BKK Versicherten für ausgewählte Verordnungshauptgruppen nach Altersgruppen und Geschlecht (Berichtsjahr 2023)

Für die in ▶ Diagramm 4.3.3 dargestellten Verordnungshauptgruppen sind in ▶ Diagramm 4.3.4 ergänzend die definierten Tagesdosen nach Altersgruppen und Geschlecht dargestellt.

Für die Mittel mit Wirkung auf das Herz-Kreislauf-System wird hier ebenfalls ein sehr deutlicher Zusammenhang mit dem Lebensalter der Versicherten erkennbar. Die 65-Jährigen und älteren BKK Versicherten erhalten den mit Abstand größten Anteil der definierten Tagesdosen aus dieser Wirkstoffgruppe verordnet: Mehr als jede zweite Tagesdosis (Männer: 55,6 %; Frauen: 52,4 %) geht in dieser Altersgruppe allein auf diese Verordnungshauptgruppe zurück. Dabei erhalten Männer wiederum tendenziell mehr Verordnungen als Frauen, was mit den zugehörigen Kennzahlen der Herz-Kreislauf-Erkrankungen aus der ambulanten (▶ Kapitel 2) und stationären Versorgung (▶ Kapitel 3) korrespondiert. Ein ähnlicher, allerdings etwas geringer ausgeprägter Alterseffekt ist bei den Mitteln mit Wirkung auf das alimentäre System und Stoffwechsel beobachtbar.

Nahezu unabhängig von Alter und Geschlecht der BKK Versicherten sind die verschriebenen Tagesdosen bei den Antiinfektiva zur systemischen Anwendung. Dies korrespondiert mit der Tatsache, dass die zugrundeliegenden Erkrankungen in allen Altersgruppen bzw. unabhängig vom Geschlecht nahezu gleich häufig auftreten.

4.3.2 Arzneimittelverordnungen nach Versichertengruppen

- Bei den Beschäftigten ist der Unterschied bei den Verordnungsanteilen zwischen Frauen (73,8 %) und Männern (61,5 %) vor allem aufgrund von Verordnungen von Sexualhormonen am größten.
- Beschäftigte erhalten zwar häufiger als Arbeitslose Arzneimittel verordnet, gleichzeitig sind die verordneten Tagesdosen bei den Arbeitslosen vor allem aufgrund der in dieser Gruppe häufiger vorkommenden Langzeiterkrankungen deutlich höher ausgeprägt.
- Bei der jüngsten Versichertengruppe, den Familienangehörigen, werden zwar häufig wegen Atemwegserkrankungen und Infektionen Arzneimittel verordnet, allerdings sind die zugehörigen Tagesdosen nur sehr niedrig.

4.3 Arzneimittelverordnungen nach soziodemografischen Merkmalen

Wie bereits in ❱❱❱ Tabelle 4.1.1 zu sehen ist, kann die Zugehörigkeit zu einer bestimmten Versichertengruppe ebenfalls ein mittelbarer Indikator für die Zugehörigkeit des Versicherten zu einer sozialen Schicht sein, die einen nicht unerheblichen Einfluss auf dessen gesundheitliche Lage ausüben kann. Dieser Zusammenhang wird in ❱❱❱ Tabelle 4.3.1 im Detail betrachtet.

Während der Unterschied der Verordnungsanteile in der Gruppe der Rentner zwischen Männern und Frauen nur sehr gering ausgeprägt ist, sind in allen anderen Versichertengruppen wesentlich höhere Werte für die Frauen im Vergleich zu den Männern zu finden (+5,8 bis +13,1 Prozentpunkte). Ein Grund für diesen Geschlechtsunterschied sind Verordnungen aus der Gruppe der Sexualhormone, die sich vor allem auf die beiden Gruppen der hormonellen Kontrazeptiva (Verhütungsmittel) zur systemischen Anwendung (G03A) sowie der Estrogene (G03C) bei gesundheitlichen Beschwerden im Klimakterium (Wechseljahre) konzentrieren.

Nur geringe Unterschiede sind hingegen bei den Einzelverordnungen zwischen Männern und Frauen innerhalb der jeweiligen Versichertengruppen erkennbar. Ein anderes Bild zeigt sich bei den definierten Tagesdosen: Wenig überraschend stehen hier die Rentner mit einem Vielfachen des Wertes der anderen Versichertengruppen (vor allem aufgrund von Verordnungen für Herz-Kreislauf-Medikamente) an der Spitze. Anzumerken ist zudem, dass vor allem die Verordnungsanteile der Familienangehörigen weiterhin, innerhalb der Versichertengruppe für die Jahre 2022 und 2023 im Vergleich zu den Vorjahren, überdurchschnittlich hoch sind, während sich die EVO und DDD nur wenig verändert haben. Dabei handelt es sich ebenfalls um Auswirkungen der sehr häufig aufgetretenen akuten Atemwegserkrankungen und Infek-

Tabelle 4.3.1 Arzneimittelverordnungen – Kennzahlen der BKK Versicherten nach Versichertengruppen und Geschlecht (Berichtsjahr 2023)

Versichertengruppen	Geschlecht	EVO	DDD	Anteile der BKK Versicherten mit Verordnung in Prozent
		je BKK Versicherten		
Beschäftigte Mitglieder insgesamt	Männer	4,8	356	61,5
	Frauen	5,4	321	73,8
	Gesamt	5,1	340	67,2
Arbeitslose (ALG-I)	Männer	8,3	640	46,0
	Frauen	8,6	540	55,0
	Gesamt	8,4	595	50,1
Arbeitslose (ALG-II)	Männer	6,7	467	51,4
	Frauen	7,2	423	64,5
	Gesamt	6,9	444	58,0
Familienangehörige	Männer	3,9	123	62,5
	Frauen	4,9	236	68,3
	Gesamt	4,5	187	65,9
Rentner	Männer	19,5	1587	90,4
	Frauen	19,4	1413	91,6
	Gesamt	19,4	1495	91,0
BKK Versicherte insgesamt	Männer	7,5	553	68,2
	Frauen	8,4	539	77,2
	Gesamt	7,9	546	72,7

tionen im Jahr 2023. Das dieser Effekt v.a. bei den Familienangehörigen beobachtbar ist, hat unter anderem mit der bereits erwähnten altersabhängigen Verordnungsfähigkeit entsprechender Arzneimittel – bspw. Mittel mit Wirkung auf den Respirationstrakt – zu tun.

Aufschlussreich ist auch der Vergleich zwischen den Arbeitssuchenden mit ALG-I bzw. ALG-II und den beschäftigten Mitgliedern: Während in den beiden erstgenannten Gruppen die Verordnungsteile im Vergleich zu den Beschäftigten deutlich niedriger sind (50,1% bzw. 58,0% vs. 67,2%), werden gleichzeitig mehr definierte Tagesdosen bei den Arbeitssuchenden verordnet (595 bzw. 444 DDD vs. 340 DDD). Die geringeren Verordnungsanteile korrespondieren dabei mit dem Umstand, dass Arbeitslose zwar seltener einen niedergelassenen Arzt aufsuchen (⟩⟩⟩ Kapitel 2.3), gleichzeitig aber überdurchschnittlich viele AU-Tage (⟩⟩⟩ Kapitel 1.3) bzw. KH-Tage (⟩⟩⟩ Kapitel 3.3) vor allem aufgrund von Langzeiterkrankungen aufweisen. Im Folgenden soll dieser Fakt anhand der Verordnungshauptgruppen näher betrachtet werden.

Ergänzend zur ⟩⟩⟩ Tabelle 4.3.1 werden in ⟩⟩⟩ Diagramm 4.3.5 die definierten Tagesdosen (DDD) der Versichertengruppen für die wichtigsten anatomischen Hauptgruppen dargestellt. Besonders auffällig ist der hohe Anteil der Tagesdosen bei den Mitteln mit Wirkung auf das kardiovaskuläre System mit 778 DDD je Versicherten bei den Rentnern. Mehr als jede zweite verordnete Tagesdosis (52,1%) geht somit in dieser Versichertengruppe auf das Konto eines Herz-Kreislauf-Mittels. Ebenfalls sind in dieser Versichertengruppe die mit Abstand höchsten Werte bei den Tagesdosen für Mittel mit Wirkung auf das alimentäre System und den Stoffwechsel (237 DDD je Rentner) sowie den Mitteln mit Wirkung auf das Nervensystem (112 DDD je Rentner) zu finden.

Altersbedingt andere Schwerpunkte zeigen sich bei den Familienangehörigen, da zu dieser Gruppe zum Großteil mitversicherte Kinder und Jugendliche zählen. Hier werden zwar insgesamt häufiger als beispielsweise bei den Beschäftigten Arzneimittel verordnet (⟩⟩⟩ Tabelle 4.3.1), allerdings handelt es sich hierbei größtenteils um Mittel mit einer kurzen Anwendungsdauer, die bspw. bei Atemwegserkrankungen, Infektionen oder Fieber Anwendung finden und meist niedrige Dosierungen haben.

Das Verordnungsgeschehen bei Rentnern bzw. Familienangehörigen wird vor allem durch das unterschiedliche Alter der jeweiligen Versichertengruppen (72,7 vs. 17,6 Jahre) definiert. Die Beschäftigten bzw. die Arbeitslosen sind sich hingegen in ihrer Alters- und Geschlechtsstruktur ähnlicher (40,3 vs. 46,8 Jahre). Hier werden Unterschiede bei den Arzneimittelverordnungen vor allem von der sozialen Lage im Zusammenhang mit der gesundheit-

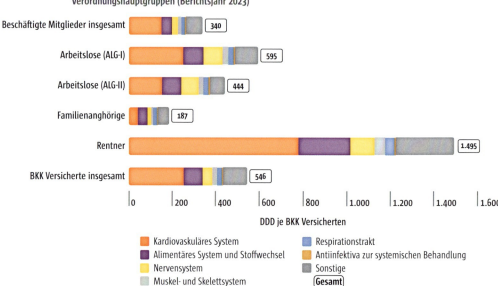

Diagramm 4.3.5 Arzneimittelverordnungen – DDD der BKK Versicherten nach Versichertengruppen und ausgewählten Verordnungshauptgruppen (Berichtsjahr 2023)

4.3 Arzneimittelverordnungen nach soziodemografischen Merkmalen

lichen Situation der jeweiligen Gruppe beeinflusst. Am Beispiel der Mittel mit Wirkung auf das Nervensystem soll dieser Einfluss verdeutlicht werden: In den beiden Gruppen der Arbeitslosen werden etwa mehr als dreimal so viele Tagesdosen für Mittel mit Wirkung auf das Nervensystem wie bei den Beschäftigten verordnet (90 bzw. 81 DDD je Arbeitsloser ALG-I bzw. ALG-II vs. 28 DDD je Beschäftigter), wobei für diesen Unterschied maßgeblich die Gruppe der Psychoanaleptika (N06) verantwortlich ist, zu der unter anderem die Antidepressiva (N06A) gehören. Ein ähnliches Muster zeigt sich in der ambulanten Versorgung (⟫⟫ Kapitel 2.2.2): Dort sind ebenfalls die Anteile der Arbeitslosen, die mindestens eine Diagnose aus dem Bereich der psychischen Störungen pro Berichtsjahr aufweisen, im Vergleich zu den Beschäftigten wesentlich höher ausgeprägt.

> **Infobox Prävention**
>
> Im Vergleich der Arzneimittelverordnungen zwischen Beschäftigten und Arbeitssuchenden wird nochmals deutlich, dass Gesundheit und Versichertenstatus, der ein Indikator der sozialen Lage ist, einen starken Zusammenhang aufweisen. Deshalb ist es hier im Sinne der Verhältnisprävention besonders wichtig, die aktuellen Lebensumstände und die jeweiligen indikationsspezifischen Schwerpunkte von Versicherten in die Planung zielgerichteter lebensweltbezogener Präventionsansätze einzubeziehen.

4.3.3 Arzneimittelverordnungen nach weiteren soziodemografischen Merkmalen

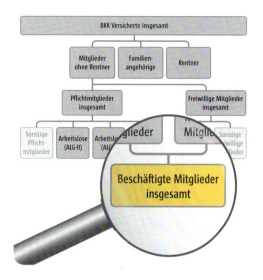

Tabelle 4.3.2 Arzneimittelverordnungen – Kennzahlen und Durchschnittsalter der beschäftigten BKK Mitglieder nach höchstem Schul- und Berufsabschluss und Geschlecht (Berichtsjahr 2023)

Merkmale	Ausprägungen	Männer			Frauen		
		Durchschnittsalter in Jahren	Anteile der beschäftigten Mitglieder mit Verordnung in Prozent	EVO je beschäftigtes Mitglied	DDD je beschäftigtes Mitglied	Anteile der beschäftigten Mitglieder mit Verordnung in Prozent	EVO je beschäftigtes Mitglied	DDD je beschäftigtes Mitglied
Höchster Schulabschluss	Ohne Schulabschluss	43,4	55,1	5,5	409	64,9	6,1	362
	Haupt-/Volksschulabschluss	46,6	68,2	6,1	470	78,1	7,0	431
	Mittlere Reife oder gleichwertig	42,8	62,2	4,7	352	76,1	5,7	345
	Abitur/Fachabitur	40,4	54,9	3,4	246	68,3	4,2	227
Höchster Berufsabschluss	Ohne beruflichen Ausbildungsabschluss	34,3	49,4	3,8	249	69,3	5,6	322
	Abschluss einer anerkannten Berufsausbildung	44,9	66,2	5,4	415	76,4	5,8	349
	Meister/Techniker oder gleichwertig	46,7	65,3	5,1	393	73,1	5,1	305
	Bachelor	35,0	48,0	2,4	148	61,6	3,2	145
	Diplom/Magister/Master/Staatsexamen	44,6	57,3	3,7	281	66,9	4,1	232
	Promotion	45,3	53,9	3,4	254	64,2	3,9	214
	Gesamt	43,2	61,5	4,8	356	73,8	5,4	321

4 Arzneimittelverordnungen

Wie bereits in den vorherigen Kapiteln werden an dieser Stelle die Arzneimittelverordnungen im Zusammenhang mit dem höchsten Schul- bzw. Berufsabschluss dargestellt. Da diese Merkmale ausschließlich für die beschäftigten Mitglieder vorliegen, ist ein Vergleich der Kennzahlen mit den anderen Abschnitten dieses Kapitels nur innerhalb dieser Versichertengruppe möglich.

Höchster Schul- bzw. Berufsabschluss

- Beschäftigte mit höher qualifizierten Schul- und Berufsabschlüssen bekommen im Durchschnitt die wenigsten Arzneimittel verordnet.
- Auch unter Berücksichtigung der Altersunterschiede zwischen den Abschlusstypen bleibt das Muster des Zusammenhangs mit den Arzneimittelverordnungen bestehen.

Welchen Einfluss der höchste Schul- bzw. Berufsabschluss bei den beschäftigten Mitgliedern auf die Arzneimittelverordnungen ausübt, ist in ››› Tabelle 4.3.2 zu sehen. Hinsichtlich des Anteils der Beschäftigten mit mindestens einer Verordnung im aktuellen Berichtsjahr zeigt sich für beide Geschlechter, dass die Berufstätigen mit einem weniger qualifizierten Schul- bzw. Berufsabschluss jeweils die höchsten Anteilswerte aufweisen. Die geringsten Verordnungsanteile finden sich bei den Beschäftigten mit (Fach-)Abitur bzw. mit einem Bachelorabschluss. Bezogen auf die Einzelverordnungen und die definierten Tagesdosen zeigt sich ebenfalls ein eindeutiges Muster: Je höher der Schul- bzw. Berufsabschluss (soweit vorhanden bzw. bekannt), desto weniger EVO und DDD werden im Durchschnitt verordnet. Dabei liegen über alle Abschlusstypen hinweg die Verordnungsanteile und die EVO der Frauen deutlich über denen der Männer, während dagegen die Männer durchgehend die höheren Werte bei den DDD im Vergleich zu den Frauen aufweisen. In der Detailbetrachtung von altersgleichen Gruppen zeigt sich, dass die beschriebenen Unterschiede wesentlich auf die Bildungsmerkmale und nicht auf die Altersunterschiede der einzelnen Abschlusstypen zurückzuführen sind. Das Verordnungsgeschehen der Beschäftigten ohne Schul- und Berufsabschluss lässt sich hingegen nur eingeschränkt bewerten, da es sich hierbei um eine sehr heterogene Gruppe (u. a. ältere Beschäftigte ohne Abschluss; Auszubildende; Beschäftigte mit nicht anerkanntem Abschluss) handelt.

Infobox Prävention

Auch bei den Arzneimitteln zeigt sich, dass Bildung ein wichtiges Merkmal darstellt, welches im Sinne der Verhältnisprävention einen essenziellen Baustein darstellt, um frühzeitig die Kompetenzen und Handlungsweisen für ein gesundheitsförderliches Verhalten zu bahnen. Dabei ist, wie bereits mehrfach erwähnt, eine breite Allgemeinbildung die notwendige Basis für das Verstehen und die Bewertung von relevanten Informationen für eine gesundheitsbewusste Lebensweise (vgl. dazu auch den Beitrag von Bitzer im BKK Gesundheitsreport 2021). Kurz gesagt: Jede Investition in Bildung ist auch eine Investition in Gesundheit.

4.4 Arzneimittelverordnungen in Regionen

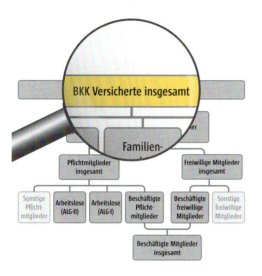

Für die Arzneimittelverordnungen zeigen sich im Regionalvergleich Unterschiede, die neben den soziodemografischen Merkmalen der Versicherten ebenso von den medizinischen Versorgungsstrukturen und den sozioökonomischen Bedingungen vor Ort beeinflusst werden. Im Folgenden werden die Verordnungskennzahlen auf Ebene der Bundesländer bzw. der Kreise miteinander verglichen. In diesem Abschnitt werden wiederum die BKK Versicherten insgesamt betrachtet.

- Bei BKK Versicherten mit Wohnsitz in Hamburg, Berlin, Bayern und Baden-Württemberg sind die niedrigsten Anteile und Tagesdosen verordneter Arzneimittel im Bundeslandvergleich zu finden.
- In den Ostbundesländern wohnhafte BKK Versicherte erhalten dagegen nicht nur häufiger, sondern auch deutlich mehr Tagesdosen von Arzneimitteln verordnet.
- Zwischen den Landkreisen sind die regionalen Unterschiede im Verordnungsgeschehen noch stärker ausgeprägt, wobei es hier auch innerhalb eines Bundeslandes starke Schwankungen geben kann.

4 Arzneimittelverordnungen

Tabelle 4.4.1 Arzneimittelverordnungen – Kennzahlen der BKK Versicherten nach Bundesländern (Wohnort) (Berichtsjahr 2023)

Bundesländer	Anteile der BKK Versicherten mit Verordnung in Prozent	EVO je BKK Versicherten	DDD je BKK Versicherten
Baden-Württemberg	70,4	6,7	449
Bayern	71,9	7,1	467
Berlin	67,0	7,0	512
Brandenburg	72,0	8,2	622
Bremen	69,9	7,4	524
Hamburg	65,9	6,7	447
Hessen	71,6	7,6	521
Mecklenburg-Vorpommern	76,7	9,6	714
Niedersachsen	73,8	8,5	590
Nordrhein-Westfalen	75,6	9,2	628
Rheinland-Pfalz	74,8	9,0	626
Saarland	76,2	9,5	639
Sachsen	71,7	8,8	681
Sachsen-Anhalt	76,1	10,8	799
Schleswig-Holstein	71,0	8,0	562
Thüringen	72,9	9,4	737
Gesamt	72,7	7,9	546

In))) Tabelle 4.4.1 sind die Verordnungskennzahlen der BKK Versicherten im Vergleich zwischen den Bundesländern für das Jahr 2023 dargestellt. Mit einem Verordnungsanteil von 76,7 % haben im aktuellen Berichtsjahr in Mecklenburg-Vorpommern die meisten Versicherten mindestens einmal ein Arzneimittel verordnet bekommen. Dagegen sind in Sachsen-Anhalt mit 10,8 EVO bzw. 799 DDD je BKK Versicherten die höchsten Werte der Einzelverordnungen bzw. definierten Tagesdosen im Bundeslandvergleich zu finden. Insgesamt werden vor allem in den Ostbundesländern im Durchschnitt mehr Einzelverordnungen und definierte Tagesdosen als in den Westbundesländern verordnet. Unterdurchschnittliche Werte sind hingegen in Berlin und Hamburg, sowie in Bayern und Baden-Württemberg zu finden. Dies ist zum Teil auch mit der Altersstruktur der dort wohnhaften BKK Versicherten zu begründen. So liegt das Durchschnittsalter der BKK Versicherten in Sachsen-Anhalt bei 47,9 Jahren, in Berlin und Hamburg sowie Bayern und Baden-Württemberg ist es hingegen deutlich niedriger (41,0–42,1 Jahre).

Aber auch beim Vergleich von BKK Versicherten gleichen Alters zeigt sich zwischen den Bundesländern ein ähnliches Muster: Es sind wiederum die Ostbundesländer, welche die höchsten Verordnungsanteile sowie die meisten definierten Tagesdosen aufweisen. Insofern ist es nicht allein das Alter, sondern zusätzlich die regionalen sozioökonomischen Unterschiede, welche die gesundheitliche Lage im Kontext der Arzneimittelverordnungen der Versicherten in Abhängigkeit vom jeweiligen Wohnort beeinflussen.

4.4 Arzneimittelverordnungen in Regionen

Diagramm 4.4.1 Arzneimittelverordnungen – DDD der BKK Versicherten nach Landkreisen (Wohnort) mit Abweichungen vom Bundesdurchschnitt (Berichtsjahr 2023)

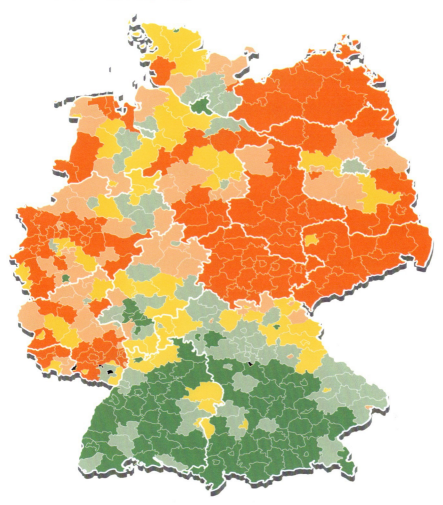

Prozentuale Abweichungen der DDD der BKK Versicherten vom Bundesdurchschnitt (546 DDD je BKK Versicherten)

- ■ mehr als 15% unter dem Bundesdurchschnitt
- ■ 5 bis 15% unter dem Bundesdurchschnitt
- ■ ± 5% um den Bundesdurchschnitt
- ■ 5 bis 15% über dem Bundesdurchschnitt
- ■ mehr als 15% über dem Bundesdurchschnitt
- ■ keine Angaben*

* Die Landkreise Landau in der Pfalz, Schwabach und Zweibrücken wurden aufgrund zu geringer Angaben nicht in die Auswertung aufgenommen.

Die verordneten Tagesdosen aller Arzneimittel der BKK Versicherten sind im))) Diagramm 4.4.1 auf Ebene der Landkreise dargestellt. Es zeigt sich hier im Detail das bereits beschriebene Muster mit den überdurchschnittlich hohen Werten vorrangig in den Ostbundesländern. Aber auch im Saarland, in Rheinland-Pfalz, in Nordrhein-Westfalen sowie in Niedersachsen sind für einige Kreise deutlich überdurchschnittliche Verordnungsmengen zu erkennen. Zum wiederholten Mal steht der Saalekreis in Sachsen-Anhalt mit durchschnittlich 924 DDD je BKK Versicherten an der Spitze des Regionalvergleichs. Nur etwa ein Drittel dieses Wertes ist hingegen im Durchschnitt in Heidelberg in Baden-Württemberg mit 336 DDD je BKK Versicherten – der niedrigste Wert im Vergleich der Landkreise – zu finden. Wie unterschiedlich das Verordnungsgeschehen auch innerhalb eines Bundeslandes sein kann, wird am Beispiel von Hessen deutlich: Während die Stadt Frankfurt am Main mit 385 DDD je BKK Versicherten unter dem Bundesdurchschnittswert (546 DDD je BKK Versicherten) liegt, ist dagegen im Kreis Waldeck-Frankenberg mit 616 DDD je BKK Versicherten ein überdurchschnittlicher Wert zu finden.

Ergänzend zur ⟫⟫ Tabelle 4.4.1 sind in ⟫⟫ Diagramm 4.4.2 die definierten Tagesdosen nach ausgewählten Verordnungshauptgruppen differenziert nach Bundesländern dargestellt. Nicht nur der größte Anteil, sondern auch der größte regionale Unterschied ist für die Mittel mit Wirkung auf das

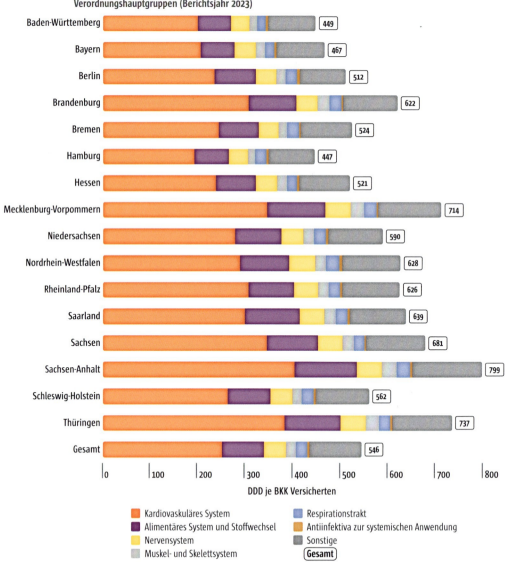

Diagramm 4.4.2 Arzneimittelverordnungen – DDD der BKK Versicherten nach Bundesländern (Wohnort) und ausgewählten Verordnungshauptgruppen (Berichtsjahr 2023)

4.4 Arzneimittelverordnungen in Regionen

Herz-Kreislauf-System zwischen den BKK Versicherten mit Wohnort in Sachsen-Anhalt (405 DDD je BKK Versicherten) und Hamburg (194 DDD je BKK Versicherten) zu finden. Ein ähnliches Bild zeigt sich auch für die Mittel mit Wirkung auf das alimentäre System und den Stoffwechsel mit dem Höchstwert in Sachsen-Anhalt bzw. dem niedrigsten Wert in Baden-Württemberg (130 vs. 69 DDD je BKK Versicherten). Für die meisten anderen Verordnungshauptgruppen fallen die regionalen Unterschiede deutlich geringer aus. Bezogen auf die Verordnungshauptgruppen wird wiederum das beschriebene Muster sichtbar, dass die BKK Versicherten mit Wohnort in den Ost- im Vergleich zu den Westbundesländern durchweg höhere definierte Tagesdosen aufweisen, insbesondere was Wirkstoffgruppen betrifft, die vorrangig bei Langzeiterkrankungen zum Einsatz kommen. Neben den bereits erwähnten Altersunterschieden spielen hier zusätzlich wieder die regionalen Unterschiede der sozioökonomischen sowie strukturellen Faktoren eine wesentliche Rolle.

Interaktive Daten zu Arzneimittelverordnungen

Auf der Internetseite des BKK Dachverbands können Sie sich zusätzlich schnell und einfach einen Überblick über die regionalen Unterschiede bei den Arzneimittelverordnungen verschaffen und dabei selbstständig nach den für Sie interessanten Kenngrößen, wie bspw. der Verordnungshauptgruppe, der zugehörige Verordnungskennzahl, dem Berichtsjahr sowie dem Geschlecht und der Versichertengruppe filtern.

Das **Diagramm Regionale Daten** finden Sie unter folgendem Link bzw. QR-Code: https://www.bkk-dachverband.de/statistik/kennzahlen-zum-bkk-gesundheitsreport/arzneimittelverordnungen.

4.5 Arzneimittelverordnungen in der Arbeitswelt

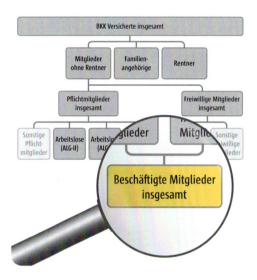

Die nun folgenden arbeitsweltlichen Betrachtungen beziehen sich auf die Gruppe der beschäftigten BKK Mitglieder.

- Im Zuge der nach wie vor sehr häufigen Atemwegserkrankungen und Infektionen im Jahr 2023 treten für die Beschäftigten weiterhin hohe Verordnungsanteile insbesondere bei den Antiinfektiva und den Mitteln mit Wirkung auf den Respirationstrakt auf.
- Auf Herz-Kreislauf-Mittel entfallen bei den Beschäftigten nicht nur die meisten verordneten Tagesdosen, diese sind zudem bei den Männern fast doppelt so hoch wie bei den Frauen.

Einleitend sollen zunächst die Kennzahlen für die wichtigsten Arzneimittelverordnungen der Beschäftigten dargestellt werden ())) Tabelle 4.5.1). Im Kontrast zu den BKK Versicherten bestimmen bei den Beschäftigten die Mittel mit Wirkung auf das Muskel-Skelett-System das Verordnungsgeschehen: Fast jeder vierte Berufstätige (24,3%) erhält mindestens einmal pro Jahr ein Arzneimittel aus dieser Gruppe verordnet. Dies korrespondiert mit der Relevanz der Muskel-Skelett-Erkrankungen in den anderen Leistungsbereichen für die Beschäftigten. Zu dieser Wirkstoffgruppe zählen aber auch Arzneimittel, die bspw. zur Linderung von Schmerzen und zur Fiebersenkung eingesetzt werden. Knapp dahinter sind mit einem Verordnungsanteil von insgesamt 23,6% die Antiinfektiva zur systemischen Anwendung an erster Stelle zu finden. Deren Verordnungsanteil ist mit +3,0 Prozentpunkten im Vorjahresvergleich am deutlichsten angestiegen und erreicht damit etwa wieder das Niveau vor der Coronavirus-Pandemie (2016–2019: 23,1%–26,2%). Dass hier die Kennzahlen nicht die Ausprägung erreichen, wie man anhand der Grippe- und Erkältungswelle im Jahr 2023 vermutet, liegt vor allem an der eingeschränkten Erstattungsfähigkeit, sodass die Verwendung dieser Medikamente nicht vollumfänglich in den vorliegenden Daten dokumentiert ist.

Insgesamt erhält rund jeder fünfte Beschäftigte (19,7%) mindestens einmal im Jahr ein Herz-Kreislauf-Mittel verordnet. Allerdings entfallen allein auf diese Wirkstoffgruppe 44,3% aller verordneten Tagesdosen bei den Beschäftigten, was vor allem durch die zugrundeliegenden Langzeiterkrankungen (bspw. Bluthochdruck) und einer entsprechenden Dauermedikation begründet ist. Zudem ist dies die einzige Verordnungshauptgruppe im Vergleich, bei denen die männlichen Beschäftigten höhere Werte als die weiblichen Beschäftigten aufweisen. Die Ursachen für diese Unterschiede sind zum Großteil in der unterschiedlichen Betroffenheit von Männern und Frauen bei den zugrundeliegenden Krankheitsarten begründet ())) Kapitel 2).

4.5 Arzneimittelverordnungen in der Arbeitswelt

Tabelle 4.5.1 Arzneimittelverordnungen – Kennzahlen der beschäftigten Mitglieder nach ausgewählten Verordnungshauptgruppen und Geschlecht (Berichtsjahr 2023)

Verordnungshauptgruppen	Männer			Frauen		
	Anteile mit Verordnung in Prozent	EVO	DDD	Anteile mit Verordnung in Prozent	EVO	DDD
		je beschäftigtes Mitglied			je beschäftigtes Mitglied	
Alimentäres System und Stoffwechsel	16,0	0,6	55	16,5	0,5	39
Kardiovaskuläres System	22,3	1,5	190	17,7	1,0	105
Antiinfektiva zur systemischen Anwendung	19,3	0,3	5	28,7	0,5	5
Muskel- und Skelettsystem	24,2	0,5	16	24,3	0,5	15
Nervensystem	16,8	0,6	24	23,0	0,8	33
Respirationstrakt	11,1	0,3	15	15,0	0,4	18
Gesamt	61,5	4,8	356	73,8	5,4	321

4.5.1 Auswertungen nach Wirtschaftsgruppen

- Am häufigsten bekommen beschäftigte Frauen im Gesundheits- und Sozialwesen und beschäftigte Männer in der Wasserversorgung, Abwasser- und Abfallentsorgung im Jahr 2023 Arzneimittel verordnet.
- Bei den Verordnungsanteilen weisen die beschäftigten Frauen über alle Wirtschaftsgruppen hinweg höhere Werte auf, was teilweise auf physiologische (z.B. Antiinfektiva) bzw. soziale (z.B. Kontrazeptiva) Ursachen zurückzuführen ist.
- Herz-Kreislauf-Mittel weisen nicht nur die größte Spannbreite bei den Tagesdosen zwischen den Branchen auf, sie treten besonders häufig in Arbeitsfeldern mit hoher körperlicher Belastung auf, in denen vor allem Männer tätig sind.

In))) Diagramm 4.5.1 sind sowohl die Anteile mit Verordnung als auch die definierten Tagesdosen der Beschäftigten nach Wirtschaftsabschnitten und Geschlecht dargestellt. Den niedrigsten Verordnungsanteil (47,5%) weisen beschäftigte Frauen und Männer wie im Vorjahr im Bereich Land- und Forstwirtschaft sowie Fischerei auf, der höchste Anteil ist im Gesundheits- und Sozialwesen (73,3%) zu finden. Der größte Geschlechtsunterschied bei den Verordnungsanteilen zeigt sich im Bereich Erziehung und Unterricht: Hier liegen die Werte der Frauen (72,3%) deutlich über denen der Männer (54,3%). Über alle Wirtschaftsgruppen hinweg zeigt sich, dass die Verordnungsanteile der Frauen zwar durchgehend über denen der Männer liegen, bei den definierten Tagesdosen hingegen ergibt sich ein nahezu komplett umgekehrtes Muster: Bis auf wenige Ausnahmen erhalten die Männer zum Teil deutlich mehr Tagesdosen als die Frauen verordnet. Die größte Differenz mit einem Unterschied von 134 DDD je Beschäftigten tritt dabei im Bereich Wasserversorgung, Abwasser- und Abfallentsorgung auf. Insgesamt ist das vor allem durch geschlechtsspezifische Verordnungsschwerpunkte begründet: Während Frauen deutlich häufiger Arzneimittel, allerdings mit geringen Dosierungen (bspw. Antiinfektiva bzw. unterschiedliche Hormonpräparate), verordnet bekommen, sind es bei den Männern häufiger Wirkstoffe, die mit hohen Tagesdosen einhergehen (bspw. Herz-Kreislauf-Medikamente). Teilweise sind die Unterschiede im Verordnungsgeschehen zwischen Männern und Frauen innerhalb einer Wirtschaftsgruppe auch von der konkret ausgeübten Tätigkeit abhängig: Je ähnlicher die konkrete Tätigkeit und die zugehörige Belastung sind, desto geringer sind die Unterschiede bei den definierten Tagesdosen ausgeprägt.

4 Arzneimittelverordnungen

Diagramm 4.5.1 Arzneimittelverordnungen – Kennzahlen der beschäftigten Mitglieder nach Wirtschaftsabschnitten und Geschlecht (Berichtsjahr 2023)

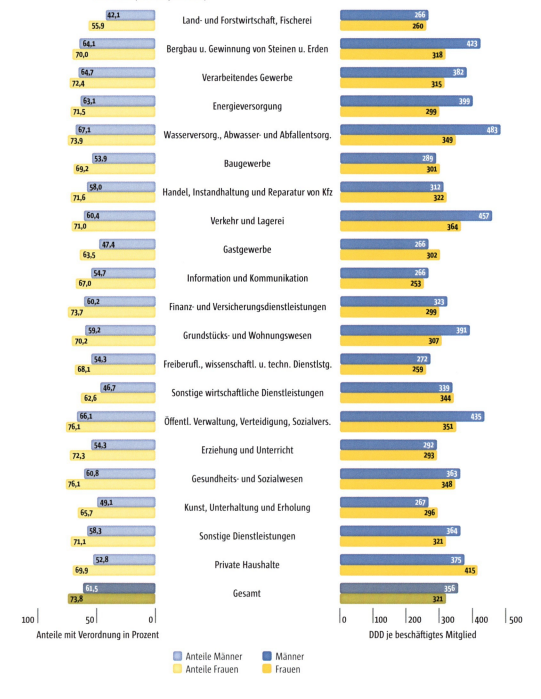

4.5 Arzneimittelverordnungen in der Arbeitswelt

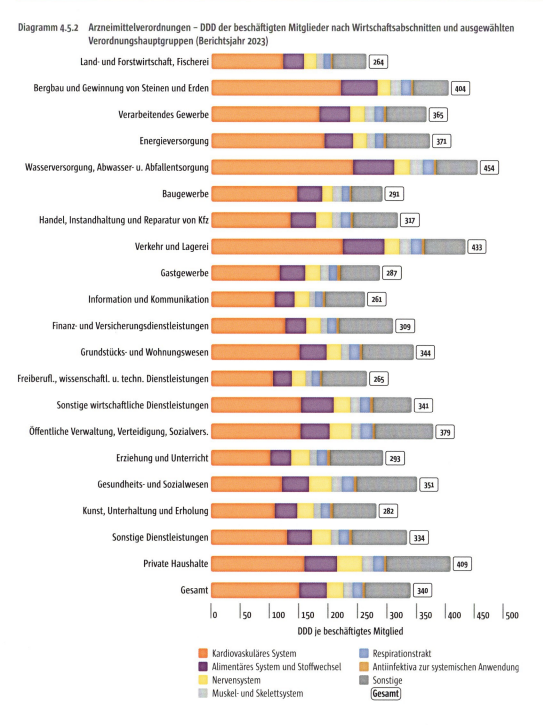

Diagramm 4.5.2 Arzneimittelverordnungen – DDD der beschäftigten Mitglieder nach Wirtschaftsabschnitten und ausgewählten Verordnungshauptgruppen (Berichtsjahr 2023)

Darüber hinaus zeigt sich wiederum ein ähnliches Muster wie in den anderen berichteten Leistungsbereichen, was als ein weiteres Indiz für den Zusammenhang zwischen der branchenspezifischen Arbeitsbelastung und der gesundheitlichen Lage der Beschäftigten zu werten ist.

In ⟩⟩⟩ Diagramm 4.5.2 sind die Tagesdosen für ausgewählte anatomische Hauptgruppen im Wirtschaftsgruppenvergleich dargestellt. Beschäftigte in der Wasserversorgung bzw. Abwasser- und Abfallentsorgung sowie auch im Bereich Verkehr und Lagerei weisen nicht nur insgesamt, sondern auch wirkstoffspezifisch die höchsten Verordnungsmengen bei Mitteln mit Wirkung auf das Herz-Kreislauf-System auf. Dies gilt auch für Mittel mit Wirkung auf das alimentäre System und den Stoffwechsel sowie für solche für das Muskel- und Skelettsystem, was mit der hohen körperlichen Arbeitsbelastung als auch mit dem überdurchschnittlichen Anteil beschäftigter Männer in diesen Branchen zusammenhängt. Dagegen fallen bei Mitteln mit Wirkung auf das Nervensystem vor allem solche Wirtschaftsgruppen mit überdurchschnittlich hohen Tagesdosen auf, die einen relativ großen Frauenanteil unter den Beschäftigten haben (bspw. Gesundheits- und Sozialwesen). Sowohl insgesamt die niedrigsten Ausprägungen als auch die geringsten Unterschiede zwischen den Wirtschaftsgruppen zeigen sich bei den Tagesdosen der Antiinfektiva, was vor allem mit der kurzen Anwendungsdauer von meist nur wenigen Tagen zusammenhängt. Dagegen zeigen die zugehörigen Verordnungsanteile zwischen den Wirtschaftsgruppen eine deutlich größere Spannweite (14,7%–29,2%), wobei vor allem Branchen mit einem hohen Männeranteil unterdurchschnittliche Werte aufweisen.

> **Infobox Prävention**
>
> Das Verordnungsgeschehen der Arzneimittel bei den Beschäftigten zeigt, wie bereits in den vorhergehenden Kapiteln, ein ähnliches Muster mit deutlichen Unterschieden zwischen den Wirtschaftsgruppen, was die Notwendigkeit von branchenspezifischen Angeboten zur Gesundheitsförderung unterstreicht. Zudem zeigt sich hier, wie bereits im ⟩⟩⟩ Kapitel 2 zur ambulanten Versorgung am Beispiel der Herz-Kreislauf-Erkrankungen, dass der alleinige Blick auf die Arbeitsunfähigkeitsdaten für die Planung von BGM in Unternehmen zu kurz greift.

In ⟩⟩⟩ Tabelle 4.5.2 sind jeweils die zehn Wirtschaftsabteilungen mit den meisten bzw. wenigsten definierten Tagesdosen im Jahr 2023 zu finden. Auch in dieser differenzierten Betrachtung zeigt sich ein ähnliches Muster, wie bereits in den vorhergehen Diagrammen deutlich wurde: Die meisten Tagesdosen werden vor allem im Bereich des produzierenden bzw. verarbeitenden Gewerbes, der Ver- und Entsorgung sowie in der Verkehrs- und Logistikbranche verordnet. Anders verhält es sich bei den zehn Wirtschaftsgruppen mit den geringsten verordneten Tagesdosen: Hier sind vorrangig solche aus den Bereichen Information und Kommunikation sowie der Erbringung von freiberuflichen, wissenschaftlichen und technischen Dienstleistungen zu finden. Die definierten Tagesdosen unterscheiden sich zwischen der Branche mit den niedrigsten (Herstellung, Verleih und Vertrieb von Filmen und Fernsehprogrammen: 195 DDD je Beschäftigter) und den höchsten (Wach- und Sicherheitsdienste sowie Detekteien: 533 DDD je Beschäftigter) Wert um mehr als das 2,5-Fache.

> **Interaktive Daten zu Arzneimittelverordnungen**
>
> Auf der Internetseite des BKK Dachverbands können Sie sich zusätzlich schnell und einfach einen Überblick über die Arzneimittelverordnungen der Beschäftigten verschaffen und dabei selbstständig nach den für Sie interessanten Kenngrößen, wie bspw. der Verordnungshauptgruppe, der zugehörigen Kennzahl, dem Berichtsjahr sowie der Wirtschaftsgruppe filtern.
>
> Das **Diagramm Wirtschaftsgruppen** finden Sie unter folgendem Link/QR-Code: https://www.bkk-dachverband.de/statistik/kennzahlen-zum-bkk-gesundheitsreport/arzneimittelverordnungen.
>
>

4.5 Arzneimittelverordnungen in der Arbeitswelt

Tabelle 4.5.2 Arzneimittelverordnungen – Kennzahlen der beschäftigten Mitglieder für die zehn Wirtschaftsabteilungen mit den meisten/wenigsten DDD insgesamt (Berichtsjahr 2023)

WZ 2008-Code	Wirtschaftsabteilungen	EVO je beschäftigtes Mitglied	DDD je beschäftigtes Mitglied	Anteile der Beschäftigten mit Verordnung in Prozent
80	Wach- und Sicherheitsdienste sowie Detekteien	7,0	533	64,6
49	Landverkehr und Transport in Rohrfernleitungen	6,4	508	65,6
24	Metallerzeugung und -bearbeitung	6,5	504	71,3
38	Sammlung, Behandlung und Beseitigung von Abfällen, Rückgewinnung	6,2	473	68,7
8	Gewinnung von Steinen und Erden, sonstiger Bergbau	5,7	436	66,9
20	Herstellung von chemischen Erzeugnissen	5,6	423	69,5
23	Herstellung von Glas und Glaswaren, Keramik	5,7	420	68,0
87	Heime (ohne Erholungs- und Ferienheime)	6,6	415	74,5
37	Abwasserentsorgung	5,5	411	68,2
17	Herstellung von Papier, Pappe und Waren daraus	5,7	410	69,3
	Gesamt	5,1	340	67,2
2	Forstwirtschaft und Holzeinschlag	3,8	258	53,0
69	Rechts- und Steuerberatung, Wirtschaftsprüfung	4,2	257	63,4
51	Luftfahrt	4,3	255	67,5
62	Erbringung von Dienstleistungen der Informationstechnologie	3,8	254	58,3
74	Sonstige freiberufliche, wissenschaftliche und technische Tätigkeiten	3,8	241	56,2
78	Vermittlung und Überlassung von Arbeitskräften	3,8	234	38,5
73	Werbung und Marktforschung	3,7	221	58,5
93	Erbringung von Dienstleistungen des Sports, der Unterhaltung und der Erholung	3,7	217	53,3
75	Veterinärwesen	3,9	214	66,1
59	Herstellung, Verleih und Vertrieb von Filmen und Fernsehprogrammen	3,3	195	50,3

4.5.2 Auswertungen nach Berufsgruppen

- Unverändert zu den Vorjahren erhalten die Beschäftigten in den Sicherheitsberufen, den Reinigungsberufen sowie den Verkehrs- und Logistikberufen im Mittel die meisten Tagesdosen verordnet.
- Beschäftigte in den Sicherheitsberufen erhalten mehr als doppelt so viele Tagesdosen mit Wirkung auf das Herz-Kreislauf-System wie die Beschäftigten in den Gesundheitsberufen.
- Die insgesamt wenigsten Tagesdosen werden in den personenbezogenen, kaufmännischen und unternehmensbezogenen, sowie IT- und naturwissenschaftlichen Dienstleistungsberufen verordnet.

Innerhalb einer Wirtschaftsgruppe sind meist Beschäftigte mehrerer unterschiedlicher Berufe zu finden. So sind zum Beispiel in einem Verkehrsunternehmen neben den Fahrerinnen und Fahrern der Verkehrsmittel selbst auch Beschäftigte in den Verwaltungs-, IT- und Reinigungsberufen tätig. Die genannten Berufsgruppen sind durch ihre unterschiedliche Tätigkeit verschiedenen Beanspruchungen und Belastungen sowie deren Auswirkungen auf die Gesundheit der Beschäftigten gekennzeichnet. Dass sich solche berufsspezifischen Unterschiede auch in den Arzneimittelverordnungen widerspiegeln, zeigt sich in den folgenden Betrachtungen.

In ▶▶▶ Diagramm 4.5.3 sind die Anteile der Beschäftigten mit mindestens einer Verordnung sowie

4 Arzneimittelverordnungen

Diagramm 4.5.3 Arzneimittelverordnungen – Kennzahlen der beschäftigten Mitglieder nach Berufssegmenten und Geschlecht (Berichtsjahr 2023)

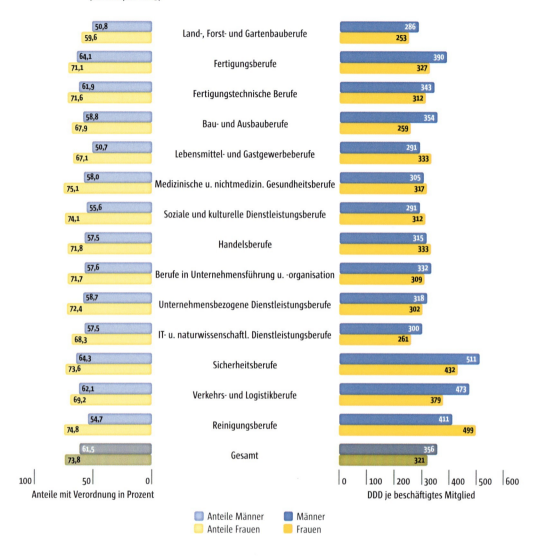

die zugehörigen definierten Tagesdosen gegliedert nach Berufssegmenten und Geschlecht im Jahr 2023 zu sehen. Sowohl bei den Männern als auch bei den Frauen weisen Beschäftigte in den Sicherheits-, den Reinigungs- sowie den Verkehrs- und Logistikberufen die meisten verordneten definierten Tagesdosen auf. Deutlich niedrigere Werte finden sich hingegen beispielsweise in den IT- und naturwissenschaftlichen Berufen. In der Mehrheit der Berufsgruppen liegen dabei die Werte, wie bereits bei den Wirtschaftsgruppen zu beobachten war, für die Männer über denen der Frauen. Umgekehrt verhält es sich hingegen bei den Verordnungsanteilen. Diese sind durchweg mit +7,0 bis +20,1 Prozentpunkten bei den beschäftigten Frauen höher als bei ihren männlichen Kollegen. Auch hier spielen wiederum die bereits mehrfach erwähnten physiologischen/sozialen Gründe für das geschlechtsspezifisch unterschiedliche Verordnungsgeschehen eine Rolle. Unabhängig davon zeigen sich auch hier deutliche Unterschiede

4.5 Arzneimittelverordnungen in der Arbeitswelt

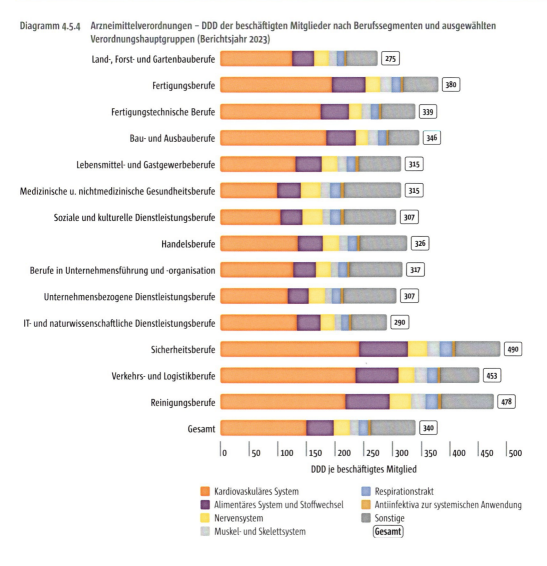

Diagramm 4.5.4 Arzneimittelverordnungen – DDD der beschäftigten Mitglieder nach Berufssegmenten und ausgewählten Verordnungshauptgruppen (Berichtsjahr 2023)

zwischen den Berufsgruppen: Sowohl bei den Männern (50,8 %) als auch bei den Frauen (59,6 %) sind die jeweils niedrigsten Verordnungsanteile in den Land-, Forst- und Gartenbauberufen zu finden. Mit 64,3 % treten die höchsten Verordnungsanteile bei den Männern in den Sicherheitsberufen auf, bei den Frauen haben mit 75,1 % Beschäftigte in den Gesundheitsberufen die Spitzenposition inne. Es wird deutlich, dass neben den geschlechtsspezifischen Unterschieden die berufliche Tätigkeit ebenfalls einen maßgeblichen Einfluss auf die Höhe der verordneten Arzneimittel ausübt.

Die verordneten Tagesdosen für ausgewählte anatomische Hauptgruppen im Vergleich zwischen den einzelnen Berufssegmenten sind in))) Diagramm 4.5.4 dargestellt. Über drei Viertel (77,2 %) aller verordneten Tagesdosen lassen sich bei den Beschäftigten auf die sechs hier ausgewählten Verordnungshauptgruppen im Jahr 2023 zurückführen. Bei den Herz-Kreislauf-Mitteln sind es wiederum die Beschäftigten in den Sicherheits-, den Reinigungs- sowie den Verkehrs- und Logistikberufen, die mit Abstand die höchsten Werte aufweisen. Dabei erhalten beispielsweise die in Sicherheitsberufen Beschäftigten mehr als doppelt so viele Tagesdosen von dieser

Wirkstoffgruppe wie die Beschäftigten in medizinischen und nichtmedizinischen Gesundheitsberufen (242 DDD vs. 100 DDD je Beschäftigter). Bei den Beschäftigten der Reinigungsberufe, der Sicherheitsberufe und der Verkehrs- und Logistikberufe sind zudem auch die höchsten Verordnungsmengen bei den Mitteln mit Wirkung auf das alimentäre System und den Stoffwechsel, auf das Muskel-Skelett-System und auf den Respirationstrakt zu finden. Bei den Mitteln mit Wirkung auf das Nervensystem sind wiederum die Berufssegmente mit hohen Verordnungsmengen auffällig, in denen überproportional viele Frauen beschäftigt sind (z.B. Reinigungsberufe oder medizinische und nichtmedizinische Gesundheitsberufe), da die weiblichen Beschäftigten entsprechend häufiger von für die Medikation ursächlichen Krankheiten (bspw. psychische Störungen) betroffen sind. Nahezu keine Unterschiede im Zusammenhang mit der beruflichen Tätigkeit sind hingegen bei den Antiinfektiva feststellbar, da diese meist nur kurzfristig und in geringen Mengen eingenommen werden müssen.

Tabelle 4.5.3 Arzneimittelverordnungen – Kennzahlen der beschäftigten Mitglieder für die zehn Berufshauptgruppen mit den meisten/wenigsten DDD insgesamt (Berichtsjahr 2023)

KldB 2010-Code	Berufshauptgruppen	EVO je beschäftigtes Mitglied	DDD je beschäftigtes Mitglied	Anteile der Beschäftigten mit Verordnung in Prozent
52	Führer/innen von Fahrzeug- und Transportgeräten	6,9	554	64,8
53	Schutz-, Sicherheits- und Überwachungsberufe	6,6	491	66,9
54	Reinigungsberufe	7,0	478	69,6
21	Rohstoffgewinnung und -aufbereitung, Glas- und Keramikherstellung und -verarbeitung	5,8	423	66,3
34	Gebäude- und versorgungstechnische Berufe	5,4	410	63,7
51	Verkehrs- und Logistikberufe (außer Fahrzeugführung)	5,7	407	62,4
24	Metallerzeugung und -bearbeitung, Metallbauberufe	5,5	402	65,5
28	Textil- und Lederberufe	5,7	384	68,9
41	Mathematik-, Biologie-, Chemie- und Physikberufe	5,3	374	67,7
29	Lebensmittelherstellung und -verarbeitung	5,4	361	61,7
	Gesamt	**5,1**	**340**	**67,2**
91	Sprach-, literatur-, geistes-, gesellschafts- und wirtschaftswissenschaftliche Berufe	4,6	276	64,3
63	Tourismus-, Hotel- und Gaststättenberufe	4,5	275	58,0
92	Werbung, Marketing, kaufmännische und redaktionelle Medienberufe	4,3	268	62,3
33	(Innen-)Ausbauberufe	3,8	260	53,9
43	Informatik-, Informations- und Kommunikationstechnologieberufe	3,6	252	56,7
84	Lehrende und ausbildende Berufe	4,0	252	58,1
93	Produktdesign und kunsthandwerkliche Berufe, bildende Kunst, Musikinstrumentenbau	4,1	249	61,3
11	Land-, Tier- und Forstwirtschaftsberufe	3,6	243	46,4
94	Darstellende und unterhaltende Berufe	3,6	228	51,2
42	Geologie-, Geografie- und Umweltschutzberufe	3,5	228	56,8

4.5 Arzneimittelverordnungen in der Arbeitswelt

> **Infobox Prävention**
>
> Noch deutlicher als bei den Wirtschaftsgruppen wird der Einfluss der Arbeitswelt auf das Verordnungsgeschehen der Arzneimittel bei den Berufen und den damit in Zusammenhang stehenden Beanspruchungen und Belastungen sichtbar. Auch hier zeigt sich, ergänzend zu den bisherigen Betrachtungen, der zusätzliche Informationsgewinn über die reine Betrachtung der AU-Kennzahlen hinaus. Dies betrifft wiederum insbesondere den Bereich der Herz-Kreislauf-Medikamente und den zugrundeliegenden Erkrankungen, die für die Prävention von besonderer Bedeutung sind.

Unter den zehn Berufsgruppen mit den meisten Tagesdosen sind vor allem produzierende und verarbeitende Berufe sowie solche aus dem Verkehrs- und Logistikbereich, dem Sicherheits- und dem Reinigungsbereich zu finden. Die Berufsgruppen mit den wenigsten verordneten Tagesdosen setzen sich mehrheitlich aus den Bereichen personenbezogene, kaufmännische und unternehmensbezogene, sowie IT- und naturwissenschaftliche Dienstleistungsberufe zusammen (❱❱❱ Tabelle 4.5.3). Diese Reihung spiegelt im Wesentlichen das bei der Betrachtung der Arzneimittelverordnungen nach Berufssegmenten (❱❱❱ Diagramm 4.5.3) gefundene Muster wider.

> **Interaktive Daten zu Arzneimittelverordnungen**
>
> Auf der Internetseite des BKK Dachverbands können Sie sich zusätzlich schnell und einfach einen Überblick über die Arzneimittelverordnungen der Beschäftigten verschaffen und dabei selbstständig nach den für Sie interessanten Kenngrößen, wie bspw. der Verordnungshauptgruppe, der zugehörigen Kennzahl, dem Berichtsjahr sowie der Berufsgruppe filtern.
>
> Das **Diagramm Berufsgruppen** finden Sie unter folgendem Link/QR-Code: https://www.bkk-dachverband.de/statistik/kennzahlen-zum-bkk-gesundheitsreport/arzneimittelverordnungen.
>
>

4.5.3 Auswertungen nach weiteren arbeitsweltlichen Merkmalen

Anforderungsniveau der Berufstätigkeit sowie Aufsichts- und Führungsverantwortung

> - Mit steigendem Anforderungsniveau der Berufstätigkeit nehmen die Anteile der Arzneimittelverordnungen sowie die zugehörigen Tagesdosen sukzessive ab.
> - Von den Aufsichts- und Führungskräften erhalten geringere Anteile und durchschnittlich weniger Tagesdosen verordnet, als diejenigen ohne eine solche berufliche Position, wenn man in beiden Gruppen Beschäftigte im gleichen Alter miteinander vergleicht.

Nicht nur der ausgeübte Beruf der Beschäftigten beeinflusst das Verordnungsgeschehen der Arzneimittel, es spielt zudem auch eine Rolle, welches Anforderungsniveau bzw. welche Position diese Tätigkeit beinhaltet. Wie in ❱❱❱ Tabelle 4.5.4 gut zu erkennen ist, nehmen alle Kennzahlen der Arzneimittelverordnungen mit zunehmendem Anforderungsniveau der Tätigkeit ab, wobei dieser Effekt bei den berufstätigen Frauen deutlicher als bei den Männern zutage tritt. Beschäftigte mit Anlern- bzw. Helfertätigkeiten fallen insbesondere bezogen auf ihre sehr niedrigen Verordnungsanteile aus diesem Muster heraus. Vermutlich hängt dies mit dem in dieser Gruppe deutlich niedrigeren Anteil der Beschäftigten, die mindestens einmal im Jahr einen niedergelassenen Arzt aufsuchen, zusammen (❱❱❱ Kapitel 2.5). Die gleichzeitig relativ hohen DDD-Werte in dieser Gruppe zeigen dagegen, dass diese Beschäftigten zwar seltener, aber dann meist für länger andauernde bzw. chronische Erkrankungen Arzneimittel verordnet bekommen.

Bei den weiblichen Beschäftigten mit Aufsichts- bzw. Führungsverantwortung zeigt sich, dass diese im Vergleich zu jenen ohne eine solche Position weniger Arzneimittel verordnet bekommen, während sich dieser Unterschied bei den Männern eher umgekehrt darstellt. Vermutlich spielt hier der geschlechtsspezifische Altersunterschied eine Rolle, der bei den Männern mit circa 5 Jahren größer als bei den Frauen mit circa 2 Jahren ausgeprägt ist. Vergleicht man an dieser Stelle Beschäftigte gleichen Alters miteinander, so zeigt sich allerdings für beide Geschlechter, dass Beschäftigte mit einer Aufsichts- und Führungsrolle weniger Arzneimittel als diejenigen ohne eine solche berufliche Position erhalten.

Tabelle 4.5.4 Arzneimittelverordnungen – Kennzahlen und Durchschnittsalter der beschäftigten Mitglieder nach Anforderungsniveau der beruflichen Tätigkeit, Aufsichts- und Führungsverantwortung und Geschlecht (Berichtsjahr 2023)

Merkmale	Ausprägungen	Männer				Frauen		
		Durchschnittsalter in Jahren	Anteile der beschäftigten Mitglieder mit Verordnung in Prozent	EVO je beschäftigtes Mitglied	DDD je beschäftigtes Mitglied	Anteile der beschäftigten Mitglieder mit Verordnung in Prozent	EVO je beschäftigtes Mitglied	DDD je beschäftigtes Mitglied
Anforderungsniveau der beruflichen Tätigkeit	Helfer-/Anlerntätigkeiten	44,7	54,2	5,1	371	71,0	6,6	413
	Fachlich ausgerichtete Tätigkeiten	42,7	62,1	5,0	372	74,6	5,5	330
	Komplexe Spezialistentätigkeiten	43,6	60,3	4,6	349	70,1	4,8	273
	Hoch komplexe Tätigkeiten	43,3	56,6	3,9	292	66,0	4,2	236
Aufsichts- und Führungsverantwortung	Ohne Aufsichts- und Führungsverantwortung	43,0	61,0	4,7	354	73,8	5,4	322
	Mit Aufsicht- und Führungsverantwortung	46,8	62,6	4,9	387	67,9	4,8	286
	Gesamt	43,2	61,5	4,8	356	73,8	5,4	321

Vertragsformen und Arbeitnehmerüberlassung

- Die Mehrheit der Unterschiede für Arzneimittelverordnungen bei unterschiedlichen arbeitsvertraglichen Verhältnissen der Beschäftigten ist durch Altersunterschiede zwischen den einzelnen Gruppen begründet.
- Unbefristet in Vollzeit Beschäftigte erhalten vor allem aufgrund ihres hohen Durchschnittsalters die meisten Tagesdosen von allen Vertragsformen verordnet.
- In Leiharbeit Beschäftigte weisen hingegen unabhängig vom Alter einen durchweg deutlich niedrigeren Anteil mit mindestens einer Verordnung im Jahr auf.

Die geringsten Verordnungsmengen weisen im Vergleich die befristet in Vollzeit Beschäftigten auf. Ein wesentlicher Grund ist das sehr niedrige Durchschnittsalter (31,6 Jahre) in dieser Gruppe, da hier neben den jungen Auszubildenden auch viele Berufsanfänger in der Probezeit zu finden sind. Dagegen sind bei den Frauen und den Männern die unbefristet in Teilzeit Beschäftigten diejenigen, die jeweils die meisten definierten Tagesdosen verordnet bekommen, was maßgeblich durch das insgesamt hohe Durchschnittsalter (47,0 Jahre) in dieser Gruppe begründet ist. In einem ähnlichen Kontext ist der Zusammenhang zwischen dem höheren Alter der Beschäftigten ohne Arbeitnehmerüberlassung und entsprechend höheren Verordnungskennzahlen im Vergleich zu den Beschäftigten mit Arbeitnehmerüberlassung zu bewerten ())) Tabelle 4.5.5).

Innerhalb gleicher Altersgruppen zeigt sich beim Vergleich der Vertragsformen hinsichtlich Verordnungsanteilen und Tagesdosen, dass die unbefristet in Teilzeit Beschäftigten die höchsten Anteile, allerdings gleichzeitig die niedrigsten DDD aufweisen. Hintergrund ist der hohe Anteil beschäftigter Frauen in dieser Gruppe: Wie bereits mehrfach erwähnt, erhalten Frauen zwar sehr häufig Arzneimittel verordnet, ein Großteil dieser spezifischen Verordnungen geht aber mit niedrigen Tagesdosen einher.

Beim Merkmal Arbeitnehmerüberlassung zeigt sich in gleichen Altersgruppen folgendes Muster: Während die definierten Tagesdosen für Beschäftigte mit und ohne Arbeitnehmerüberlassung nahezu identisch sind, sind hier die Verordnungsanteile für diejenigen, die über Leih- bzw. Zeitarbeit angestellt sind, deutlich geringer als bei denen mit einer regulären Anstellung. Dies deckt sich mit der Tatsache, dass die Beschäftigten in Arbeitnehmerüberlassung deutlich seltener eine ambulante Behandlung als die regulär angestellten Berufstätigen in Anspruch nehmen, wie in))) Kapitel 2.5 zu sehen ist.

4.5 Arzneimittelverordnungen in der Arbeitswelt

Tabelle 4.5.5 Arzneimittelverordnungen – Kennzahlen und Durchschnittsalter der beschäftigten Mitglieder nach Vertragsformen, Arbeitnehmerüberlassung und Geschlecht (Berichtsjahr 2023)

Merkmale	Ausprägungen	Männer				Frauen		
		Durchschnittsalter in Jahren	Anteile der beschäftigten Mitglieder mit Verordnung in Prozent	EVO je beschäftigtes Mitglied	DDD je beschäftigtes Mitglied	Anteile der beschäftigten Mitglieder mit Verordnung in Prozent	EVO je beschäftigtes Mitglied	DDD je beschäftigtes Mitglied
Vertragsformen	Unbefristet/Vollzeit	43,9	63,3	5,0	377	71,4	5,2	305
	Unbefristet/Teilzeit	47,0	56,2	5,4	411	74,7	5,9	358
	Befristet/Vollzeit	31,6	46,1	3,0	181	63,5	4,3	222
	Befristet/Teilzeit	41,8	44,5	4,3	307	67,2	5,6	320
Arbeitnehmerüberlassung	Ohne Arbeitnehmerüberlassung	43,2	62,0	4,8	357	74,1	5,4	321
	Mit Arbeitnehmerüberlassung	39,5	38,1	3,7	251	52,1	4,7	264
	Gesamt	43,2	61,5	4,8	356	73,8	5,4	321

4.6 Zusammenfassung und Ausblick

Die Arzneimittelverordnungen haben im Jahr 2023 weitgehend wieder den Stand erreicht, den sie vor der Coronavirus-Pandemie innehatten. Dies betrifft insbesondere die Antiinfektiva oder Mittel mit Wirkung auf den Respirationstrakt, die im Zusammenhang mit den weiterhin deutlich häufiger aufgetretenen Atemwegserkrankungen bzw. sonstigen Infektionen verordnet werden. Dass deren Verordnungsvolumen nicht vollständig mit den korrespondieren Kennzahlen der ambulanten Diagnosen übereinstimmt, liegt vor allem daran, dass eine Vielzahl der einschlägigen Mittel für Versicherte ab dem 12. Lebensjahr nicht mehr als Kassenleistung verordnet wird. Insgesamt dominieren aber nach wie vor andere Wirkstoffgruppen bei den BKK Versicherten das Verordnungsgeschehen. Weiterhin auf dem ersten Platz sind die Mittel mit Wirkung auf das Herz-Kreislauf-System zu nennen, auf die auch im aktuellen Berichtsjahr fast jede zweite Tagesdosis zurückgeht und die in den letzten Jahren den größten Anstieg zu verzeichnen haben. Mit großem Abstand folgen dann die Mittel mit Wirkung auf das alimentäre System und den Stoffwechsel, die für rund jede sechste Tagesdosis verantwortlich sind. Zusammen gehen somit knapp zwei Drittel der Tagesdosen allein auf diese beiden Wirkstoffgruppen zurück. Die ursächlichen Erkrankungen sind bspw. Bluthochdruck oder Diabetes Typ II, die eher im höheren Lebensalter auftreten und meist mit einer Langzeitmedikation verbunden sind. Zudem hat auch der Sozialstatus der Versicherten Einfluss auf die Verordnungskennwerte. Aufgrund des überproportional häufigen Auftretens von Langzeiterkrankungen bei den Arbeitssuchenden sind hier vor allem die Verordnungsmengen einschlägiger Wirkstoffe wesentlich höher als bei den Beschäftigten. In ähnlicher Weise ist der Zusammenhang mit höchstem Schul- und Berufsabschluss zu werten. Kurz gesagt, ein höherer Bildungsgrad geht mit niedrigen Arzneimittelverordnungen einher. Zudem spielen die Lebensverhältnisse und strukturelle Faktoren am Wohnort der Versicherten eine Rolle. Vor allem in sogenannten strukturschwachen Regionen, wie in Teilen Ostdeutschlands, aber auch teilweise in Niedersachen, Nordrhein-Westfalen, Rheinland-Pfalz oder dem Saarland, zeigen sich überdurchschnittlich hohe Werte der Arzneimittelverordnungen.

Betrachtet man die Gruppe der Beschäftigten, so zeigt sich dabei ein ähnliches Muster, wie es bereits bei den Versicherten insgesamt sichtbar wurde. Die Verordnungen im Kontext von Atemwegserkrankungen und Infektionen sind hier ebenfalls im Vorjahresvergleich deutlich angestiegen, gleichzeitig dominieren auch hier die Mittel mit Wirkung auf das Herz-Kreislauf-System das Verordnungsgeschehen. Allerdings wird bei den Tagesdosen im Durchschnitt weniger als die Hälfte des Wertes der BKK Versicherten insgesamt erreicht, was noch einmal sehr plakativ den Zusammenhang mit dem Lebensalter illustriert. In der Betrachtung nach Wirtschafts- und Berufsgruppen zeigt sich, dass nahezu identisch zu den anderen Leistungsbereichen die gleichen Branchen und Berufe mit überdurchschnittlichen (bspw. Verkehr- und Lagerei, Wasserversorgung, Abwasser- und Abfallentsorgung, Sicherheitsberufe und Reinigungsberufe) Werten auffallen. Umgekehrt gilt dies natürlich auch für solche Tätigkeitsfelder, in denen sich Werte unter dem Durchschnitt finden, wie dies bspw. im Bereich Information und Kommunikation oder in den IT- und naturwissenschaftlichen Berufen der Fall ist.

Weitere präventive Ansätze zur Verhinderung oder Verlangsamung von Erkrankungen und der Aufrechterhaltung von Gesundheit lassen sich in diesem Kapitel ebenfalls ableiten. Auch hier sind, wie bereits in den vorhergehenden Kapiteln erwähnt, Ansätze auf der Verhaltens- und der Verhältnisebene zu berücksichtigen. Neben den klassischen verhaltensbasierten (bspw. Bewegung, Ernährung) und verhältnisbasierten (gesundheitsförderliche Arbeits- und Lebensbedingungen) Angeboten, wird an dieser Stelle nochmals deutlich, dass es für zielgruppenspezifi-

4.6 Zusammenfassung und Ausblick

sche Bedürfnisse auch entsprechend spezifische Präventionsansätze braucht, die auf die jeweiligen berufs- und branchenspezifischen Belastungen und Beanspruchungen der Beschäftigten und deren Arbeitsumfeld zugeschnitten sind. Zudem zeigt sich hier nochmals, dass die alleinige Betrachtung von AU-Kennzahlen für einen ganzheitlichen Präventionsansatz nicht ausreichend ist. Deutlich wird dies am Beispiel der Herz-Kreislauf-Erkrankungen, die zwar im Arbeitsunfähigkeitsgeschehen nur eine untergeordnete Rolle spielen, wohl aber im ambulanten Bereich und den zugehörigen Arzneimittelverordnungen eine wesentlich größere Bedeutung aufweisen. Prävention in der Arbeitswelt sollte also auch diese Versorgungsbereiche in der Planung von BGM-Maßnahmen einbeziehen, um die Gesundheit von Beschäftigten in allen relevanten Belangen und Bereichen zu fördern bzw. aufrecht zu erhalten.

Schwerpunkt Praxis

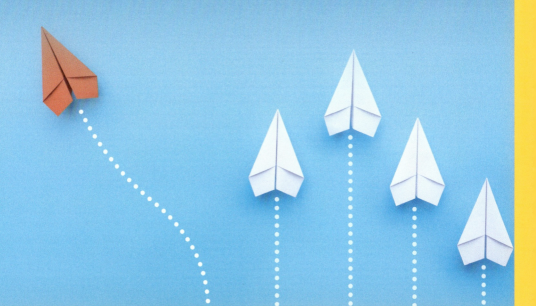

Personalisierte Prävention durch zielgruppenspezifische digitale Inhalte in der Arbeitswelt

Julia Reichardt und Matthias Jaworski
BKK Dachverband e.V., Berlin

Hintergrund und Relevanz von personalisierter Prävention

Über Potenzial und Relevanz von Prävention besteht lange schon ein Grundkonsens: Einem Großteil der chronischen Erkrankungen kann mit einem gesunden Lebensstil vorgebeugt, bei bestehenden Risikofaktoren kann das Entstehen von Krankheiten verhindert oder verzögert und resultierenden Folgeschäden entgegengewirkt werden. Das Setting der Arbeitswelt bietet hierbei eine bedeutsame Interventionsfläche. Doch die dort angesiedelten präventiven Maßnahmen haben in der Vergangenheit nicht in ausreichendem Maße dazu geführt, gesündere Lebensstile als wichtigsten Hebel zur Vermeidung chronischer Erkrankungen zu etablieren. Geringe Teilnahmequoten im Rahmen von BGF-Maßnahmen in Kombination mit dem Präventionsdilemma (Angebote werden von Personen in Anspruch genommen, die ohnehin einen gesunden Lebensstil verfolgen) schränken den gesundheitlichen Nutzen ein. Herz-Kreislauf-Erkrankungen, Diabetes & Co sind damit weiter auf dem Vormarsch. Daneben bringt die Veränderung der Arbeitswelt (New Work) mit flexiblen Arbeitszeiten und ortsunabhängigem Arbeiten mit sich, dass Lebenswelten zunehmend diffundieren. Kristallisationspunkt ist der Einzelne mit seinen individuellen Beanspruchungen und Belastungen. Die Menschen erfahren als Kunden in diversen anderen Lebenssituationen, dass sowohl Produkte als auch Dienstleistungen „customized", d. h. in einer auf ihren persönlichen Bedarf zugeschnittenen Form angeboten werden. Die Digitalisierung böte die Möglichkeit, Primärprävention, Setting und BGF miteinander zu verbinden und so noch passgenauere Angebote für den Einzelnen zu machen [1].

Der individuelle Ansatz der personalisierten Prävention erscheint somit erfolgsversprechender als die vorherrschenden One-size-fits-all-Konzepte.

Hierbei wird auf digitale Tools und Datennutzung gesetzt. Denn für den passgenauen Einsatz von präventiven Maßnahmen ist wichtig, das Risiko der Mitarbeitenden genauer zu beziffern können, um darauf aufbauend individualisierte Risikoprofile (Prädisposition für eine Krankheit abhängig von Faktoren wie genetischer Hintergrund, Umwelteinflüsse oder Lebensstil) zu erstellen. Mithilfe von Datenanalysen gilt es, die richtige Maßnahme für die richtige Person zur richtigen Zeit und am richtigen Ort zu ermitteln und bereitzustellen.

Seit jeher, aber eben auch in der aktuellen Zeit der Digitalisierung, liegt es in der DNA der Betriebskrankenkassen, Vorreiter für Entwicklungen der Betrieblichen Gesundheitsförderung zu sein und dabei die Bedürfnisse von Arbeitgebern und ihren Belegschaften gewinnbringend für alle Beteiligten zusammenzuführen. Zwei digitale BGF-Anwendungen, welche aktuell viel Aufmerksamkeit erhalten sind »Mein Phileo« und die Rebirth:active-App.

»Mein Phileo« – eine von den Betriebskrankenkassen entwickelte digitale Plattform für gesündere Beschäftigte am Arbeitsplatz – ermöglicht ein strategisches Betriebliches Gesundheitsmanagement in Unternehmen. Rebirth:active hingegen ging aus einem Studienprojekt hervor, welches durch die Audi BKK unterstützt wurde. Die Rebirth:active-App setzt auf den Studienergebnissen auf und richtet sich hierbei an die Risikogruppe „Metabolisches Syndrom".

Personalisierte Prävention am Beispiel Rebirth:active-App

Die Rebirth:active-App ist ein holistisches Präventionstool, welches sich als kombiniertes Programm aus mobile Health und Face-to-face-Unterstützung versteht. Ausgangspunkt für die Entwicklung dieser

Personalisierte Prävention durch zielgruppenspezifische digitale Inhalte in der Arbeitswelt

personalisierten Präventions-App waren ein Jahrzehnt Spitzenforschung der Medizinischen Hochschule Hannover (Leitung Prof. Dr. Tegtbur) zu gesundem Lebensstil einerseits und zum anderen die umfassenden Gesundheits-Check-Ups in den VW-Werken, denen es bis dahin noch an daraus abgeleiteten Maßnahmen mangelte.

Dr. Lars Nachbar (Leitung Konzern Gesundheitswesen und Arbeitsschutz der Volkswagen AG) betonte im Rahmen des virtuellen Paneltalks *BKK INNOVATIV: ZUKUNFT IST JETZT – VERSORGUNG NEU DENKEN* (3/24), dass Gesundheitsuntersuchungen durch Werksärzte eine ideale, da individuelle Ausgangsbasis (Vorerkrankungen, Beschwerden Bewegungsapparat, psychische Gesundheit, objektive Leistungsfähigkeit, eigene Interessen) für passende Interventionen darstellen. Hieraus lassen sich persönliche, erreichbare Ziele mit dem Coach definieren. Voraussetzung für die Schaffung eines echten gesundheitlichen Mehrwertes ist, dass die Teilnehmenden in ihrem Handeln eine für sie sinnstiftende Maßnahme erkennt. Das erscheint durch personalisierte – also auf den User zugeschnittene – Prävention deutlich greifbarer. Neben dem erwähnten Goalsetting verfügt die Rebirth:active-App über eine dynamische Anpassung der Ziele auf Basis zurückliegender Daten. Wer beispielsweise bislang im Mittel nur 2.500 Schritte erreicht hat, wird wahrscheinlich frühzeitig entmutigt sein, wenn ihm statt realistischer Vorgaben die populärwissenschaftlichen 10.000 Schritte am Tag empfohlen werden. Auf das Konto der personalisierten Prävention zahlen ebenfalls der individuelle Coaching-Chat sowie das Feedback zum Wochenplan ein. Inhaltlich kann der Fokus je nach Bedarf auf die Handlungsfelder Sport/Bewegung, Ernährung, Mentale Gesundheit und Gesundheitswissen ausgerichtet werden. Passenden Content (in unterschiedlichen Formaten: Text, Audio, Video) spielt die App je nach Aktivitätsgrad und Fortschritt aus. Auch das relevante Setting spielt eine Rolle: So können Übungsvideos im Kontext Arbeitsplatz oder Freizeit/Natur präsentiert werden. Die zeitliche Dauer für wirkliche Verhaltensänderungen sind individuell unterschiedlich und von zahlreichen Faktoren abhängig. Der User hat deshalb die Möglichkeit, die gewünschte Programmdauer zu wählen.

Insgesamt unterstreichen Studien, dass Gesundheits-Apps auf den/die Einzelne/n zugeschnitten und mit zahlreichen sogenannten Behavior Change Techniques (z.B. Zielsetzung, Selbstkontrolle, Feedback) gespickt sein sollten, um dem präventiven Nutzen effektiv zu entsprechen [2]. Die im renommierten Wissenschaftsjournal Lancet publizierte Rebirth Active Studie [3] konnte den gesundheitlichen Nutzen nachweisen. Die 6-monatige, auf gesunden Lebensstil ausgerichtete, appbasierte Intervention bei Arbeitnehmenden mit diagnostiziertem metabolischen Syndrom, bewirkte eine deutliche Reduzierung des diesbzgl. Schweregrades. Die Ergebnisse für die genannte Zielgruppe mit dem prädisponierenden Risiko für Herz-Kreislauf- und Stoffwechselerkrankungen deuten in besonderem Maße darauf hin, welcher Bedeutung personalisierter Prävention im Kontext des vorherrschenden Präventionsdilemmas zukommt. Diese basiert auf der Herausforderung von mangelnder Erreichbarkeit und geringer Teilnahmequote an Präventionsmaßnahmen von Arbeitnehmenden, deren Lebensumstände durch Belastungs- bzw. Risikofaktoren gekennzeichnet sind und somit einen hohen Präventionsbedarf haben. Neben maßgeschneiderten Angeboten (tätigkeitspezifisch, konkretem Krankheitsbezug etc.) ist auch der einfache Zugang bedeutsam. Dabei können bestehende Vorsorgestrukturen (Werkärzt:innen) wie im Fall von Rebirth:active zielführend sein.

Personalisierte Prävention am Beispiel »Mein Phileo«

Mit der digitalen BGF-Plattform »Mein Phileo« haben die Betriebskrankenkassen die Qualität und Innovationskraft ihrer Beratungs- und Unterstützungsleistungen für Kunden- und Trägerunternehmen weiter ausgebaut. Mit der Anwendung stellen sie einen persönlichen Assistenten für die Beschäftigten zur Verfügung, welcher dabei hilft, das Arbeitsumfeld gesundheitsförderlich zu gestalten und das Präventionsbewusstsein der Endnutzer:innen (im folgenden User genannt) weiterzuentwickeln. Für die Berücksichtigung fremdsprachlicher Zielgruppen wird aktuell der in der App zur Verfügung gestellte Content auch ins Englische übersetzt. Das Design- und Interaktionsschema berücksichtigt die individuelle Situation (z.B. Jobprofil, Geschlecht), um personenzentriert zur Verhaltensänderung zu motivieren. Die User-Journey startet mit einem Assessment, um die aktuelle Situation zu erfassen und darauf aufbauend konkrete Handlungsansätze und -empfehlungen zu ermitteln.

Im Folgenden werden die Funktionsweisen und Eigenschaften der Anwendung »Mein Phileo« detailliert beschrieben. Zunächst erfolgt ein kurzer Überblick über die Entstehung und Entwicklung von »Mein Phileo«. Anschließend bieten wir einen genaueren Einblick in die Funktionen für die verschie-

denen Zielgruppen des Betrieblichen Gesundheitsmanagements (BGM):
- Warum bieten Betriebskrankenkassen (BKK) »Mein Phileo« an?
- Welchen Nutzen haben Kunden- und Trägerunternehmen?
- Welche Funktionen stehen den Beschäftigten zur Verfügung?

»Mein Phileo« Förderung der Gesundheit am Arbeitsplatz

»Mein Phileo« ist eine logische Antwort auf die Herausforderungen unserer Zeit. Untersuchungen zeigen, dass ein guter körperlicher und mentaler Zustand die Produktivität der Arbeitnehmer:innen positiv beeinflussen kann [4]. Doch nicht nur das – auch Faktoren wie Zufriedenheit, Selbstvertrauen und Anerkennung wirken sich darauf aus, wie gut und wie gern Arbeitnehmer:innen ihre Arbeit verrichten. Zahlreiche Studien belegen, dass Wohlbefinden oder Überforderung im Arbeitsalltag sowohl von den Jobanforderungen als auch von persönlichen und organisatorischen Ressourcen beeinflusst werden [5]. Das bedeutet konkret: Unternehmen können durch gezielte Maßnahmen im Betrieblichen Gesundheitsmanagement die Motivation der Beschäftigten positiv beeinflussen. Dies wirkt sich nicht nur auf die individuelle Leistung aus, sondern auch auf das gesamte Unternehmen.

Mit der App „Phileo" erhalten die Beschäftigten der Kunden- und Trägerunternehmen seit 2020 einen digitalen persönlichen Assistenten, der sie dabei unterstützt, ein gesundheitsförderliches Arbeitsumfeld zu gestalten und ihr Präventionsbewusstsein zu stärken. Der Assistent basiert auf wissenschaftlich fundierten Modellen und bietet konkrete, personalisierte und motivierende Handlungsempfehlungen. Zusätzlich sind lokale Präventionsangebote über eine Schnittstelle zur Zentralen Prüfstelle Prävention (ZPP) schnell auffindbar.

Im Jahr 2023 ist die Weiterentwicklung des Angebots zur Plattform »Mein Phileo« in enger Zusammenarbeit mit den Gremien der Initiative BGM 4.0 erfolgt (s.u.). Dabei liegt die inhaltliche Konzeptionierung maßgeblich in der Arbeitsgruppe der Fachebene der Betriebskrankenkassen, im sogenannten BGM Labs. Strategische Entscheidungen werden im BGM 4.0 Steuerkreis getroffen. Das Ziel von »Mein Phileo« ist es, die Gesundheit am Arbeitsplatz zu fördern und zu gewährleisten. Die Anwendung bietet den Kunden- und Trägerunternehmen der Betriebskrankenkassen alles, was sie dafür benötigen und ist zudem kostenlos für Unternehmen und Beschäftigte. Inzwischen ist die Anwendung seit mehreren Jahren im Einsatz und wird bereits bei über 500 Unternehmen, Unternehmensteilbereichen und/oder Filialen eingesetzt.

> **Initiative BGM 4.0 der Betriebskrankenkassen**
>
> Die Arbeitswelt unterliegt einem grundlegenden Wandel, der derzeit insbesondere durch die digitale Transformation geprägt ist. Neue Informations- und Kommunikationstechnologien führen zu neuen Prozessen, Produkten und Geschäftsmodellen. Auf die Veränderung der Arbeitswelt muss sich auch die Dienstleistung der Gesundheitsförderung und des Betrieblichen Gesundheitsmanagements anpassen. So verändern sich in Zeiten von New Work die Anforderungen von Unternehmen an das Thema Gesundheit im Unternehmen und somit auch an die Vermittlung, Sensibilisierung und Verankerung der Thematik im Unternehmen. Genau hier setzt die Initiative BGM 4.0 der Betriebskrankenkassen an. Um die Beschäftigten, Führungskräfte und Unternehmen unter den veränderten Bedingungen mit nachhaltigen und qualitativen Gesundheitsförderungsangeboten zu unterstützen, ist die Initiative neue Wege gegangen und hat konsequent auf Kooperation von Betriebskrankenkassen mit ihren Kunden- und Trägerunternehmen, Wissenschaft und Digital-Dienstleistern gesetzt, um innovative digitale Präventionsangebote für Unternehmen und Beschäftigte zu schaffen. Daraus resultierend sind im Dezember 2020 zwei digitale Produkte an den Start gegangen: "Phileo" und "Gesund Führen".

»Mein Phileo« ist der zentrale Ort für Unternehmen aller Branchen, um Maßnahmen im Betrieblichen Gesundheitsmanagement und der Gesundheitsvorsorge zu organisieren. Unternehmen und Betriebskrankenkassen können die Anwendung als App oder Desktop-Version auf Smartphones, Tablets oder Computern nutzen. Die Vorteile von »Mein Phileo« liegen in einem ganzheitlichen Angebot für Betriebskrankenkassen und deren Kunden- und Trägerunternehmen – analog und digital. Es ermöglicht maximale Flexibilität, indem eigene Inhalte bereitgestellt werden können. Zudem können die User – also die Beschäftigten der Unternehmen – die Anwendung individuell an ihre Interessen anpassen und somit ihre persönliche Gesundheitsvorsorge passgenau gestalten.

»Mein Phileo« strebt an, Gesundheitsvorsorge einfach, motivierend und unterhaltsam zu gestalten. Durch die Vereinfachung des Betrieblichen Gesundheitsmanagements sollen langfristig niedrigere Krankenstände und höhere Produktivität in Unternehmen erreicht werden.

Personalisierte Prävention durch zielgruppenspezifische digitale Inhalte in der Arbeitswelt

»Mein Phileo« für Betriebskrankenkassen und Unternehmen

»Mein Phileo« ist ein umfassendes digitales Paket, welches durch die Vielzahl von Funktionen und Inhalten für Unternehmen, Betriebskrankenkassen und Beschäftigte, genau das anbietet, was in Hinsicht auf die Betriebliche Gesundheitsförderung benötigt wird ())) Abb. 1).

Unter dem Tab „Meine BKK" können Betriebskrankenkassen ihre kassenindividuellen BGM-Informationen in Form von Artikeln, Podcasts oder Videos einstellen und nach Bedarf bearbeiten. Außerdem haben sie die Möglichkeit, ihre spezifischen Gesundheitsangebote zu integrieren. Daneben gibt es einen Unternehmensbereich, der individuell von Unternehmen und/oder Betriebskrankenkassen befüllt werden kann. Im Bereich „Entdecken" finden sich bereits vorgefüllte Kategorien, die von den Betriebskrankenkassen nach Bedarf erweitert werden können. Nutzende können sich hier eigenständig über verschiedene Themen informieren.

»Mein Phileo« kann ohne zusätzliche Kosten für die Kunden- und Trägerunternehmen der jeweiligen BKK eingeführt werden. Arbeitgeber können ihre gesamte Betriebliche-Gesundheitsmanagement-Strategie präsentieren und strukturieren. Die Anwendung kann daneben auch zur Unterstützung des unternehmenseigenen BGM oder für den Start eines zielgruppenspezifischen BGF-Angebots genutzt werden.

Für ein ganzheitliches BGF-Angebot, das aus Präsenz- und Digital-Maßnahmen besteht, können die Steuerung und Terminierung unternehmenseigener Kampagnen und Events über »Mein Phileo« genutzt werden. Zusätzlich können an Artikel angebundene anonyme Kurzumfragen an die Beschäftigten ausgespielt werden, um durchgeführte Maßnahmen direkt zu evaluieren. Neben der Evaluation konkreter Maßnahmen erhalten die Betriebskrankenkassen einen Überblick über Nutzungsstatistiken, um zielgerichtete Inhalte und Präventionskampagnen zu steuern.

Mit einer Weiterentwicklung von »Mein Phileo« sind im Jahr 2023 weitere, individuell auswählbare Features hinzugekommen. Neben der mobilen Anwendung steht seitdem auch eine Webanwendung zur Verfügung, die es ermöglicht, »Mein Phileo« auch auf dem PC oder Tablet zu nutzen. Zudem können sich User persönliche Accounts anlegen, wodurch die Fortschritte sowohl in der App als auch auf der Webversion verfolgt werden können. Die individuellen Daten werden über den persönlichen Account auf allen Geräten synchronisiert. Dabei handelt es sich um eine optionale Login-Pflicht und Domainsteuerung. Für eine individuelle Ausrichtung kann die Login-Pflicht durch die jeweilige BKK bzw. das Unternehmen gesteuert werden. Es besteht auch die Möglichkeit, »Mein Phileo« weiterhin in der anonymisierten Nutzungsvariante anzubieten. Neben der Webanwendung gibt es seit dem Relaunch auch neue Challenge-Formate und zusätzlichen Video-Content zu Bewegung und Stressprävention. Dazu gehören beispielsweise Anleitungen zu aktiven Pausen, Pilates, Rücken- und Körperhaltung, Tipps zur Organisation im Alltag sowie die Vermittlung von Elementen aus der MBSR, Mindfulness-Based Stress

Abbildung 1 Bereiche der App-Version »Mein Phileo«

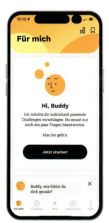
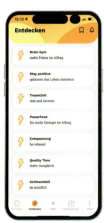
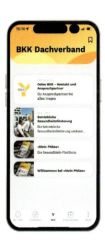
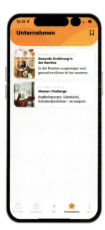

Reduction und zum Thema Ernährung. Für die eingestellten Challenges können Wearables genutzt werden. Die Anwendung synchronisiert sich bereits mit Wearables und den auf dem Smartphone integrierten Health-Apps.

»Mein Phileo« für Beschäftigte

Öffnen die User »Mein Phileo«, landen sie zuallererst im Bereich „Für Mich". Hier wird auf ein wissenschaftlich fundiertes Assessment (mehr dazu im Abschnitt »Mein Phileo«: Das Assessment) hingewiesen. Ein persönlicher Assistent begleitet die User durch die jeweiligen Herausforderungen, welche durch das Assessment gestartet werden können, indem er Erinnerungen und Motivation bietet. Die Fortschritte werden bei Beginn der Challenge in Form von individuellen Maßnahmen im Bereich „Für Mich" festgehalten.

Neben dem Bereich „Für Mich" finden die User weitere Inhalte im Bereich „Entdecken". Hier können zusätzliche Themen und Inhalte erkundet werden, die aufgrund des Assessments nicht primär ausgewählt und angezeigt wurden. Die Inhalte decken die Handlungsfelder Ernährung, Bewegung und mentale Gesundheit ab. Es gibt allgemeine Artikel, gesunde Rezepte, motivierende Kurzvideos zu verschiedenen Themen und Audio-Meditationen.

Die Plattform richtet sich explizit an verschiedene Zielgruppen, darunter Büroangestellte, gewerblich Beschäftigte, mobil Arbeitende und Pflegekräfte. Mithilfe einer Filterfunktion können verschiedene Berufsgruppen ausgewählt werden, wodurch den Usern ausschließlich auf ihre Berufsgruppe zugeschnittene Inhalte angezeigt werden. Die einzelnen User können individuell auswählen, welcher Berufsgruppe sie angehören.

»Mein Phileo«: Das Assessment

Beim Starten der Anwendung werden die User im Bereich „Für Mich" aufgefordert ein Assessment durchzuführen. In der aktuellen Version besteht das Assessment aus 11 Fragen, welche durch die User mit Ja/Nein beantwortet werden können. Aufgrund der Antworten werden den Usern anschließend individuelle Ziele mit verschiedenen Maßnahmen/Challenges vorgeschlagen. Die User können diese sichten und nach eigenem Ermessen entscheiden, welches Ziel und welche Challenge sie in den nächsten Tagen und Wochen umsetzen möchten. Bei den empfohlenen Maßnahmen handelt es sich um regelmäßig zu wiederholende Aufgaben. Hierzu werden die Fortschritte aufgezeigt, was die Nutzenden motivieren soll, engagiert bis zum Abschluss der jeweiligen Challenge dranzubleiben (⟫⟩ Abb. 2).

> **Fallbeispiel zur Zielermittlung**
>
> Stimmt der User dem Frageblock „Fehlt dir oft die Zeit, alle deine Aufgaben zu erledigen? Dein Schreibtisch quillt über und obwohl du eine Aufgabe nach der anderen erledigst, steigt dein Workload stetig?" zu, würde »Mein Phileo« hierzu passende Themen identifizieren. Im Beispiel matched das Thema „Quantitative Anforderungen – Aufgabenvielfalt" mit den Interessen. Der User erhält nun neben einem Einstiegsartikel zur Thematik mehrere Vorschläge, wie das gesetzte Ziel mittels Challenges erreicht werden kann. Mit der „Nimm den Druck

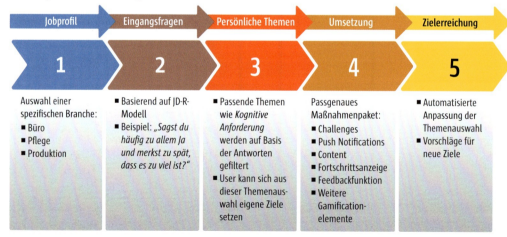

Abbildung 2   Individualisierung »Mein Phileo«-Assessment

Jobprofil	Eingangsfragen	Persönliche Themen	Umsetzung	Zielerreichung
1	**2**	**3**	**4**	**5**
Auswahl einer spezifischen Branche: ■ Büro ■ Pflege ■ Produktion	■ Basierend auf JD-R-Modell ■ Beispiel: „Sagst du häufig zu allem Ja und merkst zu spät, dass es zu viel ist?"	■ Passende Themen wie *Kognitive Anforderung* werden auf Basis der Antworten gefiltert ■ User kann sich aus dieser Themenauswahl eigene Ziele setzen	Passgenaues Maßnahmenpaket: ■ Challenges ■ Push Notifications ■ Content ■ Fortschrittsanzeige ■ Feedbackfunktion ■ Weitere Gamificationelemente	■ Automatisierte Anpassung der Themenauswahl ■ Vorschläge für neue Ziele

> raus-Challenge" werden dem User tägliche Affirmationen (Audio) über einen Zeitraum von zwei Wochen ausgespielt, welche es nach dem Hören einfach zu bestätigen gilt.

Grundlage für die beschriebene Eingangsdiagnostik ist das wissenschaftlich fundierte JD-R-Modell (= Job-Demands-Resources-Modell) von Demerouti und Nachreiner [6]. Das Modell stellt einen theoretischen, arbeitspsychologischen Rahmen dar und geht davon aus, dass das Wohlbefinden von Beschäftigten in Unternehmen durch Arbeitsanforderungen und persönliche als auch organisationale Ressourcen beeinflusst wird. Sind Beschäftigte über einen längeren Zeitraum hohen Arbeitsanforderungen ausgesetzt, kann dies zur Erschöpfung ihrer Energiereserven führen (Motivationsverlust bis hin zu Burnout). Mit »Mein Phileo« werden gesundheitsförderliche Verhaltensänderungen zur Ressourcenstärkung initiiert und angeleitet. Die resultierenden Angebotsempfehlungen berücksichtigen psychologische Modelle wie die Sozialkognitive Theorie nach Badura. Für die gewünschten Verhaltensänderungen spielen insbesondere Selbstwirksamkeitserwartungen der Teilnehmenden eine zentrale Rolle.

Ausblick: »Mein Phileo« der Zukunft

Ziel ist, immer individueller und passgenauer auf die User einzugehen. Ein entscheidender Bestandteil des Erfolgs der Initiative BGM 4.0 ist die kontinuierliche Weiterentwicklung der Inhalte und Darreichungsformate. Dabei spielt die Integration moderner Technologie eine zentrale Rolle. Die Nutzung von Datenanalyse und künstlicher Intelligenz ermöglicht es, präzisere und effektivere Präventionsstrategien zu entwickeln. Die User wünschen sich eine auf ihre persönlichen Bedarfe zugeschnittene und intuitiv bedienbare Anwendung, die ihnen hilft, über das bereits bekannte hinaus, neue und interessante Inhalte zu entdecken und Impulse zu bekommen. Personalisierte Empfehlungen führen zu einer besseren Userbindung durch längere Verweildauer und häufigere Nutzung von digitalen Anwendungen sowie zu höherer Kundenzufriedenheit durch für das Individuum relevante Inhaltsempfehlungen.

Aktuell werden die User innerhalb von »Mein Phileo« zu individuellen Angeboten mithilfe des Assessments geführt. Dazu bedient der User selbst aktiv das Assessment und beantwortet in der Anwendung die Fragen, das dahinterliegende Maschine-Learning zeigt dann entsprechende Ergebnisse an. In einer Weiterentwicklung ist es das Ziel in »Mein Phileo« einen Empfehlungsalgorithmus zu integrieren. Das besondere dabei ist, dass User dann nicht aktiv Bedienelemente nutzen, sondern auf Basis des Verhaltens individualisierte Inhalte vorgeschlagen bekommen. Es wird zunächst ein nutzerzentriertes Empfehlungssystem implementiert, das auf Basis von ähnlichen Elementen funktioniert – im Fall von »Mein Phileo« beispielsweise ähnliche Artikel oder Challenges. Diese Elemente werden durch den Einsatz von Künstlicher Intelligenz (KI) ausgewertet und ausgespielt. Die User erhalten dann Vorschläge zu weiteren Inhalten von »Mein Phileo«, die passend zum Nutzerverhalten sind. Im nächsten Ausbauschritt ist es das Ziel, ein weiteres Empfehlungssystem auszubauen, das eine breitere Datenbasis nutzt und auch die Interessen der User untereinander vergleicht (z.B. „Das hat anderen Usern auch gefallen") und auf dieser Grundlage Empfehlungen generiert. Ein KI-basierter Empfehlungsalgorithmus für »Mein Phileo« ist eine innovative Weiterentwicklung, die es in Zukunft ermöglicht, noch individuellere Präzisionsprävention in der Betrieblichen Gesundheitsförderung zu realisieren.

Fazit

Die Zukunft der Betrieblichen Gesundheitsförderung setzt auf personalisierte Präventionsangebote, die motivierend, niedrigschwellig und leicht in den Alltag zu integrieren sind. Es wird zunehmend deutlich, dass maßgeschneiderte Ansätze im Arbeitsumfeld effektiver sind, als allgemeine Programme. Hierbei spielen digitale Tools und Datenanalyse eine zentrale Rolle, da sie spezifische Gesundheitsmaßnahmen ermöglichen.

Besonders hervorzuheben sind die Rebirth:active-App und die Plattform »Mein Phileo«, die innovative Lösungen zur Gesundheitsförderung am Arbeitsplatz bieten. Beide Anwendungen nutzen personalisierte Inhalte und Unterstützung, um präventive Maßnahmen zu optimieren und gesundheitsfördernde Lebensstile zu fördern. Während die Rebirth:active-App auf eine Kombination aus digitaler und persönlicher Betreuung setzt, bietet »Mein Phileo« umfassende digitale, individualisierte Unterstützung für Unternehmen und Beschäftigte aller Branchen.

Im Setting der Arbeitswelt, wo es oft schwer ist, personalisierte Angebote bereitzustellen, bieten »Mein Phileo« und Rebirth:active-App eine enorme Chance. Diese Plattformen ermöglichen es, maßgeschneiderte Präventionsmaßnahmen direkt und effektiv umzusetzen, was zu einer nachhaltigeren Gesundheitsförderung führt.

> Möchten Sie mehr über »Mein Phileo« erfahren? Wenn Sie bereits mit einer BKK zusammenarbeiten, wenden Sie sich bitte direkt an Ihre BKK. Für weitere Informationen können Sie uns auch unter bgmviernull@bkk-dv.de kontaktieren oder auf unserer Homepage (www.mein-phileo.de) nachschauen.

Literatur

1. Betz M, Graf-Weber G. Gesundheit in der Ausbildung – eine Be1. Schröder, J. Weiterentwicklung in der Prävention – Vernetzter, Digitaler, Einfacher. In: BKK Dachverband e.V. (Hrsg.) Magazin für Politik, Recht und Gesundheit im Unternehmen (2/21). Magazin des BKK Dachverbandes: 2021
2. Mair, JL., Salamanca-Sanabria, A., Augsburger, M., Frese, B.F., Abend, S., Jakob, R., Kowatsch, T., Haug, S. Effective Behavior Change Techniques in Digital Health Interventions for the Prevention or Management of Noncommunicable Diseases: An Umbrella Review. Ann Behav Med. 2023;57(10):817–835. DOI: 10.1093/abm/kaad041
3. Haufe, S. et al. Telemonitoring-supported exercise training, metabolic syndrome severity, and work ability in company employees: a randomised controlled trial. The Lancet Public Health 4.7 (2019): e343-e352 (abgerufen: 09.07.24)
4. Altenhöner, T., Köhler, M., Philippi, M. et al. Maßnahmen des betrieblichen Gesundheitsmanagements. Prävention Gesundheitsförderung 9:3–9 (2014). DOI: https://doi.org/10.1007/s11553-013-0418-x (abgerufen: 18.06.2024)
5. Bundesanstalt für Arbeitsschutz und Arbeitsmedizin (BAuA). Psychische Gesundheit in der Arbeitswelt – Wissenschaftliche Standortbestimmung. Dortmund: Bundesanstalt für Arbeitsschutz und Arbeitsmedizin. DOI: 10.21934/baua:bericht20170421 (abgerufen: 18.06.2024)
6. Demerouti, E., Nachreiner, F. Zum Arbeitsanforderungen-Arbeitsressourcen-Modell von Burnout und Arbeitsengagement – Stand der Forschung. Zeitschrift für Arbeitswissenschaft, 73:119–130. DOI: https://doi.org/10.1007/s41449-018-0100-4 (abgerufen: 24.06.2024)

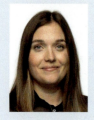

Julia Reichardt

Julia Reichardt begann ihre berufliche Laufbahn als Pflegefachfrau in Berlin. Sie absolvierte ein Bachelorstudium an der Alice-Salomon-Hochschule in Gesundheits- und Pflegemanagement sowie ein Masterstudium in Medienwissenschaft an der TU Berlin. Seit 2022 arbeitet sie beim BKK DV als Referentin für Betriebliche Gesundheitsförderung. Im November 2023 übernahm sie die Projektleitung der Initiative BGM 4.0. In dieser Rolle ist sie für die Entwicklung und Umsetzung digitaler Ansätze im Betrieblichen Gesundheitsmanagement verantwortlich.

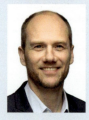

Dr. Matthias Jaworski

Matthias Jaworski hat Sportwissenschaft an der Georg-August-Universität Göttingen studiert. Er arbeitet seit Anfang 2024 beim BKK Dachverband e.V. in Berlin als Referent für Betriebliche Gesundheitsförderung und Projektleitung für die Initiative BGM 4.0. Vor dieser Tätigkeit hatte er unter anderem einen Lehr-/Forschungsauftrag in der Abteilung Sportmedizin der Humboldt-Universität Berlin inne, war aktiv als Gesundheitsdienstleister im Bereich der Primärprävention und Betrieblichen Gesundheitsförderung und wirkte zuletzt in der Funktion des Gesundheitsmanagers an der inhaltlichen Gestaltung von Gesundheits-Apps bei einem Berliner Start-up mit.

Die Verflechtung gesunder Ernährung und Nachhaltigkeit in der Praxis der Präventionsarbeit

Martin König und Julia Schröder
BKK Dachverband e.V., Berlin

Ob wir und unser Planet gesund bleiben oder krank werden, hängt unter anderem von unserer Ernährung ab. Neben verhaltenspräventiven Angeboten und der Stärkung der individuellen Ernährungskompetenz ist in Situationen, in denen Menschen ihren Speiseplan nicht vollständig autonom bestimmen können, Verhältnisprävention ein zentraler Schlüssel. Die Gemeinschaftsverpflegung am Arbeitsplatz und in stationären Pflegeeinrichtungen kann einen bedeutenden Beitrag zur Gesundheit ihrer Beschäftigten und Bewohner:innen leisten und gleichzeitig negative Klima- und Umweltauswirkungen reduzieren.

Initiative BKK GREEN HEALTH

Das Gesundheitswesen in Deutschland steht vor zahlreichen Herausforderungen, die von ökologischen und ökonomischen Belastungen bis hin zu sozialen Ungleichheiten reichen. In diesem Kontext engagieren sich der BKK Dachverband, die Betriebskrankenkassen und die BKK Landesverbände verstärkt für mehr Nachhaltigkeit – in allen drei Dimensionen. Ein zentraler Aspekt dieses Engagements ist das RESTART PREVENTION-Programm der Initiative BKK GREEN HEALTH, das auf die Förderung einer nachhaltigen Gesundheitsversorgung durch einen verstärkt integrativen Ansatz von Prävention abzielt.

Im Fokus stehen dabei Erkrankungen mit hohen Prävalenzen, wie bösartige Neubildungen, Herz-Kreislauf-Erkrankungen oder Stoffwechselstörungen [1]. Der medizinische Fortschritt hat dazu beigetragen, diese Erkrankungen mit einem früher zwangsläufig letalen Verlauf zu chronifizieren. Mit dem Anstieg der Lebenserwartung steigt die Zahl der in Krankheit verbrachten Jahre, was den absoluten Behandlungsbedarf und damit auch den ökologischen, finanziellen und personellen Ressourcenverbrauch erhöht [2]. Diese Erkrankungen stehen im Zusammenhang mit dem Lebensstil oder Umweltfaktoren. Die Auswirkungen der Klimakrise verschlimmern das Problem. Einer der größeren Einflussfaktoren bei der Prävention dieser Erkrankungen ist die Ernährung.

Die in Deutschland und anderen wohlhabenden Ländern verbreitete ungesunde Ernährung ist durch einen hohen Konsum energiedichter, stark verarbeiteter und überwiegend tierischer Lebensmittel gekennzeichnet. Gleichzeitig wird zu wenig frisches und wenig verarbeitetes pflanzliches Essen wie Vollkornprodukte, Obst, Gemüse, Hülsenfrüchte, Nüsse und Samen konsumiert. Diese Ernährungsgewohnheiten fördern erheblich das Auftreten von Übergewicht, Stoffwechsel- und Herz-Kreislauf-Erkrankungen sowie bestimmten Krebsarten [3, 4, 5]. Neben den negativen Auswirkungen auf die individuelle Gesundheit trägt das aktuelle Ernährungssystem auch erheblich zur Klima- und Umweltbelastung bei. Etwa ein Drittel der globalen Treibhausgasemissionen resultiert aus der Produktion, Verarbeitung und dem Konsum von Lebensmitteln. Die Landwirtschaft ist dabei der Hauptfaktor für Entwaldung, Gewässer- und Bodenkontamination sowie den Verlust von Trinkwasserreserven. Tierische Lebensmittel sind für rund zwei Drittel der Treibhausgasemissionen im Ernährungssektor und etwa 80% der genutzten landwirtschaftlichen Fläche verantwortlich. Zusätzlich erhöht unser derzeitiges Ernährungsverhalten das Risiko für neuartige Infektionskrankheiten und Pandemien, da intensive Tierhaltung und Entwaldung die Verbreitung von Zoonosen begünstigen. Der umfangreiche Einsatz von Antibiotika in der Tierhaltung fördert die Entstehung multiresistenter Keime, die zunehmend zu einem medizinischen Problem werden [6, 7].

Mit verhaltens- und verhältnispräventiven Interventionen zu nachhaltiger und gesunder Ernährung

Die o.g. Aspekte verdeutlichen die Notwendigkeit eines Wandels hin zu stärker pflanzenbasierten und ausgewogenen Ernährungsweisen, um die Gesundheit der Bevölkerung zu schützen. Ein wichtiger Schritt in diese Richtung ist die Ernährungsstrategie der Bundesregierung von 2024 [8]. Diese Strategie, die vom Bundesministerium für Ernährung und Landwirtschaft (BMEL) entwickelt wurde, zielt darauf ab, gesunde und nachhaltige Ernährungsweisen für alle Menschen in Deutschland zu fördern. Die Strategie umfasst rund 90 Maßnahmen, die sowohl geplante als auch bestehende Initiativen bündeln. Sie soll dazu beitragen, den Zugang zu gesunden Lebensmitteln zu verbessern, die Umweltbelastung zu reduzieren und die Gesundheit der Bevölkerung zu fördern. Besondere Schwerpunkte liegen auf der Förderung von pflanzenbasierten Ernährungsweisen, der Reduzierung von Zucker, Fett und Salz in verarbeiteten Lebensmitteln sowie der Vermeidung von Lebensmittelverschwendung. Die Umsetzung der Strategie wird durch einen umfassenden Beteiligungsprozess begleitet, um sicherzustellen, dass sie auf einer breiten gesellschaftlichen Basis steht und fortlaufend überprüft und angepasst werden kann.

Daher ist es auch für die Gesetzliche Krankenversicherung von zentraler Bedeutung, solche Ernährungsweisen aktiv zu unterstützen und zu fördern sowie die Ernährungswende aus einer ökologischen Nachhaltigkeitsperspektive zu begleiten. Angepasst an die individuellen Bedürfnisse der jeweiligen Lebensphase, trägt eine solche Ernährung zur Reduktion chronischer Krankheiten bei und fördert das Wohlbefinden der Versicherten. Die Förderung klimafreundlicher und gesundheitsförderlicher Gemeinschaftsverpflegung ist auch Teil der nationalen Präventionsstrategie [9].

Kindheit und Jugend
Eine ausgewogene und klimabewusste Ernährung in der Kindheit spielt eine entscheidende Rolle für die langfristige Gesundheit und das Wohlbefinden von Kindern. Schon in frühen Lebensphasen können gesunde Ernährungsgewohnheiten etabliert werden, die nicht nur die körperliche und geistige Entwicklung fördern, sondern auch zur Prävention chronischer Erkrankungen beitragen. In Kindertagesstätten und Schulen sollte der Fokus auf die Bereitstellung ausgewogener Mahlzeiten gelegt werden. Bildungsprogramme können dazu beitragen, das Bewusstsein für gesunde Ernährungsgewohnheiten zu schärfen und Kinder frühzeitig mit dem Konzept der nachhaltigen Ernährung vertraut zu machen. Praktische Erfahrungen, wie gemeinsames Kochen und der Anbau von Gemüse in Schulgärten, können das Interesse an gesunder Ernährung wecken und die Akzeptanz pflanzlicher Lebensmittel erhöhen. Ernährungsempfehlungen und Präventionsprogramme, die Teil der regelmäßigen U-Untersuchungen (BKK Programm Starke Kids; siehe Beitrag von Bauer et al. in diesem BKK Gesundheitsreport) sind, unterstützen Eltern dabei, gesunde und nachhaltige Ernährungsgewohnheiten zu Hause umzusetzen. Durch diese Maßnahmen wird nicht nur die Gesundheit der Kinder verbessert, sondern auch ein wichtiger Beitrag zum Umweltschutz geleistet, indem der Konsum von ressourcenintensiven tierischen Produkten reduziert wird.

Erwerbstätige Erwachsene
Eine nachhaltige, pflanzenbasierte Ernährung am Arbeitsplatz fördert die Gesundheit der Mitarbeiter und unterstützt den Umweltschutz. Gesunde Verpflegung in Kantinen verbessert das Wohlbefinden und reduziert das Risiko für chronische Krankheiten wie Herz-Kreislauf-Erkrankungen und Diabetes. Pflanzliche Lebensmittel sind ressourcenschonender und verursachen geringere Treibhausgasemissionen als tierische Produkte. Unternehmen, die regionale und saisonale Produkte anbieten, minimieren zusätzlich die Umweltbelastung. Betriebliche Gesundheitsförderung sollte das Bewusstsein für eine nachhaltige Ernährung schärfen. Dies kann durch Schulungen, Informationskampagnen und gesundheitsförderliche Kantinen erfolgen. Arbeitgeber spielen eine wichtige Rolle bei der Sensibilisierung für die Zusammenhänge zwischen Ernährung, Gesundheit sowie Klima- und Umweltschutz (Co-Benefits). Ein attraktives Angebot an pflanzenbasierten Mahlzeiten kann Mitarbeiter motivieren, ihre Ernährungsgewohnheiten zu verbessern. Die Betriebskrankenkassen fördern eine gesunde, ökologisch nachhaltige und achtsame Ernährung im Arbeitskontext bspw. durch die Erstellung von Leitfäden für achtsames und nachhaltiges Essen im betrieblichen Kontext. Zusammen mit der Charité, genauer mit Professor Andreas Michalsen von der Abteilung für Innere Medizin und Naturheilkunde im Immanuel Krankenhaus in Berlin, haben die Betriebskrankenkassen 2023 einen Leitfaden zum Thema achtsames Essen erarbeitet. Ziel des Leitfadens ist es, Betriebe

und andere Organisationen in denen gearbeitet und „verpflegt" wird, dabei zu unterstützen, die Chancen und Potenziale, die sich im Arbeitsumfeld für eine gesunde und umweltschonende Ernährung bieten, zu erkennen und zu nutzen. Der Leitfaden erläutert praxisnah für betriebliche Akteure, wie „Ernährung, individuelle und planetare Gesundheit" zusammenhängen, beleuchtet die Risikofaktoren im Zusammenhang mit der Ernährung und betrachtet gesundheitsfördernde Ernährungskonzepte und die Auswirkungen auf ökologische Systeme. Ein weiterer Teil widmet sich der Ernährungskultur, einschließlich der Zusammenhänge zwischen Essen, Stress und Emotionen sowie der Bedeutung regenerativer Essenspausen für Körper und Geist. Die Achtsamkeit für Mensch und Umwelt wird ebenfalls behandelt, wobei der Fokus auf der Achtsamkeit für Körper und Geist (innere Achtsamkeit) sowie auf der Achtsamkeit auf nachhaltige Ernährung (äußere Achtsamkeit) liegt. Ein zentraler Teil des Leitfadens geht konkret auf die Förderung nachhaltiger Ernährung am Arbeitsplatz oder im Betrieb ein, indem er die „grünen Benefits" skizziert und das Potenzial von „nudging", also die spielerischen Anreize einer fairen Ernährung und die Förderung eines gesunden, nachhaltigen und kulinarischen Speisenangebots aufzeigt. Abschließend wird die Umsetzung betrieblicher Projekte erläutert, einschließlich der Vorbereitungsphase, der Planung, der erfolgreichen Kommunikation, der spielerischen und effektiven Einführung von achtsamem Essen sowie der Evaluation und der Erfolge.

„Die Verbindung zwischen Ernährung und persönlicher und planetarer Gesundheit ist entscheidend. Eine weitgehend pflanzenbasierte Ernährung nach der Planetary Health Diet kann dies bewirken. Durch Achtsamkeit, Prävention und Gesundheitsförderung können wir unsere Lebensqualität steigern und gleichzeitig verantwortungsvolle nachhaltige Entscheidungen für eine gesündere Zukunft treffen. Ein ganzheitlicher Ansatz wie One Health berücksichtigt dabei die Zusammenhänge zwischen Mensch und Umwelt." (Univ.-Prof. Dr. med. Andreas Michalsen, Charité) [10]

Hauptziel des Leitfadens Mindful Eating [10]
- Förderung einer gesundheitsfördernden, ökologisch nachhaltigen und achtsamen Ernährung im Arbeitskontext

Teilziele
- Stärkung der Motivation und Handlungskompetenz zu bedarfsgerechter und nachhaltiger Ernährung
- Stärkung der Kompetenzen zum Umgang mit Stressfaktoren, zu Selbstfürsorge und Achtsamkeit im Kontext Ernährung
- Gestaltung einer fairen Ernährungsumgebung im Betrieb zur Förderung gesunder Ernährungsentscheidungen (Healthy Choices) für Mensch und Planet Erde
- Verbesserung der bestehenden Verpflegungssituation durch gesundheitsförderliche und ökologisch nachhaltige Speiseangebote unter Beteiligung der Mitarbeitenden

Zielgruppen
- Geschäftsführung, Unternehmens- oder Werksleitung
- Küchenleitung, Kantinenleitung, Cateringdienste
- Betriebs-/werksärztlicher Dienst
- Betriebsrat/Mitarbeitenden-Vertretung/Personalrat
- direkt und/oder indirekt alle Mitarbeitenden

In einem weiteren Projekt, welches ebenfalls Ende 2023 startete, fördern die Betriebskrankenkassen die „nachhaltige Stärkung der psychophysiologischen und psychoemotionalen Kompetenzen von Mitarbeiter:innen unter Berücksichtigung gesunder Ernährung im Rahmen des betrieblichen Gesundheitsmanagements". So lautet der offizielle Projekttitel des mit Mitteln des § 20b SGB V unterstützten Vorhabens des Zentrums für Naturheilkunde und Planetare Gesundheit der Universitätsmedizin Essen, rund um das Team von Professor Gustav Dobos. Ziel des Vorhabens ist es, die individuellen Gesundheitskompetenzen der Mitarbeitenden durch ein zielgruppenspezifisches, multimodales und evidenzbasiertes Konzept zur Förderung einer nachhaltigen Ernährung im Arbeitsalltag zu stärken. Dabei sollen die Möglichkeiten der Mind-Body-Medizin gezielt genutzt werden, um die mentale Gesundheit der Mitarbeiterinnen und Mitarbeiter im Uniklinikum zu verbessern. Zum einen wird der Bedarf an neuen Präventionsstrategien für die mentale Gesundheit bei Mitarbeiterinnen und Mitarbeitern ermittelt. Außerdem wird ein multimodales Präventionsprogramm entwickelt, das auf der Bedarfsanalyse und vorhandener wissenschaftlicher Evidenz basiert und darauf abzielt, die individuellen Gesundheitskompetenzen der Mitarbeiterinnen und Mitarbeiter zu stärken. Und schließlich geht es um die Realisierung der Implementierung dieses multimodalen Präventionsprogramms unter Berücksichtigung einer gesunden Ernährung auch für andere Organisationsformen und Unternehmen.

Das Projekt enthält verhältnis- und verhaltenspräventive Bausteine, sowohl bezüglich der Analyse als auch der Maßnahmendurchführung. Beispielsweise werden auf der verhältnispräventiven Seite Bedarfsanalysen zur Speiseversorgung in der Klinik erfolgen. „Nachhaltig" gedacht ist dies unter anderem deshalb, weil eine Verzahnung mit dem Transformationsprojekt der Universitätsmedizin Essen „Green Hospital Food" geplant ist. Auf der Seite der Verhaltensprävention wird ein 8-Wochen Programm für Mitarbeitende entwickelt (vgl. Infobox), welches multimodal thematische Zusammenhänge zwischen psychophysiologischen und psychoemotionalen Kompetenzen und gesunden, nachhaltigen Ernährungsinhalten kommuniziert. Auch dieser Projektteil trägt auf einer zweiten Ebene zur nachhaltigen Nutzung der BKK Präventionsprojekte bei, da das Projektteam den aktuellen Leitfaden Mindful Eating bei der Konzeption einbeziehen wird. Dieser Aspekt war den Betriebskrankenkassen wichtig, da auch die nachhaltige Wirksamkeit der von den Kassen eingesetzten Präventionsmittel und die Verstetigung wie Anwendung von Projektergebnissen gewährleistet sein soll.

Themen des 8-Wochen Programm für Mitarbeitende im Rahmen des Betrieblichen Gesundheitsmanagements

- **Woche 1:** Mit mir selbst freundlich sein – Essen, was mir wirklich guttut
- **Woche 2:** Aktive Pausen von belastenden Themen: Essen und Bewegung
- **Woche 3:** Tagesrhythmus, Struktur, Schlaf und Essen (im Schichtdienst)
- **Woche 4:** Achtsamkeit in der Ernährung: Dort ankommen wo Du bist
- **Woche 5:** Stressverschärfende Gedanken wahrnehmen und verändern
- **Woche 6:** Achtsamer Umgang mit Gefühlen und z.B. Frustessen
- **Woche 7:** Dankbarkeit kultivieren, compassion fatigue und anderen helfen
- **Woche 8:** Soziale Kontakte, Teams und das empathische Miteinander üben

Pflegebedürftige ältere Menschen

Im Alter und insbesondere in der ambulanten und stationären Pflege spielt die Ernährung eine wesentliche Rolle für die Lebensqualität und die Gesundheit der älteren Bevölkerung. Die festzustellende Prävalenz von Mangelernährung resultiert aus individuellen Faktoren wie schlechtem Gesundheitszustand, Immobilität und kognitiven sowie physiologischen Beeinträchtigungen, einschließlich Kau- und Schluckbeschwerden. Auch institutionelle und strukturelle Faktoren der Gemeinschaftsverpflegung, wie Essumgebungen, Pflegeaufwand und Nahrungsangebot, tragen dazu bei [11]. Ein reduzierter Anteil an Frischkost sowie lange Koch- und Warmhaltezeiten führen zu Nährstoffmängeln, und viele Bewohner leiden an chronischen Erkrankungen oder Risikofaktoren, die ihre Lebensqualität und -dauer erheblich einschränken. Pflegeeinrichtungen und ambulante Pflegedienste sollten daher darauf achten, Mahlzeiten anzubieten, die reich an pflanzlichen Lebensmitteln sind. Eine Ernährung, die auf Vollkornprodukten, Obst, Gemüse, Hülsenfrüchten und Nüssen basiert, kann nicht nur zur Verbesserung der körperlichen Gesundheit beitragen, sondern auch das allgemeine Wohlbefinden fördern. Gleichzeitig sollte darauf geachtet werden, dass die Ernährung den spezifischen Bedürfnissen älterer Menschen entspricht, indem sie leicht verdaulich und nährstoffreich ist. Programme zur Förderung gesunder Ernährung und regelmäßiger Bewegung können die Unabhängigkeit und Lebensqualität älterer Menschen verbessern. Dazu gehört auch die Schulung der Beschäftigten in der Zubereitung gesunder und nachhaltiger Mahlzeiten sowie die Integration von Umweltaspekten in die Pflegeroutinen. Das Ende 2023 gestartete Gemeinschaftsprojekt „KidZ – Köstlich in die Zukunft: Leckere Ernährung in Pflegeeinrichtungen" des Arbeiterwohlfahrt (AWO) Bundesverbands e.V. – in Kooperation mit der Deutschen Allianz Klimawandel und Gesundheit e.V. (KLUG), unter Förderung des BKK Dachverbandes – hat sich zum Ziel gesetzt, einen Richtungswechsel bei der Ernährung in Pflegeeinrichtungen einzuleiten. Dieser ist nötiger denn je für mehr gesunde und klimagerechte Verpflegung in der stationären Langzeitpflege. Finanziert wird das Projekt durch die Verpflichtung der Pflegekassen gem. § 5 SGB XI. Ziel des Projektes ist zum einen die Analyse bisheriger Hilfestellungen und Anleitungen hinsichtlich ihrer Anwendbarkeit für eine gesündere und klimafreundlichere Verpflegung in stationären Pflegeeinrichtungen am Beispiel des Leitfadens „Mindful Eating – Mehr Gesundheit für Mensch und Erde". Des Weiteren sollen geeignete Materialien zu einem ersten Handbuch synthetisiert werden, mit dessen Hilfe eine gesunde, klimafreundliche Ernährung unter Berücksichtigung der besonderen Bedürfnisse der Zielgruppe umgesetzt werden kann. Auch die Erprobung der zusammengetragenen und weiterentwickelten Materialien in Pflegeeinrichtungen im engen Austausch mit Fachpersonen aus der Praxis und die Ableitung von Ergänzungs-, Konkretisierungs- bzw. Weiterentwicklungsbedarfen sind Bestandteil des Projektes. Daneben entwickelt das Projektteam Informationsmaterialien und Formate für einen wirksamen Wissenstransfer an verschiedene Zielgruppen (Leitungsebene in den Einrichtungen, Pflege- und Küchenpersonal, Bewohner:innen und An- und Zugehörige), deren Erkenntnisse für einen systematischen Kompetenzaufbau bei Fachkräften vor Ort genutzt und unmittelbare Verbesserungen in den jeweiligen Einrichtungen angestoßen werden können. Angestrebt wird somit über die gesamte Projektlaufzeit ein iterativer Prozess unter Einbeziehung von Verbesserungsvorschlägen und Erfahrungen, der in ein abschließendes „Handbuch" aus Leitfäden und Informationsmaterialien mündet, welches die Anwendbarkeit in anderen Einrichtungen gewährleisten soll.

Take Home Message

Die Umstellung der Ernährung hin zu mehr pflanzenbasierter Kost am Arbeitsplatz und in Pflegeheimen ist ein wichtiger Schritt, um unnötige Krankheiten zu vermeiden und Klima, Umwelt und damit letztlich wieder die Gesundheit zu schützen. Hierfür braucht es sowohl verhaltens- wie verhältnispräventive Angebote, die die Krankenkassen mit ihren Präventionsmitteln ermöglichen können. Sie können unter anderem durch Initiierung, Vermittlung und Prozessbegleitung bei der bedarfsgerechten Verpflegung in den verschiedenen Settings unterstützen.

Literatur

1. Porst M et al. (2022) The Burden of Disease in Germany at the National and Regional Level. Dtsch Arztebl Int 119:785–92. DOI: 10.3238/arz-tebl.m2022.0314
2. McKinsey Health Institute (2022) Adding years to life and life to years. URL: https://www.mckinsey.com/mhi/our-insights/adding-years-to-life-and-life-to-years. (abgerufen am 28.06.2024)
3. Müller T (2019) Schlechte Ernährung hat tödliche Folgen. CME 16:43. DOI: 10.1007/s11298-019-6990-4
4. GBD Diet Collaborators (2019) Health effects of dietary risks in 195 countries, 1990–2017: a systematic analysis for the Global Burden of Disease Study 2017. DOI: 10.1016/S0140-6736(19)30041-8
5. EAT-Lancet Commission (2019) (Hrsg.) Healthy Diets from Sustainable Food Systems (Summary Report). URL: https://eatforum.org/content/uploads/2019/07/EAT-Lancet_Commission_Summary_Report.pdf. (abgerufen am 28.06.2024)
6. WWF (2021) Klimaschutz, landwirtschaftliche Fläche und natürliche Lebensräume. URL: https://www.wwf.de/fileadmin/fm-wwf/Publikationen-PDF/Landwirtschaft/kulinarische-kompass-klima.pdf (abgerufen am 28.06.2024)
7. Umweltbundesamt (2023) (Hrsg.) Towards healthy and sustainable diets in Germany. An analysis of the environmental effects and policy implications of dietary change in Germany. URL: https://www.umweltbundesamt.de/sites/default/files/medien/11740/publikationen/2023-05-10_texte_67-2023_towards_healthy_1.pdf (abgerufen am 28.06.2024)
8. Bundesministerium für Ernährung und Landwirtschaft (BMEL) Ernährungsstrategie „Gutes Essen für Deutschland" (2023) URL: https://www.bmel.de/DE/themen/ernaehrung/ernaehrungsstrategie.html (abgerufen am 28.06.2024)
9. Nationale Präventionskonferenz (2023) Prävention, Gesundheits-, Sicherheits- und Teilhabeförderung in Lebenswelten im Kontext klimatischer Veränderungen. URL: https://www.npk-info.de/fileadmin/user_upload/umsetzung/pdf/praevention_gesundheits-_sicherheits-_und_teilhabefoerderung_in_lebenswelten_im_kontext_klimatischer_veraenderungen_.pdf (abgerufen am 28.06.2024)
10. Mindful Eating – Mehr Gesundheit für Mensch und Erde. Ein praxisorientierter Leitfaden. https://www.bkk-dachverband.de/fileadmin/Artikelsystem/Publikationen/2024/BKK_Dachverband_Leitfaden_Mindful_Eating.pdf. (abgerufen am 08.07.2024)
11. Shamsul B, Siegmann-Thoss C, Kreuz M et al. (2021) Unterschätzte Gefahr: Mangelernährung im Alter. Pflegezeitschrift 74:32–35. DOI: 10.1007/s41906-021-1104-9

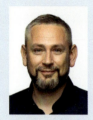

Martin König

Martin König verantwortet seit dem 1. Januar 2024 die Stabsstelle Nachhaltigkeit. Der Diplom-Gesundheitswirt und Sozialversicherungsfachangestellte verfügt über umfangreiche und langjährige Expertise im Programm- und Projektmanagement sowie in den Themenfeldern digitale Transformation. Zuvor hat er in der Abteilung Gesundheitsförderung, Pflege und Rehabilitation des BKK Dachverbandes das digitale Präventionsprodukt Mein Phileo vorangetrieben. Vor seiner Tätigkeit beim BKK Dachverband verantwortete er Bereiche des Betrieblichen Gesundheitsmanagements in einem international tätigen Konzern und das Geschäftsstellenmarketing einer Betriebskrankenkasse.

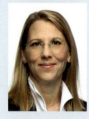

Dr. Julia Schröder

Julia Schröder ist Wirtschaftswissenschaftlerin und begann ihre berufliche Laufbahn bei der AOK Rheinland/Hamburg im Bereich internationaler Gesundheitsversorgungsprojekte. Im Anschluss war sie mehrere Jahre in der Europavertretung der Deutschen Sozialversicherung in Brüssel tätig. Ihre Promotion zum Dr. rer. medic. schloss sie im Jahr 2010 ab. Von 2011 bis 2017 war sie Geschäftsführerin des Instituts für Betriebliche Gesundheitsförderung in Köln. Seit Januar 2018 ist Frau Schröder Leiterin Abteilung Gesundheitsförderung, Pflege und Rehabilitation beim BKK Dachverband e.V. in Berlin.

Prävention neu gedacht! Das Premium-Gesundheitsprogramm der Betriebskrankenkassen für Kinder und Jugendliche

Ines Bauer[1], Florian Santl[2], Thomas Krull[3], Maximilian Wanninger[4] und Michael Wagner[5]
[1]BKK Landesverband Bayern, München
[2]Audi BKK, Ingolstadt
[3]Mobil Krankenkasse, Hannover
[4]BMW BKK, München
[5]BKK Landesverband Süd, Kornwestheim

Eine gesunde Entwicklung im Kindes- und Jugendalter ist die beste Grundlage für ein gesundes Erwachsenenleben. Dies wird durch viele Faktoren, wie familiäre, sozioökonomische und soziale Strukturen, aber vor allem vom Zugang zu medizinischen Versorgungsangeboten beeinflusst. Das Erlernen von Gesundheitsverhalten im Kindes- und Jugendalter wirkt sich dabei in hohem Maße positiv auf die spätere Erwachsenengesundheit aus [1]. Prävention, Früherkennung und die eigene Gesundheitskompetenz sind dabei die Schlüsselfaktoren.

Es gilt daher für den Bereich der Gesundheitsversorgung, allen Familien einen möglichst breiten Zugang zu frühzeitigen gesundheitlichen Präventionsangeboten zu ermöglichen. STARKE KIDS by BKK leistet dafür einen wichtigen Beitrag für Kinder und Jugendliche.

> Mit dem Gesundheitsprogramm STARKE KIDS by BKK bietet die BKK bundesweit eine große Auswahl an exklusiven Gesundheits- und Vorsorgeleistungen für Kinder und Jugendliche. Das Programm geht weit über die Leistungen der gesetzlichen Regelversorgung hinaus und fördert die gesunde Entwicklung Ihres Kindes.

In Deutschland leben rund 13 Millionen Kinder und Jugendliche. Annähernd 2 Millionen sind bei einer BKK [2] versichert und hätten damit grundsätzlich Zugang zu den vielfältigen Präventionsangeboten von STARKE KIDS by BKK in den verschiedenen Lebensphasen.

Hintergrund

In seinem mittlerweile 18. Vertragsjahr kann STARKE KIDS by BKK aktuell auf 58 teilnehmende Betriebskrankenkassen, nahezu eine halbe Million teilnehmende Kinder und Jugendliche sowie über 5.400 teilnehmende Kinder- und Jugendärztinnen und -ärzte verweisen [3] (⟩⟩⟩ Abb. 1).

Das Gesundheitsprogramm STARKE KIDS by BKK wird bereits seit dem 01.03.2007 umgesetzt. Gestartet ist das Projekt zunächst in Bayern, seit dem 01.10.2015 ist es ein bundesweites Projekt als Rahmenvertrag nach § 140a SGB V.

Die Federführung liegt beim Forum Innovative Versorgung des BKK Landesverbandes Bayern (bis 31.12.2023 VAG Bayern), unterstützt von den Vertragsarbeitsgemeinschaften Baden-Württemberg und Hessen. Es handelt sich dabei um einen der ersten noch aktiven Selektivverträge im BKK System, welcher stets vom Input der teilnehmenden BKK begleitet wurde.

Die Vertragspartner, die Servicegesellschaft des Berufsverbandes der Kinder- und Jugendärzte (BVKJ Service GmbH), PädNetz Bayern e.V. und das BKK Vertragsteam verfolgen von Beginn an die kontinuierliche Förderung einer gesunden und altersgerechten Entwicklung des Kindes sowie die frühzeitige Erkennung von Entwicklungsauffälligkeiten durch die Verwendung standardisierter Screeningverfahren.

Seit Vertragsbeginn stand die Aufnahme innovativer Leistungen, aber auch validierter Screenings

Schwerpunkt Praxis

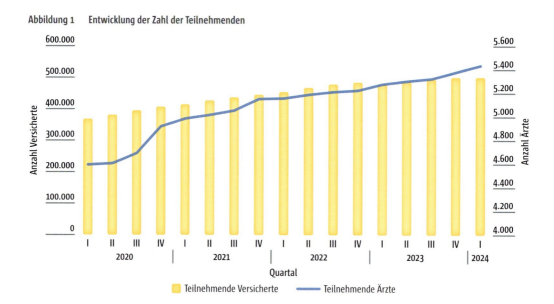

Abbildung 1 Entwicklung der Zahl der Teilnehmenden

zur Früherkennung – und damit zur Prävention von Entwicklungsauffälligkeiten – im Vordergrund. Ausgangspunkt war der BKK Kindergartencheck, der zum 01.03.2007 in Bayern in Kraft trat. Ziel des BKK Kindergartenchecks als U7a war die Prävention von Sprachentwicklungsauffälligkeiten (Einbezug von SSV: Sprachscreening im Vorschulalter, sowie SETK3-5 zur Diagnosesicherung: Sprachentwicklungstest Kinder 3–5 Jahre) und von frühen Augenerkrankungen, wie z.B. der Amblyopie. Im Zuge der interdisziplinär fachgruppenübergreifenden Versorgung erfolgte dabei die Einbindung von Fachärztinnen und -ärzten für Kinder- und Jugendmedizin, für Augenheilkunde und von Sprachheilbehandlerinnen und -behandlern sowie Logopädinnen und Logopäden rund um den 3. Geburtstag des Kindes. Die Organisation dieses strukturellen Austausches war zu diesem Zeitpunkt bereits ein Novum. Dies führte dazu, dass auch nach der Aufnahme der U7a in den **E**inheitlichen **B**ewertungs**m**aßstab (EBM) zum 01.07.2008 der mittlerweile in Bayern etablierte und mit guten Ergebnissen belegte BKK Kindergartencheck zum Erhalt der interdisziplinären Strukturen des professionellen Austausches beibehalten und zum 01.07.2009 sogar noch umfangreich erweitert wurde.

Zum bestehenden BKK Kindergartencheck kamen weitere Leistungen hinzu, wie z.B. der Elternfragebogen SBE-2-KT (Sprachbeurteilung Eltern für Kinder von 2 Jahren-Kurztest) zur Sprachbeurteilung des 2-jährigen Kindes (Identifikation der Late Talker [4]), die KITA-Fragebögen zur U8 (um den 4. Geburtstag des Kindes) und U9 (um den 5. Geburtstag des Kindes), die Grundschulchecks I und II (im Alter von 7–8 bzw. 9–10 Jahren) sowie der Jugendcheck 2 (16–17 Jahre). Mit dem validierten SBE-2-KT [5] wurde erstmals eine Möglichkeit der nachhaltigen Sprachbeurteilung geschaffen, welche darüber hinaus in die S3-Leitlinie vom 21.11.2022 [6] als Instrument zur Identifikation von Late Talkern einfloss.

Zum 01.10.2010 erfolgte die Aufnahme des BKK Gesundheitscoachings. Der Grundgedanke des Gesundheitscoachings liegt darin, den Kinder- und Jugendärztinnen und -Ärzten als Lotsen indikationsbezogen bei der Inanspruchnahme der sektoralen Möglichkeiten des Gesundheitssystems durch den Versicherten ein Mittel zur sozialpädiatrischen Steuerung durch die sog. Sprechende Medizin in die Hand zu geben, und damit zu einer effizienteren Nutzung des Gesundheitssystems beizutragen. Auch hier hat STARKE KIDS by BKK erneut Pionierarbeit geleistet. Erst zum 01.01.2015 erfolgte die Aufnahme einer vergleichbaren Leistung in den EBM.

›› *STARKE KIDS by BKK* leistet seit Jahren Pionierarbeit und ist Katalysator für die GKV-Regelleistung.

Anders als die im EBM vorgesehenen Möglichkeiten ist das BKK Gesundheitscoaching jedoch an feste

Standards geknüpft. Gemeinsam mit der Arbeitsgruppe Sozialpädiatrie des BVKJ e.V. wurde im Jahr 2013, noch vor Aufnahme der Sozialpädiatrie in den EBM, ein Handlungsleitfaden zum Gesundheitscoaching mit indikationsbezogenen Checklisten, Arbeitsmitteln und sozialpädiatrischen Beurteilungsinstrumenten entwickelt. Dieser sieht die Teilnahme an einer zweimaligen Schulung der Kinder- und Jugendärztin oder des Arztes vor. Ausschließlich Ärztinnen und Ärzte, die die Schulung des BVKJ e.V. durchlaufen haben, können seitdem das exklusive BKK Gesundheitscoaching erbringen und abrechnen. Dies ist ein selektivvertraglicher Meilenstein der Qualität und Innovation.

> STARKE KIDS by BKK bedeutet Qualität Hand in Hand mit Innovation.

Bundesweite Umsetzung ab 01.10.2015

Gemeinsam mit den Vertragsarbeitsgemeinschaften Baden-Württemberg und Hessen erfolgte aufgrund des hohen Beliebtheitsgrades des Selektivvertrages bei den ärztlichen Leistungserbringenden und bei den Betriebskrankenkassen zum 01.10.2015 ein bundesweites Rollout von STARKE KIDS by BKK. Der bundesweite Vertrag ersetzte die bisherigen Verträge in den drei Bundesländern Baden-Württemberg, Bayern und Hessen. In diesem Zusammenhang wurde der Babycheck im Alter vom 1. bis 5. Lebensmonat mit den Themen Unfallprävention, Ernährung und Prophylaxe des plötzlichen Kindstodes als weiteres präventives Leistungsmerkmal aufgenommen. Zum 01.10.2015 folgte auch die Aufnahme des Amblyopiescreening mittels Refraktometer, welches in der Kinder- und Jugendarztpraxis erbracht wird.

Weitere Meilensteine waren die Wandlung des Vertrages zu einem hybriden Versorgungsmodell durch die Aufnahme und kontinuierliche Weiterentwicklung der digitalen Bausteine PädExpert®, PädHome® und PädAssist® (2018), die Aufnahme verschiedener präventiver Screenings, wie z.B. Depressions- und Mediensuchtscreening (2018, 2022), die HPV-Impfberatung (2019) oder die U0-Beratung für werdende Eltern (2023). Exemplarisch gehen wir in der Folge auf die HPV-Impfberatung und die U0-Elternberatung ein, die beide ein exklusives Alleinstellungsmerkmal von STARKE KIDS by BKK darstellen.

HPV-Impfberatung

Ziel der HPV-Impfberatung ist es, durch die gezielte Beratung der Eltern zum einen zur Steigerung der HPV-Impfquote beizutragen, und zum anderen den Impfzeitpunkt auf das frühe Impfalter zwischen 9 und 14 Jahren zu lenken.

> Die HPV-Impfung wird von der STIKO im Alter von 9–18 Jahren empfohlen, wobei von 9 bis 14 Jahre zweifach geimpft und ab dem 15. Geburtstag ein Dreifachimpfintervall festgelegt wurde [7].

Elternberatung U0

Die Elternberatung U0 hat ihren Ursprung in einem Förderprojekt des Bayerischen Staatsministeriums für Gesundheit, Pflege und Prävention und konnte zum 01.01.2023 exklusiv in den Rahmenvertrag STARKE KIDS by BKK als Elternprävention vor der Geburt des Kindes aufgenommen werden.

Ziel ist es, die Handlungs- und Gesundheitskompetenz der werdenden Eltern zu Themen wie Unfallprävention, Stillen und Schlafprophylaxe noch vor der Geburt des Kindes zu fördern. Damit sollen die Eltern befähigt werden, eine bewusste Entscheidung in wichtigen Fragen direkt nach der Geburt (z.B. Inanspruchnahme von Impfungen und dem Neugeborenenscreening) zu treffen. Ein weiterer Nebeneffekt ist die thematische „Entschlackung" der U3-Inhalte durch die frühe Aufklärung der werdenden Eltern [8]. Damit ist die U0 wiederum ein Beispiel von „Prävention neu gedacht" in STARKE KIDS by BKK.

Auch zukünftig werden die Vertragspartner weiter an der Implementierung von innovativen Leistungsbausteinen arbeiten. Ein Beispiel dafür wird nachfolgend vorgestellt.

Allergiescreening – Risiken früh erkennen und Aufklärung intensivieren

In den vergangenen Jahren haben sich Allergien in den Industrieländern immer weiter ausgebreitet. In Deutschland sind mittlerweile etwa 30% der Erwachsenen nach eigenen Angaben von Allergien betroffen. Husten, Niesen, Schnupfen, tränende und brennende Augen, Atemnot, Magen-Darm-Beschwerden oder juckende Quaddeln (Nesselsucht) auf der Haut zählen zu den Symptomen von Allergien. Die Folgen von Klimawandel und Luftverschmutzung führen zu häufiger auftretenden sowie schwereren Allergien [9].

Auch bei Kindern und Jugendlichen zählen allergische Erkrankungen wie Heuschnupfen (allergische Rhinitis), Asthma bronchiale und Neurodermitis (atopisches Ekzem, atopische Dermatitis) bereits zu den häufigsten gesundheitlichen Beeinträchtigungen. Eine frühzeitige Diagnose und eine angemessene Versorgung allergischer Erkrankungen sind jedoch nicht nur für die Betroffenen wichtig, sondern auch unter volkswirtschaftlichen Gesichtspunkten relevant [10].

Die Vertragspartner von STARKE KIDS by BKK entwickelten deshalb gemeinsam ein Leistungsmodul, das eine frühzeitige Diagnostik von Allergien ermöglicht sowie dazu dient, Risikofaktoren zu erkennen und über diese aufzuklären. Hierbei entstand das BKK Atopiescreening, welches sich in der Regelversorgung der GKV nicht wiederfindet.

Das BKK Atopiescreening setzt hierbei zu folgenden Zeitpunkten mit folgenden Inhalten an:

- **Atopiescreening I** (zum Zeitpunkt U4/U5)
  - Basiserhebung (allgemeine Fragen zur Familie und zum Vorliegen von familiären Risikofaktoren)
  - Fokus auf Haut & Nahrungsmittel
- **Atopiescreening II** (zum Zeitpunkt U6)
  - Basiserhebung, sofern nicht bereits in Screening I erhoben (allgemeine Fragen zur Familie und zum Vorliegen von familiären Risikofaktoren)
  - Fokus auf Haut & Nahrungsmittel (jedoch mit einer größeren Vielzahl an Nahrungsmitteln)
- **Atopiescreening III** (zum Zeitpunkt U7a–U9)
  - Basiserhebung, sofern nicht bereits in den vorhergehenden Screenings erhoben (allgemeine Fragen zur Familie und zum Vorliegen von familiären Risikofaktoren)
  - Fokus auf hinzukommende Allergien der Atemwege
- **Atopiescreening IV** (zum Zeitpunkt U11, J1)
  - Basiserhebung, sofern nicht bereits in den vorhergehenden Screenings erhoben (allgemeine Fragen zur Familie und zum Vorliegen von familiären Risikofaktoren)
  - Fokus auf luftübertragene Allergene, Allergien der Haut und Nahrungsmittel rücken in den Hintergrund

Wie passgenau sich das Atopie-Screening mit seinem Präventions-Charakter in die weiteren Leistungen von STARKE KIDS by BKK einfügt, verdeutlicht die in ⟩⟩⟩ Abbildung 2 aufgeführte Patient-Journey.

Das Atopiescreening – Einbindung in die Patient-Journey von STARKE KIDS by BKK

Im 3. bis 4. Lebensmonat (parallel zur U4 bis zur U5) haben die Eltern im **Babycheck** die Möglichkeit zur Beratung u.a. zum Thema Allergieprävention. Da die Umstellung auf eine Alternativernährung (Flaschennahrung) und die Einführung von Beikost ein erster Allergieauslöser sein können, wurde das **Atopiescreening I** als Ergänzung zur U4 bzw. U5 und zum **Babycheck** entwickelt. Bei Auffälligkeiten kann die Kinder- und Jugendärztin bzw. der -arzt das telemedizinische Beratungskonsil **PädExpert®** für eine weitere Befundabklärung sowie daran anschließend **PädAssist®** und **PädHome®** nutzen.

Durch eine konsequente Digitalisierung von Atopiescreening, Diagnose(-unterstützung), Führung von notwendigen Krankheitsprotokollen und einer Videosprechstunde werden lange Wartezeiten für die Patientinnen und Patienten vermieden und die Compliance durch eine enge Therapiebegleitung gestärkt.

Abbildung 2 Patient Journey Atopiescreening

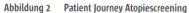

Babycheck (U4–U5) — Allergiescreening I (U4–U5) — Allergiescreening II (U6) — Allergiescreening III (U7a–U9) — Allergiescreening IV (U11–J1)

Behandlungsmodul Pädexpert®, PädAssist®, PädHome®
- Kuhmilcheiweißunverträglichkeit
- Zöliakie
- Atopisches Ekzem
- Instabiles Asthma Bronchiale

Da die U6 (10. bis 12. Lebensmonat) keine Untersuchung auf bestehende Allergien oder Fragen zu möglichen Allergieauslösern vorsieht, wurde das **Atopiescreening II** entwickelt, um diese Lücke in der Primärprävention zu schließen. Im Atopiescreening II werden ebenfalls die Haut sowie der Verdauungstrakt durch gezielte Fragen an die Eltern hinsichtlich möglicher Auffälligkeiten beobachtet. Auch hier steht bei möglichen Auffälligkeiten und zur weiteren Abklärung das **Modul Zöliakie** aus dem telemedizinischen Beratungskonsil PädExpert® zur Verfügung.

Mit der Betreuung im Kindergarten verändert sich das räumliche Umfeld der Kinder. Im Kindergarten oder in anderen Betreuungssituationen (z.B. bei Großeltern oder auch bei Tagesmüttern) können andere, bisher für das Immunsystem des Kindes unbekannte, allergieauslösende Umweltfaktoren Einfluss nehmen. Wie die anderen Vorsorgeuntersuchungen beinhaltet die U7a als GKV-Regelleistung, keine Fragen, die auf allergieauslösende Faktoren abzielen. Um auch diese Lücke zu schließen, wurde das **Atopiescreening III** (parallel zur U7a bis zur U9) entwickelt. Der Fokus in diesem Screeningmodul liegt an den luftübertragenen Allergenen, aber auch Allergieauslöser durch veränderte Nahrung (z.B. Kindergartenessen) werden abgefragt. Da diese Allergene möglicherweise Asthma bronchiale auslösen können bzw. die Abgrenzung zu Allergiesymptomatiken schwierig sein kann, bietet STARKE KIDS by BKK im Falle eines auffälligen Screenings in **PädExpert®** das Behandlungsmodul **instabiles und schweres Asthma Bronchiale** als telemedizinisches Expertenkonsil an. Ergänzt wird dieses Expertenkonsil durch die digitale Führung von Tagebüchern in **PädAssist®** und einer Videosprechstunde in **PädHome®**. Wenn das **Atopiescreening III** unauffällig ist, wird abschließend das **Atopiescreening IV** (parallel zur U11 und J1) durchgeführt.

Im **Atopiescreening IV** liegt der Fokus auf den luftübertragenen Allergenen. Nahrungsmittel- und Hautallergien rücken in den Hintergrund. Auch hier kann im Bedarfsfall das Behandlungsmodul **instabiles und schweres Asthma Bronchiale** genutzt werden. Es stellt den Abschluss der umfassenden Screeningmaßnahmen auf Nahrungsmittel-, Haut und Atemwegsallergene und deren mögliche Auswirkungen auf die Kinder und Jugendlichen dar.

STARKE KIDS by BKK bietet damit ab 01.01.2025 eine umfassende Allergieprävention vom Säuglingsalter bis zum Teenager (⟫⟫ Abb. 2), um allergieinduzierte Folgeerkrankungen frühzeitig zu erkennen, geeignete Behandlungsschritte für eine optimale Versorgung einzuleiten und damit einen wertvollen Beitrag für die Gesundheit der Kinder und Jugendlichen zu leisten.

> Ein innovatives Programm benötigt auch ein modernes Marketing. Daher erfolgte in 2024 ein Relaunch der Markenfigur und des -logos (⟫⟫ Abb. 3).

Versorgungsforschung und STARKE KIDS by BKK

Wie bereits im Vorfeld festgestellt wurde, wirkt STARKE KIDS by BKK sozusagen wie ein Katalysator bei der Überführung selektivvertraglicher Leistungen in die Regelversorgung. Einige der vertraglichen Leistungen waren ihrer Zeit sogar weit voraus. Der BKK Kindergartencheck oder das BKK Gesundheitscoaching sind dabei nur zwei Beispiele. Auch die zu erwartende Aufnahme einer Vorsorgeuntersuchung U10 im Grundschulalter in die Kinder-Richtlinie ist

Abbildung 3 Neuer Markenauftritt STARKE KIDS by BKK

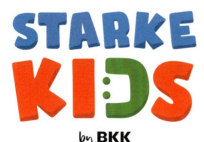
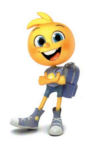

auf die seit über 15 Jahren im Rahmenvertrag *STARKE KIDS by BKK* umgesetzten Grundschulchecks I und II zurückzuführen. Der G-BA bewertet aktuell die U10 als potenzielle GKV-Regelleistung [11].

Die Möglichkeiten des Innovationsfonds können eine wissenschaftliche Bewertung von Einzelbausteinen erleichtern. *STARKE KIDS by BKK* war bereits in der ersten Welle im Jahr 2016 Teil des Innovationsfonds mit der Versorgungsforschungsstudie PrimA-QuO [12]. Untersucht wurde dabei von 2016 bis 2019 die Wirkung des Gesundheitscoachings in Bayern. Im Ergebnis der qualitativen Analyse blieb festzuhalten, dass eine hohe Akzeptanz bei den Kinder- und Jugendärztinnen und -ärzten und den involvierten Familien mit dem Gesundheitscoaching besteht. Danach kann das Gesundheitscoaching als Wegbereiter für eine patientenorientiertere Versorgung angesehen werden [13].

Zum 01.10.2023 erfolgte die Aufnahme des Modulvertrages zum bundesweiten Innovationsfondsprojekt UPlusE (U-Untersuchungen der Kinder im ersten Lebensjahr PLUS Eltern mit Impuls aus der frauenärztlichen Schwangerenvorsorge) in den inzwischen modular aufgebauten Rahmenvertrag *STARKE KIDS by BKK* zur Verbesserung der psychischen Gesundheit von Eltern.

> Peri- und postpartale Depressionen haben mit 10–15% bei Müttern und ca. 5% bei Vätern eine hohe Prävalenz. Die Folgen können Störungen der emotionalen Bindung zum eigenen Kind sein [14].

Es handelt sich dabei um ein Förderprojekt der neuen Versorgungsformen. Untersucht wird dabei seit dem 01.02.2024 (Start der Studieneinschreibungen der Eltern und Schwangeren), ob durch ein standardisiertes digitales Screening Auffälligkeiten in der psychischen Gesundheit der Eltern früher erkannt und behandelt werden können und somit die frühkindliche Eltern-Kind-Beziehung positiv beeinflusst werden kann.

> „Der Erfolg von *STARKE KIDS by BKK* beruht nicht zuletzt auf innovativen Leistungen, die zum richtigen Zeitpunkt eingeführt wurden. Gemeinsam arbeiten wir weiter daran, durch ein qualitativ hochwertiges Leistungsspektrum Maßstäbe in der Gesundheitsversorgung BKK-versicherter Kinder und Jugendlicher zu setzen, damit alle eine faire Chance auf ein gesundes und erfülltes Leben erhalten!

Literatur

1. RKI (2024) Themenschwerpunkt: Kinder- und Jugendgesundheit. URL: RKI – Themenschwerpunkt Kinder- und Jugendgesundheit (abgerufen am 04.05.2024)
2. BMG (2023) Mitglieder und Versicherte der gesetzlichen Krankenversicherung (GKV), KM6-Statistik. URL: https://www.bundesgesundheitsministerium.de/themen/krankenversicherung/zahlen-und-fakten-zur-krankenversicherung/mitglieder-und-versicherte (abgerufen am 21.08.2024)
3. Abrechnungsportal HCMB und Web Reporting Portal
4. DBL e.V. (o.J.) Late Talker – Sprachentwicklungsverzögerung. URL: https://www.dbl-ev.de/kinder-und-jugendliche/late-talker# (abgerufen am 15.05.2024)
5. v. Suchodoletz W, unter Mitarbeit von S. Sachse, S. Kademann, S. Tippelt (2012) Früherkennung von Sprachentwicklungsstörungen. Kohlhammer Stuttgart
6. Neumann K, Kiese-Himmel C (2022) AWMF-S3-Leitlinie Therapie von Sprachentwicklungsstörungen, (Version 1.0), S. 34–39, Kapitel 2.1, AWMF-Registernr.: 049-015
7. BZgA (2024) HPV-Impfung bei Jugendlichen. URL: https://www.impfen-info.de/impfempfehlungen/fuer-jugendliche-12-17-jahre/hpv-humane-papillomviren/# (abgerufen am 04.05.2024)
8. Bayerisches Landesamt für Gesundheit und Lebensmittelsicherheit (LGL) (2024) „U0" – Pilotprojekt zur Elternberatung vor der Geburt in der Kinder- und Jugendarztpraxis. URL: https://www.lgl.bayern.de/gesundheit/praevention/kindergesundheit/u0_elternberatung/index.htm (abgerufen am 04.05.2024)
9. BzGA (o.J.) Klima Mensch Gesundheit. Allergien und Klimawandel. URL: https://www.klima-mensch-gesundheit.de/allergie-und-allergieschutz/allergien-und-klimawandel/# (abgerufen am 06.06.2024)
10. RKI (2018) KIGGS Welle 2 – Gesundheitliche Lage von Kindern und Jugendlichen. URL: https://www.rki.de/DE/Content/Gesundheitsmonitoring/Gesundheitsberichterstattung/GBEDownloadsJ/JoHM_03_2018_KiGGS-Welle2_Gesundheitliche_Lage.pdf?__blob=publicationFile (abgerufen am 06.06.2024)
11. G-BA (2023) G-BA prüft zusätzliche Früherkennungsuntersuchung für Kinder zwischen 9 und 10 Jahren. URL: https://www.g-ba.de/presse/pressemitteilungen-meldungen/1127/ (abgerufen am 04.05.2024)
12. G-BA (o.J.) PrimA-QuO – Optimierte primärärztliche Versorgung von Kindern und Jugendlichen mit psychischen Auffälligkeiten und Störungen. URL: https://innovationsfonds.g-ba.de/projekte/versorgungsforschung/prima-quo-optimierte-primaeraerztliche-versorgung-von-kindern-und-jugendlichen-mit-psychischen-auffaelligkeiten-und-stoerungen.31 (abgerufen am 15.05.2024)
13. Decke S et al. (2020) "We're in good hands there." – Acceptance, barriers and facilitators of a primary care-based health coaching programme for children and adolescents with mental health problems: a qualitative study (PrimA-QuO). BMC Fam Pract 21(1):273

14. UPlusE (o.J.) UPlusE-Studie. URL: https://upluse.de/upluse-studie/ (abgerufen am 04.05.2024)

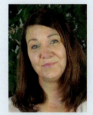

Ines Bauer

Ines Bauer ist Leiterin der Stabsstelle Innovative Versorgung, Selbsthilfe, DMP beim BKK Landesverband Bayern. Sie verantwortet neben selektivvertraglichen Versorgungslösungen auch den Bereich Innovationsfonds. Im Rahmen der Tätigkeit begleitet sie seit 2007 u.a. federführend das Gesundheitsprogramm *STARKE KIDS by BKK* innerhalb des Portfoliofeldes „Kinder und Familie". Im Rahmen des Innovationsfondsprojektes UPlusE hat sie seit 2023 die Projektleitung innerhalb der Konsortialpartnerschaft inne. Nach ihrer Ausbildung zur Sozialversicherungsfachangestellten absolvierte sie bis 1999 das Studium zur Krankenkassenbetriebswirtin mit Schwerpunkt „Leistungen, andere Sozialleistungsträger, Vertragspartner".

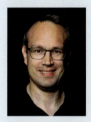

Florian Santl, LL.B.

Ausbildung zum Sozialversicherungsfachangestellten, Studium zum Betriebswirt (VWA) und Wirtschaftsjuristen (LL.B.). Seit 2004 Mitarbeiter der Audi BKK und seit 2012 Referent mit dem Schwerpunkt Versorgungsverträge und strategisches Arzneimittelmanagement. Tätigkeitsschwerpunkt liegt im Bereich der Kindervorsorge, Augenerkrankungen, Gendiagnostik sowie strategischem Arzneimittelmanagement. Mitglied im Verhandlerteam *STARKE KIDS by BKK* seit 2013.

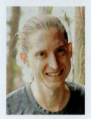

Thomas Krull

Thomas Krull ist Referent im Bereich Versorgungsinnovationen bei der Mobil Krankenkasse. In seiner aktuellen Position verantwortet er die Arbeitsgruppe Produktentwicklung und bildet seinen inhaltlichen Schwerpunkt auf Leistungen für die Zielgruppe für Schwangere und Kinder. Hier vertritt er u.a. die Mobil Krankenkasse im Lenkungsausschuss beim Gesundheitsprogramm *STARKE KIDS by BKK*. Ein weiterer Baustein in der Tätigkeit des gelernten Krankenkassenbetriebswirts ist die Begleitung von Innovationsfondsprojekten, mit dem Ziel, neue Versorgungsformen im Behandlungsalltag zu etablieren und ein optimiertes Produktportfolio zu entwickeln.

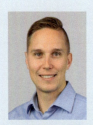

Maximilian Wanninger

Maximilian Wanninger ist ein ausgebildeter Sozialversicherungsfachangestellter, der zusätzlich ein Studium der Betriebswirtschaftslehre abgeschlossen hat. Durch mehr als 10 Jahre Erfahrung als Mitarbeiter der BMW BKK verfügt er über umfangreiches Wissen sowohl im direkten Umgang mit Versicherten als auch in Bezug auf die Gestaltung der Versorgung. Als Spezialist für Verträge und Versorgung der BMW BKK ist er unter anderem für die ärztliche, zahnärztliche und hausarztzentrierte Versorgung sowie für Verträge der besonderen Versorgung zuständig.

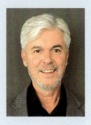

Michael Wagner

Michael Wagner ist Krankenkassenbetriebswirt/Betriebswirt VWA und verfügt über fast 40 Jahre Erfahrung im deutschen Gesundheitssystem. Er vereint praktische, langjährige Erfahrungen aus seiner Zeit bei verschiedenen Krankenkassen mit umfangreichen Kenntnissen aus dem Selektivvertragsbereich. Als Referent der VAG Geschäftsstelle beim BKK Landesverband Süd ist er zuständig für die beiden BKK Vertragsarbeitsgemeinschaften Baden-Württemberg und Hessen. Seine inhaltlichen Schwerpunkte bilden neue und bestehende Verträge zur besonderen Versorgung sowie die hausarztzentrierte Versorgung.

Das Exoskelett in der stationären Pflege: ein Feldversuch zeigt Potenziale in der Praxis auf

Danny Rüffert[1], Carolin Mühle[2], Simone Lawrenz[3], Carsten Wöhler[3] und Patrik Kasparak[4]
[1]Arbeitswissenschaft und Innovationsmanagement, TU Chemnitz
[2]Help Tech GmbH & Co. KG, Horb
[3]Diakonie Stiftung Salem gGmbH, Minden
[4]bkk melitta hmr, Herford

Einleitung

Der Pflegeberuf ist einer der wichtigsten und zugleich einer der physisch und psychisch herausforderndsten Berufe unserer Gesellschaft. Gerade in Zeiten des demografischen Wandels gewinnt dieser noch mehr an Bedeutung. Seit Jahren steigt die Anzahl pflegebedürftiger Menschen. Gleichzeitig herrscht in Deutschland ein Pflegekräftemangel, der sich voraussichtlich in den nächsten Jahren noch verschärfen wird. Umso bedeutsamer ist die Erhaltung der physischen und psychischen Gesundheit aktueller und zukünftiger Pflegekräfte.

Vor allem Tätigkeiten mit bzw. am Pflegebedürftigen führen zu hohen körperlichen Belastungen des Muskel-Skelett-Systems. Muskel-Skelett-Erkrankungen (abgekürzt MSE) zählen zu den häufigsten Gründen für Krankheit und Ausfälle in der Pflegebranche. Sehr oft betroffen ist dabei die Lendenwirbelsäule, da eine Vielzahl pflegerischer Tätigkeiten genau für dieses Körperteil enorme Belastungen beinhalten. In einer Untersuchung der Deutschen Gesetzlichen Unfallversicherung (DGUV) [1] zeigten sich vor allem Transfermaßnahmen am Bewohner bzw. Patienten als besonders gefährdend.

> Von gefährdend wird gesprochen, wenn die Druckkraft auf die Bandscheibe L5/S1, also zwischen dem 5. Lendenwirbel und 1. Sakral bzw. Kreuzbeinwirbel, den Grenzwert von 2.500 Newton bei Frauen und 3.200 Newton bei Männern überschreitet. Vergleichbare Werte werden erreicht, wenn eine Last von 10 kg (Frauen) bzw. 20 kg (Männer) beidhändig gehoben wird. Es ist ersichtlich, dass diese Grenzlast durchaus schnell im pflegerischen Alltag überschritten wird.

Zusätzlich addieren sich noch Belastungen die bspw. aus Rotationen der Wirbelsäule oder differierenden Beugewinkeln stammen. Jäger et al. [2] weisen darauf hin, dass die Druckkräfte der lumbosakralen Bandscheibe je nach Tätigkeit und persönlicher Ausführung stark variieren. So zeigen konventionelle Ausführungen höhere Druckkraftwerte als bei einer optimierten Tätigkeitsausführung. In ihrer Studie zur Lumbalbelastung beim manuellen Bewegen von Patienten konnten Jäger und Kollegen [2] Druckkräfte bis zu 6.500 Newton bei Tätigkeiten mit Hebeanteil nachweisen.

Zur Reduzierung der körperlichen Beanspruchung werden bereits häufig Hilfsmittel für den Patiententransfer genutzt. Dazu zählen beispielsweise der Patientenlift, die Gleitmatte, die Drehscheibe und das Rutschbrett [3], aber auch auf die Unterstützung von Kolleginnen und Kollegen wird zurückgegriffen und somit Belastungen auf „mehrere Hände" verteilt.

Obwohl die Verwendung von Hilfsmitteln offensichtliche Vorteile bietet, ist ihre Nutzung nicht unter allen Pflegekräften beliebt. Insbesondere Patientenlifter werden häufig nicht bevorzugt, da sie einen beträchtlichen Raumbedarf aufweisen, ein umständliches Handling haben und den Arbeitsprozess verlangsamen [4]. Für eine effektive Prävention von Muskel-Skelett-Erkrankungen in der Pflege sind Hilfsmittel nötig, die keinen großen Platz bedürfen, den Arbeitsprozess nicht wesentlich verlangsamen, eine hohe Nutzerakzeptanz aufweisen und dennoch eine hohe Unterstützung bieten.

Chancen bieten am Menschen getragene mechanische Stützsysteme, welche im Allgemeinen als Exoskelette bekannt sind. Diese wirken mechanisch auf den menschlichen Körper ein und haben das Ziel, den Bewegungsapparat zu unterstützen und die körperliche Belastung zu verringern [5]. Sie sind inspiriert von natürlichen Exoskeletten, wie sie zum Beispiel bei wirbellosen Tieren vorkommen, und bieten eine Unterstützung der menschlichen Biomechanik durch technologische Mittel. Ursprünglich in der Forschung und im militärischen Bereich entwickelt, haben sie Anwendungen in der Medizin und in industriellen Umgebungen gefunden. Sie bieten das Potenzial, die menschliche Arbeit effizienter und sicherer zu gestalten, indem sie die physische Belastung mindern und die Ausführung von Aufgaben erleichtern [6, 7]. Der Einsatz von Exoskeletten richtet sich nicht lediglich an Personen mit gesundheitlichen Risiken, vorübergehenden oder permanenten Fähigkeitseinschränkungen des Bewegungsapparates, sondern auch an Personen ohne die vorhergehenden Indikationen [8]. Dementsprechend ist deren Einsatz im Sinne der Primär-, Sekundär- sowie Tertiärprävention als sinnvoll zu erachten, d.h. es sind positive Effekte zu erwarten sowohl für Beschäftigte, ohne eine MSE-Erkrankung (Primärprävention) als auch für solche im Frühstadium (Sekundärprävention) oder mit einer Krankheitsmanifestation und konkreten Beeinträchtigungen (Tertiärprävention).

Exoskelette müssen speziell auf die körperlichen Anforderungen der Nutzer und die spezifischen Arbeitsumgebungen zugeschnitten sein, um effektiv zur Sicherheit und Gesundheit am Arbeitsplatz beizutragen. Zusätzlich sind Exoskelette für verschiedene Körperregionen konzipiert und können als Systeme für einzelne Extremitäten, den unteren Rücken, den Oberkörper oder als Ganzkörpersysteme gestaltet sein, um gezielte Unterstützung und Schutz in den jeweils beanspruchten Bereichen zu bieten [8, 9]. Grundsätzlich lassen sich Exoskelette hinsichtlich ihres Wirkprinzips in aktiv und passiv kategorisieren:

- **Aktive Exoskelette** sind mit Sensoren und Antrieben wie Elektromotoren oder pneumatischen Systemen ausgestattet, die eine direkte mechanische Unterstützung bieten. Sie eignen sich besonders für anspruchsvolle industrielle Anwendungen, wo repetitiv schwere Lasten bewegt oder gehalten werden müssen. Trotz ihrer hohen Funktionalität ist die Akzeptanz aufgrund der hohen Kosten und der komplexen Benutzerinteraktion noch begrenzt [9, 10].
- **Passive Exoskelette** hingegen verwenden mechanische Elemente wie Federn und Dämpfer, um ohne externe Energiequellen Energie zu speichern und wieder abzugeben. Sie eignen sich optimal für Aufgaben, die flexible Bewegungen erfordern und sollen die natürliche Bewegung unterstützen, Belastungen reduzieren und somit zur Vorbeugung muskuloskelettaler Erkrankungen beitragen [10, 11].

Pilotprojekt Exoskelett in der Pflege

Seit 2019 unterstützt die bkk melitta hmr die Diakonie Stiftung Salem bei der Umsetzung des Betrieblichen Gesundheitsmanagements. Die Diakonie Stiftung Salem ist ein Komplexträger sozialer Dienstleistungen mit einer mehr als 155-jährigen Tradition und tiefer gesellschaftlicher Verwurzelung. Als regional aktiver Arbeitgeber von bis zu 3.000 Menschen mit und ohne Behinderung sind deren Dienstleistungsfelder in mehrere operative Bereiche organisiert. Der Geschäftsbereich Pflege & Leben erbringt bspw. alle Dienstleistungen rund um Pflege, die außerhalb der Akutversorgung erforderlich sind. Insgesamt werden innerhalb des Einzugsgebietes Minden-Porta Westfalica ca. 2.000 Pflegebedürftige ambulant oder stationär betreut. Zur Sicherung des eigenen Nachwuchses unterhält die Diakonie Stiftung Salem die Evangelische Pflegeakademie mit ca. 160 Ausbildungsplätzen in den Pflegeberufen.

Wesentlicher Bestandteil der Zusammenarbeit zwischen der bkk melitta hmr und der Diakonie Stiftung Salem sind regelmäßige Analysen des Arbeitsunfähigkeitsgeschehens mithilfe von Krankenstanddaten der BKK Versicherten. In 2021 entfielen rund 34% der Arbeitsunfähigkeitstage bei der Diakonie Stiftung Salem auf Krankheiten des Bewegungsapparates [12]. Dazu zählen alle Krankheiten des Muskel-Skelett-Systems und des Bindegewebes (ICD-Code: M00-M99). Besonders auffällig ist dabei die Zunahme der krankheitsbedingten Ausfälle mit steigendem Alter. Daran wird deutlich, dass Muskel-Skelett-Erkrankungen im Wesentlichen auf den fortschreitenden Verschleiß und die Abnutzung des Bewegungsapparates zurückzuführen sind. Ein altersbedingter Anstieg ist in allen Berufsgruppen feststellbar. In besonderem Maße sind dabei (Alten-)

Das Exoskelett in der stationären Pflege: ein Feldversuch zeigt Potenziale in der Praxis auf

Abbildung 1 AU-Tage je 100 Beschäftigte aufgrund von Muskel-Skelett-Erkrankungen im Altersgruppenvergleich (2023) [12]

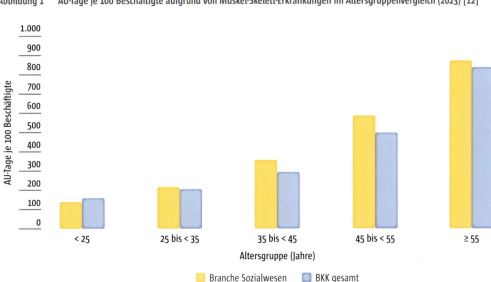

Pflegekräfte betroffen, wie ❱❱❱ Abbildung 1 verdeutlicht.

Von den Arbeitsunfähigkeitstagen entfallen in der Altersgruppe der über 55-Jährigen rund 65 Prozent der Tage auf Langzeit-Arbeitsunfähigkeiten von mehr als 42 Tagen innerhalb der Branche. Diese Entwicklung verdeutlicht die Auswirkungen der körperlich anstrengenden Tätigkeit innerhalb der Pflege und zeigt den Handlungsbedarf hinsichtlich präventiver Maßnahmen sehr offenkundig auf.

Wie oben angesprochen, bieten Exoskelette das Potenzial MSE zu verringern. Durchaus zeigen Laborstudien die positiven Effekte hinsichtlich muskulärer Beanspruchungsentlastung. Laborstudien

Abbildung 2 Studiendesign Pilotprojekt Exoskelette in der Pflege

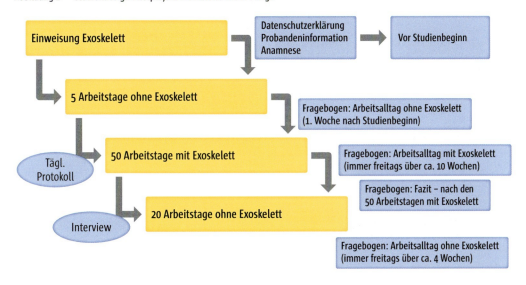

haben allerdings einen sehr stringenten und standardisierten Charakter. Die Übertragung der Ergebnisse auf die Praxis ist oftmals nicht ganzheitlich möglich und sinnvoll. Langzeitstudien im Pflegefeld stellen derzeit eine Forschungslücke dar.

Deshalb wurde von der bkk melitta hmr und der Diakonie Stiftung Salem Ende 2023 eine Pilotstudie initiiert, um die Potenziale eines Exoskeletts hinsichtlich primärer, sekundärer und tertiärer Prävention zu eruieren. Weitere Projektpartner sind die HelpTech GmbH, die entsprechende Exoskelette zur Verfügung stellt sowie der WohnXperium e.V. mit methodischer Unterstützung der Professur Arbeitswissenschaft und Innovationsmanagement der Technischen Universität Chemnitz.

Feldstudie

Die Pilotstudie wurde durch Aushänge und interne Rundschreiben innerhalb der Diakonie Salem angekündigt. Die Teilnahme erfolgt freiwillig. Es meldeten sich 22 Personen, wovon 6 nach der Einführung abgesagt haben. Weitere 2 Personen haben die Studie bisher vorzeitig beendet. Die Gründe des Abbruchs wurden bisher nicht genannt, wobei die Möglichkeit offengelassen wurde, mit der Studienleitung gemeinsam die Hintergründe zu klären, um weitere wichtige Erkenntnisse abzuleiten. Der Abschluss der Studie bzw. die endgültige Datenauswertung liegt Ende 2024 vor. Deshalb soll in diesem Beitrag der Fokus auf das Studiendesign und erste wichtige Erkenntnisse gelegt werden.

Das methodische Vorgehen ist ein Prä-Post-Follow-up Studiendesign mit subjektiv quantitativen und qualitativen Methoden innerhalb dessen die Studienteilnehmer über 75 Arbeitstage begleitet werden. Die verwendeten Fragebögen sind angelehnt am „Leitfaden zur Evaluation von Exoskeletten" von der BGHW-Studie Exo@Work [13] und wurden mit weiteren relevanten Items ergänzt.))) Abbildung 2 zeigt den Ablauf der Studie.

Innerhalb eines zweistündigen Trainings (Einweisung Exoskelett) wurden die Hintergründe der Studie erläutert sowie der Umgang mit dem Exoskelett trainiert. Die Funktionsweise des Exoskeletts wurde durch einen Experten erläutert und in einem Reallabor, dem Skills Lab in der Pflegeakademie der Diakonie Stiftung Salem, mit den Teilnehmern getestet. Der Fokus lag auf dem korrekten und sicheren Anlegen des Exoskeletts. Zudem konnten erste Transferaufgaben mit Exoskelett geübt werden ())) Abb. 3) um ad hoc Fragen und Problemstellung im Umgang mit dem Exoskelett zeitnah zu erläutern.

Die Datenerhebung unterteilt sich in vier spezifische Abschnitte:
- Zu Beginn werden mithilfe des ersten Abschnitts des Fragebogens (Anamnese) persönliche Daten der Probanden (demografische Daten, Gesundheitszustand, Fitness) erhoben.
- Für den Pretest der Studie beantworten die Probanden nach 5 Arbeitstagen den zweiten Fragebogen (Arbeitsalltag ohne Exoskelett). Der Fokus liegt auf den körperlichen Belastungen (Tätigkei-

Abbildung 3   Einsatz in der Praxis

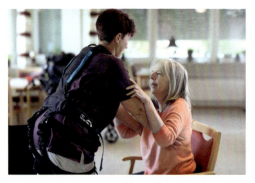
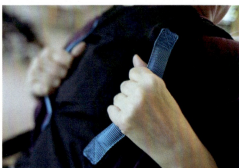
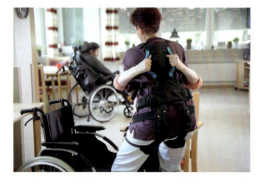

ten, Häufigkeiten), Beanspruchungen und resultierenden Beschwerden, die mittels Likert-Skala beurteilt werden.
- Nach 5 Arbeitstagen ohne Exoskelett folgt die 50-tägige Intervention mit Exoskelett, in der die Probanden angehalten wurden, das Exoskelett möglichst dauerhaft im Arbeitsalltag zu tragen. Auch hier folgt eine wöchentliche Erhebung, äquivalent zum zweiten Fragebogen, mit ergänzenden Einschätzungen zum Exoskelett. Zusätzlich wird während der Testphase ein tägliches Protokoll geführt. Hierbei wurden die Probanden aufgefordert Unregelmäßigkeiten innerhalb des Arbeitsalltages, aber auch in der Freizeit (z.B. verhoben bei Gartenarbeit) zu notieren. Damit soll sichergestellt werden, das etwaige Störvariablen identifiziert werden können und resultierende Effekte nur auf das Exoskelett zurückzuführen sind. Zusammenfassend erfolgt nach der Intervention der Fazitfragebogen.
- Nach der 50-tägigen Interventionsphase schließt sich nochmals eine 20-tägige Erhebung ohne Exoskelett an, um mögliche Effekte des Exoskeletts zu quantifizieren. Nachdem die 75-tägige Studienphase beendet ist, wird ein leitfadengestütztes Interview durchgeführt, um die mehrheitlich quantitativen Daten abschließend zu bewerten und weitere Erkenntnisse zum Nutzen des Exoskeletts zu generieren.

Musterbeispielfall aus dem Betrieblichen Eingliederungsmanagement der Diakonie Stiftung Salem gGmbH
- Pflegeassistentin, Jahrgang 1968, 30 Std./Woche
- 08/22 Start BEM nach einer orthopädischen Anschlussheilbehandlung infolge einer Wirbelsäulenoperation
- Stufenweise Wiedereingliederung erfolgreich beendet
- Teilnahme Präventivmaßnahmen eines Rehaträgers
- 01/24 Start der Teilnahme am Pilotprojekt „Einsatz eines Exoskeletts im Patiententransfer"
- 04/24 nach Ende der Exoskelettphase Termin mit dem Rehamanager eines Kostenträgers für Bericht über die Erfahrungen während der Studie: aufgrund der Verringerung der Schmerzen während der Exoskelettphase und deren Rückkehr danach ausdrücklicher Wunsch nach dem Einsatz eines Exoskeletts.
- 05/24 schriftliche Zusage für Kostenübernahme durch einen Rehaträger: „Wir haben uns persönlich davon überzeugt und von Fr. ... bestätigt bekommen, dass der Einsatz des Exoskeletts signifikant zur Entlastung der Wirbelsäule im Pflegealltag beiträgt und es Fr. ... ermöglicht, beschwerdearm ihre berufliche Tätigkeit weiterhin auszuüben. Das Exoskelett trägt maßgeblich zum Erhalt der Arbeitsfähigkeit bei und verhindert die Gefahr einer beruflich bedingten Wirbelsäulenerkrankung."

Als Exoskelett kommt das BionicBack der Firma hTrius zum Einsatz. Dabei handelt es sich um ein passives Exoskelett, das primär den unteren Rücken unterstützt und den Nutzern durch einen leichten, flexiblen Aufbau (Gewicht < 1.200 g) größtmögliche Bewegungsfreiheit ermöglicht. Ursprünglich wurde das BionicBack für die Logistikbranche entwickelt. Eine Laborstudie von Haag [14] zeigte eine Reduktion der muskulären Beanspruchung um 5–35% und der Muskelermüdung um bis zu 86% bei hebenden Tätigkeiten. Umfassende Feldtests im Pflegebereich liegen bisher nicht vor.

Das Exoskelett basiert auf mechanischen und biomechanischen Prinzipien und imitiert die natürliche Struktur des menschlichen Rückens. Es besteht aus einem Rückenmodul, dessen unterer Teil den Lendenbereich stützt und die Hüftstruktur fest umschließt, während der obere Teil flexibel gestaltet ist, um die Beweglichkeit der Brustwirbelsäule zu erhalten. Diese Bauweise fördert sowohl Stabilität als auch Flexibilität. Das BionicBack Exoskelett bietet zwei Hauptmodi zur Unterstützung an: den dynamischen und den statischen Modus, die jeweils auf unterschiedliche Aktivitätsphasen abzielen. Im dynamischen Modus werden Körperhaltungen in tiefer Hocke oder starker Vorbeuge ermöglicht, ohne dass die Tragenden eingeschränkt werden. Widerstandsbänder werden bei der Bewegung in die Hocke oder tiefe Vorbeuge unter Spannung gebracht und speichern die Energie, bis sich der Tragende wieder aufrichtet, um diese Energie dann freizugeben und die Rückenmuskulatur zu unterstützen.

Im statischen Modus wird ein zusätzliches Widerstandsband aktiviert, welches die Dämpfung im System verstärkt und somit eine stärkere und frühere Unterstützung bietet. In diesem Modus wird die Unterstützung bereits bei einer geringen Vorbeugung aktiviert und unterstützt Tätigkeiten im Stehen oder in statischen Haltungen. Die Modi können flexibel kombiniert und gemäß den individuellen Bedürfnissen für jede Tätigkeit optimal eingestellt werden.

Diese modulare und anpassbare Herangehensweise in den Unterstützungsmodi des BionicBack ermöglicht laut Hersteller eine präzise Abstimmung auf die Bewegungen und Anforderungen des Trägers und optimiert die Lastverteilung. Es bietet den Tragenden eine erhöhte Stabilität und maximiert den ergonomischen Nutzen [15, 16].

Erste Erkenntnisse

Da die Studie zum Zeitpunkt der Artikelerstellung noch nicht vollständig beendet ist, werden folgend nur vorläufige Erkenntnisse berichtet, die aus fünf leitfadengestützten Interviews stammen. Die Testpersonen (alle weiblich, MAlter = 51,8 Jahre, MTätig im Pflegeberuf = 25,25 Jahre) beschreiben, dass es ca. eine Woche Eingewöhnungszeit benötigt, bis das Exoskelett als unterstützend wahrgenommen wird. Das heißt, vermehrt treten in den ersten Tagen Ermüdungserscheinungen im Bereich der Rückenmuskulatur auf, die ohne Exoskelett nicht vorhanden waren, welche nach ca. einer Woche Tragezeit verschwinden. Die Aussagen der Testpersonen bestätigen die Vermutung, dass durch das Exoskelett eine gesunde Körperhaltung eingenommen wird, die anfangs etwas ungewohnt und eher als Trainingsmaßnahme zu interpretieren ist. Nach ca. einer Woche Tragezeit ist dieses Phänomen nicht mehr zu beobachten, sodass in der restlichen Tragezeit eher die förderliche Wirkung des Exoskeletts wahrgenommen wurde. Während der Intervention haben sich Schmerzen in der Lendenwirbelsäule reduziert und auch die Einnahme von Schmerzmedikation aufgrund von Beschwerden in diesem Bereich konnte verringert bis ganz eingestellt werden. Die eigentliche Supportfunktion, durch die elastischen Bänder, wird größtenteils nicht so interpretiert, sondern die Beanspruchungsreduktion eher auf die verbesserte Körperhaltung und angepasste Bewegungsmuster zurückgeführt. Teilweise wurden längere Laufwege in Anspruch genommen, um Arbeitsmittel zu erreichen (bspw. beim Bett herrichten), anstatt eines weiten Hinlangens über dem Bett. Weiterhin zeigen die Gespräche, dass die Teilnehmenden nach der 10-wöchigen Tragezeit sofort wieder in alte Bewegungsmuster zurückfallen. Auch die Problematik der Muskelermüdung gepaart mit Schmerzen im Lendenwirbelbereich scheint sofort wieder aufzutreten.

Dementsprechend sind Trainingseffekte hinsichtlich einer nachhaltigen gesunden Körperhaltung, auch ohne Exoskelett, auszuschließen und eher eine dauerhafte Nutzung des Exoskeletts im beruflichen Alltag anzustreben. Als störend beklagten die Testpersonen eine vermehrte Schweißproduktion an den Körperanlagepunkten des Exoskeletts. Auch konnten einige Testpersonen nicht alle Tätigkeiten mit dem Exoskelett ausführen. So wurde bspw. das Duschen der Pflegebedürftigen als problematisch beschrieben, da tiefes Hocken im Exoskelett teilweise nicht möglich war. In diesen Fällen wurde das Exoskelett kurz abgelegt. Zusammenfassend würden 4 von 5 Testperson das in dieser Studie untersuchte Exoskelett in ihrem Arbeitsalltag ohne Modifizierung direkt weiternutzen.

Ausblick

Die ersten Ergebnisse zeigen das große Potenzial von Exoskeletten zur Unterstützung von Pflegekräften in der Pflege als Ergänzung zu anderen ergonomischen Maßnahmen. Bestenfalls können diese individuell an den Nutzenden angepasst werden, da nur ein perfekter Sitz die Funktionalitäten garantiert. Nichtsdestotrotz steht die Forschung immer noch am Anfang, um eine umfassende Einschätzung hinsichtlich nachhaltiger Wirkmechanismen abzuleiten. Biomechanische Untersuchungen, die Gelenkkräfte und Gelenkmomente (Motion Capture-Analyse, Kraftmessplatte) gepaart mit objektiven Beanspruchungsparametern (Herzfrequenz, Elektromyografie) im Feld erheben, können weitere Erkenntnisse liefern. Weiterhin ist nicht in Gänze geklärt, wie sich die einwirkenden Belastungen auf umgebende Körperstrukturen (z.B. Knie, Schulter) verteilen und welche langfristigen Folgen sich daraus ergeben. Die vorliegende Studie bietet einen ersten Einblick hinsichtlich der subjektiven Einschätzung eines Exoskeletts im stationären Pflegealltag und bietet Anknüpfungspunkte für weitere Forschungsaktivitäten bspw. auch im ambulanten Pflegebereich in denen andere Bedingungen vorliegen.

Hinsichtlich der Primärprävention gilt es für die Unternehmen zukünftig noch bessere Aufklärungsarbeit zu Indikatoren von MSE zu leisten, um die Attraktivität von Exoskeletten und anderen ergonomischen Hilfsmitteln auch bei jungen Pflegekräften zu erhöhen und nicht erst im Sinne der Sekundär- bzw. Tertiärprävention anzuwenden.

> „Ca. 55% der Pflegehilfskräfte und ca. 40% der Pflegefachkräfte der Diakonie Stiftung Salem gGmbH sind über 50 Jahre alt. In den nächsten fünf Jahren könnten im Durchschnitt jeweils 10 Pflegefachkräfte vorzeitig mit 63 Jahren in die Altersrente gehen. Insgesamt sind 286 Pflegefachkräfte im Geschäftsbereich Pflege und Leben beschäftigt. Um vorzeitige Eintritte zu verschieben und deren Anzahl zu verringern, scheint das Exoskelett als ein individuelles Hilfsmittel für bereits von Wirbelsäulen-

schäden betroffene Pflegekräfte eine zielführende Maßnahme zu sein." Simone Lawrenz, Dipl. Sozialarbeiterin, BEM-Beauftragte, Diakonie Stiftung Salem gGmbH

Literatur

1. Deutsche Gesetzliche Unfallversicherung (2018). DGUV Information 207-022 „Bewegen von Menschen im Gesundheitsdienst und in der Wohlfahrtspflege". URL: https://publikationen.dguv.de/widgets/pdf/download/article/2907#207-022.indd%3A.39631%3A19208
2. Jäger, M., Jordan, C., Theilmeier, A. et al. (2014). Analyse der Lumbalbelastung beim manuellen Bewegen von Patienten zur Prävention biomechanischer Überlastungen von Beschäftigten im Gesundheitswesen. Zbl Arbeitsmed 64, 98–112. DOI: 10.1007/s40664-013-0010-4
3. Ammann, A. (2013). Rückengerechtes Arbeiten in der Pflege: Leitfaden für gesundheitsfördernde Transfertechniken (4., überarb. Aufl.). Pflege. Schlütersche: Hannover.
4. Koppelaar, E., Knibbe, J.J., Miedema, H.S., Burdorf, A. (2013). The influence of individual and organisational factors on nurses' behaviour to use lifting devices in healthcare. Applied Ergonomics 44(4):532–537.
5. Peters, M., Wischniewski, S. (2019). The impact of using exoskeletons on occupational safety and health (European Agendy for Safety andHealth at Work).
6. Fox, S., Aranko, O., Heilala, J., Vahala, P. (2020). Exoskeletons: Comprehensive, comparative and critical analyses of their potential to improve manufacturing performance. In Journal of Manufacturing Technology Management 31(6):1261–1280. Emerald Group Holdings Ltd.
7. Steinhilber, B., Luger, T., Schwenkreis, P., Middeldorf, S., Bork, H., Mann, B., von Glinski, A., Schildhauer, T.A., Weiler, S., Schmauder, M., Heinrich, K., Winter, G., Schnalke, G., Frener, P., Schick, R., Wischniewski, S., Jäger, M. (2020). Einsatz von Exoskeletten im beruflichen Kontext zur Primär-, Sekundär-, und Tertiärprävention von arbeitsassoziierten muskuloskelettalen Beschwerden. Zeitschrift Für Arbeitswissenschaft 74(3): 227–246.
8. Demmer, B. (2019). Einsatz von Exoskeletten an gewerblichen Arbeitsplätzen. URL: https://publikationen.dguv.de/widgets/pdf/download/article/3579
9. de Looze, M.P., Bosch, T., Krause, F., Stadler, K.S., O'Sullivan, L.W. (2016). Exoskeletons for industrial application and their potential effects on physical work load. Ergonomics 59(5):671–681. Taylor and Francis Ltd.
10. Schick, R. (2018). Einsatz von Exoskeletten in der Arbeitswelt. Zentralblatt für Arbeitsmedizin, Arbeitsschutz und Ergonomie 68(5):266–269.
11. Ashta, G., Finco, S., Battini, D., Persona, A. (2023). Passive Exoskeletons to Enhance Workforce Sustainability: Literature Review and Future Research Agenda. Sustainability (Switzerland) 15(9). MDPI.
12. bkk melitta hmr: Gesundheitsbericht über das Arbeitsunfähigkeitsgeschehen der Diakonie Stiftung Salem 2021–2023. (Interner Bericht).
13. Ralfs, L., Hoffmann, N., Linneberg, C., Edwards, V., Reimeir, B., Calisti, M., Prokop, G., Waniek, J., Weidner, R., Glitsch, U., Heinrich, K., Johns, J., Werner, C., Börner, T. Liedtke, M. Exo@work Leitfaden zur Evaluation Exoskelett: BGHW-Studie Exo@Work – Bewertung exoskelletaler Systeme in der Arbeitswelt. Leopold-Franzens-Universität Innsbruck.
14. Haag, J. (2023). Relief Report BionicBack.
15. Help Tech GmbH & Co. KG. (2022). Help Tech GmbH – BionicBack, das passive Exoskelett by hTRIUS. https://www.htexo.de/
16. htrius GmbH. (2021). Exoskelette: Entlastung für Deinen Rücken. URL: https://www.htrius.com/

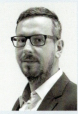

Danny Rüffert

Danny Rüffert hat Sports Engineering studiert und ist seit 2014 wissenschaftlicher Mitarbeiter an der Professur Arbeitswissenschaft und Innovationsmanagement der TU Chemnitz. Seine Arbeitsschwerpunkte liegen in den Bereichen Produkt- und Produktionsergonomie, Telepräsenz sowie der Alterssimulation.

Schwerpunkt Praxis

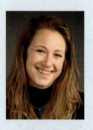

Carolin Mühle

Carolin Mühle ist Business Development Managerin bei der Help Tech GmbH & Co. KG, einem Unternehmen, das seit 1994 auf elektronische Hilfsmittel für Blinde und Sehbehinderte spezialisiert ist und sich im Gesundheitswesen etabliert hat. 2022 wurde der Geschäftsbereich BionicBack ins Leben gerufen, um Arbeitsbedingungen in der Gesundheits- und Pflegebranche zu verbessern und die Teilhabe im Berufsleben zu fördern. Frau Mühle bringt sowohl technisches als auch wirtschaftliches Fachwissen mit, dank eines Studiums in Biomedizintechnik, das ihr fundierte Kenntnisse über den Bewegungsapparat und die Biomechanik des menschlichen Körpers vermittelte, sowie eines Masterstudiums in Business Development. In ihrer Rolle leitet sie den Bereich „BionicBack in der Gesundheitsbranche" und ist für Förderungen und Kostenerstattungen zuständig.

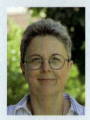

Simone Lawrenz

Simone Lawrenz studierte Sozialarbeit und -pädagogik an der Ev. Fachhochschule Berlin. Nach Stationen als diplomierte und staatlich anerkannte Sozialarbeiterin in Beratungsstellen folgte langjährige Arbeit in Sozialdiensten von orthopädischen und onkologischen Rehabilitationskliniken mit vielfältigen Erfahrungen in der Entwicklung von beruflichen Perspektiven und Einleitung von beruflicher Rehabilitation. Seit 2021 ist sie Beauftragte für das Betriebliche Eingliederungsmanagement der Diakonie Stiftung Salem gGmbH mit einer Qualifizierung zur BEM-Koordinatorin. Als solche gestaltet sie im Rahmen der AG Diakonie fit das Betriebliche Gesundheitsmanagement mit.

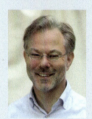

Carsten Wöhler

Der gelernte Krankenpfleger und diplomierte Kaufmann (FH) verantwortet seit 2020 den Geschäftsbereich Pflege & Leben der Diakonie Stiftung Salem. Hierzu gehören 14 Einrichtungen der Seniorenpflege und unterschiedlicher Versorgungssettings sowie eine Pflegeakademie mit 150 Ausbildungsplätzen. Über 1.000 Mitarbeitende des Geschäftsbereichs versorgen mehr als 2.000 Pflegebedürftige im Kreis Minden-Lübbecke.

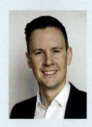

Patrik Kasparak

Patrik Kasparak ist Abteilungsleiter für die Bereiche Gesundheitsförderung, Öffentlichkeitsarbeit und Vertrieb bei der bkk melitta hmr. Nach einer Ausbildung zum Sozialversicherungsfachangestellten absolvierte er berufsbegleitend den Bachelor of Health Care Management an der SRH Fernhochschule. Anschließend erwarb er den Master-Abschluss in Health Administration an der Universität Bielefeld, wobei sich seine Abschlussarbeit mit den demografischen Veränderungen in der Arbeitswelt und möglichen Lösungsansätzen befasste. Seit mehr als 15 Jahren berät er Unternehmen zur Implementierung eines Betrieblichen Gesundheitsmanagements.

5

Prävention am Arbeitsplatz wird zum Wettbewerbsfaktor

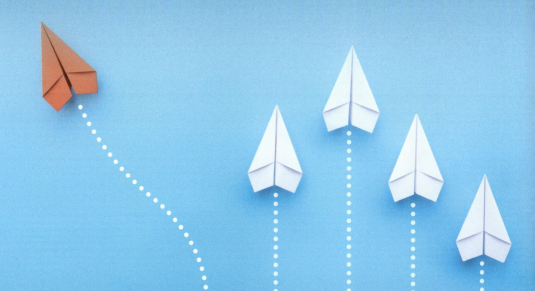

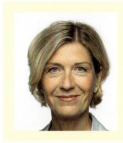

Anne-Kathrin Klemm
Vorständin im BKK Dachverband e.V., Berlin

Die Arbeitswelt ist einem ständigen Wandel unterzogen, der durch technologische Innovationen, demografische Veränderungen und gesellschaftliche Entwicklungen geprägt ist. In diesem Kontext gewinnt das Thema Prävention und betriebliches Gesundheitsmanagement zunehmend an Bedeutung. Prävention in der Arbeitswelt – ein geflügelter Begriff, dem die Öffentlichkeit weniger Beachtung schenkt, als er verdient. Schließlich umfasst diese nicht nur die Vermeidung von Unfällen und gesundheitlichen Risiken, sondern auch die Förderung des psychischen Wohlbefindens und der sozialen Integration am Arbeitsplatz.

Ganzheitliche Prävention gewinnt an Bedeutung

Die Bedeutung von Prävention am Arbeitsplatz wächst angesichts des zunehmenden Fach- und Arbeitskräftemangels. Es ist entscheidend, Mitarbeitende als wichtigste Ressource zu betrachten und sie so lange und so gesund wie möglich im Unternehmen zu halten, um die Wettbewerbsfähigkeit als Standortfaktor zu sichern. Die Luxemburger Deklaration zur betrieblichen Gesundheitsförderung in der Europäischen Union unterstreicht dies. Zu den Unterzeichnern gehören daher nicht ohne Grund die größten und namhaftesten Unternehmen Deutschlands – und natürlich auch der BKK Dachverband.

Gesundheit am Arbeitsplatz ist mehr als das bloße Fehlen von Krankheiten. Sie umfasst sowohl die physische als auch die psychische Gesundheit. Um beides zu gewährleisten, müssen Unternehmen nicht nur ergonomische Arbeitsplätze einrichten, sondern auch ein positives Arbeitsklima fördern, die sozialen Beziehungen am Arbeitsplatz stärken und Mittel zur Stressbewältigung bereitstellen.
Die Forderung nach einem gesunden Arbeitsumfeld ist längst kein neuer Trend mehr. Wie Prof. Dr. Kathleen Otto in diesem Buch darstellt, fördert ein präventiver Ansatz nicht nur die Gesundheit der Beschäftigten, sondern trägt auch dazu bei, die Produktivität zu steigern und Fehlzeiten zu reduzieren. Prävention darf sich dabei nicht nur auf die Förderung eines gesunden Lebensstils (Verhaltensprävention) eingebettet in eine gesundheitsorientierte Unternehmenskultur (kulturelle Prävention) beschränken, sondern muss eine humane Gestaltung der Arbeitsbedingungen (Verhältnisprävention) beinhalten. Dennoch bleibt die Umsetzung in vielen Unternehmen hinter den Erwartungen zurück.

Führungskräfte und Mitarbeitende tragen gemeinsame Verantwortung

Damit betriebliche Gesundheitsförderung nicht im Stadium einer Absichtserklärung verharrt, bedarf es auch einer aktiven Rolle der Führungskräfte, Stichwort Wertschätzung zur Stressreduzierung. Aber auch die individuelle Verantwortung jedes Einzelnen ist gefragt, da für Herz-Kreislauf-Erkrankungen vor allem Rauchen, Alkoholkonsum und eine ungesunde Ernährung verantwortlich sind.

Wie es gelingen kann, die abstrakten Ziele der Prävention und Gesundheitsförderung umzusetzen, zeigt das Beispiel der Niederlande. So stellen Professor Achim Mortsiefer und Dr. Karolien van den Brekel-Dijkstra in ihrem Beitrag die Weiterentwicklung salutogenetischer Ansätze mit dem Konzept von „Positive Health" in seinen sechs positiven Gesundheitsdimensionen vor.

Jedes Kind weiß eigentlich, wie wichtig körperliche Aktivität ist – für Körper und Geist. Dennoch verbringen sowohl Kinder und Jugendliche als auch Erwachsene mehr Zeit vor dem Bildschirm als in Bewegung. Doch es ist möglich, die Bewegungsziele der Weltgesundheitsorganisation (WHO) zu erfüllen, erläutert Professor Uwe Tegtbur in seinem Kapitel. Er identifiziert Risikogruppen und deren Ansatzpunkte für zielgruppenspezifische, personalisierte, bewegungsbasierte Prävention. Eine entscheidende Rolle nimmt dort die Schule insbesondere für einkommensschwache Familien ein. Tegtbur kommt zu dem Fazit, dass es einen gesundheitspolitischen wie auch gesellschaftlichen Ansatz braucht wie beispielsweise Veränderungen in der Infrastruktur, um eine aktive Lebensweise zu fördern. Nur so ließen sich die durch den Bewegungsmangel und das daraus resultierende Übergewicht bedingten großen Volkskrankheiten reduzieren.

Prävention hat viele Gesichter und eine globale Dimension

Wie kann personalisierte und zielgruppenorientierte Prävention aussehen? In unseren vier Praxisbeispielen zeigt sich, wie unterschiedlich und vielfältig Gesundheitsförderung gestaltet sein kann und wie Betriebskrankenkassen konkret innovative Modelle in die Spur bringen. Welche langfristigen Gesundheitspfade Menschen einschlagen, entscheidet sich schon in einem frühen Stadium ihres Lebens. Daher schließt das BKK Programm starke Kids der BKK Bayern eine Lücke bei der medizinischen Vorsorge von Klein- und Schulkindern und ergänzt Vorsorgeuntersuchungen, um spätere Doppelbehandlungen zu vermeiden. Was lange Zeit nach Zukunftsmusik klang, macht die bkk melitta hmr derweil wahr, indem sie Exoskelette als Stützkorsett zur Unterstützung für einen gesunden Rücken für Pflegekräfte testet – mit Erfolg.

Gleichzeitig zeigen sich hier auch die globale Dimension und Komplexität von Prävention: Der digitale Wandel ist einerseits Ursache für mehr Bildschirmzeit, kann uns andererseits aber auch per App helfen, gesünder zu leben. Durch den Klimawandel verändern sich Krankheitsbilder. Den Weg zur Arbeit mit dem Fahrrad zurückzulegen, hilft dem Klima und der eigenen Herzgesundheit. Die klimafreundlichste Behandlung allerdings ist die, die durch gute Prävention mit den entsprechenden Rahmenbedingungen gar nicht stattfinden muss.

Wo steht Deutschland in Sachen Prävention?

Wo stehen wir derzeit? Die Ergebnisse der Beschäftigtenbefragung zeigen, dass etwas mehr als die Hälfte der Befragten (52,2%) Zugang zu einer Betriebsärztin und/oder einem betrieblichen Gesundheitsförderungsangebot hat. Nur ein Drittel nimmt dies jedoch in Anspruch. Ob BGF-Angebote im Unternehmen vorhanden sind, ist von der Branche und der Unternehmensgröße abhängig. Branchenübergreifend schätzen die Befragten insbesondere Angebote zu Bewegung, Ernährung und Stressbewältigung als wichtig und gesundheitsförderlich ein.

Was sich politisch bewegt, zeigen die fünf Gastbeiträge. Sie machen deutlich, dass die Fraktionen parteiübergreifend Prävention als essenziellen Bestandteil der Gesundheitsstrategie anerkennen. Die Beiträge thematisieren einerseits die Krankheitslast infolge von Stress, Schichtarbeit und anderen mithin bis zum Burn-Out führenden Arbeitsbedingungen, betonen jedoch gleichzeitig den Wert von Arbeit für Teilhabe sowie soziale, psychische und physische Gesundheit.

Auch die Rolle der Betriebsärzte für die betriebliche Prävention diskutieren die Autoren differenziert, ebenso wie die Notwendigkeit, Gesundheitskompetenz bereits in Schulen zu unterrichten und eine umfassende Gesundheitsbildung auch nach dem Schulbesuch sicherzustellen.

Ein zentraler Punkt ist das Plädoyer für ein Umdenken hin zur Verhältnisprävention, weg von einer rein vorbeugenden Medizin. Die Vernetzung zwischen Sektoren und Lebenswelten befürworten die Autorinnen und Autoren zwar im Allgemeinen, jedoch variieren die konkreten Vorschläge. Einige Parteien setzen auf digitale Lösungen und innovative Ansätze, während andere eher auf die Weiterentwicklung und bessere Verknüpfung bewährter Strukturen setzen. Die Beiträge fordern zudem eine Digitalisierung der Gesundheitsangebote und die Implementierung des „Health-in-all-Policies"-Ansatzes, um Anreize für präventives Handeln zu schaffen und somit die Gesundheit der Bevölkerung nachhaltig zu fördern. Die verschiedenen Blickwinkel verdeutlichen, dass trotz eines gemeinsamen Grundkonsenses über die Bedeutung von Prävention unterschiedliche politische Prioritäten und Strategien bestehen.

Betriebskrankenkassen treiben nachhaltiges Gesundheitswesen voran

Auch die Betriebskrankenkassen verstehen sich als ein wichtiger Treiber für Nachhaltigkeit im Gesundheitswesen. Soziale Faktoren und Gesundheit sind untrennbar miteinander verbunden. Die Krankheitskosten steigen, und ein Großteil der Krankheitslast steht im Zusammenhang mit Lebensstil, Umwelt- und Klimafaktoren. Neue Gesundheitsrisiken durch die Klimakrise verschärfen das Problem. Eine nachhaltige Perspektive ist von entscheidender Bedeutung für die gesundheitliche Versorgung zukünftiger Generationen. Ressourcenschonung und Eindämmung des Klimawandels sind daher unerlässlich. Die nachhaltigste Behandlung ist daher die, die nicht stattgefunden hat. Durch die Förderung von Prävention, die Integration von Umweltaspekten in die Versorgung und die Zusammenarbeit mit anderen Akteuren tragen Betriebskrankenkassen zur Gestaltung eines gesünderen und nachhaltigeren Systems bei.

Die Integration von Nachhaltigkeit in die Versorgungskonzepte und die vollumfängliche Umsetzung von Verhaltens- und Verhältnisprävention erfordern jedoch einen tiefgreifenden Wandel. Dieser umfasst sowohl organisatorische als auch strukturelle Veränderungen. Es bedarf einer engen Zusammenarbeit mit Leistungserbringern, Politik und Wissenschaft, um nachhaltige Gesundheitskonzepte erfolgreich zu implementieren und langfristig zu sichern. Andernfalls lässt sich unser demografisch alterndes Gesundheitssystem nicht mehr lange finanzieren. Die Förderung von Prävention ist daher nicht nur eine gesellschaftliche Verantwortung, sondern auch eine wirtschaftliche Notwendigkeit.

Gesetzgebung beinhaltet Vorbeugemedizin statt Paradigmenwechsel

Doch obwohl ein überparteilicher Konsens die Bedeutung von Prävention anerkennt, wird sie faktisch momentan durch Vorbeugemedizin ersetzt. Trotz der klaren personellen, finanziellen und auch umweltbedingten Vorteile eines Paradigmenwechsels hin zu einer proaktiven Gesundheitsförderung bedeutet das geplante Gesetz zur Stärkung der Herzgesundheit (GHG) eher eine negative Wendung. Denn der Entwurf streicht die bislang bewährten Präventionskurse zugunsten von Medikamenten und Früherkennungsmaßnahmen. Anstatt ganzheitliche Präventionsansätze zu fördern und qualitätsgesicherte Kurse weiterzuentwickeln, setzt das GHG auf Vorbeugemedizin ohne Anbindung an einen Versorgungspfad.

Auch der Gesetzentwurf für das geplante Bundesinstitut für Prävention und Aufklärung in der Medizin (BIPAM), welches die öffentliche Gesundheit stärken und Gesundheitskompetenzen ausbauen sollte, bleibt zum Zeitpunkt des Beitrages hinter seinen Erwartungen zurück. Er nimmt erneut ein veraltetes, pathogenes Verständnis der Krankheitsvermeidung statt Gesunderhaltung und Wohlergehen in den Fokus. Diese Entwicklungen verdeutlichen, dass die Bundesregierung zwar die Wichtigkeit von Prävention anerkennt, jedoch nicht entsprechend handelt. Dies entspricht wohl keinem zeitgemäßen Ausgangspunkt für ein effektives und nachhaltiges Gesundheitssystem.

Nachhaltige Gesundheitsförderung bedarf koordinierter Zusammenarbeit

Prävention und betriebliches Gesundheitsmanagement am Arbeitsplatz ist ohne Zweifel eine Investition in die Zukunft. Gesunde und motivierte Mitarbeiterinnen und Mitarbeiter sind das wichtigste Kapital eines Unternehmens – heute und morgen. Dazu braucht es einen Rahmen, indem jeder Einzelne einen gesünderen Lebensstil leben kann, die Führungskräfte entsprechende Arbeitsbedingungen schaffen und eine Unternehmenskultur dem entsprechend gelebt wird.

Abschließend lässt sich festhalten, dass die Herausforderungen im Bereich der Prävention nicht nur die gesetzliche Krankenversicherung betreffen, sondern auch andere Sozialversicherungszweige. Ein gemeinsamer Ansatz, der alle relevanten Akteure – einschließlich Gewerkschaften, Arbeitgeber und Kommunen – einbezieht, ist unerlässlich, um eine umfassende und nachhaltige Gesundheitsförderung auch außerhalb des Betriebs zu gewährleisten. Nur durch eine koordinierte Zusammenarbeit können wir sicherstellen, dass Präventionsmaßnahmen effektiv und flächendeckend umgesetzt werden, und die Gesundheit der Bevölkerung langfristig gestärkt wird. Der Austausch von Best Practices und die Entwicklung gemeinsamer Strategien sind entscheidend, um ein integratives Gesundheitssystem zu schaffen, das den Bedürfnissen aller Bürger gerecht wird. Bis dahin bleibt noch eine Menge zu tun.